全国中医药行业高等教育"十四五"创新教材

南方医科大学中医经典传承系列创新教材

U0121741

中医经典精读

（供中医学、针灸推拿学、中西医临床医学等专业用）

主　编　吕志平　文小敏

全国百佳图书出版单位

中国中医药出版社

·北 京·

图书在版编目（CIP）数据

中医经典精读 / 吕志平，文小敏主编 . —北京：中国中医药出版社，2022.12

全国中医药行业高等教育"十四五"创新教材

ISBN 978-7-5132-7564-4

Ⅰ . ①中⋯　Ⅱ . ①吕⋯　②文⋯　Ⅲ . ①中医典籍—高等学校—教材　Ⅳ . ① R2-5

中国版本图书馆 CIP 数据核字（2022）第 065438 号

中国中医药出版社出版

北京经济技术开发区科创十三街 31 号院二区 8 号楼

邮政编码　100176

传真　010－64405721

三河市同力彩印有限公司印刷

各地新华书店经销

开本 787×1092　1/16　印张 23　字数 516 千字

2022 年 12 月第 1 版　2022 年 12 月第 1 次印刷

书号　ISBN 978-7-5132-7564-4

定价　78.00 元

网址　www.cptcm.com

服 务 热 线　010-64405510

购 书 热 线　010-89535836

维 权 打 假　010-64405753

微信服务号　zgzyycbs

微商城网址　https://kdt.im/LIdUGr

官 方 微 博　http://e.weibo.com/cptcm

淘宝天猫网址　http://zgzyycbs.tmall.com

如有印装质量问题请与本社出版部联系（010－64405510）

全国中医药行业高等教育"十四五"创新教材
南方医科大学中医经典传承系列创新教材

《南方医科大学中医经典传承系列创新教材》编委会

主　　编　吕志平　肖　炜

副 主 编　贺松其　张国华　文小敏　黄　泳　谢　炜　李义凯

编　　委（按姓氏笔画排序）

邓　燕　冯文林　曲宏达　安海燕　孙晓敏　李　娟

余洁英　张绪富　周迎春　庞　杰　袁立霞　徐成贺

黄仕营　梁东辉　廖华君　潘东梅

全国中医药行业高等教育"十四五"创新教材
南方医科大学中医经典传承系列创新教材

《中医经典精读》编委会

前 言

　　习近平总书记在关于中医药工作的重要指示中强调，要遵循中医药发展规律，传承精华，守正创新。中医经典是中医的灵魂与根基，是中医学几千年来发展的源头活水。习近平总书记指出，要加强古典医籍精华的梳理和挖掘，要强化中医药特色人才建设。经典传承是中医药高等人才培养的核心内容与关键因素，是"传承精华、守正创新"的血脉基因。《中共中央 国务院关于促进中医药传承创新发展的意见》及教育部、国家卫生健康委员会、国家中医药管理局《关于深化医教协同进一步推动中医药教育改革与高质量发展的实施意见》明确要求，提高中医学类专业经典课程比重，将中医药经典融入中医基础与临床课程。立足于中医经典传承、建立适应经济社会发展、体现中医传承特色的经典传承创新体系，对高质量发展中医高等教育事业具有重要意义。现代高等中医教育实现了中医人才培养的规模化、标准化和教育管理的规范化、制度化，这是中医教育的进步，但存在学历教育培养模式单一、中医经典传承和中医临床思维不足等弊端。现代医学背景下，我们既要着眼于世界医学教育发展的前沿，充分借鉴现代医学学历教育模式的长处，又要传承师承教育模式的"合理内核"，构建具有鲜明特色的中医人才协同培养模式和体系。

　　南方医科大学是一所以西医学教育为主体的重点大学，又是全国在西医院校中较早、大规模开设中医药教育的大学之一；既拥有西医优势学科和教育教学资源，也同时拥有厚重的中医药文化基础和学科人才优势。回顾我校中医学专业建设所取得的成绩，深刻剖析目前中医药人才培养中普遍存在的经典学习不够系统、实践能力不足及创新能力有待提高等一些共性问题，在国家一流专业、国家特色专业、广东省重点专业、广东省创新人才培养实验区等国家、省级质量工程及教改项目资助下，我们自 2012 年创办"名老中医传承班"，培养过程中坚持以"四重"为本，创新性地构建"双体合一"

的新型中医药创新人才培养模式。该中医药人才培养模式是"传承精华、守正创新"的生动实践，其研究成果入选南方医科大学教学成果特等奖、广东省教学成果一等奖，并获得国家级教学成果培育项目的特别资助。

根据国家级一流本科专业建设的导向和教育部 2018 年新出台的《普通高等学校本科专业类教学质量国家标准》，以及教育部高等学校中医学类专业教学指导委员会关于加强中医经典学习的要求，结合国医大师普遍提倡的把研习经典作为中医基本功的共同倡议，我们要求中医传承班学生反复研读中医经典，在熟谙和领会经典的基础上，挖掘经典背后的现实意义，提升中医经典的临床应用能力。以经典传承为重点，加强经典古籍研读。按照培养要求，在正常完成中医经典理论学习的基础上，在第二年增设中医经典导读课程，第三年增设中医经典精读课程（精讲中医四大经典），第四年增设中医经典泛读课程，第五年增设中医临床经典课程。在临床跟师的过程中，强调导师在临床带教过程中运用中医经典指导学生的临床学习，在临床实践中进一步理解经典、消化经典，撰写临床经典应用心得及医案。在经典传承中，勤求古训，博采众方，注重中医精华的可及性，将系统经典传承理念落到实处。

南方医科大学"名老中医传承班"在学生培养过程中坚持以"四重"为本，即"重经典、重实践、重结合、重创新"，其中以经典传承为重点，首次提出系统经典传承理念，从经典导读到经典精读，从经典泛读到临床经典，着力构建中医经典传承的创新体系，培养学生的中医经典传承能力。在普通中医学专业培养方案的基础上，学校切实落实中医经典传承的实效性，通过读书（学习中医经典医著）、看病（应用中医经典）、撰文（理解与阐释经典）三个渠道，充分发挥中医经典的临床价值，将经典理论学习与临床跟师实践教学贯穿于培养的全过程。为了将系统经典传承理念落到实处，中医经典传承与授课有据可依，有必要编写一套中医经典传承系列创新教材。该系列教材由《中医经典导读》《中医经典精读》《中医经典泛读》和《中医临床经典》四本组成，构建了系统的经典传承理念。《中医经典导读》分专题宏观地介绍中医经典源流，以扩展学生的知识面，提高学生对中医经典的学习兴趣，从而实现广博与集约的融通，对经典的学习和临床应用起引领作用，为后续中医经典学习打下坚实基础。《中医经典精读》以中医四大经典课程为主线，在对四大经典课程教材精简概括的基础上，增加了临床应用指导和临床医案举例，突出经典在临床的应用，适用于已经学习过经典课程的学生，作为本科教材学习的拓展应用。《中医经典泛读》所选著作精良，代表了中医古籍优秀著作，所作节选的范例精简适当，能够反映著作的主要观点，有助于学生进一步扩大中医经典学习的范围。《中医临床经典》注重经典理论与临床的联系，对各疾病的病因病机证治、医案选析，引经据典，进行系统阐述，对临床应用具有指导意义。

本系列教材是中国中医药出版社和南方医科大学中医经典传承系列创新教材建设专家指导委员会首次合作项目，各方领导高度重视，从教材规划至编写和编辑的各个环节，精心组织，层层把关，步步强化，意在提高中医经典传承系列教材的内在质量。在教材内容组织上，力争中医经典传承体系完整，知识点完备，内容精练，切合中医经典的教学实际和临床实践所需，体现"传承性""创新性"和"实用性"的统一；在教材形式上，力求新颖，主体层次清晰，类目与章节安排合理、有序，体现中医经典传承的"可及性""易读性"和"连续性"的统一。

本系列教材在编撰过程中，得到了教育部高等教育中医学类专业教学指导委员会主任委员、北京中医药大学党委书记、著名温病学家谷晓红教授，教育部高等教育中医学类专业教学指导委员会秘书长、北京中医药大学副校长、著名内经专家翟双庆教授，浙江中医药大学原校长、著名金匮专家范永升教授，辽宁中医药大学基础医学院院长、著名中医药文化及基础理论专家郑洪新教授，广州中医药大学伤寒教研室主任、著名伤寒专家李赛美教授等国内知名专家的支持、指导与帮助。专家们一致认为，本系列教材在中医经典传承方面逐次推进，以实用为首务，经典思维贯穿始终，对中医药创新人才的素质提升具有重要奠基及引领作用。在此表示感谢！

需要说明的是，尽管本系列教材的组织者与编写者殚精竭虑，精益求精，几易其稿，方成其书。然而，由于水平有限，难免有错误与疏漏，敬请广大师生提出宝贵意见和建议，以便今后修订提高。

南方医科大学中医经典传承系列创新教材建设专家指导委员会

2021 年 8 月

编写说明

　　南方医科大学中医经典传承系列创新教材《中医经典精读》，是南方医科大学组织编写的本科教材。该教材主要供中医学专业名老中医传承班学生使用，也可供全国高等医学院校中医学、针灸推拿学、中西医临床医学等专业使用，亦适合作为临床中医师和中医爱好者学习经典著作的案头参考书。本教材由《内经》精读、《伤寒论》精读、《金匮要略》精读、《温病学》精读四部分组成，每部分包括绪论和原文选读两部分。绪论主要介绍原著的成书沿革、基本内容、学术思想及其学习方法。原文选读的编写体例依次为原文、提要、释义、临床应用和医案举例，根据实际需要而适当取舍。

　　原文根据中医学专业名老中医传承班人才培养目标，精选原著中适合该专业学生学习要求、中医理论价值较大、临床指导意义较强的原文。根据原文内容按类分章编排，并一律采用简体字印刷。《内经》精读中的《素问》部分以明·顾从德刻本为蓝本，《灵枢》以明·赵府居敬堂刊本为蓝本；《伤寒论》精读以明·赵开美复刻宋本《伤寒论》为蓝本；《金匮要略》精读以宋·林亿等诠次、元·邓珍刊本《新编金匮方论》为蓝本，并参考了明·赵开美校刻的《金匮要略方论》；《温病学》精读中的叶天士《温热论》和薛生白《湿热病篇》分别以王孟英《温热经纬》中的《叶香岩外感温热篇》和《薛生白湿热病篇》为蓝本。

　　提要简明概括本节原文的中心思想或主体内容，力求做到言简意赅、准确完整。

　　释义阐释原文含义，使脉因证治方药各有医理着落，虽冗繁也务使其明了，从实质内容上力求充实提高。

　　临床应用撷取历代医家的经验，以资临床借鉴，使学习仲景学术不悬隔临床，将经方用活，以供临床参考。

　　医案举例精选医案，充分发挥案例教学的优势，强化本课程在培养学生中医经典临床诊治思维能力方面的作用，促进学生开悟。

本教材第一部分《内经》精读由冯文林编写及统稿；第二部分《伤寒论》精读的绪论和第九章由余洁英编写，第十章、第十一章、第十三章、第十四章和第十六章由廖华君编写，第十二章和第十五章由张雯编写，廖华君统稿；第三部分《金匮要略》精读的绪论、第二十二章至第二十五章、第二十八章、第三十一章至第三十六章由潘东梅编写，第十七章、第二十六章、第二十七章和第三十章由廖华君编写，第十八章至第二十一章由孙海涛编写，第二十九章由余洁英编写，由潘东梅和徐成贺统稿；第四部分《温病学》精读的第三十七章至第四十一章由文小敏编写，第四十二章、第四十三章由黄仕营编写，第四十四章卷一上焦篇由任玺、文小敏编写，中焦篇由廖荣鑫编写，下焦篇由赵鹏、文小敏编写，黄仕营统稿。全书初稿完成后，由主编吕志平和文小敏终审并修改、定稿。

本教材编写力求简明扼要，层次清晰，凸显中医经典的魅力，目的是使学生掌握中医经典的基本理论、基本观点和基本技能，培养学生中医经典临床诊治思维能力，拓展临床思路，提高对疑难病证的综合分析与处理能力。

本教材经过多次讨论，数易其稿，最后方定稿出版。由于水平有限，书中难免存在不当之处，衷心希望前辈与同道提出宝贵意见，以便再版时修订完善。

《中医经典精读》编委会

2022 年 3 月

目 录

第一部分 《内经》精读

第三部分　《金匮要略》精读

第四部分 《温病学》精读

第一部分 《内经》精读

绪 论 ▷▷▷

　　《黄帝内经》（简称《内经》）是我国现存最早的一部医学典籍，是中医学发展史上影响最大的鸿篇巨制。《内经》的成书，确立了中医学的理论体系，为中国数千年来的医学发展奠定了坚实的基础，因此被后世尊为"医家之宗"。

　　《内经》包括《素问》和《灵枢》两部分，共有 162 篇论文，其中多数篇章是以黄帝与岐伯等人问答的体裁写成。据文献分析，《内经》的理论与学术观点，其来源久远，其撰述者众多，汇总成书的时间大约在公元前 1 世纪的西汉中后期。《内经》比较全面系统地论述了中医学的理论体系及学术思想，它是中医学理论的渊源，也是学习中医必读之书。《内经》所阐述的理论，是古代医家长期医疗实践的经验总结，尽管其理论性很强，但归根结底是用来指导临床实践的。学者们一般将《内经》理论体系分为阴阳五行、藏象、经络、病因病机、病证、诊法、论治、养生及运气等。

　　值得一提的是，《内经》不仅是一部医学名著，其中不少记载还在一定程度上反映了当时的社会背景、意识形态、学派主张和其他自然学科的成就，这些内容又与医学相互渗透，深刻地影响着医学，遂使该书成为一部以医学为主而涉及多学科的巨著。千百年来，众多医家及有关学科专家对《内经》进行了广泛深入的研究，注疏、专论大量问世，使之形成了一门独立的学科——内经学，越来越受到中外学术界的重视。

第一章 养生 ▷▷▷

一、养生的基本方法

【原文】上古之人，其知道者，法于阴阳，和于术数，食饮有节，起居有常，不妄作劳，故能形与神俱，而尽终其天年，度百岁乃去。今时之人不然也，以酒为浆，以妄为常，醉以入房，以欲竭其精，以耗散其真，不知持满，不时御神，务快其心，逆于生乐，起居无节，故半百而衰也。（《素问·上古天真论》）

【提要】本条论述养生的基本方法，列举导致早衰的常见原因。

【释义】养生的基本方法：一是法于阴阳，即效法自然界寒暑往来的阴阳消长变化规律和特点，调养身心；二是和于术数，即恰当运用合宜的养生方法锻炼身体；三是食饮要有节制；四是起居作息要有规律；五是生活劳作不要违背常度。如此才能"形与神俱"而尽终天年。

不懂得养生的人把酒当作水浆而滥饮无度，对不正常的生活方式习以为常，醉酒后行房事，因纵欲而使阴精竭绝，因嗜好无度而使精气与真气耗散，不知道适可而止，不懂得驾驭精神，而是贪图一时之欢乐，起居无规律，所以年至半百身体就衰老了。

【临床应用】本节养生内容既包括适应环境，又有和术数、调饮食、慎起居、节劳逸、保精神等重要原则，为中医的养生学奠定了理论基础。"形与神俱"的养生思想蕴涵了身心调养、防病延寿的科学理念。通过"上古之人"与"今时之人"对待养生的不同态度和行为，导致寿夭的不同结果的论述，强调掌握养生之道的重要性。

【医案举例】陈公，年近古稀，而多宠婢，且嗜酒，忽患口渴，茶饮不辍而喜热恶凉，小便极多，夜尤甚，大便秘结，下身软弱，食减肌削。脉浮取数大而虚，沉按更无力。肾为生气之原，今羔由于肾水衰竭，绝其生化之原，阳不生则阴不长，津液无所蒸以出，故上渴而多饮，下燥而不润。皆下元不足之过。乃以八味丸料加益智仁煎、人参膏糊丸，每服五钱，白汤送下，日进三服。数日尿少，十日尿竟如常。大便尚燥，口渴不减，食尚无味。以升麻一钱，人参、黄芪各三钱，煎汤送丸药。数服口渴顿止，食亦有味，又十日诸症痊愈。（清·魏之琇.续名医类案.北京：人民卫生出版社，1957.）

二、养生的基本原则

【原文】夫上古圣人之教下也，皆谓之虚邪贼风，避之有时，恬惔虚无，真气从之，精神内守，病安从来。是以志闲而少欲，心安而不惧，形劳而不倦，气从以顺，各从其欲，皆得所愿。故美其食，任其服，乐其俗，高下不相慕，其民故曰朴。是以嗜欲不能劳其目，淫邪不能惑其心，愚智贤不肖，不惧于物，故合于道。所以能年皆度百岁，而动作不衰者，以其德全不危也。（《素问·上古天真论》）

【提要】本条论述养生防病的基本法则，阐述调和情志的具体方法。

【释义】养生防病的基本法则为对外要适应自然环境，对内要调养情志，只有这样，才能达到"真气从之""病安从来"的养生目的。

从"志闲而少欲"，即控制意志、减少嗜欲等方面提出了调和情志的具体方法，要像善于养生的人那样，正确对待衣食住行、风俗习惯、社会与经济地位诸种差异，过着纯朴自然的生活，不被嗜欲所困，不为淫邪所动，不惧外物所惊扰，这样才能符合养生之道，从而保证身心健康，精力充沛，寿命长久。

【临床应用】人类自身情志活动的异常是引起气血运行紊乱，导致脏腑功能失调，形成内伤病变的重要因素，所以必须注意精神情志的调养。许多疾病的发生与不良生活方式有着密切关系，通过健康的生活方式以预防疾病发生，是延缓衰老、延长寿命的重要方法。所以，养生是防病的前提，通过内外调养，顺应自然，就能预防过早衰老，从而尽终其天年。

【医案举例】某男，52岁，素体健康。半年前其子遭遇车祸不幸身亡，两个月后其妻又因患脑出血离他而去。突然失去了两位亲人的精神打击，使他从此萎靡不振，失去了生活的信心，成天唉声叹气，逐渐出现胸背疼痛，进食梗阻，形体消瘦，与3个月前判若两人。经胃镜检查，病理确诊为食管鳞状细胞癌。由于本人失去生存的信念，拒绝治疗，于半年后死亡。[勾承鹄."七情"与消化道癌的关系.世界今日医学杂志，2003，4（5）：426-427.]

三、人体生长壮老的过程

【原文】女子七岁，肾气盛，齿更发长；二七而天癸至，任脉通，太冲脉盛，月事以时下，故有子；三七，肾气平均，故真牙生而长极；四七，筋骨坚，发长极，身体盛壮；五七，阳明脉衰，面始焦，发始堕；六七，三阳脉衰于上，面皆焦，发始白；七七，任脉虚，太冲脉衰少，天癸竭，地道不通，故形坏而无子也。丈夫八岁，肾气实，发长齿更；二八，肾气盛，天癸至，精气溢泻，阴阳和，故能有子；三八，肾气平均，筋骨劲强，故真牙生而长极；四八，筋骨隆盛，肌肉满壮；五八，肾气衰，发堕齿槁；六八，阳气衰竭于上，面焦，发鬓颁白；七八，肝气衰，筋不能动；八八，天癸竭，精少，肾脏衰，形体皆极，则齿发去。肾者主水，受五脏六腑之精而藏之，故五脏盛乃能泻。今五脏皆衰，筋骨解堕，天癸尽矣，故发鬓白，身体重，行步不正，而无子耳。（《素问·上古天真论》）

【提要】本条论述人体生长壮老的过程，以及肾主生殖及肾气与生长发育的关系。

【释义】女子一七至三七、男子一八至三八是生长发育期，主要表现为齿更发长，天癸发育逐渐成熟，女子月事以时下，男子有遗精现象，具备了生育能力；女子三七至五七、男子三八至五八是壮盛期，主要表现为智齿生长，筋骨坚强，体格壮盛，发长极；女子五七至七七、男子五八至八八是衰老期，主要表现为面部逐渐憔悴，发白而逐渐脱落，精气渐亏，天癸渐竭，形体衰老，以至失去生育能力。

人体生殖功能盛衰过程，其主导因素在于肾气自然盛衰的规律。先天之精由父母遗传而来，藏于肾，精化为气，即肾气。先天之精生天癸，人之肾气发育充盛，则天癸成熟，男子精液溢泻，女子月经来潮，并具有生育能力；肾气发育至极，便由盛转衰，生育能力也渐减弱，及至肾气衰至一定限度，天癸便趋衰竭，于是女子月经闭止，男子精液稀少，而丧失生育能力。但有的人却仍然具有生育能力：一是先天禀赋盛，其肾气有余而然；二是养生得法，能延缓衰老，即可推迟天癸衰竭之期而保持生育能力。

"肾者主水，受五脏六腑之精而藏之"，说明了肾在生命活动中的重要生理功能。一是肾主藏精的功能；二是肾不仅藏先天之精，而且接受来自五脏的后天之精；三是五脏精气充盛，才能保持肾精充满，从而发挥其维持人体正常的生长发育的功能。

【临床应用】"天癸"的生理功能包括：第一，促进与维持人的生殖功能，表现为月经的来潮、精气的溢泻等。第二，促进和维持人的性功能。肾气未盛，天癸未足，则不具性与生殖功能。男女天癸至才能"阴阳和"，故天癸是性成熟的物质基础；如肾气衰，天癸竭，便丧失性与生殖功能。第三，促进第二性征的发育。肾主天癸的产生与成熟，冲任与生殖器相连，并司天癸的通行，故肾、天癸、冲任三者共同维持人的性与生殖功能。月经形成及受孕养胎是冲任的功能，因而冲任的盛衰、通闭、寒热是月经、胎孕病证的机理所在，故临床上癥瘕、经闭、痛经、崩漏、不孕、流产等病证多从冲任论治。

【医案举例】某患者平素腰膝酸软，动则易汗，早泄，婚后1年余未育。来诊时，面白形瘦、舌淡、苔薄白、脉沉细。证属下元虚衰，精气亏乏。拟填精益气，固摄下元法。用六味地黄丸合五子衍宗丸加减。熟地黄24g，山药、山茱萸、菟丝子、枸杞子、党参、巴戟天、肉苁蓉各12g，牡丹皮、茯苓、泽泻、覆盆子、车前子、仙茅、淫羊藿各9g，五味子6g，水煎服。服用15剂，症状明显减轻。仿上方之意，改服丸药，淡盐汤下。第2年顺产1女。[张纲.男性不育治验.河北中医，1987，9（1）：7.]

四、四时养生方法

【原文】春三月，此谓发陈。天地俱生，万物以荣，夜卧早起，广步于庭，被发缓形，以使志生，生而勿杀，予而勿夺，赏而勿罚，此春气之应，养生之道也。逆之则伤肝，夏为寒变，奉长者少。

夏三月，此为蕃秀。天地气交，万物华实，夜卧早起，无厌于日，使志无怒，使华英成秀，使气得泄，若所爱在外，此夏气之应，养长之道也。逆之则伤心，秋为痎疟，奉收者少，冬至重病。

秋三月，此谓容平。天气以急，地气以明，早卧早起，与鸡俱兴，使志安宁，以缓秋刑，收敛神气，使秋气平，无外其志，使肺气清，此秋气之应，养收之道也。逆之则伤肺，冬为飧泄，奉藏者少。

冬三月，此谓闭藏。水冰地坼，无扰乎阳，早卧晚起，必待日光，使志若伏若匿，若有私意，若已有得，去寒就温，无泄皮肤，使气亟夺，此冬气之应，养藏之道也。逆之则伤肾，春为痿厥，奉生者少。(《素问·四气调神大论》)

【提要】本条论述四时养生调神之法。

【释义】发陈，表征春季阳气生发、布新，人要顺应春季升发的规律制定养生调神的方法，即春季应夜卧早起，舒缓形体，使情志适应春升之气，气机得以升发疏达，向外宣散。蕃秀，表征夏季阳气长旺，万物茂盛，人要顺应夏季万物生长旺盛的特点，养生调神时尽可能使气向外，即夏季应晚卧早起，无厌于日，使情志适应夏长之气，气机得以舒展旺盛，向外宣泄。容平，表征秋季阳气开始收敛，万物容貌清肃平定，人要相应地制定保养收敛之气的养生调神之法，即秋季应早卧早起，收敛神气，使情志适应秋收之气，气机得以清肃收敛，向内收潜。闭藏，表征冬季阳气沉潜，万物蛰伏固藏，人顺从冬季调神养生要注意"藏"的养生方法，即冬季应早卧晚起，避寒就温，忌妄动汗出，使情志适应冬藏之气，气机潜藏不露，向内蛰伏。

【临床应用】顺应四时特点的养生方法，主要集中在起居和精神调摄方面，其中蕴含着积极的预防思想，后世医家和养生家据此加以发挥，扩大应用范围，提出了以四时法则为指导的饮食宜忌、针灸药饵、导引武术等养生方法。如明代冷谦《修龄要旨·四时调摄》说："春三月，此谓发陈，夜卧早起，节情欲以葆生生之气，少饮酒以防逆上之火。"这种与季节适应和一致的养生方法，是保持身体健康、防止季节性疾病发生的重要方法。

【医案举例】刘某，女，45岁。发病4年来，大致是每年三四月至九月加重，发作期间了无宁日，秋冬相对缓解，而今年入秋以来病情有所波动，但尚能控制。发作主要表现为幻听、妄想，有被控制感，彻夜不眠，无故哭笑，大声喊叫，行为孤僻、怪异。形体尚壮实，但神情呆滞，思维凌乱，答非所问，交谈困难。舌略红绛而不鲜泽，苔薄腻，脉弦左略涩。中医诊为癫狂，血瘀痰结，蒙闭神窍，故令神志错乱；因其春夏发作，秋冬缓解，系冬日肾失于闭藏，春日气疏泄太过之故。故用疏肝解郁、活血化瘀、滋阴潜阳之法，方用王清任《医林改错》癫狂梦醒汤加减。其中龟甲滋阴潜阳，助肾闭藏；桃仁活血，苏子、胆星化痰，以通利窍络，解其升发之闭；柴胡疏肝，香附、大腹皮理气，使阳气升发有序，从而达到肝肾藏之有度、疏泄和缓，防止其暴发的目的。以上诸药，煎汤浓缩，口服每次15mL，1日2次，共服45日。同时，按常规服用氯氮平，每日400mg。临床观察了6个月的病情变化，患者病情稳定，未出现幻听、妄想症状，并能意识到自己有病，配合吃药，有一定的生活自理能力。(王庆其.内经临证发微.上海：上海科学技术出版社，2007.)

五、四时养生原则

【原文】夫四时阴阳者，万物之根本也。所以圣人春夏养阳，秋冬养阴，以从其根，故与万物沉浮于生长之门。逆其根，则伐其本，坏其真矣。故阴阳四时者，万物之终始也，死生之本也，逆之则灾害生，从之则苛疾不起，是谓得道。道者，圣人行之，愚者佩之。从阴阳则生，逆之则死；从之则治，逆之则乱。反顺为逆，是谓内格。

是故圣人不治已病治未病，不治已乱治未乱，此之谓也。夫病已成而后药之，乱已成而后治之，譬犹渴而穿井，斗而铸锥，不亦晚乎！（《素问·四气调神大论》）

【提要】本条论述"春夏养阳，秋冬养阴"的四时养生原则和"治未病"的预防医学思想。

【释义】"春夏养阳，秋冬养阴"指春夏顺应生长之气以养生养长，秋冬顺应收藏之气以养收养藏。懂得养生的人能遵循四时阴阳的变化规律来调节生活起居，进行运动锻炼，以顺从阴阳变化，达到"从之则治"的养生目的；不懂得养生的人违背自然界阴阳变化的规律而耗伤正气，易被病邪侵袭。因此，导致疾病发生和早衰的关键，多是违背自然界阴阳变化规律，以致人体脏腑气血活动与自然界阴阳变化相格拒。

以"渴而穿井，斗而铸锥"为喻，提出"治未病"的预防医学思想。"治未病"包括未病先防、既病防变、瘥后防复。本节重点阐述未病先防的思想，"四气调神"就是在未病之前，顺四时调养五脏之气，使外不受邪气之侵，内能充实和畅真元的养生大法之一。

【临床应用】关于"春夏养阳，秋冬养阴"，历代注家主要集中以下认识。一是以马莳为代表的生长收藏论。马莳等医家认为春夏主生长，顺其生长之气即养阳，秋冬主收藏，顺其收藏之气即养阴。二是以王冰为代表的阴阳互制论。王冰等医家认为春夏阳盛，宜食寒凉抑制亢阳；秋冬阴盛，宜食温热抑制盛阴。三是以张介宾代表的阴阳互根论。张介宾等医家认为春夏养阳，以为秋冬阴之基；秋冬养阴，以为春夏阳之基。四是以张志聪为代表的内外阴阳虚盛论。张志聪等医家认为，春夏阳盛于外而虚于内，因而春夏宜养其内虚之阳；秋冬阴盛于外而虚于内，因而秋冬宜养其内虚之阴。不同医家的理解，在生活及医疗实践中也有所验证，故也具有一定的临床意义。

第二章 阴阳 ▷▷▷

一、阴阳的概念和内容

【原文】黄帝曰：阴阳者，天地之道也，万物之纲纪，变化之父母，生杀之本始，神明之府也。治病必求于本。

故积阳为天，积阴为地。阴静阳躁，阳生阴长，阳杀阴藏。阳化气，阴成形。寒极生热，热极生寒。寒气生浊，热气生清。清气在下，则生飧泄；浊气在上，则生䐜胀。此阴阳反作，病之逆从也。

故清阳为天，浊阴为地。地气上为云，天气下为雨；雨出地气，云出天气。故清阳出上窍，浊阴出下窍；清阳发腠理，浊阴走五脏；清阳实四肢，浊阴归六腑。(《素问·阴阳应象大论》)

【提要】本条论述阴阳的基本概念和基本内容。

【释义】阴阳的对立统一是一切事物产生、变化、发展、消亡的根源，是自然界的法则和规律，是自然界万物运动变化的内在动力，治病必须抓住阴阳这个根本。以天地、躁静、热寒、云雨等自然现象说明阴阳的相互对立、依存、转化的关系，从而提出了阴阳学说的基本内容，以阴阳升降的异常关系解释飧泄、䐜胀的病理机制，以阳升阴降的正常规律说明人体清阳与浊阴二气的生理作用。在人体，阴阳的生理作用是"清阳出上窍，浊阴出下窍"；"清阳发腠理，浊阴走五脏"（卫阳开发腠理，营阴润养五脏）；"清阳实四肢，浊阴归六腑"（水谷精微充实到四肢等组织器官，水谷糟粕经由六腑排出体外）。

【临床应用】"治病必求于本"的"本"，在文中指阴阳而言。疾病发生和发展变化的根本原因也就在于阴阳的失调。在病理上，若清气（阳）不向上而在下，则生飧泄等病证；若浊气（阴）不向下而在上，则生䐜胀等病证，这是违背了阴阳运行趋势而导致疾病发生的例子。

二、药食气味的阴阳属性和特点

【原文】水为阴，火为阳。阳为气，阴为味。

阴味出下窍，阳气出上窍。味厚者为阴，薄为阴之阳；气厚者为阳，薄为阳之阴。味厚则泄，薄则通；气薄则发泄，厚则发热。壮火之气衰，少火之气壮；壮火食气，气食少火；壮火散气，少火生气。气味辛甘发散为阳，酸苦涌泄为阴。(《素问·阴阳应象

大论》)

【提要】本条论述药食气味的阴阳属性和作用特点，提出壮火和少火的概念及作用。

【释义】以水火言，则水为阴，火为阳；以气味言，则气为阳，味为阴。药食的味属阴，气属阳。药食不仅有气味之别，还有厚薄之分。味厚者为阴中之阴，味薄者为阴中之阳；气厚者为阳中之阳，气薄者为阳中之阴。味厚的药食具有泄泻作用，味薄的药食具有通利小便作用；气薄的药食具有发汗解表作用，气厚的药食具有助阳发热作用。此外，药食的五味也分阴阳，辛走气而性散，甘走脾而灌溉四旁，所以辛甘发散为阳；酸主收敛，又依赖春生木性而上涌，苦主泻下，又炎上作苦，所以酸苦涌泄为阴。但是，药食气味过于亢烈（即"壮火"），会耗气、散气，则对机体有害；而药食气味温和（即"少火"），会增气、生气，则为人体之所需。

【临床应用】从阴阳角度说明药食气味厚薄及其功效性能，对临床选药组方具有重要指导意义。张仲景在《伤寒杂病论》中创制的经方，如桂枝汤类之辛甘发散、承气汤类之味厚则泄、乌头汤之气厚则发热、猪苓汤之味薄则通等，是秉这一理论立法。金元医家张元素在《医学启源》中列有"用药法象"一节，将药物分为风升生、热浮长、湿化成、燥降收、寒沉藏五类，是对《内经》这一理论的进一步发挥。清代名医叶天士治胸中清阳不运，痰气凝阻之胸痹证，每宗仲景栝蒌薤白半夏汤、枳实薤白桂枝汤方意，重用桂枝、薤白、生姜（或干姜）等辛甘发散之品以温通阳气。

【医案举例】浦，中阳困顿，浊阴凝冱，胃痛彻背，午后为甚，即不嗜食，亦是阳伤，温通阳气，在所必施。薤白三钱，半夏三钱，茯苓五钱，干姜一钱，桂枝五分。（清·叶天士.临证指南医案.北京：中国中医药出版社，2008.）

三、药食气味阴阳太过的致病特点

【原文】阴胜则阳病，阳胜则阴病。阳胜则热，阴胜则寒。重寒则热，重热则寒。寒伤形，热伤气，气伤痛，形伤肿。故先痛而后肿者，气伤形也；先肿而后痛者，形伤气也。（《素问·阴阳应象大论》）

【提要】本条论述药食气味阴阳太过导致人体阴阳偏盛偏衰的病理表现及寒热病因的致病特点。

【释义】药食辛甘发散太过，耗伤人体的阴精，引起热病；药食酸苦涌泄太过，损伤人的阳气，产生寒病。久服辛甘发散的药食，会凉湿寒化，产生寒证；久服酸苦涌泄的药食，会木火热化，产生热证。寒邪属阴，形为阴，故伤形，形伤则寒凝水停，故可见肿胀；热邪属阳，气为阳，故伤气，气伤则壅滞不通，故可见疼痛。如先痛后肿是先伤气、后伤形，为阳病及阴的表现；先肿后痛是先伤形后伤气，为阴病及阳的表现。

【临床应用】关于"阴胜则阳病，阳胜则阴病"，历代医家有不同的解释。第一，联系药食气味阴阳性能，认为过用酸苦涌泄等阴性药食，就会损害人体阳气；过用辛甘发散等阳性药食，就会损伤人体阴精。第二，联系下文寒热病机，认为阴阳偏胜偏衰，从病机角度说明阴阳之间一方偏胜则致另一方受损，导致阴阳失衡之病。第三，从哲学角度解释，认为阴阳之间的对立制约和消长关系，阴阳作为统一体的两个对立面，阴长则阳消，阳长则阴消，两者互相制约而互为消长。

四、阴阳互根互用的关系

【原文】天地者，万物之上下也；阴阳者，血气之男女也；左右者，阴阳之道路也；水火者，阴阳之征兆也；阴阳者，万物之能始也。故曰阴在内，阳之守也；阳在外，阴之使也。（《素问·阴阳应象大论》）

【提要】本条举例说明阴阳之间互根互用的关系。

【释义】阴阳的相互关系就像天地自然的上下；阴阳的运行有左右通道之分，阳行左阴行右，左升右降；阴阳变动的征象就像水火。所以阴阳是万物之本始，是自然之规律。阴阳的相互关系和作用还表现为阴藏于内，是在外之阳的镇守；阳行于外，是在内之阴的役使。

【临床应用】"阴在内，阳之守也；阳在外，阴之使也"的论述，不仅阐明了阴阳两方之间的互根互用关系，而且对人体生命活动规律进行了高度的概括，对指导临床实践具有重要的意义。例如，人体阴精和阳气的相互依存和相互为用，是正常生命活动的保证。《素问·生气通天论》云："阴者，藏精而起亟也；阳者，卫外而为固也。"一旦阴阳之间失去互根互用的协调关系，则"阴阳离决，精气乃绝"，生命也将危殆。

【医案举例】程某，男，68岁。近1年多来喜出汗，面浮，下肢微肿。查体体胖，体质素弱。脉浮大，舌淡苔白。辨证：阳虚卫表不固。治法：益气养阳，固表止汗。处方：生黄芪、黑附子、白芍、麻黄根、五味子、白术、炙甘草各10g、煅龙骨、煅牡蛎各30g，油肉桂5g，生姜3片，大枣5枚。连续服药30剂，汗止，面浮消失，体力恢复而痊愈。（索延昌.虚证论.北京：人民卫生出版社，1996.）

第三章 藏象 ▷▷▷

一、藏象的概念和内容

【原文】帝曰：藏象何如？岐伯曰：心者，生之本，神之变也，其华在面，其充在血脉，为阳中之太阳，通于夏气。肺者，气之本，魄之处也，其华在毛，其充在皮，为阳中之太阴，通于秋气。肾者，主蛰，封藏之本，精之处也，其华在发，其充在骨，为阴中之少阴，通于冬气。肝者，罢极之本，魂之居也，其华在爪，其充在筋，以生血气，其味酸，其色苍，此为阳中之少阳，通于春气。脾、胃、大肠、小肠、三焦、膀胱者，仓廪之本，营之居也，名曰器，能化糟粕，转味而入出者也，其华在唇四白，其充在肌，其味甘，其色黄，此至阴之类，通于土气。凡十一脏取决于胆也。（《素问·六节藏象论》）

【提要】本条论述藏象的概念和藏象学说的基本内容。

【释义】藏象是指藏于体内的内脏及其表现于外的生理病理征象。五脏是人体之本，心为"生之本"，肺为"气之本"，肾为"封藏之本"，肝为"罢极之本"，脾为"仓廪之本"。以五脏为中心，而联系六腑、百骸、气血、精神形成统一体，外在五华、五体分别归属于五脏，并与四时相通应，由此形成机体五大系统。五脏虽藏于体内，但因各有阴阳多少不同，而分别应于四时阴阳之气。

【临床应用】藏象学说将天、地、人作为一个整体，强调以五脏为中心的整体功能协调统一，是人体生命活动的基本规律，是中医临证最常用的理论依据。如心为"生之本，神之变""通于夏气"，故遇有心神疾病的患者，尤应谨慎，以防伤害生命之本；同时应该注意，心火炽盛之人，时逢夏季，其病则有转危的可能。又如，肾为"封藏之本，精之处也""通于冬气"，故肾失封藏所致的遗精滑泄是肾的常见病证，补肾固精则是其基本治法；肾中阳气衰弱者，时逢冬季，其病情也有加重的可能。

中医临证还以人体内在脏腑的生理活动及其对应表现在外的征象作为辨证的依据。如肾"其华在发""其充在骨"，说明头发和骨骼在生理上与肾密切相关，临床上小儿生长发育障碍，出现"五迟"（立迟、行迟、齿迟、发迟、语迟）、鸡胸、龟背等，皆可从肾论治；成人出现腰膝酸软、须发早白，亦可从肾论治。

【医案举例】赖某，男，26岁，未婚。患脱发3年余，日渐严重，尤以梳头及洗头时头发脱落甚多，曾多次到数家医院及专科门诊治疗，曾长出细小白发，但维持不到3个月又全部脱落，十分苦恼。诊见毛发全都脱落，眉毛及胡须亦脱落，伴头晕乏力，腰膝酸软，舌淡红，苔白，脉缓无力。证属肝肾不足，毛发失养，治宜滋补肝肾，养血生发。处方：首乌 30g，旱莲草、女贞子、党参、黄芪各 20g，桑椹子、熟地黄、山茱萸各 15g。水煎服，日 1 剂。服 15 剂后，脱发明显减少。继守原方再服 30 剂，头部可见细小黄白相间的毳毛生长。续以前方加减出入，再服 20 余剂来诊。头发由细变粗，黄白毳毛返黑，时觉口干，睡眠差，拟一诊原方加麦冬 20g，酸枣仁 10g，间歇服药两月余，半年后偶见患者，见其已乌发满头，荣润光泽，眉毛、胡须均复生。诸症消失，随访半年，未见复发。[侯翠芳. 脱发治验 1 则. 新中医，1996，28（1）：22.]

二、脏腑的生理功能和关系

【原文】心者，君主之官也，神明出焉。肺者，相傅之官，治节出焉。肝者，将军之官，谋虑出焉。胆者，中正之官，决断出焉。膻中者，臣使之官，喜乐出焉。脾胃者，仓廪之官，五味出焉。大肠者，传道之官，变化出焉。小肠者，受盛之官，化物出焉。肾者，作强之官，伎巧出焉。三焦者，决渎之官，水道出焉。膀胱者，州都之官，津液藏焉，气化则能出矣。凡此十二官者，不得相失也。故主明则下安，以此养生则寿，殁世不殆，以为天下则大昌。主不明则十二官危，使道闭塞而不通，形乃大伤，以此养生则殃，以为天下者，其宗大危，戒之戒之！（《素问·灵兰秘典论》）

【提要】本条论述十二脏腑的主要生理功能及其相互关系。

【释义】心藏神，主宰人的精神、意识、思维活动，协调各脏腑的生理功能，为"君主之官"；肺主气而助心调气血、行营卫，使全身气血达到有序、畅达的状态，为"相傅之官"；肝犹如将军，深谋远虑，为"将军之官"；胆主决定判断，能公正处理事物，为"中正之官"；膻中为心之宫城，犹如内臣，主情志喜乐，为"臣使之官"；脾主运化水谷，胃主受纳腐熟水谷，为"仓廪之官"；大肠传化排泄糟粕，为"传道之官"；小肠接受脾胃消化的食物并泌别清浊，为"受盛之官"；肾藏精，充脑养骨，使人运动强劲，动作精巧，为"作强之官"；三焦疏通水道，运行水液，为"决渎之官"；膀胱贮存津液，在肾的气化作用下排泄尿液，为"州都之官"。

【临床应用】各脏腑在整体关系中的主从地位，是由其主要功能决定的，如心为君主，因其出神明；肺为相傅，因其助心行血；肝为将军，因其有勇有谋；膀胱为州都之官，因其贮存尿液。用"十二官"作比喻，说明了人体是一个相对独立的整体，同时也形象地阐释了各脏腑之间相互协调、相互为用的关系，体现了《内经》从整体角度认识生命规律的学术特点。其中，心为"君主之官"的理论，对中医理论研究和临床实践都有深远的影响。心为君主不能遭受邪气的直接侵害，否则犹如国家无主，必然危殆。另外，根据心神得失，可以判别病势轻重和推断预后吉凶。若患者神气尚存，则病易愈；若神气已失，则病难愈而预后不良。若神志昏乱，则说明病势危笃。

【医案举例】一女性患肾结石者，B 超示结石 1cm 左右，伴右肾有轻度积水。前医用利尿排石汤数十剂，均不如愿。来诊时右侧腰酸，右下腹略有酸胀感，小溲尚通畅。思《内经》有"气化则能出焉"之记载，水之化者由气，结石之移行亦赖乎气。肾气盛则气化行，水可流，石可移。处方：黄芪、海金沙、车前子各 30g，党参、补骨脂、巴戴天、川怀牛膝、莪术各 15g，台乌药 12g，青皮 9g，金钱草 40g，木通 3g，郁金 18g，生甘草 6g。7 剂后，患者便觉右下腹酸胀向下腹部（膀胱区）放射，不久即有结石排出。再调理 1 个月，B 超复查示：双侧输尿管及肾盂均未见结石，右肾积水消失。3 年后，患者又发生肾结石，继以上法加减 14 剂后，结石排出。（王庆其 . 内经临证发微 . 上海：上海科学技术出版社，2007.）

三、脉髓筋血气的生理功能

【原文】诸脉者皆属于目，诸髓者皆属于脑，诸筋者皆属于节，诸血者皆属于心，诸气者皆属于肺，此四肢八溪之朝夕也。故人卧血归于肝，肝受血而能视，足受血而能步，掌受血而能握，指受血而能摄。（《素问·五脏生成》）

【提要】本条论述脉、髓、筋、血、气的生理功能。

【释义】五脏之精气由十二经脉上注于目，才能有眼目的视觉功能。肾藏精，主骨生髓而上注于脑，使脑具有主持肢体运动和思维之功能。肝主筋，全身筋膜连属骨节，形成肢体运动功能。心主血，在心气推动下维持血液的循行不息。肺主气，主持呼吸功能和对气机的调节作用。人的四肢运动由筋主管，筋脉得到肝血的充分濡养才能发挥其正常的生理功能。

【临床应用】脉、髓、筋、血、气能够发挥各自的生理功能，主要依赖其各自的连属关系而形成的整体功能。脏腑组织得到气血的供养和调节，才能发挥功能。本节所提到的目之能视、足之能步、手之能握、指之能摄，均系举例而已。"人卧血归于肝"、人动血行于诸经的论述，说明肝有贮藏血液和调节血量的生理功能，也是肝藏血功能的具体表现和理论依据。

【医案举例】朱某，39 岁。高热半月，体温 38.5 ～ 40℃，经住院治疗，10 多日后体温方降至正常。失眠 10 余天，日渐加重，彻夜不寐，干呕，四肢倦怠，纳差，二便正常，脉细数无力，舌暗少苔。证属肝阴不足，神志不宁。治法补养肝血，镇静安神。处方：炒枣仁、夜交藤、珍珠母各 30g，知母 10g，茯苓 15g，合欢皮 10g，川芎、甘草各 6g。3 剂，水煎服。二诊干呕已愈，睡眠转佳，每晚可睡 4 ～ 5 小时，四肢乏力。处方：炒枣仁、夜交藤、珍珠母各 30g，知母、合欢皮、柏子仁各 10g，茯神 15g，川芎、甘草各 6g。3 剂，巩固疗效而收功。（王庆其 . 内经临证发微 . 上海：上海科学技术出版社，2007.）

四、奇恒之腑与传化之腑的功能特点

【原文】黄帝问曰：余闻方士，或以脑髓为脏，或以肠胃为脏，或以为腑，敢问更相反，皆自谓是，不知其道，愿闻其说。岐伯对曰：脑、髓、骨、脉、胆、女子胞，此六者，地气之所生也，皆藏于阴而象于地，故藏而不泻，名曰奇恒之腑。夫胃、大肠、小肠、三焦、膀胱，此五者，天气之所生也，其气象天，故泻而不藏，此受五脏浊气，名曰传化之腑，此不能久留，输泻者也。魄门亦为五脏使，水谷不得久藏。

所谓五脏者，藏精气而不泻也，故满而不能实。六腑者，传化物而不藏，故实而不

能满也。所以然者，水谷入口，则胃实而肠虚；食下，则肠实而胃虚。故曰实而不满，满而不实也。（《素问·五脏别论》）

【提要】本条论述奇恒之腑与传化之腑的总体功能特点，概括五脏与六腑的总体功能特点。

【释义】奇恒之腑功能属阴象地，主藏阴精，与五脏相似；形态中空，与六腑相似，其虽不在五脏之列，但具有"藏而不泻"的功能特点，也有别于六腑，故命名为"奇恒之腑"。本节概括指出了五脏总的功能是"藏精气而不泻"，具有"满而不实"的特点；六腑总的功能是"传化物而不藏"，具有"实而不满"的特点。而奇恒之腑又异于一般的脏腑。

【临床应用】近年来采用通里攻下法治疗急腹症，就是应用了六腑"泻而不藏""传化物而不藏""以通为用，以降为顺"的理论为指导，而取得可喜的成果。"魄门亦为五脏使"指出了魄门的生理与五脏的密切关系。魄门的启闭要依赖于心神的主宰，肝气的条达，脾气的升提，肺气的宣降，肾气的固摄，方能不失常度。而魄门功能正常，又对内脏的气机升降有重要影响。所以魄门的功能常可反映内在脏腑的状况。这对于临床辨证、治疗、预后等都有一定的指导意义。

【医案举例】一哮喘性支气管炎患者，咳嗽、吐痰、气喘 3 周。诊其舌苔黄腻，脉搏滑而实，大便 7 日未解。处方：麻黄、杏仁、制大黄、桃仁、葶苈子、黄芩、白前、前胡各 12g，苏子、莱菔子、全瓜蒌各 15g，甘草 6g。药后两周，大便三四次，咳嗽、吐痰、气喘等症状明显改善，再调理 1 个月左右，症情平复。（王庆其．内经临证发微．上海：上海科学技术出版社，2007．）

五、饮食水谷的输布过程

【原文】食气入胃，散精于肝，淫气于筋。食气入胃，浊气归心，淫精于脉，脉气流经，经气归于肺，肺朝百脉，输精于皮毛。毛脉合精，行气于府，府精神明，留于四脏，气归于权衡，权衡以平，气口成寸，以决死生。

饮入于胃，游溢精气，上输于脾，脾气散精，上归于肺，通调水道，下输膀胱。水精四布，五经并行。合于四时五脏阴阳，揆度以为常也。（《素问·经脉别论》）

【提要】本条论述饮食水谷的输布及生化过程。

【释义】饮食进入人体，经胃的腐熟消化，其精微营养部分，经脾向有关部位转输。其中有经脾转输于肝而营养于筋者；有稠厚者入归于心脉，化之为血，借助肺朝百脉作用，外达于皮毛，内输于五脏六腑者；有经脾上归于肺，化以为气，营养全身者。在肺朝百脉、主治节的作用下，使气血相合，血脉平调，津液四布，下输膀胱。水谷精气的生成与输布，是在五脏六腑的综合作用下进行的，并可通过经脉而反映于寸口，所以诊察寸口脉象的变化能测知人体各脏腑的生理与病理。

本节有对津液的生成、输布和排泄过程的简明概括。"五经"，即五脏之经脉，说明水液代谢与肝、心、脾、肺、肾五脏皆相关，但其中尤以肺、脾、肾三脏最为主要，故后世对痰饮水湿之病的治疗多以肺、脾、肾三脏为主，而亦顾及心、肝两脏。

原文中还提到切按寸口脉能诊察疾病和判断预后，其道理如下：一是寸口为手太阴肺经所过之处，其脉气旺盛，易于切诊；二是肺主气，朝百脉。五脏六腑之精气亦通过经脉朝会于手太阴肺经之气口部，因此察诊气口（寸口）脉象，即可知供养脏腑形身的胃气的有无盛衰，亦可知五脏六腑精气的盛衰强弱及其功能正常与否。

【临床应用】谷食经胃肠消化吸收后，在脾的运化作用下，将其精微输之于肝，有的输布于肺，有的直归于心脉，借助经脉输送、升散、会合而发挥其作用。其水液的代谢，亦先经脾的运化，复由肺气通调、三焦决渎、肾及膀胱的气化作用而完成。脏腑各有其用，彼此协同，且在经脉的联系与沟通下，形成统一的整体。其中，反映了脾在水液代谢中起到运化、转输的作用，说明脾在水液代谢中的作用非常重要。

【医案举例】何某，女，58岁，患便秘20余年，长年用龙荟丸、番泻叶、大黄片等通腑泻下以助排便。近年来便秘干结愈加严重，前药加量也难维持正常排便，甚为痛苦。尤其肠镜检查提示肠黏膜黑斑病变后，不敢轻用大黄制剂。诊其舌红少苔，脉细稍涩，纳谷不香，饥不欲食，时有痞满嗳气。此乃脾气不运，胃阴不足，脾不为胃行其津液。加之年近花甲，肝肾精血均有亏损，故使肠腑失于濡润，而见便秘干结。治以健脾气、充肾阴、养肝肾为法。药用增液汤合润肠丸，加山药、太子参以健脾运，女贞子、枸杞子、何首乌养肝肾之阴，海藻润燥软坚。3剂奏效，后维持1周1～2次服上汤药，每日能正常排便。（王庆其．内经临证发微．上海：上海科学技术出版社，2007．）

六、脾胃在生理病理上的关系

【原文】帝曰：脾病而四肢不用，何也？岐伯曰：四肢皆禀气于胃，而不得至经，必因于脾，乃得禀也。今脾病不能为胃行其津液，四肢不得禀水谷气，气日以衰，脉道不利，筋骨肌肉，皆无气以生，故不用焉。

帝曰：脾不主时，何也？岐伯曰：脾者土也，治中央，常以四时长四脏，各十八日寄治，不得独主于时也。脾藏者，常著胃土之精也。土者生万物而法天地，故上下至头足，不得主时也。

帝曰：脾与胃以膜相连耳，而能为之行其津液，何也？岐伯曰：足太阴者，三阴也，其脉贯胃属脾络嗌，故太阴为之行气于三阴。阳明者，表也，五脏六腑之海也，亦为之行气于三阳。脏腑各因其经而受气于阳明，故为胃行其津液。（《素问·太阴阳明论》）

【提要】本条论述脾病而四肢不用的机理，阐述脾胃在生理病理上的密切关系，解释脾不主时的道理。

【释义】脾主运，胃主纳，二者虽然生理分工不同，但是它们之间的关系却密不可分，具体表现在组织结构方面，脾胃以膜相连，同居中焦，经脉相贯，脏腑相连，表里相合，阴阳相从。生理功能方面，脾主运化，"为胃行其津液者"；胃主受纳，为"五脏六腑之海"，所化生的精微赖脾转输，全身上下内外，无处不到。具体来说，胃受纳水谷后，在脾的协同下，化生水谷精气，但胃中水谷精气不能"径至"四肢及脏腑，"必因于脾，乃得禀也"。因此，胃中水谷精气必须在脾气的作用下，通过脾而为胃"行气于三阴"和"行气于三阳"，从而使脏腑各因脾经而受水谷精气于胃，这就是脾为胃行其津液的道理。脾与胃的病理虽然各具特点，然而二者之间却相互影响，如"四肢皆禀气于胃"，若脾病"不能为胃行其津液"，就会影响胃中水谷精气输送与营养四肢，筋骨肌肉得不到水谷精气滋养，从而发生"四肢不用"的病证。此外，本节还指出脾土居中央，以灌四旁，各脏无论何时均需要脾转输的精气，四季各有十八日为脾所主，故脾不独主一时而旺四季。

【临床应用】脾"为胃行其津液"的道理，突出了脾与胃二者相互协调、相互为用，既分工又协作，共同完成对饮食物的消化、吸收、转输的重要功能，也是脾胃为"后天之本"的理论渊薮，对临床具有重要指导意义。胃气和则后天营养自有来源，脾气健则水谷精微得以输布，因此，调理脾胃、补养后天，是治疗内伤杂病的重要方法之一。脾与胃在病理上相互影响，故有"脾病而四支不用"之说。临床上对于四肢痿废而不能随意运动的病证，运用调治脾胃方药治疗，常有良好的疗效。脾胃强健，则五脏安和；脾胃受损，则五脏不安。因此，临床施治时要正确处理脾胃与其他脏腑的关系。很多医家推崇"治病当以脾胃为先"之说，在临床上采用调补脾胃法治疗虚损病证常获佳效。此外，诸病日久不愈也可通过调理脾胃来治疗。

七、人的思维过程

【原文】黄帝问于岐伯曰：凡刺之法，先必本于神。血、脉、营、气、精、神，此五脏之所藏也，至其淫泆离脏则精失，魂魄飞扬，志意恍乱，智虑去身者，何因而然乎？天之罪与？人之过乎？何谓德、气、生、精、神、魂、魄、心、意、志、思、智、虑？请问其故。

岐伯答曰：天之在我者德也，地之在我者气也，德流气薄而生者也。故生之来谓之精，两精相搏谓之神，随神往来者谓之魂，并精而出入者谓之魄。所以任物者谓之心，心有所忆谓之意，意之所存谓之志，因志而存变谓之思，因思而远慕谓之虑，因虑而处物谓之智。故智者之养生也，必顺四时而适寒暑，和喜怒而安居处，节阴阳而调刚柔。如是，则僻邪不至，长生久视。（《灵枢·本神》）

【提要】本条论述神的产生及人的思维过程。

【释义】人之生是由父母之精结合、孕育而成，因而精是构成形体的初始物质，神在两精相合形成新生命体的同时产生，即"形具而神生"。人的精神意识思维活动统属于心，并以五脏所藏之精为物质基础。随神而往来的魂，是精神活动的一部分，受神主宰，主要包括一些非本能性的较高级的精神思维心理活动，如人的情感、思维等，倘若魂离开神的支配而单独活动，就会出现梦幻、恍惚、梦游等的病态。魄为与生俱来的本能性的、较低级的精神活动，即人体本能的感觉和动作，如新生儿的啼哭、吮吸、非条件反射的四肢运动，以及人体的触觉、痛觉、温觉、视觉等，魄附形而存在。精、神、魂、魄四者并存并用，使人成为一个完整的、形神兼备的、有灵机智慧的生命体。

《内经》将整体思维过程从低级到高级分为五个阶段。第一个阶段概括为"意"，心接受事物，并对事物产生初步印象或念头。第二个阶段概括为"志"，根据意念而确定的志向或打算。第三个阶段概括为"思"，根据所立的志向对事物进行反复分析和比较。第四个阶段概括为"虑"，即根据思的结果，再从长远角度计划出未来。第五个阶段概括为"智"，在深谋远虑的基础上去处理事物。本节对思维过程的论述，与现代心理学关于认知活动包括感觉、知觉、记忆、比较、分析、综合、判断等过程十分相似。如"意"相当于感觉、知觉，"志"相当于记忆，"思"相当于比较、分析，"虑"相当于综合，"智"相当于判断。

【临床应用】《内经》关于"神"的概念十分广泛而丰富。第一，"神"可以概括自然界万事万物每时每刻的运动变化及其规律性，如《素问·天元纪大论》说："故物生谓之化，物极谓之变，阴阳不测谓之神，神用无方谓之圣。"第二，"神"是对人体生命活动及其外在表现的高度概括，如《灵枢·天年》所说："何者为神？岐伯曰：血气已和，荣卫已通，五脏已成，神气舍心，魂魄毕具，乃成为人。"第三，狭义之"神"指人的精神、意识、思维、情志活动，如《素问·灵兰秘典论》中的"心者，君主之官也，神明出焉"。临床上无论针刺抑或其他治法，都必须在充分调动和发挥神气作用的前提下，才能取得最佳疗效。此外，除了指病人五脏的神气及精神心理状态外，还应当包括医生的神气及精神心理状态。医生之神既可以提高辨证论治的水平，又可以调动病人的神气，激发病人良好的精神心理状态，因此也是临证时所必须重视的问题之一。

【医案举例】鲍宫詹未第时，游毗陵幕，报痾半载，百治不痊。因买舟回里，延予治之。望色颧赤面青，诊脉虚弦细急。自述数月来通宵不寐，闻声即惊，畏见亲朋，胸膈嘈痛，食粥一盂，且呕其半，粪如羊屎，色绿而坚，平时作文颇敏，今则只字难出，得无已成隔症耶？予曰：君质本弱，兼多抑郁，心脾受伤。脾不能为胃行津液，故食阻，而肠无所禀接，故便干。若在高年即虑成隔，今方少壮犹可无虞。方仿逍遥、归脾出入，服至数十剂，病尚未减，众忧之。予曰：内伤日久，原无速效，况病关情志，当内顾静养，未可徒恃药力。续得弄璋之喜。予曰：喜能胜忧，病可却矣。半月后，果渐瘥，仍劝往僧斋静养。共服煎药百剂，丸药数斤乃瘳。因更号觉生，盖幸其殆而复生也。（清·程杏轩撰．储全根，李董男校注．新安医学杏轩医案．北京：中国中医药出版社，2009.）

八、五脏虚实病证

【原文】肝藏血，血舍魂，肝气虚则恐，实则怒。脾藏营，营舍意，脾气虚则四肢不用，五脏不安，实则腹胀，经溲不利。心藏脉，脉舍神，心气虚则悲，实则笑不休。肺藏气，气舍魄，肺气虚则鼻塞不利，少气，实则喘喝，胸盈仰息。肾藏精，精舍志，肾气虚则厥，实则胀，五脏不安。必审五脏之病形，以知其气之虚实，谨而调之也。（《灵枢·本神》）

【提要】本条论述五脏所藏不同及其虚实病证。

【释义】肝藏血、藏魂，肝气虚，魂不守舍则恐惧不安；肝气实，失于条达则易怒。脾藏营、藏意，脾气虚，四肢不得水谷气则不用，甚至病及五脏；脾气实，气机滞塞，升降失常，则腹胀、二便不利。心藏脉、藏神，心气虚，则心志不足而悲苦；心气实，则心志有余而笑不休。肺藏气、藏魄，肺气虚，可见鼻塞、少气不足以息；肺气实，气上逆，见喝喝而喘、胸部胀满、仰面张口呼吸。肾藏精、藏志，肾气虚则阴气或阳气皆衰于下而致厥；肾气实，水气不化而胀，甚至病及五脏。

【临床应用】五脏藏精、气、神，故其虚实病变既可表现为躯体症状，躯体病证侧重于肺、脾、肾，也可表现为神志症状，神志病证侧重于心与肝。就五脏虚实的总体而言，则突出了脾和肾的重要地位。本节指出脾病有四肢不用、五脏不安、腹胀和二便不利；肾病有厥、腹胀和五脏不安。联系到《素问·调经论》谓"志（肾）有余则腹胀、飧泄"，可以看出，腹胀、二便不利、五脏不安是脾肾两脏之病的共同表现。其中，腹胀、二便不利为气机滞塞，升降失常，关系整个机体的状态；五脏不安为一脏病而祸及五脏，皆表明脾肾二脏影响之巨，亦为后世脾为后天之本、肾为先天之本说进一步提供了有力依据。

【医案举例】李某，男，14岁，因遇到他人打架，突然受惊，回家后于当天晚上出现高烧发狂，妄笑不休。患儿面色通红，全身发热，语无伦次，狂笑不休，时轻时重，难以入睡，舌尖红而舌质干，舌苔薄黄，脉象左寸滑数，余脉弦数。细审病机，患儿年幼，突遇打架，神志受惊而伤，以致心火亢盛，难以入睡。左寸脉滑数为心火有余之象，其他脉见弦数系心气火旺。治以清心泻火，安神开窍，用清宫汤合安宫牛黄丸治之：元参心、竹叶心、连翘心、麦冬各10g，莲子心、犀角（水牛角代，磨冲）各6g，水煎，早晚各服1次。并服安宫牛黄丸，每服半丸，日服两次，白开水送服。服上方和丸药3日后，患儿高烧已退，神志清醒，已无狂笑之症状，只觉睡眠不安，心烦口干，其脉细数。心火已清解，余热未尽，心阴不足，遂改服黄连阿胶汤。黄连6g，黄芩、阿胶（另包烊化）各10g，杭白芍15g，鸡子黄两枚（冲服），分早晚各服1次。共服药15剂，睡眠安稳，心烦解除，好如常人。随访两年未复发。（王庆其.内经临证发微.上海：上海科学技术出版社，2007.）

九、六气的概念和功能

【原文】黄帝曰：余闻人有精、气、津、液、血、脉，余意以为一气耳，今乃辨为六名，余不知其所以然。岐伯曰：两神相搏，合而成形，常先身生，是谓精。何谓气？岐伯曰：上焦开发，宣五谷味，熏肤、充身、泽毛，若雾露之溉，是谓气。何谓津？岐伯曰：腠理发泄，汗出溱溱，是谓津。何谓液？岐伯曰：谷入气满，淖泽注于骨，骨属屈伸，泄泽，补益脑髓，皮肤润泽，是谓液。何谓血？岐伯曰：中焦受气，取汁变化而赤，是谓血。何谓脉？岐伯曰：壅遏营气，令无所避，是谓脉。（《灵枢·决气》）

【提要】本条论述六气的概念、生成及作用。

【释义】精指先天之精，禀受于父母，来源于先天，长养于后天，能繁衍生命，是孕育形成新生命和构成生命的原始物质。肾主蛰，藏精气。气由自然界之清气与水谷之精气相合，如宗气、卫气等，由上焦宣发，敷布全身，以温煦肌肤，充养脏腑，润泽皮毛，维持生命活动。肺为气之主。津是较为清稀的体液，主要分布于体表，滋润皮肤肌腠，可以化为汗液排出体外。液是较为稠浊的体液，渗注于骨骼，滑利关节，补益脑髓，润泽皮肤。脾主运化水液,生成津液。血源于水谷精微,经气化变赤,行于脉中,具有营养滋润作用,是维持生命活动的重要物质。肝为血之库府。脉指血液运行之道路,能约束营血,使之畅行脉中而不得妄行于外。

【临床应用】六气源于先天,赖后天水谷精微不断充养。因其性质、分布不同,作用、名称亦各异,而分为精、气、津、液、血、脉六者,又称为六气。故清代张志聪曰:"本于先天,总属一气;成于后天,辨为六名。"文中六气同源而异名、相互依存、相互转化的医学观点具有重要的临床指导意义。

【医案举例】陈某,54 岁,耳不聪,目不明。辨证中气不足,清阳不升。治法补脾益气。拟益气聪明汤加味。蔓荆子、生黄芪、党参、葛根各 9g,黄柏、白芍各 6g,升麻 4.5g,石菖蒲 1.5g,炙甘草 3g,6 剂。(浙江中医学院《何任医案选》整理组整理 . 何任医案选 . 杭州:浙江科学技术出版社,1981.)

十、六气亏虚的证候

【原文】黄帝曰:六气者,有余不足,气之多少,脑髓之虚实,血脉之清浊,何以知之?岐伯曰:精脱者,耳聋;气脱者,目不明;津脱者,腠理开,汗大泄;液脱者,骨属屈伸不利,色夭,脑髓消,胫酸,耳数鸣;血脱者,色白,夭然不泽,其脉空虚,此其候也。

黄帝曰:六气者,贵贱何如?岐伯曰:六气者,各有部主也,其贵贱善恶,可为常主,然五谷与胃为大海也。(《灵枢·决气》)

【提要】本条论述六气亏虚的部分证候。

【释义】肾藏精,开窍于耳,肾精耗脱,耳失所养,故见耳鸣,甚则耳聋之症。目之视觉功能全赖五脏精气上奉濡养,故精气耗脱则视物不清,甚则失明,其中与肝血的关系尤为密切。津液是人体一切正常水液的总称,在生理情况下,津液有滋润和营养之功;在病理情况下,如津脱者,多因汗出太过所致,液脱则主要表现为脏腑组织器官失于润养,出现"骨属屈伸不利,色夭,脑髓消,胫酸,耳数鸣"等症状。血的濡养作用可以从面色、肌肉、皮肤、毛发等方面反映出来。血的濡养作用正常,则面色红润,肌肉丰满,肌肤和毛发光滑;血耗脱则"色白,夭然不泽"。脉气有约束营血运行于脉内而不逸出脉外的作用;若脉气耗脱,失于固摄,血液外逸,则脉中无营血而"其脉空虚"。

【临床应用】临床上治疗六气耗脱的病证,当以调补所主之脏为主,相关之脏为辅。例如,要确诊精脱之耳聋,还应参伍有关肾精亏虚的症状,即除耳聋之外,还常兼有面目晦暗,头目眩晕,腰膝酸软,遗精滑泄,脉沉细等症。治宜补肾填精、益气聪耳为法,方如六味地黄丸、左归丸、耳聋左慈丸等。目之视觉功能与五脏精气关系密切,如气虚而视物不清,可以益气升阳明目为法,方如补中益气汤、生脉散、益气聪明汤等;津液不足者,可以健脾益胃、养阴生津为法,方如益胃汤、麦门冬汤、玉女煎等;血脉虚者,可以补血养心、补血养肝为法,方如归脾汤、四物汤、当归补血汤等。"五谷与胃为大海"的观点,为临床上治疗六气亏损病证从补益中焦脾胃、资其化源论治提供了理论依据。

【医案举例】表兄余兆文次子，年十六，长夏病风热赤肿。医既瘥，双睛得气翳，状如死人目怕看。兄亲往南丰求治，余以祖母至戚，冒暑偕行。视症固怪，且脉亦乱来。问所喜所便，曰腹满不思食，唯渴而需饮，小水多。问所见，曰：昼犹夜。因悟医药过甚，邪虽去，而脏气大损，乃以附子理中汤加归、芪，傍晚合归方与服。翌日风轮下际如新月，清朗逾常。遂依此进药，日开一线，恰计十五日全清。后又一人，暴得气障，昼以补中益气汤，夜八味地黄丸递投十数日，亦好。（清·黄庭镜著．卢丙辰，张邓民点校．目经大成．北京：中医古籍出版社，1987．）

十一、血气精神的重要作用

【原文】人之血气精神者，所以奉生而周于性命者也；经脉者，所以行血气而营阴阳，濡筋骨，利关节者也；卫气者，所以温分肉，充皮肤，肥腠理，司开阖者也；志意者，所以御精神，收魂魄，适寒温，和喜怒者也。是故血和则经脉流行，营复阴阳，筋骨劲强，关节清利矣；卫气和则分肉解利，皮肤调柔，腠理致密矣；志意和则精神专直，魂魄不散，悔怒不起，五脏不受邪矣；寒温和则六腑化谷，风痹不作，经脉通利，肢节得安矣，此人之常平也。五脏者，所以藏精神血气魂魄者也；六腑者，所以化水谷而行津液者也。（《灵枢·本脏》）

【提要】本条论述血气精神在生命活动中的重要作用。

【释义】血气精神是维持生命的基本物质和功能。经脉是血气运行之道，通过经脉将血气敷布到全身，从而发挥其濡润筋骨、滑利关节等作用。卫气行于体表，具有温煦肌肉、充养皮肤、滋润腠理、主司汗孔开合、抵御外邪侵入的作用。志意概括了神气的作用，神气不仅可调节、控制精神魂魄，还具有调节机体对外界寒热等变化的适应能力。

【临床应用】《内经》关于健康的标准：一是人体功能活动正常，即"血和""卫气和"，以血气运行和畅为标志；二是人的精神活动正常，即"志意和"；三是人体能适应外界环境，即"寒温和"。

【医案举例】樊某，男，27岁。因思念赴澳女友，遂至失眠月余。来诊时诉近1周来兴奋烦躁，坐立不安，或歌或吟，或言多烦乱，口干引饮，自觉浑身火热，难以安耐，食不知味。舌灰色似有刺、少津，脉弦数。以心胃火旺，拟黄连解毒汤合白虎汤加减。黄芩、黄柏、焦栀子、知母、地骨皮各12g，川黄连、琥珀各6g，生石膏、生地黄、天花粉、酸枣仁、珍珠母各30g，甘草4.5g，天麦冬各15g，远志9g，灯心草1扎，7贴。牛黄清心丸1日2丸，分两次服。二日后其父来电告知精神平静多了，夜能睡寐，自诉火气退了不少。三日后复诊，云昨去岳父家，观同学结婚照，触景生情，精神再次错乱，眼神凶狠如恶煞，言语极端，听不进劝导。上方去石膏、知母，牛黄丸同前，临睡前奋乃静两丸。上方加减善后，诸症悉平。（王庆其．杏林散叶——王庆其医话医案集．北京：人民卫生出版社，2011．）

第四章　经脉 ▷▷▷

....

一、经脉的重要性

【原文】黄帝曰：人始生，先成精，精成而脑髓生，骨为干，脉为营，筋为刚，肉为墙，皮肤坚而毛发长，谷入于胃，脉道以通，血气乃行。

雷公曰：愿卒闻经脉之始也。黄帝曰：经脉者，所以能决死生、处百病、调虚实，不可不通。（《灵枢·经脉》）

【提要】本条论述人体的生成及经脉对诊治疾病的重要性。

【释义】先天之精生成胚胎，继而生成骨、脉、筋、肉、皮毛，从而形成胎儿。人出生之后，依赖后天之精的滋养而维持其生长发育与生命活动。维持生命活动的血气来源于水谷精微，血气必须通过经脉才能布达全身。经脉、血气与生命活动的关系密切。十二经脉内属脏腑，外络肢节，内脏病况可循经络通路反映到体表。经脉是气血运行之通道，气血的虚实可通过切按气口而知之，故在诊断上经脉具有"决死生"的作用。经脉能运行血气，以保持脏腑气血阴阳的调和，故可通过药物、针刺、按摩等治疗方法调理经脉，达到"处百病、调虚实"的目的。

【临床应用】人体内外病邪的入里出表多以经络为传变途径。在传变过程中所产生的证候，又循着经络的通路反映到体表来，所以经络系统能比较有规律地反映出若干证候，故经络辨证是临床辨证的重要方法之一。在治疗方面，经络学说可广泛应用于临床各科，尤其是针灸的循经取穴治疗原则，就是以经络学说为依据的。此外，中药学的归经理论也是以经络学说为指导的。

【医案举例】刘某，男，31岁。两胁胀痛，头晕耳鸣，心烦失眠，阴囊潮湿，小溲黄，脉弦，舌红苔薄黄。肝经湿热之证，治以清利肝胆，用龙胆泻肝汤加减。柴胡、木通、川楝子各8g，龙胆草、炒栀子、生地黄、全当归、车前子（包）、泽泻、炒白术各10g，黄芩12g，代赭石15g，蜈蚣3条，生甘草6g。5剂，日1剂，水煎服。二诊：药后睡眠转佳，囊湿已除，耳鸣未作，偶有胸胁痛，腹胀满，大便调，脉弦缓，舌苔薄白，肝胆湿热已去，而现肝失疏泄害脾之证，以疏肝理脾法为治，予逍遥散（汤）加味。柴胡、桔梗、川厚朴各8g，当归、云茯苓各12g，赤芍、白芍、浙贝母、茵陈、炒白术、延胡索各10g，薄荷4g（后下），生甘草6g，生姜3片。5剂，水煎服，药后诸症悉除。（王洪图，詹海洪．黄帝医术临证切要．北京：华夏出版社，1993.）

二、手太阴肺经的循行

【原文】肺手太阴之脉，起于中焦，下络大肠，还循胃口，上膈属肺，从肺系横出腋下，下循臑内，行少阴、心主之前，下肘中，循臂内上骨下廉，入寸口，上鱼，循鱼际，出大指之端；其支者，从腕后直出次指内廉，出其端。(《灵枢·经脉》)

【提要】本条描述手太阴肺经的循行路径。

【释义】手太阴肺经由一条主干和一条分支构成。其主干起于中焦→大肠→胃下上口→膈膜→肺→肺系→腋窝部→上臂内侧→肘内→前臂内侧→掌后桡骨下缘→寸口→鱼际拇指尖端；其分支从腕后→食指内缘→食指拇侧端，交手阳明大肠经。

【临床应用】《灵枢·经脉》："是动则病肺胀满，膨胀而喘咳，缺盆中痛，甚则交两手而瞀，此为臂厥。是主肺所生病者，咳，上气，喘渴，烦心，胸满，臑臂内前廉痛厥，掌中热。气盛有余，则肩背痛，风寒汗出中风，小便数而欠。气虚则肩背痛，寒，少气不足以息，溺色变。"取手太阴肺经上的腧穴可以治疗上述疾病。

【医案举例】杨某，炊事员。由于多膏粱厚味，形体日益肥胖，形体壮而实虚，稍事劳动，即气喘吁吁，表虚易汗，若遇气候突变，防护不慎，即病感冒，咳嗽吐痰，多日不愈。已成为习惯性感冒，遍服诸药而收效甚微，一日为病所累，长叹不已。针风府、风池、大椎、合谷、列缺，针后汗出如珠，即感轻松，复又在大椎穴处拔一火罐，起罐后，更觉身体轻爽，呼吸也觉宽舒，是夜汗出而解，来日而愈。(韩明.针灸临床集验.北京：中国中医药出版社，1994.)

三、手阳明大肠经的循行

【原文】大肠手阳明之脉，起于大指次指之端，循指上廉，出合谷两骨之间，上入两筋之中，循臂上廉，入肘外廉，上臑外前廉，上肩，出髃骨之前廉，上出于柱骨之会上，下入缺盆，络肺，下膈，属大肠；其支者，从缺盆上颈，贯颊，入下齿中，还出夹口，交人中，左之右，右之左，上夹鼻孔。(《灵枢·经脉》)

【提要】本条描述手阳明大肠经的循行路径。

【释义】手阳明大肠经由一条主干和一条分支构成。其主干起于食指端→食指拇侧上缘→手背第一掌骨和第二掌骨间→拇短伸肌腱与拇长伸肌腱的凹陷中→前臂外侧前缘→肘外侧→上臂外侧前缘→肩→肩峰前缘→大椎→缺盆→肺→膈膜→大肠；其分支从缺盆→颈→颊→下齿龈→口唇周围→水沟穴→鼻孔两侧，交足阳明胃经。

【临床应用】《灵枢·经脉》："是动则病齿痛，颈肿。是主津液所生病者，目黄，口干，鼽衄，喉痹，肩前臑痛，大指次指痛不用。气有余则当脉所过者热肿；虚则寒栗不复。"取手阳明大肠经上的腧穴可以治疗上述疾病。

【医案举例】郭某，女，25岁。因平素婆媳不合，肝气抑郁，项下连生瘰疬数枚，大为弹子，小如黄豆，午后潮热，夜出盗汗，形体消瘦，面色萎黄，食欲欠佳，近时瘰疬突然增大，推之并不移动，微痛，性情急躁易怒，舌苔黄腻，舌尖略红，脉弦略数。针刺曲池、臂臑穴，1个疗程，结核明显缩小，为加强疗效，用28号粗针，连刺结核数针，并用艾条灸 20 分钟，隔日针灸 1 次，5 次为 1 个疗程，1 个月后瘰疬逐渐消散，最后只剩下几个豆大之硬结存在。观察年余，未见复发。（韩明 . 针灸临床集验 . 北京：中国中医药出版社，1994.）

四、足阳明胃经的循行

【原文】胃足阳明之脉，起于鼻之交頞中，旁纳太阳之脉，下循鼻外，入上齿中，还出夹口环唇，下交承浆，却循颐后下廉，出大迎，循颊车，上耳前，过客主人，循发际，至额颅；其支者，从大迎前下人迎，循喉咙，入缺盆，下膈，属胃，络脾；其支者，从缺盆下乳内廉，下夹脐，入气街中；其支者，起于胃口，下循腹里，下至气街中而合，以下髀关，抵伏兔，下膝膑中，下循胫外廉，下足跗，入中指内间；其支者，下膝三寸而别，下入中指外间；其支者，别跗上，入大指间，出其端。（《灵枢·经脉》）

【提要】本条描述足阳明胃经的循行路径。

【释义】足阳明胃经由一条主干和四条分支构成。其主干起于鼻孔两旁→鼻梁上端凹陷处→鼻外侧→上齿龈→口唇→承浆→腮部下缘→大迎→颊车→耳前→上关→发际→额颅；第一分支从大迎前→人迎→喉咙→缺盆→膈膜→胃→脾；第二分支从缺盆→乳内侧→脐旁→气冲；第三分支从胃下口→腹内→气冲，与第一分支相汇合→髀关→伏兔→膝→胫骨前外侧缘→足背→中趾内侧；第三分支从膝下三寸→中趾外侧；第四分支从足背→足大趾内侧→足大趾端，交足太阴脾经。

【临床应用】《灵枢·经脉》："是动则病洒洒振寒，善伸，数欠，颜黑，病至则恶人与火，闻木声则惕然而惊，心欲动，独闭户塞牖而处。甚则欲上高而歌，弃衣而走，贲响腹胀，是为骭厥。是主血所生病者，狂疟温淫，汗出，鼽衄，口㖞，唇胗，颈肿，喉痹，大腹水肿，膝膑肿痛，循膺、乳、气街、股、伏兔、骭外廉、足跗上皆痛，中趾不用。气盛则身以前皆热，其有余于胃，则消谷善饥，溺色黄；气不足则身以前皆寒栗，胃中寒则胀满。"取足阳明胃经上的腧穴可以治疗上述疾病。

【医案举例】叶氏，女，59 岁。患者头痛时作，睡眠不佳，便秘，有结肠炎病史，胃脘痞闷，面部生火，手足麻木，舌苔厚腻，脉弦。处方：生地黄、夜交藤、酸枣仁、麻仁各 30g，赤芍、白芍、川芎、延胡索、天冬、麦冬、当归、炒白术、苏梗、地骨皮、知母、枳实各 12g，柏子仁、茯苓、茯神各 15g，佛手、郁李仁各 9g。二诊：服上方 7 剂后，大便次数增多，头痛减轻，舌苔薄腻。上方去柏子仁、郁李仁、佛手，加黄柏 12g，制大黄 9g，连服 20 余剂而安。（王庆其 . 内经临床医学 . 北京：人民卫生出版社，2009.）

五、足太阴脾经的循行

【原文】脾足太阴之脉，起于大指之端，循指内侧白肉际，过核骨后，上内踝前廉，上踹内，循胫骨后，交出厥阴之前，上膝股内前廉，入腹，属脾，络胃，上膈，夹咽，连舌本，散舌下；其支者，复从胃别上膈，注心中。（《灵枢·经脉》）

【提要】本条描述足太阴脾经的循行路径。

【释义】足太阴脾经由一条主干和一条分支构成。其主干起于足大趾端→大趾内侧赤白肉际处→核骨后→内踝前缘→小腿肚内侧→胫骨后方→膝内侧前缘→大腿内侧前缘→腹内→脾→胃→膈膜→咽→舌根→舌下；其分支从胃→膈膜→心中，交手少阴心经。

【临床应用】《灵枢·经脉》："是动则病舌本强，食则呕，胃脘痛，腹胀，善噫，得后与气，则快然如衰，身体皆重。是主脾所生病者，舌本痛，体不能动摇，食不下，烦心，心下急痛，溏瘕泄，水闭，黄疸，不能卧，强立，股膝内肿厥，足大趾不用。"取足太阴脾经上的腧穴可以治疗上述疾病。

【医案举例】秦某，女，49岁。全身浮肿已八九年，腹胀食后更甚，身重无力，大便溏，小便甚多，每逢夏季加甚，冬日较舒，舌质淡，苔灰厚腻，脉濡细。由于脾虚深重，气机运行失常，水湿充于肌肤，因而发生浮肿。治以健脾。处方：苍术、白术各9g，川厚朴、炙甘草、桂枝、槟榔各4.5g，茯苓、木防己、赤芍、焦神曲各12g，14剂。二诊：腹胀浮肿已减，舌苔厚腻微黄，二便通利。前方加藿香、佩兰各9g，7剂。三诊：服药时续时断，病情尚未稳定。近来浮肿减轻，二便通调。舌苔淡黄，脉濡细，前方去川厚朴。四诊：浮肿基本退尽，略有轻度腹胀，精神已振，纳食有时欠香。舌苔薄腻中黄，脉濡细已较有力。余湿未清，脾胃功能渐复，仍拟前法加减。初诊方去槟榔，加陈皮9g。（上海中医学院附属龙华医院．黄文东医案．上海：上海科学技术出版社，2001．）

六、手少阴心经的循行

【原文】心手少阴之脉，起于心中，出属心系，下膈，络小肠；其支者，从心系，上夹咽，系目系；其支者，复从心系却上肺，下出腋下，下循臑内后廉，行太阴、心主之后，下肘内，循臂内后廉，抵掌后锐骨之端，入掌内后廉，循小指之内，出其端。（《灵枢·经脉》）

【提要】本条描述手少阴心经的循行路径。

【释义】手少阴心经由一条主干和两条分支构成。其主干起于心中→心系→膈膜→小肠；第一分支从心系→咽→目系；第二分支从心系→肺→腋下→上臂内侧后缘→肘窝→臂内侧后缘→掌后小指侧高骨→掌内侧后缘→小指内侧→小指端，交手太阳小肠经。

【临床应用】《灵枢·经脉》："是动则病嗌干，心痛，渴而欲饮，是为臂厥。是主心所生病者，目黄，胁痛，臑臂内后廉痛厥，掌中热痛。"取手少阴心经上的腧穴可以治疗上述疾病。

【医案举例】某男，65岁，患冠心病、心绞痛、心动过速而出现室性早搏，呃逆连声，腹胀而便闭不通，舌淡，脉微，用桂附理中，重加黄芪、远志、枣仁。一剂大便通而呃逆止；再剂腹胀消，脉律整而绞痛除；三剂而愈。即以此方制丸服，以巩固疗效，此心胃同治。（刘炳凡．黄帝内经临证指要．长沙：湖南科学技术出版社，1998．）

七、手太阳小肠经的循行

【原文】小肠手太阳之脉，起于小指之端，循手外侧，上腕，出踝中，直上循臂骨下廉，出肘内侧两骨之间，上循臑外后廉，出肩解，绕肩胛，交肩上，入缺盆，络心，循咽，下膈，抵胃，属小肠；其支者，从缺盆循颈上颊，至目锐眦，却入耳中；其支者，别颊上䪼，抵鼻，至目内眦，斜络于颧。（《灵枢·经脉》）

【提要】本条描述手太阳小肠经的循行路径。

【释义】手太阳小肠经由一条主干和两条分支构成。其主干起于小指外侧端→手外侧→腕→腕后小指侧高骨→前臂后下缘→肘内侧两骨中间→上臂外后侧→肩后骨缝→肩胛→肩上→缺盆→心→咽部→膈→胃→小肠；第一分支从缺盆→颈→颊→外眼角→耳内；第二分支从面颊→眼眶下→鼻→内眼角，交足太阳膀胱经。

【临床应用】《灵枢·经脉》："是动则病嗌痛，颔肿，不可以顾，肩似拔，臑似折。是主液所生病者，耳聋，目黄，颊肿，颈、颔、肩、臑、肘、臂外后廉痛。"取手太阳小肠经上的腧穴可以治疗上述疾病。

【医案举例】刘某，女，40岁。因说笑咳嗽引起左胸疼痛两天，活动痛甚，畏笑，咳嗽，打喷嚏，诊断为胸部扭伤（叉气）。患侧手握拳，用1～2寸毫针直刺后溪，呼吸补泻法用泻法（吸气时进针，呼气时出针），配合提插补泻法（先深后浅，轻插重提）。（韩明．针灸临床集验．北京：中国中医药出版社，1994.）

八、足太阳膀胱经的循行

【原文】膀胱足太阳之脉，起于目内眦，上额，交颠；其支者，从颠至耳上角；其支者，从颠入络脑，还出别下项，循肩髆内，夹脊，抵腰中，入循膂，络肾，属膀胱；其支者，从腰中下夹脊，贯臀，入腘中；其支者，从髆内左右，别下，贯胛，夹脊内，过髀枢，循髀外，从后廉，下合腘中，以下贯踹内，出外踝之后，循京骨，至小指外侧。（《灵枢·经脉》）

【提要】本条描述足太阳膀胱经的循行路径。

【释义】足太阳膀胱经由一条主干和四条分支构成。其主干起于内眼角→额→头顶；第一分支从头顶→耳上角；第二分支从头顶→脑→项→肩胛骨内侧→脊柱两旁→腰脊两侧肌肉→肾→膀胱；第三分支从腰脊两旁→臀→腘窝；第四分支从肩胛内侧→肩胛→脊内两侧→髀枢→大腿外侧后缘→与第三分支合于腘窝→小腿肚→外踝后方→小趾本节后圆骨一趾外侧端，交足少阴肾经。

【临床应用】《灵枢·经脉》："是动则病冲头痛，目似脱，项如拔，脊痛，腰似折，髀不可以曲，腘如结，踹如裂，是为踝厥。是主筋所生病者，痔、疟、狂、癫疾、头囟项痛，目黄、泪出、鼽衄，项、背、腰、尻、腘、踹、脚皆痛，小指不用。"取足太阳膀胱经上的腧穴可以治疗上述疾病。

【医案举例】葛左。头为诸阳之会，唯风可到，风邪客于阳位，袭入太阳之经，头脉胀痛，痛引后脑，连及项背，恶风，鼻流清涕，胸闷纳少，脉浮，苔白。治以辛温解散。荆芥穗一钱，青防风一钱，川桂枝五分，生甘草五分，江枳壳一钱，苦桔梗一钱，炒赤芍一钱五分，炒薄荷八分，广陈皮一钱，荷叶一角。（清·丁甘仁著；沈庆法点评.丁甘仁医案.北京：中国医药科技出版社，2019.）

九、足少阴肾经的循行

【原文】肾足少阴之脉，起于小指之下，邪走足心，出于然骨之下，循内踝之后，别入跟中，以上踹内，出腘内廉，上股内后廉，贯脊，属肾，络膀胱；其支者，从肾上贯肝、膈，入肺中，循喉咙，夹舌本；其支者，从肺出，络心，注胸中。（《灵枢·经脉》）

【提要】本条描述足少阴肾经的循行路径。

【释义】足少阴肾经由一条主干和两条分支构成。其主干起于足小趾下→足掌心→然谷→内踝后→足跟→小腿肚内侧→腘窝内侧→股内侧后缘→脊柱→肾→膀胱；第一分支从肾→肝→膈膜→肺→喉咙→舌根；第二分支从肺→心→胸中，交手厥阴心包络经。

【临床应用】《灵枢·经脉》："是动则病饥不欲食，面如漆柴，咳唾则有血，喝喝而喘，坐而欲起，目肮肮如无所见，心如悬若饥状。气不足则善恐，心惕惕如人将捕之，是为骨厥。是主肾所生病者，口热，舌干，咽肿，上气，嗌干及痛，烦心，心痛，黄疸，肠澼，脊股内后廉痛，痿厥，嗜卧，足下热而痛。"取足少阴肾经上的腧穴可以治疗上述疾病。

【医案举例】王某，男，56岁。第二次中风后形成失语，发音不清4天。神志清楚，体质一般，言语謇涩，心肺（-），腹软，肝脾未触及，右侧上下肢活动受限，诊断为脑血栓后遗症失语。用粗火针按上法强刺右足心涌泉穴，1次治疗后患者右下肢能自动抬起，但不能高抬屈曲，上肢无变化，发音不清，但有所改善。两次后，语言明显改善，能和别人简单对话，共治疗4次，说话基本正常，而停止治疗。（韩明.针灸临床集验.北京：中国中医药出版社，1994）

十、手厥阴心包经的循行

【原文】心主手厥阴心包络之脉，起于胸中，出属心包络，下膈，历络三焦；其支者，循胸出胁，下腋三寸，上抵腋下，循臑内，行太阴、少阴之间，入肘中，下臂，行两筋之间，入掌中，循中指，出其端；其支者，别掌中，循小指次指，出其端。（《灵枢·经脉》）

【提要】本条描述手厥阴心包络经的循行路径。

【释义】手厥阴心包络经由一条主干和两条分支构成。其主干起于胸中→心包络→膈膜→三焦；第一分支从胸中→胁→腋下三寸→腋窝→上臂内侧→肘窝→前臂内侧两筋之间→掌内→中指内侧→中指端；第二分支从掌内→无名指内侧→无名指端，交手少阳焦经。

【临床应用】《灵枢·经脉》："是动则病手心热，臂肘挛急，腋肿，甚则胸胁支满，心中憺憺大动，面赤，目黄，喜笑不休。是主脉所生病者，烦心，心痛，掌中热。"取手厥阴心包络经上的腧穴可以治疗上述疾病。

【医案举例】李某，女，42岁。因恼怒出现呃逆3月余。其声时响时弱，持续不断，睡时即止，醒时即起，伴胸闷腹胀、少言寡语和无明原因哭啼。取内关、公孙、中脘、太冲、廉泉、三阴交，行强刺激手法，治疗时着重强调针廉泉时针感一定要至舌根部，内关到沿心包经上行至胸部。针刺后患者顿觉胸部舒畅，精神振作，呃逆消失，随访月余无发作。（韩明.针灸临床集验.北京：中国中医药出版社，1994.）

十一、手少阳三焦经的循行

【原文】三焦手少阳之脉，起于小指次指之端，上出两指之间，循手表腕，出臂外两骨之间，上贯肘，循臑外，上肩，而交出足少阳之后，入缺盆，布膻中，散落心包，下膈，循属三焦；其支者，从膻中上出缺盆，上项系耳后，直上出耳上角，以屈下颊至䪼；其支者，从耳后入耳中，出走耳前，过客主人前，交颊，至目锐眦。（《灵枢·经脉》）

【提要】本条描述手少阳三焦经的循行路径。

【释义】手少阳三焦经由一条主干和两条分支构成。其主干起于无名指端→小指与无名指之间→腕背→前臂外侧两骨之间→肘外→上臂外侧→肩→缺盆→膻中→心包络→膈膜→三焦；第一分支从膻中→缺盆→项→耳后→耳上角→颊→眼眶下；第二分支从耳后→耳中→耳前→上关之前→颊→眼外角，交足少阳胆经。

【临床应用】《灵枢·经脉》："是动则病耳聋浑浑焞焞，嗌肿，喉痹。是主气所生病者，汗出，目锐眦痛，颊痛，耳后、肩、臑、肘、臂外皆痛，小指次指不用。"取手少阳三焦经上的腧穴可以治疗上述疾病。

【医案举例】周某，女，37岁。自诉右侧头额部反复发作性疼痛14年有余。以前头痛发作似与月经期有关，20～30天发作1次，近两年来发作较前频繁。每月发作3～4次。发作前自觉眼冒金星，眼前许多黑点，继之视物模糊，右额部刀割样剧烈头痛，冷汗出，恶心欲呕，面色苍白，双手发凉，周身发麻，不能活动，失语，休息后缓解。患者外祖母和母亲有头痛病史。脉弦数，舌质暗有瘀点，苔薄黄。针刺其右侧太阳穴，向角孙穴透刺。留针两小时，患者自觉疼痛大减。二诊时按上述方法治疗1次，痊愈。随访至今，未复发。（韩明.针灸临床集验.北京：中国中医药出版社，1994.）

十二、足少阳胆经的循行

【原文】胆足少阳之脉，起于目锐眦，上抵头角下耳后，循颈行手少阳之前，至肩上，却交出手少阳之后，入缺盆；其支者，从耳后入耳中，出走耳前，至目锐眦后；其支者，别锐眦，下大迎，合于手少阳，抵于䪼，下加颊车，下颈，合缺盆，以下胸中，贯膈，络肝，属胆，循胁里，出气冲，绕毛际，横入髀厌中；其支者，从缺盆下腋，循胸，过季胁，下合髀厌中，以下循髀阳，出膝外廉，下外辅骨之前，直下抵绝骨之端，下出外踝之前，循足跗上，入小指次指之间；其支者，别跗上，入大趾之间，循大趾歧骨内，出其端，还贯爪甲，出三毛。（《灵枢·经脉》）

【提要】本条描述足少阳胆经的循行路径。

【释义】足少阳胆经由一条主干和四条分支构成。其主干起于眼外角→额角→耳后→颈→肩上→缺盆；第一分支从耳后→耳中→耳前→眼外角后方；第二分支从眼外角→大迎→眼眶下→颊车→颈→缺盆→胸中→膈膜→肝→胆→胁里→气冲→阴毛→髀厌；第三分支从缺盆→腋窝→季胁→髀厌，与第二分支相合→大腿外侧→膝外缘→腓骨前→绝骨→外踝前→足背→足第四趾外侧端；第四分支从足背→足大趾次趾间的骨缝→足大趾端→趾甲→趾甲后丛毛处，交足厥阴肝经。

【临床应用】《灵枢·经脉》："是动则病口苦，善太息，心胁痛，不能转侧，甚则面微有尘，体无膏泽，足外反热，是为阳厥。是主骨所生病者，头痛，颔痛，目锐眦痛，缺盆中肿痛，腋下肿，马刀夹瘿，汗出振寒，疟，胸、胁、肋、髀、膝外至胫、绝骨、外踝前及诸节皆痛，小指次指不用。"取足少阳胆经上的腧穴可以治疗上述疾病。

【医案举例】丁某，男，56 岁，自诉今早睡起后右侧颈部疼痛，不能摆头。查右侧胸锁乳突肌中段有明显压痛，颈部不能向右侧活动。取外丘穴，毫针直刺 1.5 寸，得气后行。行气法。使针感上传，并嘱患者做左右摇头动作，疼痛立减，留针 5 分钟左右，患者颈部活动自如，疼痛消失，徐出针不闭针孔。（韩明 . 针灸临床集验 . 北京：中国中医药出版社，1994.）

十三、足厥阴肝经的循行

【原文】肝足厥阴之脉，起于大指丛毛之际，上循足跗上廉，去内踝一寸，上踝八寸，交出太阴之后，上腘内廉，循股阴，入毛中，环阴器，抵小腹，夹胃，属肝，络胆，上贯膈，布胁肋，循喉咙之后，上入颃颡，连目系，上出额，与督脉会于颠；其支者，从目系下颊里，环唇内；其支者，复从肝，别贯膈，上注肺。（《灵枢·经脉》）

【提要】本条描述足厥阴肝经的循行路径。

【释义】足厥阴肝经由一条主干和两条分支构成。其主干起于足大趾二节间丛毛侧边→足背上缘→内踝前一寸→内踝上八寸→腘内缘→大腿内侧→阴毛→阴器→少腹→胃→肝→胆→膈膜→胁肋→喉咙→目系→额→百会，与督脉相合；第一分支从目系→颊内侧→唇内；第二分支从肝→膈膜→肺。

【临床应用】《灵枢·经脉》："是动则病腰痛不可以俛仰，丈夫㿉疝，妇人少腹肿，甚则嗌干，面尘，脱色。是主肝所生病者，胸满，呕逆，飧泄，狐疝，遗溺，闭癃。"取足厥阴肝经上的腧穴可以治疗上述疾病。

第五章　病机 ▷▷▷

一、病因分类

【原文】黄帝问于岐伯曰：夫百病之始生也，皆生于风雨寒暑，清湿喜怒。喜怒不节则伤脏，风雨则伤上，清湿则伤下。三部之气，所伤异类，愿闻其会。岐伯曰：三部之气各不同，或起于阴，或起于阳，请言其方。喜怒不节则伤脏，脏伤则病起于阴也；清湿袭虚，则病起于下；风雨袭虚，则病起于上，是谓三部。至于其淫泆，不可胜数。（《灵枢·百病始生》）

【提要】本条论述病因分类以及病因与发病部位的关系。

【释义】邪气不同，伤人途径也不同。七情伤人，直接引起在内的五脏气机变化，故曰起于阴；天、地邪气伤人，从在外肌肤而入，故曰起于阳。在起于阳的天、地邪气中又有伤于上、伤于下的不同。所谓"上"，指风雨邪气伤人，症状初起多有上半身症状突出的表证；所谓"下"，指清湿邪气伤人，常停留于肌肉筋脉。

【临床应用】本节将致病因素分为三类，即易伤人体上部的天之风雨寒暑，易伤人体下部的地之清湿，易伤内脏的喜怒不节。东汉张仲景提出"千般疢难，不越三条"，宋代陈无择提出内因、外因、不内外因的三因学说，追本溯源，都是在《内经》的启发下而创立的。

【医案举例】某男，50岁。因工作不顺，情绪低落，渐至食欲不振，胃脘胀痛，嗳气，时有泛酸，经当地医院胃镜示：十二指肠球部溃疡，胃炎（++），萎缩（+），肠腺化生（+）。患者情绪紧张，常疑会转为胃癌，症情益发加重。来诊时舌苔薄腻，脉细弦。此由情怀不舒、情志过用所致，治先心理抚慰。处方：柴胡、郁金、炒白术、黄芩、制半夏、延胡索各12g，八月札、路路通各15g，木香、茴香、佛手各6g，煅瓦楞30g，黄连、甘草各4.5g。上方加减调理月余，胃脘胀、痛、泛酸明显好转，唯有时嗳气，食欲渐振，精神改善，再以调肝和胃，佐以健脾的参、苓、术、草、芪等善后，诸症消失。半年后复查胃镜示慢性浅表性胃炎，球部溃疡基本愈合，肠腺化生消失。（王庆其.内经临证发微.上海：上海科学技术出版社，2007.）

二、外感病发病的机理

【原文】风雨寒热，不得虚，邪不能独伤人。卒然逢疾风暴雨而不病者，盖无虚，故邪不能独伤人。此必因虚邪之风，与其身形，两虚相得，乃客其形。两实相逢，众

人肉坚，其中于虚邪也，因于天时，与其身形，参以虚实，大病乃成。(《灵枢·百病始生》)

【提要】本条论述外感病发病的机理，强调正气在外感发病中的主导作用。

【释义】"风雨寒热，不得虚，邪不能独伤人"，虽有虚邪，只要人体正气不虚，一般来说就不能单独使人发病；"两虚相得，乃客其形"，只有当人体正气内虚时，虚邪才有致病作用，形成外感病。

【临床应用】"两虚相得"是外感发病的机理，既突出了邪气的致病作用，又强调了人体正气的强弱是发病与否的关键，突出了正气在发病中的主导地位。此外，《内经》也十分强调"避其毒气"(《素问遗篇·刺法论》)、"虚邪贼风，避之有时"(《素问·上古天真论》)。

三、六淫邪气外侵和情志内伤

【原文】风胜则动，热胜则肿，燥胜则干，寒胜则浮，湿胜则濡泻。

天有四时五行，以生长收藏，以生寒暑燥湿风；人有五脏化五气，以生喜怒悲忧恐。故喜怒伤气，寒暑伤形。暴怒伤阴，暴喜伤阳，厥气上行，满脉去形，喜怒不节，寒暑过度，生乃不固。故重阴必阳，重阳必阴。故曰：冬伤于寒，春必温病；春伤于风，夏生飧泄；夏伤于暑，秋必痎疟；秋伤于湿，冬生咳嗽。(《素问·阴阳应象大论》)

【提要】本条论述六淫邪气的侵袭和情志太过的内伤损害人的形体和气机，引起各种不同的病证。

【释义】风气太过，引起肢体振掉动摇；火热太过，或使营气壅滞，聚为痈疡，或使气机阻滞不通，产生疼痛；燥邪太过，引起人体内外干涩；寒邪太过，损伤阳气，聚水成为浮肿；湿邪太过，使脾困失于运化。自然界四时气候变化以应万物生长收藏，有寒暑燥湿风的正常气候表现。人体也是如此，五脏生五脏之气，五脏之气充和则生七情。外来六淫邪气侵袭人体，首先损害人的形体。七情过激易碍五脏气机，如突然大怒，使气机横逆而血乱，损伤肝脏；突然大喜，使气机弛缓而神逸，损伤心脏；情志活动不能节制，使气机逆行向上，盛满于经脉，产生神气浮越，去离形骸的昏厥病证。因此，无论内外病因，过度侵袭都会导致疾病，甚或危及生命。六淫邪气侵袭人体，不即时发病，邪气留恋，可以延时发病。例如，冬天感受寒邪，来年春季阳气发越，产生温热疾病；春季感受风邪，留连于夏季，克伐脾土，产生完谷不化的泄泻；夏季感受暑邪，延至秋季，新凉外束，产生寒热往来的疟疾；夏秋之交，感受湿邪，至冬寒邪外袭乘肺，产生咳嗽。

【临床应用】对于外感六淫的致病特点，《素问·缪刺论》云："夫邪之客于形也，必先舍于皮毛。留而不去，入舍于孙脉；留而不去，入舍于络脉；留而不去，入舍于经脉，内连五脏，散于肠胃，阴阳俱感，五脏乃伤。此邪之从皮毛而入，极于五脏之次也。"对于七情内伤，《灵枢·百病始生》云："喜怒不节则伤脏，脏伤则病起于阴也。"《灵枢·口问》云："大惊卒恐，则血气分离，阴阳破败，经络厥绝，脉道不通，阴阳相逆，卫气稽留，经脉虚空，血气不次，乃失其常。"

【医案举例】李某，男，49岁。突发腹泻，日五六次，腹无大痛，精神欠佳，舌苔薄白，脉象缓弱。此太阴脾土为湿所困，用除湿化浊运脾行水法。苍术、白扁豆、藿香、茯苓、大腹皮各9g，厚朴、陈皮、青皮各6g，木香4.5g，甘草3g，4剂。服前方后，大便逐渐成形，自觉消化较差，脉来稍软，用补脾运脾、敛肝固肾法以善其后。党参、山药各12g，茯苓、白术、厚朴、白芍、补骨脂、陈皮各9g，木香6g，甘草3g。3剂。(李斯炽.李斯炽医案206例.北京：中国中医药出版社，2016.)

四、阴阳偏胜的部分证候

【原文】帝曰：法阴阳奈何？岐伯曰：阳胜则身热，腠理闭，喘粗为之俯仰，汗不出而热，齿干以烦冤，腹满，死，能冬不能夏。阴胜则身寒、汗出，身常清，数栗而寒，寒则厥，厥则腹满，死，能夏不能冬。此阴阳更胜之变，病之形能也。(《素问·阴阳应象大论》)

【提要】本条论述效法阴阳的法则以及阴阳偏胜的部分证候。

【释义】阳邪胜则身热，阳邪实于表则腠理闭塞，实于里则喘粗不得卧，前俯后仰。若不出汗，阳邪不得泄越则全身内外皆热。齿干，津液耗伤之症也。烦闷是阳邪胜极扰乱心神所致。腹满乃阳邪结于中焦，阳胜阴竭，中土败坏，胃阴败绝，故预后不良。这种阳胜阴绝之证，得冬阴之助，尚能支持，若遇夏阳之热，则不能耐受了。此言病证之预后、转归，与季节气候密切相关。

阴盛则寒，故阴邪胜则身寒。阴盛则阳气衰微，故身常清冷，甚则频频战栗，四肢厥冷。阴盛损阳，卫表不固，故常常汗出。若阴寒盛极，则阳气衰竭，阴邪盛于中州，脾阳败绝，寒邪厥逆，则腹满而预后凶险。这种阴盛阳绝之证，夏日得阳热之助，犹可支持，若遇冬日之阴寒，则更不能耐受。

【临床应用】阳胜则"能冬不能夏"，阴胜则"能夏不能冬"的观点，指出了疾病的发展与四时阴阳消长的关系非常密切，强调了四时阴阳消长规律对疾病预后有重要影响。大量临床观察资料证实，属于阳证的疾病，一般在白天或夏天加剧，夜间或冬天减轻；属于阴证的疾病，一般在夜间或冬天加剧，白天或夏天减轻。临床诊治疾病的过程中，应当将疾病与自然环境的关系结合起来分析，并采取相应的治疗措施，这就是"因时制宜"的治疗原则。

阳胜阴竭、阴胜阳竭而病情危重时，都可出现"腹满"这一共同症状。其机理主要在于"腹满"一症反映出脾胃之气衰败，因为脾胃不仅是气血生化之源，而且是脏腑气机升降之"枢"。病虽重，若脾胃不败当有可生之机；否则脾胃气绝，必不免于死。

【医案举例】陈某，男，61岁。3日来恶寒肢冷，周身骨节疼痛，腰部酸重，面色苍白，神志清明，头不痛，口不渴，略有腹痛，溲清便溏，舌苔薄润，脉沉细。此寒邪侵入少阴，阳气不布所致。药用附子汤原方。熟附块15g，茯苓、生白术、生白芍各12g，党参9g，2剂。药后恶寒大减，腹痛、骨节疼痛均瘥，腰部酸重未减，脉转有力。上方白术改15g，再服2剂而愈。(王庆其.杏林散叶——王庆其医话医案集.北京：人民卫生出版社，2011.)

五、"天人相应"观

【原文】黄帝曰：夫自古通天者，生之本，本于阴阳。天地之间，六合之内，其气九州、九窍、五脏、十二节，皆通乎天气。其生五，其气三，数犯此者，则邪气伤人，此寿命之本也。

苍天之气，清净则志意治，顺之则阳气固，虽有贼邪，弗能害也。此因时之序。故圣人抟精神，服天气，而通神明。失之，则内闭九窍，外壅肌肉，卫气散解，此谓自伤，气之削也。（《素问·生气通天论》）

【提要】本条论述人与自然界密切相关的"天人相应"观，强调生命的根本在于阴阳二气的协调统一。

【释义】人体的构成及其生命活动，与天地阴阳四时的变化是以气相通、相合、相应而息息相关的。自然界的阴阳变化正常而不乱，即"苍天之气清静"，是人体健康的重要条件，所以养生必须因时之序主动、自觉地适应自然变化，从而保持健康。反之，若违背了"四时之序"的养生原则，就会损伤人体的正气，使阴阳之气失调。阳气不固，抵抗力减弱，即"生气"削弱，虽无强大外邪，也易受邪气侵袭，而发生"内闭九窍""外壅肌肉""卫气散解"等多种病变。

【临床应用】从时间（因时之序）、空间（天地、六合）及其他物质条件（九州、贼邪）等方面，论证了人类应主动地适应自然规律而保持健康的道理。对人体中的阴阳，本段则提出顺应自然"则阳气固"，失之则"卫气散解"，提示应以保养阳气作为养生的重点，这是《内经》一贯主张的在阴阳二气之中，阳气是占主导地位的观点。顺应自然变化，调养阴阳是养生的最高法则，亦是"寿命之本"。

【医案举例】己巳年初，治一冠心病心绞痛患者，主诉每值夜间常有胸闷窒塞，前胸刺痛，向背胛部放射，服硝酸甘油片即缓解。初诊治以活血化瘀止痛，药用红花、丹参、桃仁、赤芍、五灵脂、延胡索、制香附、郁金等。连服10余剂，症情减而未除。原法续进两周，心绞痛仍每日小发，尤以登楼梯、走路时频发，疑心气虚损，不耐劳顿，更方养心气、和心营。投参、芪、甘草、淮小麦、丹参、当归、麦冬等，症无进退。忽一日天气暴冷，是夜心绞痛大发，连服苏合香丸、麝香保心丸等，略觉舒展。再诊时，反复思忖，患者年届古稀，阳气已衰，复加外寒，心阳式微，血脉痹阻，此真胸痹也。当投温阳宣痹法，药用桂枝、附子、万年青根、甘草、乌药、制半夏、薤白头、细辛等。药后心绞痛1周未发，精神见爽。原方加减调治匝月，病情渐趋稳定，走路、上楼亦未见发。（王庆其.内经临证发微.上海：上海科学技术出版社，2007.）

六、阳气的重要性

【原文】阳气者，若天与日，失其所则折寿而不彰。故天运当以日光明。是故阳因而上，卫外者也。

因于寒，欲如运枢，起居如惊，神气乃浮；因于暑，汗，烦则喘喝，静则多言，体若燔炭，汗出而散；因于湿，首如裹，湿热不攘，大筋软短，小筋弛长，软短为拘，弛

长为痿；因于气，为肿。四维相代，阳气乃竭。(《素问·生气通天论》)

【提要】本条论述阳气在生命活动中的重要性以及阳气失常的部分证候。

【释义】天体的运行不息，是靠太阳的光明，人的生命活动，依赖阳气的温养。阳气的生理功能可概括为：一是温养功能，即阳气能温养全身，推动脏腑经络的功能活动，维持人的生命活动；人之神得阳气之温养，才能保持正常的意识思维活动；筋得阳气温养，才能弛张自如，使肢体运动灵活。二是卫外御邪功能，即阳气具有固护肌表、司腠理开阖、抗御外邪侵袭的重要作用。由于阳气对人体具有温煦、气化、推动、防御等诸多功能，所以阳气受损，功能失常，卫外御邪功能低下，则易致六淫病邪等侵袭而发病。阳气失于卫外，则时令邪气乘虚侵入，并因四时感邪不同而发生不同病证。寒邪外束，阳气被郁，邪正交争于肌表，症见发热而体若燔炭，并伴恶寒、无汗、脉浮紧等。此邪在表，若有汗出，则热随汗泄。暑邪外袭，因暑为阳邪，其性炎热，逼津外出，扰心壅肺，故汗多心烦、喘喝有声。暑热内扰神明，神识昏乱，则见神昏谵语。湿为阴邪，其性重浊，易困清阳，阻滞气机。感受湿邪，使清阳之气受阻，不能上达头面，则见头重不爽，如以物包裹之感。湿邪中人，郁而化热，湿热交并，阻滞筋脉，气血不能通达，致使筋失所养，筋脉或为短缩而拘急，或为松弛而不用，从而表现为肢体运动障碍之病证。风邪外袭，肺肾功能失调，行水、主水功能失司，引起头面甚或全身水肿。

【临床应用】重视阳气的理论对后世产生了深远的影响，有力地指导着临床实践。若阳气虚损而失去正常作用就会使体力衰败，抵抗力下降，外感内伤诸邪趁机伤人，引发诸多疾病，甚至缩短寿命，因而保持阳气充沛，对防病保健具有重要作用。这些认识为后世重视阳气学派的创立与发展提供了理论依据，如温补学派主张以金匮肾气丸、补中益气丸温补脾肾之阳。

"因于湿，首如裹，湿热不攘，大筋緛短，小筋弛长"，提示了湿邪亦可致筋脉病变。由于湿为阴邪，留恋日久，阳气被阻或耗伤，筋脉失于温养，则致筋脉拘挛或弛缓之证。这种观点还体现于《素问·至真要大论》的"诸痉项强，皆属于湿"。治疗此类筋脉病变，当用祛湿之法，如《丹溪心法》用加味二妙散治疗筋脉迟缓；王海藏用神术汤加羌活、独活、麻黄治疗筋脉拘挛而发热无汗反恶寒的刚痉，用白术汤加桂心、黄芪治疗筋脉拘急而发热汗出不恶寒的柔痉。

七、阳气受损的部分病证

【原文】阳气者，烦劳则张，精绝，辟积于夏，使人煎厥。目盲不可以视，耳闭不可以听，溃溃乎若坏都，汩汩乎不可止。阳气者，大怒则形气绝，而血菀于上，使人薄厥。有伤于筋，纵，其若不容。汗出偏沮，使人偏枯；汗出见湿，乃生痤痱。高粱之变，足生大丁，受如持虚。劳汗当风，寒薄为皶，郁乃痤。(《素问·生气通天论》)

【提要】本条论述阳气受损所产生的部分病证。

【释义】第一，内闭九窍的病证。首先，阳亢阴竭的煎厥，由于过度烦劳，阳气亢盛，煎灼阴液而致阴液亏虚。加之适逢盛阳酷热，耗伤阴精，则阴愈虚而阳愈亢，亢阳无制，气机逆乱而昏厥。这种病证来势突然，病情凶险，以致目盲、耳闭，病呈水堤崩溃不可遏止之势。此病类似暑厥。其次，阳气逆乱的薄厥，大怒则阳气上逆，血随气升，脏腑经脉之气阻绝不通，而导致的昏厥证。由于肝主筋，气血因郁积于上而致筋脉失于濡养，导致筋脉弛纵，四肢不能随意运动，甚则引起半身不遂之症。

第二，外壅肌腠的病证。首先，阳气偏阻的偏枯。人身之汗出有赖于阳气之蒸化。若"汗出偏沮"，即汗见于躯体一侧，说明阳气运行不畅，不能温养全身，则可能导致气虚血瘀之半身不遂。临床上某些患者早期出现半身麻木、不温、汗出等可能是中风的先兆症状。其次，阳热蓄积的疔疮。膏粱厚味，易助湿生痰生热，生热则使人体内阳热蓄积；痰湿又易阻遏人体阳气，郁积化热，从而发为疔疮。再次，阳气郁遏的痤痱。劳作时阳气动而疏泄，汗孔开张，易汗出。若骤遇湿气、冷风之类，则阳气猝然郁滞，汗孔闭合，汗泄不畅，结于肌腠，从而引起疖、汗疹、粉刺之类皮肤病。

【临床应用】后世医家对煎厥证进行了具体的论述，如《临证指南医案·痉厥》载此证系因过劳而致阳盛阴绝，治当壮水制火，即滋阴泻火之法。后世医家对薄厥病理及证治多有发挥，如张锡纯《医学衷中参西录·内外中风方》指出："内中风之证，曾见于《内经》。而《内经》初不名为内中风，亦不名为脑充血，而实名之为煎厥、大厥、薄厥。盖肝为将军之官，不治则易怒，因怒生热，煎耗肝血，遂致肝中所寄之相火掀然暴发，夹气血而上冲脑部，以致昏厥。即知其为肝风内动，以致脑充血也。"张氏基于这种认识，主张以育阴平肝、镇静息风之法治之。

八、阳气与阴精的关系

【原文】阴者，藏精而起亟也；阳者，卫外而为固也。阴不胜其阳，则脉流薄疾，并乃狂；阳不胜其阴，则五脏气争，九窍不通。是以圣人陈阴阳，筋脉和同，骨髓坚固，气血皆从。如是则内外调和，邪不能害，耳目聪明，气立如故。（《素问·生气通天论》）

【提要】本条论述阳气与阴精的关系。

【释义】阴精需不断地起而与阳气相应，以供给阳气，阳气才能发挥其功能；阳气需护卫于外，阴精才能固守于内，维护阴精的正常化生。若阴虚不能制阳，形成阳热内盛，迫使脉流疾速，甚则热邪并入阳分，心神受扰而发狂乱之证；若阳虚不能制阴，则可形成五脏气机失和，百病由生。所以善于养生者"陈阴阳"而能使脏腑经络之气运行如常。

【临床应用】阴阳双方各以对方为存在的条件，若阴阳失去协调，不能互生互用，就会"孤阴不长，独阳不生"。张介宾依据"精气互化""气血互生"之理，创制了左归丸、右归丸等著名方剂，进而提出了著名的补阴阳精气理论，即"善补阳者，必于阴中求阳，则阳得阴助而生化无穷；善补阴者，必于阳中求阴，则阴得阳升而源泉不竭"；"气因精而虚者，自当补精以化气；精因气而虚者，自当补气以生精。"

九、阳气的主导作用

【原文】凡阴阳之要，阳密乃固。两者不和，若春无秋，若冬无夏，因而和之，是谓圣度。故阳强不能密，阴气乃绝；阴平阳秘，精神乃治；阴阳离决，精气乃绝。因于露风，乃生寒热。是以春伤于风，邪气留连，乃为洞泄；夏伤于暑，秋为痎疟；秋伤于湿，上逆而咳，发为痿厥；冬伤于寒，春必温病。四时之气，更伤五脏。（《素问·生气通天论》）

【提要】 本条论述阳气在维系阴阳平衡中的主导作用，阐述"四时之气，更伤五脏"的发病观。

【释义】 只有阳气致密于外，阴精才能固守于内。阴阳失和的情况十分复杂，如同自然界"若春无秋，若冬无夏"那样，使生长化收藏的正常规律遭到破坏。而"阳强不能密，阴气乃绝"，即指阳气过盛失其致密之能，阴精因之外泄，以致"阴气乃绝"。人体中阴与阳之间平和调顺，即所谓"阴平阳秘"才是正常生理，而能健康地生活、生长、发育。阴阳动态平衡被破坏，任何一方出现偏盛偏衰，即为病态。若病情发展到"阴阳离决"的地步就会导致"精气乃绝"的严重后果。在疾病发生与变化方面，一个季节受邪没有即时发病，邪气内伏，可在下一个季节发生疾病，如春季感受风邪没有即时发病，至夏"风木克脾土"而发为"洞泄"之病；夏季感受暑邪，伏于体内，到秋凉，外邪引动内邪，出现寒热往来之痎疟；夏秋之交感受湿邪，湿伏不发，困脾伤阳，使脾失健运，痰湿内生而阻肺，遇冬寒引发而生咳嗽，或湿邪浸淫，损伤筋骨而生痿病；冬季感受寒邪，寒伏郁久化热，至春阳气升发，再感新邪，则易发温病。

【临床应用】 "凡阴阳之要，阳密乃固"论述阳气在阴阳平衡协调中的重要作用。张介宾关于重视阳气的论述较为精辟："夫阴以阳为主，所关于造化之源，而为性命之本者，惟斯而已。"石寿棠的《医原·阴阳治法大要论》对此作了进一步阐述："然就二气而权衡之，阴承阳，阳统阴，阳气一分不到即病，阳气一分不尽不死，人自当以阳气为重。"正是由于《内经》重视阳气的理论为后世医家所重视，因而在临床上重视温养阳气成为温补学派的理论依据。

【医案举例】 余某，女，51岁，患者形体丰腴，面色苍白，始而心悸、胸膈痞闷不舒，继之心痛阵作，自觉阴冷之气上冲，神萎乏力，夜分少寐，脉沉细，舌紫苔白。此乃痰瘀交困，心阳失斡旋之职，气血流行受阻，脉络不通，遂成心痹之疾，用麻黄附子细辛汤加味以补心肾之阳，拯衰救逆。炙麻黄、附片各6g，赤芍、白芍、生山楂、失笑散（包）、延胡索各9g，煅龙牡各30g（先煎），细辛、桂枝、炙甘草各4.5g，九香虫2.4g。服药1个月后病有转机，胸闷胸痛减轻，脉沉亦起，但舌体偶有强直，苔白腻。温阳解凝初见疗效，仍用前方，炙麻黄改为9g，加麦冬、菖蒲各9g。服药两个月，症势已呈苟安之局，能主持家务，面色转红润，头晕心悸、胸闷、胸痛均减，遇劳后感胸痞。前方去麻黄，加苍术、白术、黄芪继服之。随访半年，病情稳定。（王庆其.内经临证发微.上海：上海科学技术出版社，2007.）

十、"百病生于气"

【原文】 余知百病生于气也。怒则气上，喜则气缓，悲则气消，恐则气下，寒则气收，炅则气泄，惊则气乱，劳则气耗，思则气结，九气不同，何病之生？岐伯曰：怒则气逆，甚则呕血及飧泄，故气上矣。喜则气和志达，荣卫通利，故气缓矣。悲则心系急，肺布叶举，而上焦不通，荣卫不散，热气在中，故气消矣。恐则精却，却则上焦闭，闭则气还，还则下焦胀，故气不行矣。寒则腠理闭，气不行，故气收矣。炅则腠理开，荣卫通，汗大泄，故气泄。惊则心无所倚，神无所归，虑无所定，故气乱矣。劳则喘息汗出，外内皆越，故气耗矣。思则心有所存，神有所归，正气留而不行，故气结矣。（《素问·举痛论》）

【提要】 本条论述"百病生于气"的机理及气之失调的主要病证。

【释义】 气之失调是百病产生的根源。恼怒太过，肝气上逆，血随气逆，可发生呕血，甚至晕厥；木旺伐脾，则生飧泄。适度喜悦则血和气达，于人无害。若喜之过极，则心气涣散不收。过度悲伤，气郁不行，化热灼阴，则气阴两伤，易引起上焦肺气消耗。过度恐惧，伤肾损精，肾精无以济心，则上下闭塞不通，易导致下焦肾气下陷。过惊则神志动荡不宁，心神之气散乱，举止无措。思虑过度，心神之气凝聚，气留止不行。寒性凝滞收引，寒邪外束，腠理闭塞，卫气不得宣散，则可见恶寒、无汗、脉紧之状。火热之邪，其性升散，犯之则腠理开疏，汗大出，气随津泄，故有耗气伤津之候。劳力过度，常见喘息汗出。汗出过多，气随津泄；喘息不止，肺气内耗。

【临床应用】 因情志过激者，则有气上、气缓、气消、气下、气乱、气结等变化；因寒热偏盛者，则有气收、气泄等变化；因劳倦过度者，则有气耗等变化。举凡情志伤人，必先影响人体的气机，使气机升降失常，气血功能紊乱，然后伤及内脏。张介宾注："气之在人，和则为正气，不和则为邪气。凡表里虚实，逆顺缓急，无不因气而至，故百病皆生于气。"这是中医病因病机学说中的一条重要理论。

【医案举例】 一女新嫁后，其夫经商两年不归，因不食，困卧如痴，无他病，多向里床坐。丹溪诊之，肝脉弦出寸口，曰：此思男子不得，气结于脾，药难独治，得喜可解。不然，令其怒。脾主思，过思则脾气结而不食，怒属肝木，木能克土，怒则气升发而冲开脾气矣。其父掌其面，呵责之，号泣大怒，至三时许，令慰解之，与药一服，即索粥食矣。朱曰：思气虽解，必得喜，庶不再结。乃诈以夫有书，旦夕且归。后三月，夫果归而愈。（刘永辉，周鸿飞点校. 古今医案按. 郑州：河南科学技术出版社，2017.）

十一、病机十九条

【原文】 帝曰：善。夫百病之生也，皆生于风寒暑湿燥火，以之化之变也。经言盛者泻之，虚者补之。余锡以方士，而方士用之，尚未能十全，余欲令要道必行，桴鼓相应，犹拔刺雪污，工巧神圣，可得闻乎？岐伯曰：审察病机，无失气宜，此之谓也。

帝曰：愿闻病机何如？岐伯曰：诸风掉眩，皆属于肝；诸寒收引，皆属于肾；诸气膹郁，皆属于肺；诸湿肿满，皆属于脾；诸热瞀瘛，皆属于火；诸痛痒疮，皆属于心；诸厥固泄，皆属于下；诸痿喘呕，皆属于上；诸禁鼓栗，如丧神守，皆属于火；诸痉项强，皆属于湿；诸逆冲上，皆属于火；诸胀腹大，皆属于热；诸躁狂越，皆属于火；诸暴强直，皆属于风；诸病有声，鼓之如鼓，皆属于热；诸病胕肿，疼酸惊骇，皆属于火；诸转反戾，水液浑浊，皆属于热；诸病水液，澄澈清冷，皆属于寒；诸呕吐酸，暴注下迫，皆属于热。故《大要》曰：谨守病机，各司其属，有者求之，无者求之，盛者

责之，虚者责之。必先五胜，疏其血气，令其调达，而致和平，此之谓也。（《素问·至真要大论》）

【提要】本条论述审察病机的重要性，列举病机十九条，概括分析病机的基本原则。

【释义】所谓病机，就是疾病发生、发展与变化的机理，内容应包括病因、病理、病性、病位等。而审察六气病机的着眼点在于"气宜"——六气主时之所宜，六气不一，变化多端，致病种类繁多，列出十九条，以为范例。

第一，脏腑与上下病机。

诸风掉眩，皆属于肝：风气异常，最易引发肝的病变，伤及所合之筋，所主之窍，而见肢体摇摆振颤之掉摇、视物旋转、站立不稳之眩晕。所以掉摇、眩晕等风气所致之证多为肝之病。

诸寒收引，皆属于肾：寒气异常，最易引发肾的病变。水寒之气盛，则令筋脉牵引拘急，关节屈伸不利。所以筋脉牵引拘急、关节屈伸不利等寒气所致之证多为肾之病。

诸气膹郁，皆属于肺：肺主气，司呼吸，故气之为病，首责于肺。外邪导致肺之气实，多见呼吸喘息，胸膈满闷不畅。所以气急胸闷之证多为肺之病。

诸湿肿满，皆属于脾：湿气异常，最易伤脾，致脾运失司，水津不布，而生肿胀之病。所以水肿、胀满等湿气所致之证多为脾之病。

诸痛痒疮，皆属于心：疮，疮疡，包括痈、疽、疖、丹毒等，肿痛是其主要症状。心属火主血，心经火毒炽盛，可令"营气不从，逆于肉理，乃生痈肿"。所以疮疡疼痛之证多为心之病。

诸厥固泄，皆属于下：《素问·厥论》云："阳气衰于下则为寒厥，阴气衰于下则为热厥。"《灵枢·本神》云："肾气虚则厥。"固为二便不畅乃至不通，泄为二便泻利乃至不禁，均为肾对二阴失司及肾与膀胱气化、大肠转输功能失调所致。肾、膀胱、大肠等皆在人身下部，所以寒厥、热厥及二便失常之症多为下焦之病。

诸痿喘呕，皆属于上：《素问·痿论》曰："五脏因肺热叶焦，发为痿躄。"喘为肺病的主症之一，也可以是心气闭塞的症状，如"心痹者，脉不通，烦则心下鼓，暴上气而喘"（《素问·痹论》）；呕证多发于中焦，所以痿及喘、呕之证多为中上二焦之病。

第二，六气病机。

诸暴强直，皆属于风：风气善行，伤人疾速，病呈暴作。风邪内袭，伤肝及筋，故多见颈项、躯干、四肢关节拘急抽搐、强直不柔之症。所以突然发作的筋脉强直、角弓反张之症多为风邪所致。

诸病水液，澄澈清冷，皆属于寒：寒邪传里伤阳，易致小便清长、大便稀溏、呕吐清水等。所以液态排泄物呈清稀寒冷的，诸如小便清长、大便稀溏等症多为寒邪所致。

诸痉项强，皆属于湿：湿为阴邪，其性黏腻，最易阻遏气机。气阻则津液不布，筋脉失却润养而拘急，可见项强不舒、动转困难，甚至身体强直、角弓反张等。所以发痉、项强多为湿邪所致之病。

诸热瞀瘛，皆属于火：火为阳邪，伤人则发热；犯于神明则昏冒；灼烁阴液，筋脉失养，风火相扇则抽搐。所以身热、闷瞀、抽搐之症可由火邪所致。

诸禁鼓栗，如丧神守，皆属于火：火热郁闭，不得外达，阳盛格阴，故见口噤不开、鼓颌战栗等寒盛症状，而病人不能自控，此为火极似水的假象，即真热假寒证。所以口噤、鼓颌、战栗而形神失守、神志不宁并见者多为火热之邪所致。

诸逆冲上，皆属于火：火性炎上，扰动气机，可引起脏腑气机向上冲逆，如胃热气逆则呕、哕等。所以呕、哕等气逆上冲之症多为火邪所致。

诸躁狂越，皆属于火：火性主动，扰乱心神，则躁动不宁，狂言詈骂，殴人毁物，常态尽失。所以躁狂失常之症多为火邪所致。

诸病胕肿，疼酸惊骇，皆属于火：火热壅滞于血脉，血热肉腐，令患处红肿溃烂，疼痛酸楚；内迫脏腑，扰乱心神，则惊骇不宁。所以皮肤肿胀溃疡、疼痛酸楚及惊骇不宁诸症多为火邪所致。

诸胀腹大，皆属于热：外感热邪传里，导致热结腑实，腹部胀满膨隆，疼痛拒按，大便不下，是腹胀之属热属实者。所以腹部胀大之腑实证多为热邪所致。

诸病有声，鼓之如鼓，皆属于热：无形之热壅滞胃肠，气机不利，传化迟滞，症见肠鸣有声，腹胀中空，叩之如鼓。所以腹中肠鸣有声、腹胀如鼓之症多为热邪所致。

诸转反戾，水液浑浊，皆属于热：热伤血分，血燥无以滋养筋脉，可见筋脉拘挛、角弓反张等症。热盛煎熬津液，致尿液等液态排泄物黄赤浑浊。所以转筋拘挛、角弓反张及小便浑浊之症多为热邪所致。

诸呕吐酸，暴注下迫，皆属于热：热邪内攻，上迫于胃，胃气上逆，则呕吐吞酸；下迫大肠，传化过速，则暴泻如注，势如喷射，肛门灼热；热毒蕴结肠中，则欲便不能，肛门窘迫。故呕吐吞酸、暴泻或里急后重之症多为热邪所致。

以上病机十九条仅属举例而已，故不能囊括全部病机。首先，谨守病机，各司其属：主要是根据五脏六气的特性、特点，运用类比方法，辨识病象，探求其发病原因、病变部位与性质等。如火邪属阳，其性炎上、急迫，有亢张、灼物、耗液等特点，故其为病多致火热，扰神而神昏、狂乱，伤筋而拘挛抽搐，伤血而生痈肿，病象多向上冲逆急暴。其次，探求病因："有者求之，无者求之"，有此证、无彼证，均须求其所以，即对临床出现的症状应当同中求异、异中求同、异同互证，与病机相契合。如"掉眩""收引""暴强直""痉项强""转反戾""瞀瘛"均有筋脉拘挛、强急、抽搐之症，病机有属肝、属肾，因风、因湿、因火热的不同，这是症状相同而病机不同。再次，盛者责之，虚者责之：虚实是病机的关键所在。"盛者责之"，意为对于实证要辨明何邪盛及其邪实之机；"虚者责之"，则是说对虚证要辨明何气虚及其正虚之理。第四，审察病机，无失气宜：即审察病机时应注意季节气候对病机转归的影响。

【临床应用】病机十九条为后世医家提供了分析病机的示范，对后世病机理论的发展影响很大。刘完素在此基础上，参考王冰注释写成了《素问玄机原病式》一书，以五运六气理论阐发六气皆从火化的病机，从而扩大了病机十九条火热证的范围。他还提出"诸涩枯涸，干劲皴揭，皆属于燥"的病机，补充了《内经》燥邪病机。清代喻嘉言明确提出"秋燥论"，创制清肺救燥汤，使六气燥邪病机臻于完善。

第六章　诊法 ▷▷▷

一、诊断取法于阴阳的意义

【原文】善诊者，察色、按脉，先别阴阳；审清浊，而知部分；视喘息、听音声，而知所苦；观权衡规矩，而知病所主；按尺寸、观浮沉滑涩，而知病所生。以治无过，以诊则不失矣。(《素问·阴阳应象大论》)

【提要】本条论述诊断取于阴阳的意义。

【释义】诊法包括望问闻切四诊方法，如"察色""按脉""审清浊""视喘息""听声音""观权衡规矩""按尺寸"，等等，其中最重要的是"先别阴阳"。阴阳为八纲之总纲，所以辨明疾病的阴阳属性，才能"以治无过，以诊则不失矣"，这是中医诊法的关键。

【临床应用】通过察色、按脉、审清浊、视喘息、听声音，了解疾病的部位，推断疾病发生的原因，确定疾病的症结所在，从而为治疗疾病提供依据。其中，特别强调四诊合参和辨别病证阴阳属性的重要性，对辨证论治原则的确立具有重要意义。

【医案举例】一老妪，素患咳嗽，气逆痰多，面色㿠白，痰声辘辘，气上冲胸，俯仰不得。舌淡少苔，满布涎沫。自诉临夜大汗，漫及头颈，脉沉无力，独寸口滑数。拟方明附片9g，益智仁、炙桑白皮、炙紫菀、巴戟天、炙百部各6g，制半夏5g，煨姜3g。水煎服，外加黑锡丹1小瓶，随药吞服。两剂后汗减气平，能仰卧，但畏寒甚。守原方加减，明附片12g，益智仁、炙桑白皮、炙紫菀、巴戟天各6g，肉桂末（吞服）、煨姜各3g，蛤蚧（酒浸置瓦上炕酥）6g，仍加黑锡丹，随药吞下。服4剂，不畏寒，仍咳喘自汗，乃令购蛤蚧1对（制法同前，研末），每日早晚各用米汤送服1/4，两日服完。此例属虚寒型肺痿，由于久病伤气，终损及阳，肺寒则气不化津，遂成涎沫，以致痰阻气道，所表现症状为一派肺寒气弱之象。又因年逾半百，肾气亦亏，故以温肾固真、清金涤浊之法。(洪广祥，匡奕璜.豫章医萃——名老中医临床经验精选.上海：上海中医药大学出版社，1997.)

二、脉诊的原则和方法

【原文】黄帝问曰：诊法何如？岐伯对曰：诊法常以平旦，阴气未动，阳气未散，饮食未进，经脉未盛，络脉调匀，气血未乱，故乃可诊有过之脉。

切脉动静，而视精明，察五色，观五脏有余不足，六腑强弱，形之盛衰，以此参伍，决死生之分。(《素问·脉要精微论》)

【提要】本条论述脉诊的原则与方法。

【释义】诊脉的时间，以平旦为宜。此时病人刚刚睡醒，没进饮食，尚未劳作，环境安静，阴气未被扰动，阳气也未耗散，气从阴出阳，经络调匀，气血平静，脉象所发生的异常变化全为病气所致，因而利于诊察疾病。

切脉、察神、望色及审察脏腑的强弱和形体的盛衰，多法并用，彼此相参互证，才能全面把握病情，正确判断病势及预后的吉凶。

【临床应用】"诊法常以平旦"的原则，其实质是诊病必须保持"静"，诊脉不可能全在平旦，更多的是在其他时间，但诊病时令病人平静，保持环境安静，以使病人气血不受其他因素干扰而相对平静，这样才便于分辨出病脉。而多种诊法"参伍"是《内经》诊法学的一贯思想。

【医案举例】某男，10岁，山区儿童。上午独自上山砍柴，不慎跌下，当即昏迷，无人目睹，后发现神识昏愦，此时已近中午，家长背负回家。次日患者头晕，神倦，纳减，遂送某医院住院，给以镇静剂苯巴比妥，并静滴高渗葡萄糖等，1周后症状无进退。患者渐见神志恍惚，表情冷淡，沉默少言，两日后竟不知寒温，不辨秽洁，甚则胡乱出走，睡倒垃圾堆里而不自知。望得面色少华，情绪低沉，神疲形倦，舌质淡红，舌苔薄白。家属代诉有头晕目眩，心悸恐惧，食欲不振，腑行通畅，呼吸均匀，亦无呻吟，且数问一答，答非所问。脉象虚弱细软。四诊合参，拟为受惊神乱，治以镇心安神，补血益气，稍佐活血息风，方以琥珀安神汤加减。辰砂、茯神、龙齿、琥珀、钩藤、菊花、天麻、远志、当归、川芎、枣仁、赤芍、神曲、甘草。嘱服3剂。1剂服，即神识转清，心悸已定，头晕大减，饮食知味。服完第2剂，诸症失，一如平人，未见复发。[张松耕."惊则气乱"小识.福建中医药，1983（6）：39.]

三、脉诊的原理和价值

【原文】夫脉者，血之府也。长则气治，短则气病；数则烦心，大则病进；上盛则气高，下盛则气胀；代则气衰，细则气少，涩则心痛；浑浑革革，至如涌泉，病进而危；弊弊绰绰，其去如弦绝者，死。（《素问·脉要精微论》）

【提要】本条论述脉诊的原理及其诊断价值。

【释义】脉为气血的藏聚流通之处，所以脉象的变化可反映气血的病变。"长则气治"，脉动较长，为气旺无病。"短则气病"，短指脉体应指而短，不及本位；气病，气血有病变的脉象，如气滞血凝，其脉短而艰涩；气血不足，其脉短而细弱。"数则烦心"，数脉为热，包括实热和虚热，热甚则心烦不安，故脉数者大多兼有烦心症状。"大则病进"，大，脉象满指而大；病进，病情继续发展。实证见大脉，说明邪正斗争激烈，病势尚在发展；虚证见大脉，说明虚证有进一步加重趋势。"上盛则气高"，寸口脉的近腕侧盛大的，主邪气上逆，胸部喘满；"下盛则气胀"，寸口脉的远腕侧盛大的，主邪聚于下，则腹部满胀。"代则气衰"，代脉，脉来缓弱而有规则的间歇，主脏气衰弱；"细则气少"，细脉，脉形细如丝状，主诸虚劳损，气血衰少；"涩则心痛"，涩脉，脉气往来艰难涩滞的，主气血虚少或气滞血瘀，心痛多见涩脉。"浑浑革革，至如涌泉"，脉来滚滚而急，如泉水之涌出，主邪气亢盛，病势趋于严重，色亦败恶；"弊弊绰绰，其去如弦绝"，脉象微细，脉气若有若无，其离去如弓弦之断绝，为死候。

【临床应用】从脉象的动静变化判断各种不同的病变，从脉体应指部位的长短了解气血运行正常与否，从脉的频率速度得知其热而烦心的程度，从脉体的大小掌握病势发展的情况，从脉的前后分部以知病位的上下，从脉的节律判断脏气的正常与衰败，从脉形的粗细观察病证的虚实，从脉的滑利艰涩了解气血运行的情况。

四、五色望诊的要点

【原文】夫精明五色者，气之华也。赤欲如白裹朱，不欲如赭；白欲如鹅羽，不欲如盐；青欲如苍璧之泽，不欲如蓝；黄欲如罗裹雄黄，不欲如黄土；黑欲如重漆色，不欲如地苍。五色精微象见矣，其寿不久也。夫精明者，所以视万物，别白黑，审短长，以长为短，以白为黑，如是则精衰矣。（《素问·脉要精微论》）

【提要】本条论述诊察五色以辨善恶的要点、精明的作用及其诊断意义。

【释义】目之精光与神气和颜面五色，皆为脏腑精气之荣华。大凡色诊，皆以明润含蓄为善，以晦暗暴露为恶。故面色如帛裹朱砂之赤、鹅羽之白、苍璧之青、罗裹雄黄之黄、重漆之黑，皆为善色，预后良好；如代赭石之赤、盐之白、蓝草之青、黄土之黄、尘土之黑，皆为恶色，预后较差。脏腑精微化作色相，外露无遗，又为恶中之恶，死期临近。

【临床应用】《灵枢·邪气脏腑病形》说："十二经脉，三百六十五络，其气血皆上于面。"面色是五脏精气集中聚注之处。颜面五色为脏腑精气的外在表现，因此，望面色可以了解脏腑精气的盛衰及其病变，故原文说："夫精明五色者，气之华也。"本节通过"五欲""五不欲"之色的论述，指出了望面色的要点。

【医案举例】张某，女,27岁，曾感冒发烧，伴偏头痛。15天后左眼视力急剧下降，又5天后右眼视力相继减退，头痛绵绵，右眼胀痛，睡眠差，纳食减少，懒动少言。发病前工作紧张，有过度劳累史。脉细有力，舌体胖。辨证脾虚气弱，中气不足，清阳下陷，清窍失养。治法益气升阳为主，辅以清肝明目。补中益气汤加味。柴胡、炙甘草、蔓荆子、川芎各3g，升麻2g，归身、白术、黄芪各10g，陈皮、五味子各5g，党参、夜明砂（包煎）、枸杞子各12g，石决明15g（先煎），14剂。二诊视力明显进步，暗影已不明显。脉细，舌质淡，舌体稍胖。守前方加减，补中益气汤加桑叶6g，石决明15g（先煎），枸杞子10g，7剂。三诊双眼视力已恢复正常，跟前暗影已消。（中医研究院广安门医院.韦文贵眼科临床经验选.北京：人民卫生出版社，1980.）

五、五脏失守

【原文】五脏者，中之守也。中盛脏满，气胜伤恐者，声如从室中言，是中气之湿也；言而微，终日乃复言者，此夺气也；衣被不敛，言语善恶，不避亲疏者，此神明之乱也；仓廪不藏者，是门户不要也；水泉不止者，是膀胱不藏也。得守者生，失守者死。（《素问·脉要精微论》）

【提要】本条论述五脏失守的临床诊断。

【释义】察五脏得守与失守，可从闻声及问病入手。声音重浊，系中气为湿邪所困，为脾失守。声低息微，言不接续，系气被劫夺，为肺失守。不知羞耻，骂詈不避亲疏，系神明之乱，为心失守。泄利不禁，门户不固，系肠胃失调，为脾失守。小便失禁，系膀胱失约，为肾失守。

【临床应用】本节承前"观五脏有余不足，六腑强弱，形之盛衰"，继而强调五脏"得守"的重要性，并以"得守者生，失守者死"来判断疾病的预后吉凶。文中对"得守""失守"的推断，既有望诊，又涉及闻诊和问诊，体现了"四诊合参"的运用。

【医案举例】胡某，男，13岁。因家庭事故，致精神失常，狂乱不识人，终日叫骂，打人，力大无穷，发作已半月。大便数日一行、如羊屎，尿特臊臭，目赤直视，面色红赤，舌黄褐厚腻而干，唇焦紫，脉滑数有力。辨证：阳明燥实化火，上扰心神。治法：泻下燥热，开窍醒神。处方：大黄13g（泡水冲服），芒硝24g（化服），枳实15g，甘草6g，石菖蒲60g，郁金24g，3剂。服两剂，得泻七八次，臭秽异常，狂态大减，神志稍清。原方减大黄为9g，芒硝为12g，再服5剂。三诊见狂态已平，精神较前已清，大便每日三四次，脉较平，仍有弦滑之象。处方：石菖蒲30g，郁金、竹茹各12g，远志、枳实、连翘各9g，陈皮、焦栀子各6g，瓜蒌仁15g。连服15剂，痊愈，随访数年未复发。（王庆其.内经临证发微.上海：上海科学技术出版社，2007.）

六、五脏失强

【原文】夫五脏者，身之强也。头者，精明之府，头倾视深，精神将夺矣；背者，胸中之府，背曲肩随，府将坏矣；腰者，肾之府，转摇不能，肾将惫矣；膝者，筋之府，屈伸不能，行则偻附，筋将惫矣；骨者，髓之府，不能久立，行则振掉，骨将惫矣。得强则生，失强则死。（《素问·脉要精微论》）

【提要】本条论述五脏失强的临床诊断。

【释义】"五脏者，身之强也"是指五脏为身体强健之本。察五脏的强与失强，可审身体的头、背、腰、膝、骨。此为人躯体的五个标志性部位，是心、肺、肾等脏器精气所聚之处。头为精气神明之府，头颅内藏脑髓，外通七窍，若头低垂而不举，目陷无光无神，提示人的精神衰竭；胸背内藏心肺，若背曲肩垂，提示心肺精气衰败，不能上营肩背之象；肾位于腰，腰若转摇不利，提示肾精亏竭；膝为诸筋所聚之处，若膝关节屈伸不利，走路弯腰扶物，提示肝主筋的功能衰败；骨中藏髓，不耐久立，行则摇摆，提示骨气败伤，肾脏失强之征。"得强则生，失强则死"则说明了五脏精气的充盛与否直接影响疾病的预后。

【临床应用】五脏精气充盛所形成的"身之强"，说明了五脏有余不足与形之盛衰的密切关系。"得强则生，失强则死"对临床上诊断疾病的预后有重要的指导价值。文中对"得强""失强"的推断体现了"四诊合参"的运用。

【医案举例】董某，女，77岁。7年前曾患"脑梗"，此后行动欠利索，近无明显诱因情况下出现小便失禁，头晕耳鸣，口干，大便秘结，舌苔薄腻，质偏红，脉弦细。处方：生地黄、熟地黄、桑椹子、苁蓉、当归、白芍、益智仁、桑螵蛸各15g，火麻仁、瓜蒌仁、煅龙骨、煅牡蛎、黄芪各30g，覆盆子20g，五倍子、山茱萸、炒白术、苏梗各12g，佛手9g。14剂后，下肢活动度较前增加，大便正常，但有时仍小便失禁。上方苁蓉、益智仁、覆盆子均改为30g，加石菖蒲15g，续服14剂。药后小便失禁除，大便正常。但患者病来已久，且年事已高，故仍以补肝益肾法调理善后。处方：黄芪、丹参、覆盆子、火麻仁、柏子仁、煅龙骨、煅牡蛎各30g，景天三七、山茱萸、炒白术、焦楂、神曲各12g，桑螵蛸、苏梗、苁蓉各15g，益智仁18g，佛手、大枣各9g。经用补益肝肾、收敛精气之法，药症相合，症状逐渐好转。（王庆其．王庆其内经讲稿．北京：人民卫生出版社，2010.）

七、平脉、病脉、死脉

【原文】黄帝问曰：平人何如？岐伯对曰：人一呼脉再动，一吸脉亦再动，呼吸定息，脉五动，闰以太息，命曰平人。平人者不病也。常以不病调病人，医不病，故为病人平息以调之为法。人一呼脉一动，一吸脉一动，曰少气。人一呼脉三动，一吸脉三动而躁，尺热曰病温，尺不热脉滑曰病风，脉涩曰痹。人一呼脉四动以上曰死，脉绝不至曰死，乍疏乍数曰死。（《素问·平人气象论》）

【提要】本条论述调息察脉和辨别平脉、病脉、死脉的基本方法以及察尺肤和切脉象相结合的诊察方法。

【释义】医生以自己健康无病的状态，通过均匀调节自己的呼吸，去测定病人的脉息至数，计算病人的脉搏快慢。本节虽然主要论述脉，通过脉率来辨别常变及判断预后，但并不拘泥于诊脉一法，还介绍了察尺肤和切脉象相结合的诊察方法，以此来全面分析病情。

【临床应用】安静情况下，健康人的脉率与呼吸的比率基本固定。文中所说的"呼吸定息，脉五动"，与现代关于呼吸与脉搏为1∶4或1∶5的比率基本一致。掌握了正常人的脉搏变化，就可以知常达变，判断病人的脉象，进而推断病人体内的气血盛衰、病情的轻重以及预后。

【医案举例】张某，年二十许，素体无恙。某日突然睡眠后发生噩梦不醒之症。其病呼吸如常，面色不改，唯呼之不应，触之不觉，体温不如常人，邻里惊为怪病。就诊时，患者如假死已二三日，先以手触其额，次按胸腹，均感其身热不加，以针强刺其唇中及虎口（即水沟及合谷穴），仅见微以眉峰一蹙而已，及诊至尺肤，则发现患者两手沉冷过肘，足部之冷亦已超过膝部。根据六脉沉迟、唇舌黯淡等见症，确认病属寒痰厥逆，拟三生饮方作汤，一服而苏。处方：生川乌、生附子、广木香各3g，天南星4.5g，石菖蒲6g，灯心草90cm，朱砂0.3g。［印会河．印会河医案．中医杂志，1959，9（9）：35-37.］

八、诊察虚里的临床意义

【原文】胃之大络，名曰虚里，贯膈络肺，出于左乳下，其动应衣，脉宗气也。盛

喘数绝者，则在病中，结而横，有积矣。绝不至曰死，乳之下其动应衣，宗气泄也。（《素问·平人气象论》）

【提要】本条描述胃之大络的循行路径，诊察虚里的临床意义。

【释义】胃之大络的循行路径是起于胃脘，穿过横膈，上络于肺，止于左乳下。左乳下脉动应手，是诊察宗气状况的部位。若左乳下搏动盛大急促，并频繁中断，说明病在胸中心肺；若左乳下脉来迟缓，时有歇止，并脉实有力，横挺指下，说明气机结滞不行，故曰"有积"；若左乳下脉气断绝，则是危候。若左乳下脉象盛大，外应于衣，则是宗气不得内藏而泄越于外的危象。

【临床应用】虚里是人体精气汇聚之所，可携水谷之气与清气相合为宗气，并表现于心尖搏动处。因此，通过诊虚里搏动可以推知宗气的盛衰存亡。张介宾注："若虚里动甚而如喘，或数急而兼断绝者，由中气不守而然，故曰病在中。"如其搏动急促，并时有歇止，多系胸中心肺病变；搏动无常，坚硬横挺，则是腹内积聚的征象；若搏动断绝不续，必宗气衰败，预后不良；倘若搏动剧烈，甚至震动应衣，乃宗气外泄不藏，预后亦差。可见，虚里诊法对于判断病位、病性及预后等均有一定的临床价值。

【医案举例】史左（镇江），虚里跳动已久，甚则应衣，头为之眩，脘下或痞硬，痰极多。脉弦滑小数，舌苔黄腻。水亏木旺，肝阳夹痰上升而来最难速效。南沙参、法半夏、生牡蛎、远志肉、枸杞子（盐水炒）、白芍、茯苓、茯神、旋覆花、白蒺藜、橘络、杭菊炭、灵磁石。（贺季衡著，贺玥整理.指禅医案.北京：中国中医药出版社，2018.）

九、脉证、脉时的阴阳逆从

【原文】脉从阴阳，病易已；脉逆阴阳，病难已；脉得四时之顺，曰病无他；脉反四时及不间脏，曰难已。臂多青脉，曰脱血。尺脉缓涩，谓之解㑊安卧；脉盛，谓之脱血；尺涩脉滑，谓之多汗；尺寒脉细，谓之后泄。脉尺粗常热者，谓之热中。（《素问·平人气象论》）

【提要】本条论述脉证、脉时的阴阳逆从及其病证预后，举例说明部分脉象之主病。

【释义】一般来说，脉象与阴阳变化规律相应，则病轻易愈；脉象与阴阳变化规律相悖，则病重难愈。脉象与四时变化相应，即使发病也不会有其他危险。若脉象变化与四时变化规律相反，或疾病出现不间脏的传变，就难治愈了。臂内见浮而青色的络脉，乃脱血之象。尺脉迟缓而涩滞，主气血不足，当肢体懈怠乏力，形体安卧。脉来盛大，乃热盛于内，必然迫血妄行，引起脱血。尺脉涩为阴津不足，脉滑为阳邪胜，阳加于阴而为多汗。尺脉寒而微细，主阳虚阴盛之大便泄泻。脉粗大而尺脉常热，乃阳气有余，故主热中。

【临床应用】"脉从阴阳"是顺证，即阳病见阳脉，阴病见阴脉，预后较好。"脉逆阴阳"是逆证，即阳病见阴脉，阴病见阳脉，预后较差。脉与四时相逆也有一定的规律，若按五行相克顺序出现者称为"逆"。如马莳注："若脉反四时则春得涩脉、夏得石脉、长夏得弦脉、秋得钩脉、冬得缓脉，是谓反四时者也。"这就是原文所讲的"不间脏，曰难已"。

【医案举例】一少年得温病，医治半月不效，两目清白，竟无所见，两手循衣摸床，谵语，不省人事，大便溏，脉浮数，两尺按之即无，乃肾阴竭，肝风动，而"病还太阳"，此将汗而不汗者，实系阴阳不和，阳加而阴不应。尺脉甚弱，阳升而阴不能应，汗何由作，当用大润之剂峻补真阴以应其阳，与阳气化合，济阴助汗源，遂用熟地黄、玄参、阿胶、枸杞之类，重六七两，煎汤一大碗徐徐温饮下，一日连进两剂，即日大汗而愈。（王庆其.内经临证发微.上海：上海科学技术出版社，2007.）

十、脉以胃气为本

【原文】人以水谷为本，故人绝水谷则死，脉无胃气亦死。所谓无胃气者，但得真脏脉，不得胃气也。所谓脉不得胃气者，肝不弦，肾不石也。（《素问·平人气象论》）

【提要】本条论述人以水谷为本和脉以胃气为本的观点。

【释义】生理上，五脏真气赖胃气以滋生，五脏真气亦借胃气到达手太阴而现于气口。病理上，邪气盛则正气衰，胃气不能敷布，五脏真气独现，形成真脏脉。真脏脉的出现是邪气胜、胃气衰败的结果，预后不良。人的生命活动以后天水谷之气为本，水谷之气断绝就会死亡，脉中如无胃气亦将危亡。所谓脉无胃气，就是真脏脉，如肝脉不微弦、肾脉不微石等。

【临床应用】人的生命活动依赖水谷之精微而生存，脉象也以胃气为根本。没有胃气的脉象，就是真脏脉，也就是各脏的死脉。文中通过人的生命、水谷精气、胃气、脉象之间的关系，进一步突出胃气的有无及多少在脉诊中的意义。

【医案举例】刘某，男，71岁。40年前右肾因结石切除，左肾患慢性肾炎已十载。目前患者卧床不起，色苍神疲，声微音嘶，口唇干裂，泛恶频频，呕吐不止，已整整5日不能进饮食，24小时小便量不足200mL，舌质红剥，尺寸不显，寸关弦劲。现每日仍作腹膜透析。辨证胃阴枯槁，脾肾衰败，水谷不进，癃闭不通，下关上格，邪浊壅滞，脉露真脏，胃气将绝，生命垂危。人以胃气为本。经云："人无胃气曰逆，逆者死，脉无胃气亦死。"命之不存，何论其余？当务之急，速救胃气以夺命为上策。取麦门冬汤、旋覆代赭汤、橘皮竹茹汤，仲景之三方合参，大剂救胃阴，护胃气，降逆止呕。嘱浓煎取汁，小口频含慢咽。服药3剂，泛恶已除，呕吐已减，略进米汤，精神稍回，乃胃气渐复之兆，有转危为安之望。原方白术加量，再加淡附片、巴戟天、山茱萸，急救脾肾。服药1个月，呕吐止，每日进食150～200g，舌质已不红剥，脉细濡。胃气已复，小便尚赖透析，乃转而治肾病。调治两个月，曾封闭几次检测，小便量自450mL增至1000mL左右，开放后亦有800mL，血肌酐亦明显下降，说明肾功能已有所改善，乃出院，继续中药调治。（王庆其.内经临证发微.上海：上海科学技术出版社，2007.）

十一、"四易""四难"

【原文】凡治病，察其形气色泽，脉之盛衰，病之新故，乃治之，无后其时。形气相得，谓之可治；色泽以浮，谓之易已；脉从四时，谓之可治；脉弱以滑，是有胃气，命曰易治，取之以时。形气相失，谓之难治；色夭不泽，谓之难已；脉实以坚，谓之益甚；脉逆四时，为不可治。必察四难，而明告之。（《素问·玉机真脏论》）

【提要】本条论述"四易""四难"的内容及其临床意义。

【释义】诊治疾病必须外察病人形体的盛衰、面色的荣润枯槁、脉象的虚实、疾病的新久进行及时治疗，不能耽误治疗时机。表里一致，形气相符的，预后较好；气色鲜明润泽，邪气尚未深入的，预后较好；脉与四时相应的，预后较好；脉来柔和滑利的，是有胃气，因而预后较好，但都要及时治疗。形体与神气不相符，气血枯槁不荣，脉象坚硬不柔和，脉与四时不相应，这是四种难治的重症。

【临床应用】诊治疾病必须观察病人的形体、神气、色泽、脉象等各种征象进行综合判断，这样才能辨别疾病的易治与难治。文中所说的"形气相得，色泽以浮，脉从四时，脉弱以滑"的"四易"和"形气相失，色夭不泽，脉实以坚，脉逆四时"的"四难"，对临床判断疾病的预后具有一定的指导意义。

【医案举例】杜友韩茂远伤寒。九日以来，口不能言，目不能视，体不能动，四肢俱冷，众皆曰阴证。比余诊之，六脉皆无，以手按腹，两手护之，眉皱作楚。按其趺阳大而有力，乃知腹有燥屎也。遂下之，得燥屎五六枚，口能言，体能动矣。故握手不及足，何以救此垂绝之证耶？（李中梓著，王卫等点校.医宗必读.天津：天津科学技术出版社，1999.）

十二、五实与五虚

【原文】黄帝曰：余闻虚实以决死生，愿闻其情。岐伯曰：五实死，五虚死。帝曰：愿闻五实五虚。岐伯曰：脉盛，皮热，腹胀，前后不通，闷瞀，此谓五实。脉细，皮寒，气少，泄利前后，饮食不入，此谓五虚。帝曰：其时有生者何也？岐伯曰：浆粥入胃，泄注止，则虚者活；身汗，得后利，则实者活。此其候也。（《素问·玉机真脏论》）

【提要】本条论述五实、五虚的证候及其向愈的机转。

【释义】五实是邪气亢盛、充斥五脏的实证，其向愈的转机在于"身汗，得后利"，提示治疗实证应以祛邪为主，使邪有出路，邪去正安则"实者活"。五虚是五脏精气亏虚欲竭的虚证，如精气停止耗损，并"浆粥入胃，泄注止"，使正得所养，恢复有望，则"虚者活"，提示虚证的治疗原则是恢复五脏之气。若要恢复五脏之气，必须首先恢复先后天之气，从而揭示了虚证重视补益脾肾、实证务使邪有出路的基本治疗原则。

【临床应用】治疗五虚在于扶助胃气，五实在于给邪以出路。而历代医家治重胃气也发端于此。大凡虚损患者，宜用补法，或补气，或补血，或补五脏，或补阴阳，都以补胃建中气为万补之大法。倘若胃气一衰，他种补法无效，故诸虚劳损，独取脾土，待脾旺土运，再进补他脏，始克有效。即使是有邪之体，欲用祛邪诸法，亦不可损伤胃气，否则横生枝节。至于祛邪之法，或吐，或汗，或消，或利，或攻，大凡因势利导，给邪以出路，但攻邪切不可不顾正气。

【医案举例】男性，45岁。10年前曾患肠癌手术治疗。近1周来右下腹隐痛加剧，追问其 1 周未解大便，经用当归龙荟丸等通便未果。来诊时仍小腹作胀，隐隐作痛，大便少许、伴有黏冻，舌苔厚腻，脉滑实。此粘连性肠梗阻，肠中热结未除，腑行不畅，气机郁滞，急宜承气法荡涤肠中热结。处方：元明粉（后下）、生大黄（后下）、厚朴各9g，枳壳、枳实各12g，大腹皮15g，黄连6g，甘草4.5g，麻仁30g。两剂后大便5次，泻下水样粪便，继后有少许腥臭黏液，腹胀腹痛减，肠鸣基本正常。处方：炒白术、枳壳、制香附、黄芩各12g，焦米仁30g，木香、乌药各9g，茯苓15g，黄连6g，麻仁20g，甘草4.5g，大枣10枚。7剂后诸症恙平。嘱保持大便通畅，多食果蔬等粗纤维食品。继后5年中又有两次发生类似情况，但症情较轻，每次均用中药清理肠中热结，胀痛、便秘即平。（王庆其 . 内经临证发微 . 上海：上海科学技术出版社，2007.）

十三、寸口脉诊病的原理

【原文】帝曰：气口何以独为五脏主？岐伯曰：胃者，水谷之海，六腑之大源也。五味入口，藏于胃，以养五脏气，气口亦太阴也。是以五脏六腑之气味，皆出于胃，变见于气口。故五气入鼻，藏于心肺。心肺有病，而鼻为之不利也。（《素问·五脏别论》）

【提要】本条论述切诊寸口脉诊病的原理。

【释义】五味入口，经脾胃的共同作用而化生为精微，营养五脏六腑周身百骸，故称胃为五脏六腑之源。然而足太阴脾所运化之精微，必赖手太阴肺之宣发，才能布达周身。且肺朝百脉，肺经的太渊穴为"脉会"，经渠穴为"经"穴，两穴气血流行旺盛，均在气口部位，故此处脉象变化，可"为五脏主"。五气入鼻，藏于上焦心肺，心肺功能健旺，则鼻息通利而受纳清气，反之"心肺有病，而鼻为之不利"。

【临床应用】本节提出了独取寸口脉诊察脏腑疾病的基本原理。首先，寸口属手太阴肺经，肺主气而朝百脉，所以通过寸口可以了解全身脏腑经脉气血盛衰情况。其次，手太阴肺经起于中焦胃口，脾胃运化的水谷精微经肺气之宣发输布到全身，而脾胃是五脏六腑精气之源泉，故胃气变化表现于寸口。再者，寸口脉诊法较之三部九候等诊法更为方便，故至今仍为临床医生普遍采用。

【医案举例】王某，女，42岁。患冠心病数年，左胸闷痛，时轻时重，严重时每日发作胸痛十余次，每次持续1～3分钟不等。近来又趋严重，尚有颈项不舒，心烦，失眠，舌质暗，苔薄白，脉左弦细、右弦缓。证属痰湿内阻，血脉瘀滞。治以祛痰湿、通经脉为法。处方：茯苓15g，杏仁、茜草、红花、旋覆花（包）、川芎各10g，清半夏、全瓜蒌、葛根各12g，赤芍30g，炙甘草6g。水煎服，日1剂。连服15剂后，临床症状明显减轻。第二年某天突感鼻塞呼吸不利，一直不能消除，某医院五官科医生对其鼻部进行了详细检查，无异常发现，但自觉症状愈加严重，乃将旧日服用过的上述处方找出，购药两剂服之。药后鼻不利症状明显缓解。余观其临床表现，与初诊发病时无大差别，仅略感鼻塞与以往不同。于是仍用前方加减治之。茯苓、生薏苡仁、赤芍各15g，杏仁、茜草、红花、旋覆花（包）、桔梗各10g，葛根12g，炙甘草6g。10剂，水煎服，日1剂。药后呼吸通畅，其余症状明显缓解。（王洪图，詹海洪 . 黄帝医术临证切要 . 北京：华夏出版社，1993.）

十四、全面诊察的重要性

【**原文**】凡治病，必察其下，适其脉，观其志意，与其病能。拘于鬼神者，不可与言至德；恶于针石者，不可与言至巧；病不许治者，病必不治，治之无功矣。(《素问·五脏别论》)

【**提要**】本条强调全面诊察的重要性，提出"三不可"的原则。

【**释义**】大凡治病，必须四诊合参明确诊断，详察其上下窍是否通利，切其脉候虚实，观其志意精神状态，询问病状所在，从而全面了解其症状与体征。如果病人执意信奉鬼神，就不要向他讲述高深的医理；如果病人惧怕厌恶针石而不接受治疗，也不必向他介绍针石的疗效；如果病人没有诚意接受医治，那么病就不一定能治好，即使是勉强治疗，也不可能收到预期的疗效。

【**临床应用**】本节强调了全面诊察的重要性。除诊脉之外，周身上下症状体征，以及病人的精神情志变化等，医生都要全面掌握，细致分析，方能作出正确诊治。

【**医案举例**】傅定远得疾膈病，发时呃逆连声，咽喉如物阻塞，欲吞之而气梗不下，欲吐之而气横不出，摩揉抚按，烦悗之极。医治两月，温胃如丁、蔻、姜、桂，清胃如芩、连、硝、黄，绝无寸效。延余诊，视其气逆上而呃声甚厉，咽中闭塞，两肩高耸，目瞪口张，俨然欲绝之象，势甚可骇。然脉来寸口洪滑，上下目胞红凸。辨色聆音，察脉审症，知为痰火上攻肺胃。其痰也，火也，非气逆不能升也，遂用四磨汤加海浮石、栀子、白芥子、瓜蒌、竹沥、姜汁，连投数剂，俾其气顺，火降，痰消。再以知柏地黄汤加沉香，以导火而安。(清·谢映庐.谢映庐医案.上海：上海科学技术出版社，2010.)

第七章　病证 ▷▷▷

一、外感热病的概述

【原文】黄帝问曰：今夫热病者，皆伤寒之类也。或愈或死，其死皆以六七日之间，其愈皆以十日以上者，何也？不知其解，愿闻其故。岐伯对曰：巨阳者，诸阳之属也。其脉连于风府，故为诸阳主气也。人之伤于寒也，则为病热，热虽甚不死。其两感于寒而病者，必不免于死。（《素问·热论》）

【提要】本条论述外感热病的病名、病因和预后。

【释义】将外感热病命名为伤寒，是指人体触犯以寒邪为代表的四时邪气，正邪交争，阳气郁遏，均可致发热的共同症状。外感热病的预后取决于邪正斗争的力量对比。热甚是寒邪束表，汗孔闭塞，或邪入里化热，邪气盛，正气未伤，正邪交争的表现。只要正确使用汗法、泄法，使邪有出路，便会汗出身凉，预后良好，故"热虽甚不死"。若两感于寒，表里两经同时受邪，病邪内传，伤及脏腑气血，邪盛正虚，预后较差，故"必不免于死"。

【临床应用】张仲景以《素问·热论》为基础，创立了外感热病辨证论治的理论体系，并以"伤寒"命名。仲景所论之"伤寒"是广义的伤寒，但重点是论述人体感受寒邪所引起的一系列病理变化及其辨证论治，因此可以说其重要内容是狭义伤寒。

【医案举例】姜某，女，16岁，因要高考，功课紧张，不慎感冒，发热3天，最高达39.2℃，头身困重，恶寒无汗，小有咽痛，偶有咳嗽痰多色黄白。二便可。舌淡胖，苔薄腻，脉浮滑。予银翘散加味：麻黄9g，桂枝、荆芥（后下）、牛子、大豆黄卷各10g，金银花20g，连翘、桔梗各15g，薏苡仁30g，甘草6g。水煎，温服，日两剂。次日复诊，诉汗出热退身凉，唯见咳嗽痰多，仍略觉头重。原方去麻黄、桂枝，加青皮、陈皮、玉蝴蝶各9g，薄荷10g（后下），滑石30g，继服两剂而愈。（王庆其.王庆其内经讲稿.北京：人民卫生出版社，2010.）

二、外感热病的主症、传变和治法

【原文】帝曰：愿闻其状。岐伯曰：伤寒一日，巨阳受之，故头项痛，腰脊强；二日，阳明受之，阳明主肉，其脉夹鼻络于目，故身热，目疼而鼻干，不得卧也；三日，少阳受之，少阳主骨，其脉循胁络于耳，故胸胁痛而耳聋；三阳经络皆受其病，而未入于脏者，故可汗而已。四日，太阴受之，太阴脉布胃中络于嗌，故腹满而嗌干；五日，少阴受之，少阴脉贯肾络于肺，系舌本，故口燥舌干而渴；六日，厥阴受之，厥阴脉循阴器而络于肝，故烦满而囊缩。三阴三阳，五脏六腑皆受病，荣卫不行，五脏不通，则死矣。其不两感于寒者，七日，巨阳病衰，头痛少愈；八日，阳明病衰，身热少愈；九日，少阳病衰，耳聋微闻；十日，太阴病衰，腹减如故，则思饮食；十一日，少阴病衰，渴止不满，舌干已而嚏；十二日，厥阴病衰，囊纵，少腹微下，大气皆去，病日已矣。

帝曰：治之奈何？岐伯曰：治之各通其脏脉，病日衰已矣。其未满三日者，可汗而已；其满三日者，可泄而已。（《素问·热论》）

【提要】本条论述外感热病的六经主症、传变规律、治法及预后。

【释义】外感热病的传变是由表入里，由阳入阴，其先后次序是太阳、阳明、少阳、太阴、少阴、厥阴。若"不两感于寒"的外感热病，其病证有一定的向愈规律，各经症状的缓解时间大约在受病后的第七日（阶段），说明热病在演变过程中，由于正气的支持而有一定的自愈倾向。

外感热病的治法是疏通调理病变所在的脏腑经脉。邪在表，当用发汗解表法；热在里，当用清泄里热法。

【临床应用】《素问·热论》的六经分证结构为《伤寒论》的六经辨证奠定了理论基础。本节仅以经脉论证，只涉及实证和热证。而《伤寒论》根据热病的病位病性和邪正虚实而补充了虚证和寒证，并对每一经证候详述经证、腑证及各种变证、坏证，创立了八纲辨证的原则。伤寒在经之邪有向里传变和不向里传变的不同。张仲景结合临床实践，在六经单传的基础上提出越经、直中、合病、并病等多种传变形式，更加全面地概括了外感热病复杂多变的变化规律。《伤寒论》根据外感热病表、里、寒、热、虚、实的性质和特点，在《素问·热论》汗泄两法的基础上，进一步提出汗、吐、下、和、温、清、消、补诸法，丰富和发展了外感热病的治法内容。

【医案举例】邓某，男，16岁。因受凉发热7天伴咳嗽就诊。症见发热重，恶寒少，咽痛，咳嗽，痰少，口干引饮，无汗出，无骨节疼痛。面色潮红，肌肤灼热，体温39.2℃，舌质红，舌苔黄白相间，脉滑数。X线胸部正位片示两肺纹理增多增粗。中医诊断：外感发热。证属邪郁肺卫。西医诊断：急性支气管炎。治当清透风热，解毒宣肺。方以清解退热方化裁。柴胡、青蒿、牡丹皮、桔梗各10g，金银花、连翘各15g，桑白皮、地骨皮各17g，紫苏叶8g，甘草5g。3剂，水煎服，日1剂。二诊诉服药后发热渐退，现体温正常，仍咳嗽，有痰，咽喉不适。血常规正常。舌尖红，舌苔白，脉弦。邪热已去，肺气未宣，治宜疏散风邪、宣利肺气为主。上方加减，再治疗3天后病愈。（林寿宁.中国百年百名中医临床家丛书——林沛湘.北京：中国中医药出版社，2001.）

三、外感热病的遗复

【原文】帝曰：热病已愈，时有所遗者，何也？岐伯曰：诸遗者，热甚而强食之，故有所遗也。若此者，皆病已衰而热有所藏，因其谷气相搏，两热相合，故有所遗也。帝曰：善。治遗奈何？岐伯曰：视其虚实，调其逆从，可使必已矣。帝曰：病热当何禁之？岐伯曰：病热少愈，食肉则复，多食则遗，此其禁也。（《素问·热论》）

【提要】本条论述外感热病有发生遗或复的可能。

【释义】遗是指病邪遗留，余热未尽，多因"热甚而强食"，致邪热与谷食之热相搏结所致。复是病初愈却又复发，原因与"食肉"有关，提示热病之后，脾胃虚弱，消化力差，应注意饮食宜忌。热势盛时不宜强食，热病初愈不宜进食肉类等助热难化之物，否则残热与谷食之热相互扭结，余热再起，则使病复发，治疗应当根据虚实予以补泻。

【临床应用】"病热少愈，食肉则复，多食则遗"需一分为二看待。由于脾胃虚弱，不足以支持人体的基本需要时，适当进行食补，往往能促进人体的生化功能。故张介宾注曰："凡病后脾胃气虚，未能消化饮食，故于肉食之类皆当从缓，若犯食复，为害非浅。其有夹虚内馁者，又不可过于禁制，所以贵得宜也。"

《伤寒论》在热病有遗或复的基础上又提出"劳复"的概念，并且补充了"大病瘥后劳复者，枳实栀子豉汤主之"；"伤寒瘥以后更发热，小柴胡汤主之。脉浮者以汗解之；脉沉实者以下解之"等具体治法。

【医案举例】唐某，男，47岁。既往有咳嗽病史，嗜食烟酒。今年春节因饮酒过量，咳吐鲜血多次，量时多时少，时而痰中略带少量血丝。现咳嗽阵作，痰中带血，血色鲜红，晨起必吐黑血多口，咳时胸胁牵痛，烦躁易怒，口渴欲饮，大便干结，小便赤黄。面红气粗，咳声高扬，神志清楚，舌质鲜红，苔薄黄，脉弦数。患者有烟酒嗜好，久则邪热内蕴，热郁肺肝，肝火上逆，引动肺内郁热，灼伤血络，迫血妄行，故咳嗽阵作，痰中带血；肝之络脉布两胁，肝火偏亢，络脉壅滞，故胸胁牵痛；肝旺则烦躁易怒；热甚伤津，故口渴欲饮，大便干结，小便黄赤。舌质鲜红、苔薄黄、脉弦数为肝火偏旺之象。治法清肝泻肺，凉血止血。方用咳血方加味。青黛6g，瓜蒌仁、桑皮各15g，诃子、海浮石各10g，炒栀子、牡丹皮各12g，鲜茅根30g。上方服两剂后，咳嗽减轻，血量减少，舌脉变化不大。继嘱上方再进两剂，药后诸症悉平，脉亦缓和。继以上方去栀子、牡丹皮，加麦冬18g，滋阴清热。药后诸症消失。为巩固疗效，以养阴清热、润肺生津为法，拟沙参麦冬汤两剂以善其后。随访半年，未见复发。（王庆其.内经临证发微.上海：上海科学技术出版社，2007.）

四、两感于寒

【原文】帝曰：其病两感于寒者，其脉应与其病形何如？岐伯曰：两感于寒者，病一日，则巨阳与少阴俱病，则头痛、口干而烦满；二日，则阳明与太阴俱病，则腹满、身热、不欲食、谵言；三日，则少阳与厥阴俱病，则耳聋、囊缩而厥，水浆不入，不知人，六日死。帝曰：五脏已伤，六腑不通，荣卫不行，如是之后，三日乃死，何也？岐伯曰：阳明者，十二经脉之长也，其血气盛，故不知人，三日其气乃尽，故死矣。

凡病伤寒而成温者，先夏至日者为病温，后夏至日者为病暑，暑当与汗皆出，勿止。（《素问·热论》）

【提要】本条论述两感于寒的主症、传变规律及预后，温病与暑病的区别以及暑汗勿止的原则。

【释义】两感于寒是表里两经同时感受寒邪，传变次序首先是太阳与少阴俱病，其次是阳明与太阴俱病，最后是少阳与厥阴俱病。其病证并不等于单纯的表里两经症状相加，不仅有两感于寒的实证、热证，而且还有"不欲食""谵言""厥"等虚证、寒证。两感于寒的病机是邪盛正衰。随着病情发展，邪气旺盛，正气不足，终致"五脏已伤，六腑不通，荣卫不行"。阳明之经"其气乃尽"，说明"两感"多因正气虚于内，寒邪感于外，起病急，发展快，病情重，邪盛正衰的矛盾比较突出。气血逆乱，胃气已竭是外感热病中严重的病证，预后较差。提示热病预后的吉凶，不仅取决于邪正盛衰，而且与阳明胃气的盛衰存亡有着极其密切的关系。

外感性热病有温病与暑病的区别。以季节而言，温病发于夏至之前，暑病发于夏至之后。暑为阳邪，最易升散疏泄而致汗出，暑邪随汗而解，因此治疗暑病禁用止汗法。

【临床应用】《素问·热论》中两感证预后吉凶，不仅取决于邪正盛衰，而且与阳明胃气的盛衰存亡有着极其密切的关系。故《伤寒论》立法处方十分注重保胃气、存津液，发汗必滋化源，清下不伤胃气，反映了张仲景治疗热病重视固护胃气的思想。

【医案举例】宋某，女，19岁。持续发烧一个半月，每日早晨起至下午三点先恶寒，后发热，全身疼痛，头痛无汗，心烦口苦，胸闷心悸，二便自调。面呈赤色，舌质淡无苔，脉浮数，体温38.6℃。患者发热四十余天，素体壮实，正气未伤。头痛无汗，寒热往复乃邪正交争，似属太阳少阳合病。投以小柴胡汤加减，不虚去参，不吐去夏。柴胡、牡丹皮各15g，黄芩20g，生地黄、青蒿、甘草各10g，姜、枣为引。3剂，日1剂。二诊病不见轻，发冷发热，午后热甚，口不渴，无汗，脊背沉重，手足冷，大便两日未解，尿色清白，面色潮红，舌质淡，齿有垢滞，脉滑数，体温38.6℃。考虑患者日久高热，病势缠绵，火盛伤津，气分热未解，又伤及血分，致使气血两燔，宜速清之，以防热迫血溢。选用玉女煎加减。生石膏50g，麦冬、知母、元参各20g，生地黄、芦根各15g，怀牛膝10g，竹叶5g，投3剂，日1剂。三诊未见好转，发热移至下午三点到五点，先冷后热，似发疟状，体温38.6℃。头痛加重，口干不欲饮，无汗，脉象浮大似洪，舌干裂少津。综观前段治疗过程，乃治则有误，和解、清血气均不得当。观发热无汗如疟状，舌干裂少津，口渴不欲饮，二便自调，属表邪稽热留太阳未解。《伤寒论·第二十五条》谓："若形似疟一日再发者，汗出必解，宜桂枝二麻黄一汤。"处方：桂枝、白芍各10g，麻黄、甘草各5g，杏仁6g，姜、枣为引，两剂。四诊：药后汗出，头痛、身痛大减，热退。唯渴欲饮水，尿黄，心悸，脉缓无力，舌干裂。续投增液汤3剂，服后痊愈。（柯利民.老中医医案选.哈尔滨：黑龙江科学技术出版社，1981.）

五、阴阳交

【原文】黄帝问曰：有病温者，汗出辄复热，而脉躁疾不为汗衰，狂言不能食，病名为何？岐伯对曰：病名阴阳交，交者死也。帝曰：愿闻其说。岐伯曰：人所以汗出者，皆生于谷，谷生于精，今邪气交争于骨肉而得汗者，是邪却而精胜也。精胜，则当能食而不复热。复热者，邪气也；汗者，精气也。今汗出而辄复热者，是邪胜也；不能食者，精无俾也；病而留者，其寿可立而倾也。且夫《热论》曰：汗出而脉尚躁盛者死。今脉不与汗相应，此不胜其病也，其死明矣。狂言者，是失志，失志者死。今见三死，不见一生，虽愈必死也。（《素问·评热病论》）

【提要】本条论述阴阳交的概念、病机、主要症状及预后。

【释义】阴阳交作为热病的一种变证，是温热病中阳邪侵入阴分交争不解、邪盛正衰的危重证候。其主要症状是发热、汗出后随即复热、脉躁疾不为汗衰、狂言、不能食。发热、脉躁疾，表明阴精不足，邪热亢盛；不能食，表明胃气衰败，生精之源匮乏；狂言，表明肾精枯竭，热扰心神。从邪正双方力量的对比来分析，发热、不能食、狂言、脉躁疾不为汗衰，是人体阴精正气枯竭，不能制伏阳热邪气引起的，正不胜邪，所以病情严重，预后凶险。

【临床应用】正常情况下，汗出则热退身凉，进饮食则可益正气，为预后良好的佳兆。若汗出而热不退，脉象躁盛，为正不胜邪的凶象；若更见不能食、神昏、谵语等，表明正气来源枯竭，五脏精气衰败而神失所养，为温热劫烁津液致精气耗竭的危候。后世温病学家提出的"治温病宜刻刻顾其津液"；"留得一分津液，便有一分生机"；"热病以救阴为先，救阴以泄热为要"的治疗大法和相应措施，无不受《内经》这一观点的启发和影响。

【医案举例】病热，汗出复热，而不少为身凉，此非痎疟，狂言失志，《经》所谓阴阳交，即是病也。交者，阴交于外，阳陷于内耳，此属棘手证。人参、生地、天冬。（潘华信，朱伟常．叶天士医案大全．上海：上海中医药大学出版社，1994.）

六、咳的病因病机

【原文】黄帝问曰：肺之令人咳，何也？岐伯对曰：五脏六腑皆令人咳，非独肺也。帝曰：愿闻其状。岐伯曰：皮毛者，肺之合也，皮毛先受邪气，邪气以从其合也。其寒饮食入胃，从肺脉上至于肺，则肺寒，肺寒则外内合邪，因而客之，则为肺咳。五脏各以其时受病，非其时，各传以与之。人与天地相参，故五脏各以治时，感于寒则受病，微则为咳，甚者为泄、为痛。乘秋则肺先受邪，乘春则肝先受之，乘夏则心先受之，乘至阴则脾先受之，乘冬则肾先受之。（《素问·咳论》）

【提要】本条论述咳的病因病机、五脏六腑皆令人咳的发病机理，以及咳与季节气候的关系。

【释义】咳的成因有二：一是外感寒邪。皮毛为肺之合，皮毛受邪则从其合，内传于肺。二是内有寒，饮食停聚。因肺脉起于中焦，寒饮寒食入胃，其寒气则循肺脉上至于肺，内外之寒合并伤肺，致使肺气失宣，上逆为咳。本节还将咳的病理范围扩大到五脏六腑，说明咳虽然是肺受邪后的病理反映，但与五脏六腑功能障碍密切相关。因肺为脏之长，心之盖，肺朝百脉，其他脏腑发生病变均可波及于肺，导致肺气上逆而咳。此外，咳的易感季节虽然多在秋季，但其他季节气候异常也会通过影响相关脏腑而波及于肺，进而导致咳嗽。

【临床应用】本节关于咳嗽病位的论述，启示人们临床辨证必须考虑其他脏腑功能失调对肺气宣降的影响，以分清标本，如肝火犯肺、水寒射肺、脾肺气虚、心肺气虚均可致咳。因此，对咳嗽的治疗不宜见咳止咳，单独治肺，而是要寻找致咳的深层原因，分别采用诸如培土生金、佐金平木、金水相生等法治之。本节还从五脏对相应季节时邪的易感性而导致咳嗽，反映出四时五脏的发病观。这一观点对临床辨治咳证具有指导意义。

【医案举例】梁左，五脏六腑皆令人咳，不独肺也。六淫外感，七情内伤，皆能致咳。今操烦过度，五志化火，火刑于肺，肺失安宁，咳呛咳痰不爽，喉中介介如梗状。咳已两月之久，《内经》谓之心咳。苔黄，两寸脉数，心火烁金，无疑义矣。拟滋少阴之阴，以制炎上之火。火降水升，则肺气自清。京玄参一钱五分，大麦冬一钱五分，生甘草五钱，茯神三钱，炙远志一钱，甜光杏三钱，川象贝各二钱，瓜蒌皮二钱，柏子仁（研）三钱，肥玉竹三钱，干芦根（去节）一两，冬瓜子三钱，梨膏三钱（冲）。（丁甘仁著，沈庆法点评．丁甘仁医案．北京：中国医药科技出版社，2019.）

七、五脏六腑咳

【原文】帝曰：何以异之？岐伯曰：肺咳之状，咳而喘息有音，甚则唾血。心咳之状，咳则心痛，喉中介介如梗状，甚则咽肿喉痹。肝咳之状，咳则两胁下痛，甚则不可以转，转则两胠下满。脾咳之状，咳则右胁下痛，阴阴引肩背，甚则不可以动，动则咳剧。肾咳之状，咳则腰背相引而痛，甚则咳涎。

帝曰：六腑之咳奈何？安所受病？岐伯曰：五脏之久咳，乃移于六腑。脾咳不已，则胃受之，胃咳之状，咳而呕，呕甚则长虫出。肝咳不已，则胆受之，胆咳之状，咳呕胆汁。肺咳不已，则大肠受之，大肠咳状，咳而遗失。心咳不已，则小肠受之，小肠咳状，咳而矢气，气与咳俱失。肾咳不已，则膀胱受之，膀胱咳状，咳而遗溺。久咳不已，则三焦受之，三焦咳状，咳而腹满，不欲食饮。此皆聚于胃，关于肺，使人多涕唾而面浮肿气逆也。

帝曰：治之奈何？岐伯曰：治脏者治其俞，治腑者治其合，浮肿者治其经。帝曰：善。（《素问·咳论》）

【提要】本条论述五脏六腑咳的临床分型、传变规律及其治疗法则。

【释义】五脏咳是初期阶段，邪犯各脏经脉，导致各脏经脉气血失常，并影响于肺所致，临床表现除咳之外，以咳多兼"痛"等相应内脏经络气血失调的症状。如心经起于心中，其支者从心系上夹咽，故心咳症状为咳嗽心痛，咽喉梗塞不利；肝经布胁肋，症见咳嗽，两胁疼痛；脾经上膈连于肺夹咽，而肺气主右，症见咳嗽，右胁下痛而引肩背；肾经贯脊属肾而入肺中，腰为肾之府，症见咳嗽，腰背引痛；肾为水脏，主津液，肾不主水，水气上泛，则咳而多涎。

六腑咳是五脏咳久不愈的后期阶段，病情进一步分别传于为表里的腑，以咳多兼"泄"为主要表现。六腑咳较五脏咳的病程长、程度深、病情重，反映了咳病的传变是由脏及腑而病情由轻转重的特殊传变规律。由于所涉脏腑不同，故其兼症有别。如胃失和降，其气上逆，则咳兼呕吐；胆气上逆，则咳呕胆汁；大肠传导失职，则咳而大便失禁；小肠传化失职，则咳而矢气；膀胱失约，则咳而遗溺；三焦气化不利，则咳兼腹部胀满，不思饮食。

【临床应用】"此皆聚于胃，关于肺"是对咳嗽病机的高度概括，说明咳与肺胃两脏关系最为密切。从病因而言，皮毛受邪，其合入肺，寒饮寒食入胃，从肺脉注肺，与肺胃相关。从病机而言，邪伤于肺，使肺失宣降而病咳。咳与胃的关系非常密切。一是胃为五脏六腑之海，气血生化之源，若胃弱则化源不足，脏腑失于充养，则抗病力弱，易感外邪而病咳。二是胃主受纳，脾主运化，若脾胃受伤，水津失运，停聚于胃则为痰为饮，上逆于肺而发咳嗽。三是胃属土，为万物所归，且肺之经脉起于中焦，下络大肠，环循胃口，故肺独自受邪，或接受五脏六腑内传聚于胃的邪气，循经脉上传于肺而为咳。此实为后世"脾为生痰之源、肺为贮痰之器"的理论渊源，也为培土生金法治疗咳嗽奠定了理论基础。

【医案举例】冯某，女，81 岁。自述去年冬天患咳嗽，兼气喘，数月不愈，愈咳愈剧，不能平卧，咳吐稀白痰涎，其味咸，小便频数清长，咳甚时小便遗出，畏寒肢冷，两足微肿，腰背酸疼，舌淡苔白，脉沉细。患者表现一派肾阳虚衰、水气上泛之候，乃拟温肾、纳气、化饮法，用苓甘五味姜辛汤加益智仁、桑螵蛸、菟丝子。服 5 剂，咳喘止，小便频及自遗皆愈。继以金匮肾气丸加五味子善后收功，其病痊愈。（王洪图 . 黄帝内经研究大成 . 北京：北京出版社，1999.）

八、胸腹猝痛的病因病机

【原文】黄帝问曰：余闻善言天者，必有验于人；善言古者，必有合于今；善言人者，必有厌于己。如此，则道不惑而要数极，所谓明也。今余问于夫子，令言而可知，视而可见，扪而可得，令验于己，而发蒙解惑，可得而闻乎？岐伯再拜稽首对曰：何道之问也？帝曰：愿闻人之五脏卒痛，何气使然？岐伯对曰：经脉流行不止，环周不休。寒气入经而稽迟，泣而不行，客于脉外则血少，客于脉中则气不通，故卒然而痛。（《素问·举痛论》）

【提要】本条强调理论联系实际的重要性，论述胸腹猝痛的病因病机。

【释义】欲探究人的生命活动，必须联系自然环境对人体的影响；鉴古可以知今，故研究古代历史必须联系现代；以人为镜可以明得失，故谈论人必须联系自己。经文强调理论须与实践相结合，要求医生在疾病诊断中，既要精通四诊理论，又要有临证经验，这样才能作出正确诊断。本节还讨论了由寒邪客于经脉内外所致的胸腹急性疼痛。寒邪客于经脉内外，使脉体缩蜷，影响脉内血气的运行，引起脉内血气凝滞，导致血气凝滞不行，加之寒邪外引小络，故而产生疼痛。

【临床应用】本节以常见的致痛因素寒邪为例，论述了胸腹猝痛的发病机理，以及对痛证的辨证，至今仍具有临床指导意义。

【医案举例】孙某，女，59 岁。三叉神经痛两年余，以右第二支为主，咀嚼时益甚。伴有偏头痛多年，近胃脘作胀，便可，面色黧黑无华，苔薄腻，舌有瘀斑。处方：水蛭、乳药、没药、佛手各 9g，炙土鳖虫、细辛各 6g，徐长卿、延胡索、鸡血藤、丹参各 30g，血竭 1.5g，川芎、白蒺藜各 15g，姜黄、炒白术、制香附各 12g，大枣 7 枚。上方加减治疗两个月，诸症消失。1 年后又复发，继用上方加减。细辛 6 ～ 12g，血竭 1.5 ～ 6g，川芎 15 ～ 30g，加制川乌 6 ～ 12g，徐长卿 15 ～ 30g，桂枝 9 ～ 15g，炙全蝎 45 ～ 6g，知母 12g 等。治疗 3 个月左右，症情平息。（王庆其 . 杏林散叶——王庆其医话医案集 . 北京：人民卫生出版社，2011.）

九、十四种胸腹猝痛

【原文】帝曰：其痛或卒然而止者，或痛甚不休者，或痛甚不可按者，或按之而痛止者，或按之无益者，或喘动应手者，或心与背相引而痛者，或胁肋与少腹相引而痛者，或腹痛引阴股者，或痛宿昔而成积者，或卒然痛死不知人，有少间复生者，或痛而呕者，或腹痛而后泄者，或痛而闭不通者。凡此诸痛，各不同形，别之奈何？

岐伯曰：寒气客于脉外则脉寒，脉寒则缩蜷，缩蜷则脉绌急，则外引小络，故卒然而痛，得炅则痛立止；因重中于寒，则痛久矣。寒气客于经脉之中，与炅气相薄则脉满，满则痛而不可按也。寒气稽留，炅气从上，则脉充大而血气乱，故痛甚不可按也。寒气客于肠胃之间，膜原之下，血不得散，小络急引故痛，按之则血气散，故按之痛止。寒气客于侠脊之脉，则深按之不能及，故按之无益也。寒气客于冲脉，冲脉起于关元，随腹直上，寒气客则脉不通，脉不通则气因之，故喘动应手矣。寒气客于背俞之脉，则脉涩，脉涩则血虚，血虚则痛，其俞注于心，故相引而痛。按之则热气至，热气至则痛止矣。寒气客于厥阴之脉，厥阴之脉者，络阴器，系于肝，寒气客于脉中，则血泣脉急，故胁肋与少腹相引痛矣。厥气客于阴股，寒气上及少腹，血泣在下相引，故腹痛引阴股。寒气客于小肠膜原之间，络血之中，血泣不得注于大经，血气稽留不得行，故宿昔而成积矣。寒气客于五脏，厥逆上泄，阴气竭，阳气未入，故卒然痛死不知人，气复反，则生矣。寒气客于肠胃，厥逆上出，故痛而呕也。寒气客于小肠，小肠不得成聚，故后泄腹痛矣。热气留于小肠，肠中痛，瘅热焦渴，则坚干不得出，故痛而闭不通矣。

帝曰：所谓言而可知者也，视而可见，奈何？岐伯曰：五脏六腑，固尽有部，视其五色，黄赤为热，白为寒，青黑为痛，此所谓视而可见者也。帝曰：扪而可得奈何？岐伯曰：视其主病之脉，坚而血及陷下者，皆可扪而得也。（《素问·举痛论》）

【提要】本条论述十四种胸腹猝痛的临床特征、辨证要点、诊断及病因病机。

【释义】第一，从疼痛的喜按拒按分析。痛而拒按：寒气稽留，阳气与之相搏，邪气壅满于经脉之中，故痛而不可按。按之痛止：寒气客于肠胃膜原之间，以致血气凝聚而不散，按之则血气暂散，故疼痛可获缓解。此外，按之使阳热之气通达，寒气消散，故亦按之痛止。按之痛不止：寒气客于深部经脉，按之不能触及，故按之痛不止。

第二，从疼痛的特点分析。持续性疼痛：寒邪稽留既久且深，凝结不解，故持续疼痛。疼痛牵引他处：由于寒气侵袭的部位不同，以及病变部位脏腑经络的表里属络关系，故一处有病可牵引相关的部位疼痛，如寒气客于背俞之脉则可痛引于心；寒气客于厥阴经脉则胁肋与少腹相引作痛；寒气客于阴股则腹痛引股。痛处搏动应手：寒气客于冲脉使血滞而上逆，故痛处搏动应手。寒性疼痛得热痛止：寒气客于脉外，病位尚浅，得热则寒散，故痛立止。

第三，从伴随症状分析。疼痛伴有积块：寒凝血滞日久不行，蓄积成块。疼痛伴见呕吐：寒邪入侵肠胃，失其和降，上逆而吐。疼痛伴随泄泻：寒邪入侵小肠，泌别失职，清浊不分而致泄泻。疼痛伴有便秘：寒邪化热，客于小肠，劫灼肠中津液，故便结难解。

【临床应用】引起疼痛的原因诸多，仅就《内经》所论之腹痛，就有因感受六淫之邪、虫积、水饮内停、血瘀、脏腑内虚等多种原因所致。故临证时，不可仅以"通"之一法治疗诸痛病证。若为寒邪内袭、经脉拘急、血运行不畅而作痛者，当以温阳散寒为主，并结合具体部位和兼症，采用相应的治法。

【医案举例】王某，男，60岁，有痛风病史6年余。现诉右手背痛，左脚趾痛，小趾尤甚，纳可，无红肿，面红目赤（无烟酒史），体形肥胖，舌苔黄腻，质红，脉弦。拟四妙丸清利湿热，佐以平肝潜阳之品。苍术、川牛膝、川黄柏、泽泻、天麻、牡丹皮、赤芍、甘菊花各12g，薏苡仁、石决明各30g，羚羊角粉0.6g（另吞），夏枯草

15g，车前子 20g（包），14 剂。另用金黄散外敷局部。二诊右手背痛及足趾痛消失，舌苔薄白腻，脉弦滑。处方：苍术、续断、炙地龙、木瓜、赤芍、天麻、王不留行各12g，薏苡仁、土茯苓各 30g，泽泻、川牛膝、鸡血藤、车前子（包）、炙甘草各 15g，砂蔻仁各 4.5g，羚羊角粉 0.6g（另吞）。患者坚持服药月余，诸症消失。（王庆其 . 杏林散叶——王庆其医话医案集 . 北京：人民卫生出版社，2011.）

十、痹证的病因与分类

【原文】黄帝问曰：痹之安生？岐伯对曰：风寒湿三气杂至，合而为痹也。其风气胜者为行痹，寒气胜者为痛痹，湿气胜者为著痹也。

帝曰：其有五者何也？岐伯曰：以冬遇此者为骨痹，以春遇此者为筋痹，以夏遇此者为脉痹，以至阴遇此者为肌痹，以秋遇此者为皮痹。（《素问·痹论》）

【提要】本条论述痹证的病因及其分类。

【释义】患者感受风寒湿三邪侵袭而发生痹证，多种邪气的共同作用是引起痹证的外部因素。行痹由风邪偏盛所致。"风为百病之长"，"善行而数变"，故表现为肢体关节酸楚、疼痛，痛处游走不定，波及范围较广。痛痹由寒邪偏盛所致。寒性凝滞，导致气滞血凝、痹阻不通，故表现以疼痛为主症；寒主收引，故伴肢体、关节挛急僵硬等症；寒为阴邪，故得温则痛减，遇寒则增剧。著痹由湿邪偏盛所致。湿性黏腻重着，故表现为肢体关节沉重，麻木不仁，缠绵难愈。五体痹的发病与季节气候密切相关。不同季节受邪会引起不同部位的痹证。肾主骨，通于冬气，冬季感受痹邪，易患骨痹、肾痹；肝主筋，通于春气，春季感受痹邪，易患筋痹、肝痹；心主脉，通于夏气，夏季感受痹邪，易患脉痹、心痹；脾主肌肉，通于长夏之气，长夏感受痹邪，易患肌痹、脾痹；肺主皮毛，通于秋气，秋季感受痹邪，易患皮痹、肺痹。

【临床应用】《内经》论痹，一从病机论，大凡一切因邪气所致的闭阻、壅滞不通的病机所致之病皆曰为痹，故《中藏经》释之为"闭"，如本节所论五脏痹等。二是大凡皮肉、筋脉、骨节以疼痛、麻木、挛急、重着、屈伸不利等为主要症状者，多称为痹，诸如五体痹、行痹、痛痹、著痹者是也。

【医案举例】陈某，男，56 岁。周身关节疼痛 4 年余，平素畏寒怯冷，疼痛游走不定，每遇寒冷则疼痛加剧，两腿可见红斑结节，舌苔薄腻，舌质偏淡，脉细。辨证：风寒湿痹。治法：温经通络。处方：制川乌（先煎）、全当归各 10g，淫羊藿、徐长卿各15g，川桂枝 8g（后下），寻骨风、豨莶草各 20g，生甘草 5g，8 剂。二诊：结节明显减少，此乃佳象。舌苔白腻，脉细，效不更方，循原法进治之。上方加炙蜂房 10g，炙全蝎 2g（研末分吞），6 剂。三诊：周身关节痛稳定，腿部红斑结节消失，为巩固疗效，嘱其原方再服 10 剂。9 个月后随访，患者已痊愈，未再复发。[陈淑媛，张肖敏 . 朱良春老中医治疗痹证的经验 . 中医杂志，1980，26（12）：15–18.]

十一、脏腑痹

【原文】帝曰：内舍五脏六腑，何气使然？岐伯曰：五脏皆有合，病久而不去者，内舍于其合也。故骨痹不已，复感于邪，内舍于肾；筋痹不已，复感于邪，内舍于肝；脉痹不已，复感于邪，内舍于心；肌痹不已，复感于邪，内舍于脾；皮痹不已，复感于邪，内舍于肺。所谓痹者，各以其时重感于风寒湿之气也。

凡痹之客五脏者，肺痹者，烦满喘而呕；心痹者，脉不通，烦则心下鼓，暴上气而喘，嗌干，善噫，厥气上则恐；肝痹者，夜卧则惊，多饮数小便，上为引如怀；肾痹者，善胀，尻以代踵，脊以代头；脾痹者，四肢懈惰，发咳呕汁，上为大塞；肠痹者，数饮而出不得，中气喘争，时发飧泄；胞痹者，少腹膀胱按之内痛，若沃以汤，涩于小便，上为清涕。

阴气者，静则神藏，躁则消亡。饮食自倍，肠胃乃伤。淫气喘息，痹聚在肺；淫气忧思，痹聚在心；淫气遗溺，痹聚在肾；淫气乏竭，痹聚在肝；淫气肌绝，痹聚在脾。

诸痹不已，亦益内也。其风气胜者，其人易已也。（《素问·痹论》）

【提要】本条论述五体痹向五脏传变的机转、脏腑痹的临床表现及其预后。

【释义】五体痹向五脏传变的病理机转有二：一是"病久而不去"，即五体痹久延不愈，正气虚损；二是"重感于风寒湿之气"，即反复感受痹邪，痹邪进而内传入脏，形成五脏痹。

五体痹内传与五脏之气消亡有着密不可分的关系。①肺痹：肺气壅闭，故烦满而喘；胃气不降，故上逆而呕。②心痹：心气痹阻，邪气内扰于心，故心烦、心悸；干于肺则上气喘息，咽喉干燥；心主噫，心气上逆则噫气；心气逆不与肾相交，肾虚而恐惧。③肝痹：肝藏魂，肝气痹阻，魂不安舍，夜卧则惊骇；肝郁化火，消灼津液，故多饮，饮多则溲多；气机郁滞，腹部胀满如怀孕之状。④肾痹：肾气闭阻，关门不利，故腹部善胀；肾主骨，肾痹气衰，骨失其养，下肢弯曲不伸，故能坐不能行，脊柱畸形，头项倾俯，脊骨高出于头。⑤脾痹：脾气不荣四肢，故四肢懈惰；脾不能为胃行其津液，胃气上逆则呕汁；脾气不能散精于肺，气行不畅，胸中痞塞，发为咳嗽。

六腑痹的形成系因饮食失当，肠胃损伤于前，痹邪乘虚而内传于腑所致。六腑痹的临床表现为痹邪犯于小肠，分清别浊失职，故数饮而出不得；痹邪犯于大肠，传导失职故见泄泻；痹邪犯于膀胱，气化不利，郁而化热，故见少腹病热、小便不爽等。

痹证的预后从感邪的性质论，风气胜者易愈。从发病部位论，病在皮肤间者，易愈；病在筋骨间者，缠绵难愈；病邪入脏者，预后较差。从病程论，初起易愈，病久者难愈。

【临床应用】《内经》对痹的论述颇详：①以病因命名的有风痹等。②以证候特点命名的有行痹等。③以发病肢体组织命名有皮痹等。④以十二经筋分布区域并结合受病时间命名的如孟春痹等12种类型的痹。⑤以脏腑命名有心痹等。历代医家大都以此为范例，虽有少数文献提出了另外一些异名，如有人将顽固不愈者称为"顽痹"、关节变形者称为"尪痹"等，但均未超出《内经》论痹的范围。

【医案举例】一壮年，厚味多怒，秋间于髀枢左右发痛一点，延及膝骨干，痛处恶寒，昼静夜剧，口或渴，膈或痞，医用补血及风药。至次年春痛甚，食减形瘦，膝肿如碗，脉弦大颇实，寸涩甚，大率皆数，小便数而短，作饮食痰积在太阴阳明治之。以酒炒黄柏一两，生甘草梢、犀角屑、盐炒苍术各三钱，川芎二钱，陈皮、牛膝、木通、芍药各五钱。遇晡热，加黄芩二钱为末，每三钱与姜汁同研细，煎令至热，食前服之，日夜四次。半月后，脉减病轻，去犀角，加龟甲、归身尾各五钱，如前服。又半月，肿减食增，不恶寒，唯脚痿软，去苍术，余依本方。因中年，加生地黄五钱；冬，加桂枝、茱萸，病遂愈。仍绝酒肉、湿面、胡椒。（刘永辉，周鸿飞点校．古今医案按．郑州：河南科学技术出版社，2017.）

十二、痹的发生与营卫失调的关系

【原文】帝曰：荣卫之气，亦令人痹乎？岐伯曰：荣者，水谷之精气也，和调于五脏，洒陈于六腑，乃能入于脉也，故循脉上下，贯五脏，络六腑也。卫者，水谷之悍气也，其气疾滑利，不能入于脉也，故循皮肤之中，分肉之间，熏于肓膜，散于胸腹，逆其气则病，从其气则愈，不与风寒湿气合，故不为痹。（《素问·痹论》）

【提要】本条论述痹的发生与营卫失调密切相关。

【释义】人体的营卫运行和功能正常，风寒湿邪不易侵袭，则不会发生痹证；若人体的营卫运行失常或虚损，风寒湿邪乘虚内袭，便可发为痹证。

【临床应用】人的防御和调节功能与营卫之气有密切关系。若机体禀赋不足，营阴不能入于脉内，以敷布和调于五脏六腑，卫气必将因此而不足。营卫不和，腠理疏松，藩篱不固，即所谓"逆其气"也。此时若有风寒湿邪侵袭，脉络闭阻，气血凝滞，就可引起痹证。

【医案举例】叶某，女，41岁。双肩、颈背疼痛半年，近1个月来自觉受冷后疼痛明显加重，双手有颤抖现象，后伸运动伴随疼痛，上肢发凉潮湿，易于出汗，胃纳可，二便调，脉细，苔白腻而薄。检查见颈2棘突压痛，斜方肌、三角肌、肱二头肌肌肉僵硬肿胀，压痛明显。患者颈肩痛系风寒湿邪侵入肌肤，致气滞血瘀，兼有气血不足，合为风湿痹证。治以祛风散寒化湿、补气活血通络，兼以敛汗。处方：独活、姜黄、秦艽、防风、乌梢蛇、丹参、当归、延胡索、党参、枸杞子、炙甘草各10g，桑枝、薏苡仁、炙黄芪、白术、麻黄根各15g，白芍、糯稻根各30g，14剂。药后颈背疼痛好转，出汗明显减少，皮肤转温，双肩已不疼痛。继服7剂而病愈。（王庆其．内经临证发微．上海：上海科学技术出版社，2007.）

十三、痹证某些症状产生的机理

【原文】帝曰：夫痹之为病，不痛何也？岐伯曰：痹在于骨则重，在于脉则血凝而不流，在于筋则屈不伸，在于肉则不仁，在于皮则寒。故具此五者，则不痛也。凡痹之类，逢寒则虫，逢热则纵。帝曰：善。（《素问·痹论》）

【提要】本条论述痹证某些症状产生的机理。

【释义】"痹在于骨则重"：痹聚在骨，病位深在，外有痹邪，内因肾虚，肾虚不能生髓，骨失滋养，则沉重明显而疼痛不著。"在于脉则血凝而不流"：痹聚在脉，心阳受损，鼓舞无力，则血流不畅。"在于筋则屈不伸"：痹聚在筋，阳气受阻，筋失所养，则筋挛不伸。"在于肉则不仁"：痹聚在肉，寒湿侵肌，阻滞营卫，肌肤失养，则肌肉顽麻不知痛痒。"在于皮则寒"：痹聚在皮，病位浅在，痹邪乘卫表不固而侵袭皮肤，留而不去，营卫受阻，肌肤失煦，故以肌肤寒冷为主症。痹证症状的缓解、加重与气候有关。因寒主收引，风寒湿痹遇寒，则经脉闭阻更甚，故其症状加重；得热则寒气消散，气血得以流通，故其症状减轻。

【临床应用】有的痹证之所以疼痛不明显，主要与病位深浅有关。对于"不痛"的理解，首先不能认为痹证根本无痛，而是不以疼痛为主要痛苦；其次不能以为"不痛"属于病轻，实际上有的"不痛"更为复杂或深重。因为有的"不痛"者多是病程较长，病邪深陷，损伤营卫，致营卫虚少，运行障碍，不能温养五体而致感觉迟钝或消失，故不以疼痛为主症。

【医案举例】王某，女，23岁。自述数天前因挖井下水，又感风邪而致双膝关节冷痛难忍，不能行走，伸屈痛甚，关节肿胀，右膝明显，服桂枝芍药知母汤之类两剂后，痛非减轻，反而加重。现膝部痛如锥刺，局部发凉，不时呼叫，屈伸不利，不能坐、立、行，只能取卧位。舌质淡，苔白，脉沉紧。证属气血亏虚，寒湿阻络。治宜补气养血，散寒除湿，活络止痛。遵《金匮要略》乌头汤加味。黄芪、麻黄各15g，白芍、木瓜各30g，制乌头12g，桂枝10g，防己20g，炙甘草6g，生姜3片，大枣5枚为引。服两剂后，膝关节疼痛明显减轻，肿消过半，能坐、站一时许，行走丈余，但夜间仍痛，舌质淡，苔白，脉沉细微迟。寒湿未尽，原方加干姜12g，又服4剂。药后膝关节肿痛基本消失。为巩固疗效，又以前方加减服5剂。药后痛止，行走方便。[王海洲.运用经方治疗急症验案四则.国医论坛，1990，5（1）：17–18.]

十四、五体痿

【原文】黄帝问曰：五脏使人痿，何也？岐伯对曰：肺主身之皮毛，心主身之血脉，肝主身之筋膜，脾主身之肌肉，肾主身之骨髓。故肺热叶焦，则皮毛虚弱急薄，著则生痿躄也。心气热，则下脉厥而上，上则下脉虚，虚则生脉痿，枢折挈，胫纵而不任地也。肝气热，则胆泄口苦，筋膜干，筋膜干则筋急而挛，发为筋痿。脾气热，则胃干而渴，肌肉不仁，发为肉痿。肾气热，则腰脊不举，骨枯而髓减，发为骨痿。（《素问·痿论》）

【提要】本条论述五体痿的病机及其临床表现。

【释义】痿躄以皮肤干枯不荣、肌肉枯萎、四肢痿弱、不能站立和行走为特征，主要病机为"肺热叶焦"。脉痿以关节松弛痿软、下肢软弱不能站立与行走、关节不能收提为特点，主要病机是心气热，致使三阴经脉厥逆而上，下脉空虚而成。筋痿以口苦、肢体拘挛为特点，主要病机是肝气热，津血虚少，经脉失养，筋膜干枯所致。肉痿以口干渴、肌肉麻木不仁、下肢痿弱无力为特点，主要病机是脾气热，精气耗伤，水谷精微不能营养肢体肌肉所致。骨痿以腰脊不能伸举、下肢痿软不能站立和行走为主要特点，主要病机是肾气热，热煎髓减，致不能持重、站立，或腰脊不举等。

【临床应用】痿之病变虽在四肢，但根源却发于五脏。其中，又以"肺热叶焦"则生痿躄为五体痿之首，强调肺气热是痿证发生的主要病机。肺主气，朝百脉，居五脏之上，能敷布精血津液以内养脏腑、外濡五体。若肺气热，内可灼伤肺中津液，肺之清肃不行，水精四布失常，五脏失养，四肢不得禀水谷精微之气滋养，以致四肢痿废不用，而成痿躄之证。由于肺气热与诸痿皆有关，故不曰"皮痿"而称"痿躄"。《素问·至真要大论》之"诸痿喘呕，皆属于上"恰与此相呼应。

【医案举例】杨某，男，40岁。近两个月来双下肢乏力明显，初起上楼及蹲下困难，渐至难以步履。诊见两下肢肌肉萎缩，颈部无明显肿块，心慌，怕热汗出，口干引饮，消谷善饥，大便溏薄、一日数行，小便短赤，苔薄质红，脉数滑而弦。辨证属脾胃热盛而痿。治拟清热泻火，滋养宗筋。处方：黄连、黄柏、白芍、炙甘草各 9g，石膏 20g，知母、怀牛膝各 15g，玉竹、海藻、天麦冬各 12g，熟地黄、昆布各 10g。7 剂，水煎服，日 1 剂，日两服。二诊消谷善饥明显减轻，大便仍溏薄、每日两次。口干依然，苔薄质红，脉弦滑。上方加沙参 12g，淮山药、炒白术各 10g，10 剂，煎服法同前。三诊能下床站立，并在屋内走动，但时间较短。每餐 100g 米饭，两餐间无需再进食，口干已除，大便每日一行，苔薄质红已减。上方去黄连、黄柏，加炙黄芪 15g，茯苓 12g。连服两个月，肌肉恢复如常，行走逐渐有力，各项检查指标均恢复正常。续以此方服用半年，病情稳定。（王庆其 . 内经临证发微 . 上海：上海科学技术出版社，2007.）

十五、痿证的病因病机

【原文】帝曰：何以得之？岐伯曰：肺者，脏之长也，为心之盖也，有所失亡，所求不得，则发肺鸣，鸣则肺热叶焦。故曰：五脏因肺热叶焦，发为痿躄，此之谓也。悲哀太甚，则胞络绝，胞络绝则阳气内动，发则心下崩，数溲血也。故《本病》曰：大经空虚，发为肌痹，传为脉痿。思想无穷，所愿不得，意淫于外，入房太甚，宗筋弛纵，发为筋痿，及为白淫，故《下经》曰筋痿者，生于肝，使内也。有渐于湿，以水为事，若有所留，居处相湿，肌肉濡渍，痹而不仁，发为肉痿。故《下经》曰肉痿者，得之湿地也。有所远行劳倦，逢大热而渴，渴则阳气内伐，内伐则热舍于肾。肾者水脏也，今水不胜火，则骨枯而髓虚，故足不任身，发为骨痿。故《下经》曰骨痿者，生于大热也。

帝曰：何以别之？岐伯曰：肺热者，色白而毛败；心热者，色赤而络脉溢；肝热者，色苍而爪枯；脾热者，色黄而肉蠕动；肾热者，色黑而齿槁。（《素问·痿论》）

【提要】本条论述痿证的病因病机及鉴别诊断。

【释义】"有所失亡""悲哀太甚""思想无穷，所愿不得"均为情志所伤，气郁化热，热灼津伤而成痿。本节心、肺、肝三脏气热，均为情志所伤引起。"意淫于外，入房太甚""有所远行劳倦"，为劳倦过度，伤精耗气，阴不制阳，内伐真阴，阳亢生热致痿。本节的肝肾气热由此引起。"有渐于湿，以水为事，若有所留，居处相湿"乃湿邪浸淫，湿邪化热，久则生痿。这是引起脾热的成因。"有所远行劳倦，逢大热而渴"，此远行触冒暑热，热灼津伤，骨髓空虚成痿。这是肾气热生骨痿的成因。

痿证主要依据五脏外合五色、五体、五华（包括毛、络、爪、肉、齿等）的异常现象进行鉴别诊断。

【临床应用】痿证的病因虽不相同，但导致五脏气热、津液气血内耗、皮肉筋脉骨失养是其共同病机。可见，痿证虽然病在五体，病机关键却在五脏。正如张志聪云："夫五脏各有所合，痹从外而合病于内，外所因也。痿从内而合病于外，内所因也。"

【医案举例】范某，男，64 岁。两腿麻木无力、感觉丧失 6 年。曾因胃及十二指肠溃疡出血而行胃次全切除术。术后长期消化不良，纳少，常感两足如着袜套，用热水泡脚不知热，鞋子掉了还往前走，行步无力，站立不稳，经常摔跤，西医诊断为多发性神经炎。伴纳呆、失眠、头晕目眩、耳鸣、耳聋等，尿频、便溏、一日数行，苔厚白腻，脉沉细。此乃肉痿，久居湿地，脾失健运，肝肾不足，筋骨失养。治以培补肝肾为主，佐以健脾利湿。处方：淫羊藿、白蒺藜各 30g，熟地黄、附片、龙骨（先煎）、茯苓、山药各 18g，杜仲、巴戟天、天麻、猪苓各 12g，桂枝 15g，白术 24g。连服两个月后，两腿有力，站立平稳，能扶桌子行步，食欲增进，偶尔能听到钟表声，趾凉减轻，大便成形，尿频好转，仅下肢发凉，腰酸，乏力，口干，脉弦细，两尺无力，舌质淡，苔薄。再拟补益肝肾调治之。（王庆其．内经临证发微．上海：上海科学技术出版社，2007．）

十六、治疗痿证的基本原则

【原文】帝曰：如夫子言可矣。论言治痿者，独取阳明何也？岐伯曰：阳明者，五脏六腑之海，主润宗筋，宗筋主束骨而利机关也。冲脉者，经脉之海也，主渗灌溪谷，与阳明合于宗筋，阴阳总宗筋之会，会于气街，而阳明为之长，皆属于带脉，而络于督脉。故阳明虚，则宗筋纵，带脉不引，故足痿不用也。帝曰：治之奈何？岐伯曰：各补其荥而通其俞，调其虚实，和其逆顺，筋脉骨肉，各以其时受月，则病已矣。帝曰：善。（《素问·痿论》）

【提要】本条论述治疗痿证的基本原则。

【释义】第一，"治痿者独取阳明"。足阳明胃为五脏六腑之海，有润养宗筋的作用，而宗筋有束骨利关节之功。人体的骨节筋脉依赖阳明化生的气血濡养，才能运动自如。阴经、阳经总会于宗筋，合于阳明。冲脉为十二经脉之海，将来自阳明之气血渗灌于溪谷，并与阳明合于宗筋，故"阳明为之长"。"阳明虚则宗筋纵，带脉不引，故足痿不用"，所以"取阳明"成为治疗痿证的关键。

第二，"各补其荥而通其俞"，提示治痿还须根据痿证的病变部位、虚实顺逆，针对有关的脏腑经络进行辨证论治。

第三，"各以其时受月"，提出治疗痿证还要坚持"因时制宜"原则，既要根据病变部位及其虚实顺逆，又要结合脏腑所主时令来立法选穴针刺，以提高疗效。

【临床应用】所谓"取阳明"主要指针刺治疗而言，均为针刺治疗痿证的原则，但作为方药论治的准则亦具有实践价值。此处"独"不能理解只取阳明，从下文"各补其荥而通其俞，调其虚实，和其逆顺"分析，治痿仍须辨证论治，此以"独"字突出调理后天脾胃在痿证治疗中的重要作用。本节论痿的病机突出在肺，论治突出在阳明。人之气血津液生化来源于胃，而布散周身则依赖于肺，这是从不同角度突出肺胃在痿证发病与治疗中的重要作用。

【医案举例】朱某，女，54 岁。患有胃病史 10 年余。3 年前钡剂摄片诊断为胃下垂。近 1 年来胃脘胀痛，咀嚼乏力，厌食，每餐仅进一碗稀粥或少量烂面，晚上泛吐清水，大便溏泄、每日 2～5 次，体重不足 40kg。今年 1 月胃镜检查诊断为萎缩性胃炎。现面色不华，形体奇瘦，精神疲惫，皮肤干糙，肌肉萎缩，声音不扬。诉恶寒甚，四肢麻冷，下肢为甚，行动乏力，懒于动作，嗜睡床第，口腔内两侧面颊黏膜皱涩难忍，舌淡红，舌质瘦瘪少津，脉象沉细。患者气血阴阳俱亏，津液枯槁，皮、肉、脉、筋、膜、骨等均呈现痿象。《经》云："大经空虚，发为肌痹，传为脉痿。"现胃腑有萎缩性炎症，胃液分泌极度不足，毫无食欲，进食甚少，长期腹泻，消化吸收功能甚差，不能充实生化气血之营养，其关键问题在消化道，应遵从"治痿独取阳明"之治疗原则，首先治疗手足阳明经胃肠与脾脏。治法温脾阳，益气养阴，以助胃气。药用炙黄芪、党参、炒白术、川桂枝、炒白芍、炙甘草、淡干姜、淡附片、云茯苓、乌梅焦、山楂、绿萼梅、饴糖、大枣。服药 3 周，胃纳增，不吐清水，泄泻减轻，脘胀、四肢麻消失，舌脉同前。病情已有转机，加减用药进行调治。两年半后，胃脘已无不适，偶尔略见泛酸，大便成形。口腔黏膜感觉良好，皮肤光润，肌肉渐丰，行动有力，能操持家务。每餐 100 ～ 150g，体重增至 50kg，脉舌正常。胃镜检查为浅表性胃炎，乃停药。（王庆其．内经临证发微．上海：上海科学技术出版社，2007.）

十七、水胀、肤胀、鼓胀

【原文】黄帝问于岐伯曰：水与肤胀、鼓胀、肠覃、石瘕、石水，何以别之？岐伯答曰：水始起也，目窠上微肿，如新卧起之状，其颈脉动，时咳，阴股间寒，足胫肿，腹乃大，其水已成矣。以手按其腹，随手而起，如里水之状，此其候也。

黄帝曰：肤胀何以候之？岐伯曰：肤胀者，寒气客于皮肤之间，然不坚，腹大，身尽肿，皮厚，按其腹，窅而不起，腹色不变，此其候也。

鼓胀何如？岐伯曰：腹胀，身皆大，大与肤胀等也，色苍黄，腹筋起，此其候也。（《灵枢·水胀》）

【提要】本条论述水胀、肤胀、鼓胀的主症及其鉴别要点。

【释义】水胀与肤胀都腹大身肿，但水胀的特点是以手按其腹，随手而起，如里水之状，有波动感，腹腔有水；肤胀的特点是腹部按之无波动感，叩之如鼓，腹色不变，腹腔无水而有气。水胀的病机是由阳气不达，气不行水，水停于内，泛溢于外所致，病理重心在水停，故其治重在利水；肤胀的病机是由寒客皮肤，阻碍气机，气停腹中，聚于肌肤所致，病理重心在气滞，故其治重在行气。

水胀与鼓胀皆有腹大身肿的症状，但水胀之皮肤薄而光泽，鼓胀之皮肤色苍而黄，并有腹壁脉络凸起显露。水胀与鼓胀的病机虽然都有脾肾阳气失调，水液停聚，但鼓胀的重点是肝血瘀阻，阻碍水行。因此，水胀的治疗重在调理阳气、利水消肿，而鼓胀的治疗重在活血逐瘀、通脉行水。

肤胀与鼓胀虽然均有腹大身肿的症状，但肤胀病在气，以腹色不变为特点，而鼓胀病在血，以腹色苍黄，腹脉凸显为特点。因此，肤胀的治疗重在行气，鼓胀的治疗重在活血。

【临床应用】据本节对水胀与肤胀的鉴别，后世医家便有按之随手而起者属水，按之窅而不起者属气之说。但是临床上鉴别水胀与肤胀时，应全面收集临床表现，进行综合分析判断，然后作出正确诊断。

【医案举例】患儿 7 岁，面色淡白，神气消索，全身浮肿，大腹如鼓，胸膺高凸，阴囊肿大透亮，小便点滴难下。舌体胖，舌质淡，苔腻水滑，脉微细欲绝。此正气大虚，气不化精而化水，水湿泛滥，流溢皮里膜外。病情迁延，形神俱衰，证情险笃，恐凶多吉少。拟方：生黄芪 50g，土茯苓、黑大豆、牡蛎（捣）各 30g，大枣 7 枚。3 剂后，小便通畅，肿势稍退，神气略振，脉较前有力。原方加巴戟肉、黄柏各 15g，泽泻 18g。再服 1 周，小便 24 小时总量已达 1500mL 以上，水肿大减，阴囊肿胀基本退尽，所喜胃气来复，渐可进展，神态活跃，舌淡苔薄，舌体不胖，脉细有神。当守前法，耐心调养。以"简验方"增减，一连服 3 个月，诸症全消，悉如常人，体检化验均在正常范围。随访两年，未再复发。（王庆其．杏林散叶——王庆其医话医案集．北京：人民卫生出版社，2011．）

十八、肠覃与石瘕

【原文】肠覃何如？岐伯曰：寒气客于肠外，与卫气相搏，气不得荣，因有所系，癖而内著，恶气乃起，息肉乃生。其始生也，大如鸡卵，稍以益大，至其成，如怀子之状，久者离岁，按之则坚，推之则移，月事以时下，此其候也。

石瘕何如？岐伯曰：石瘕生于胞中，寒气客于子门，子门闭塞，气不得通，恶血当泻不泻，衃以留止，日以益大，状如怀子，月事不以时下。皆生于女子，可导而下。（《灵枢·水胀》）

【提要】本条论述肠覃、石瘕的病位、病因病机、症状特点、鉴别要点及治疗方法。

【释义】肠覃的病变部位在肠外。肠覃是寒邪入侵肠外，与卫气相搏，凝滞气血，日久结块而成。肠覃早期大如鸡蛋，逐渐长大，及至后期，腹部胀大，状如怀子，按之坚硬，推之可移，其在女子则月经不受影响而按时来潮。

石瘕的病变部位在子宫，乃寒邪入侵子宫，子宫闭塞，气血不通，恶血留滞宫内并结块而成。石瘕可影响月经按时来潮，而且逐渐增大，病之后期，腹部胀大，状如怀子。肠覃与石瘕都是以腹内结块为主要特征的积病，均属气滞血瘀之证，皆可用破血逐瘀之法导而下之。

【临床应用】肠覃与石瘕均属积病。积聚是以腹内结块，或胀或痛为主要特征的一类疾病。《内经》认为，积聚的主要病理变化是气、血、水的结聚，因此，理气、活血、除湿是这类疾病的基本治法。《素问·至真要大论》提出的"坚者削之""结者散之""留者攻之"等治法，均可根据具体病情而采用。

【医案举例】郑某，女，34岁。小腹胀满疼痛，扪及包块，推之不移，痛有定处，带下增多、色微黄、气腥秽，舌边尖红，苔微黄，舌质暗，舌下络脉增粗，脉弦细而数。B超提示子宫后壁强回声团，并可见多处小暗区包块。患者曾患乙肝，肝功能反复异常，心情抑郁不欢，兼经期行房。辨证属肝郁气滞在先，房事不节在后，终致气滞血瘀而成石瘕。处以香棱丸加减（《济生方》）。木香、三棱、莪术、丁香各12g，小茴香6g，川楝子、青皮、枳壳、红藤、蒲公英各10g。5剂显效。守方服25剂，症状消失，B超复查正常。（王庆其．内经临证发微．上海：上海科学技术出版社，2007．）

十九、水肿病

【原文】帝曰：其有不从毫毛而生，五脏阳以竭也。津液充郭，其魄独居，孤精于内，气耗于外，形不可与衣相保，此四极急而动中，是气拒于内，而形施于外，治之奈何？岐伯曰：平治于权衡，去宛陈莝，微动四极，温衣，缪刺其处，以复其形。开鬼门，洁净府，精以时服，五阳已布，疏涤五脏。故精自生，形自盛，骨肉相保，巨气乃平。（《素问·汤液醪醴论》）

【提要】本条论述水肿病的病机、治则治法。

【释义】阳气具有温煦推动作用，五脏阳气郁遏，气行不畅，阻碍津行，津停为水，水泛肌肤，形成水肿。治疗水肿病的总则是协调阴阳，恢复平衡。

第一，"微动四极"，即轻微活动四肢。其作用是疏通气血，振奋阳气。其既有利于经脉中气血津液的流通运行，又可促进阳气的化气行水之功。第二，"温衣"，即加衣温覆，目的是保护阳气，消散寒湿之气。第三，"缪刺其处"。针刺可达到恢复血脉运行、促使经络畅通的效果。如此，既有利于气血津液的运行转输，又为其他治疗奠定基础。第四，"开鬼门，洁净府"，即发汗、利小便。第五，"精以时服"，即食用营养丰富的食物，以之益气养精。

【临床应用】本节所论"开鬼门，洁净府"的水肿治法实际上是调节脏腑功能，促进津液代谢以消除水肿的有效方法与途径。临床运用时，可根据病情，或发汗或利小便，或两者并用，以达到扶正祛邪、消除水肿的目的。

【医案举例】肤肿起于胎前，剧于产后。据述蓐中恶露不畅，弥月不减。古人谓血分化为水分者，以消瘀为主。拟用疏瘀行水、温调脾肺之法。桂枝、椒目（盐水炒）、归尾炭、红花（酒炒）、广木香、杏仁、冬瓜皮、大腹皮、茯苓皮、桑白皮、苏子叶、青陈皮、六曲炭、姜皮。此案也说明，疏瘀行水也是治疗水肿病的重要方法。（张耀卿．柳宝诒医案．北京：人民卫生出版社，1981.）

第八章 论治 ▷▷▷

一、因地制宜

【原文】黄帝问曰：医之治病也，一病而治各不同，皆愈何也？岐伯对曰：地势使然也。故东方之域，天地之所始生也。鱼盐之地，海滨傍水，其民食鱼而嗜咸，皆安其处，美其食。鱼者使人热中，盐者胜血，故其民皆黑色疏理。其病皆为痈疡，其治宜砭石。故砭石者，亦从东方来。

西方者，金玉之域，沙石之处，天地之所收引也。其民陵居而多风，水土刚强，其民不衣而褐荐，其民华食而脂肥，故邪不能伤其形体，其病生于内，其治宜毒药。故毒药者亦从西方来。

北方者，天地所闭藏之域也。其地高陵居，风寒冰冽，其民乐野处而乳食，脏寒生满病，其治宜灸焫。故灸焫者，亦从北方来。

南方者，天地所长养，阳之所盛处也。其地下，水土弱，雾露之所聚也。其民嗜酸而食胕，故其民皆致理而赤色，其病挛痹，其治宜微针。故九针者，亦从南方来。

中央者，其地平以湿，天地所以生万物也众。其民食杂而不劳，故其病多痿厥寒热。其治宜导引按跷，故导引按跷者，亦从中央出也。

故圣人杂合以治，各得其所宜，故治所以异而病皆愈者，得病之情，知治之大体也。（《素问·异法方宜论》）

【提要】本条论述"一病而治各不同，皆愈"的道理在于"地势不同"，提出"因地制宜"治则和"同病异治"方法。

【释义】五方由于地域不同而有地理、气候、物产差异，从而决定了五方之人的居住条件、环境、饮食结构及饮食习惯各自不同而发病亦异。地势有高低，地域有南北，气候有寒温，发病有不同。《内经》针对五方地域性常见病、多发病而创建的砭石、毒药、灸焫、微针、导引按跷等不同治疗工具和治疗方法，对不同疾病的治疗各有其优势。

【临床应用】本节原文指出"圣人杂合以治，各得其所宜"，是中医治病必须坚持的原则，是对医生诊疗技术提出的基本要求。一方面是医生应该掌握多种医疗技能，才能在临证时各取所需，应付自如；另一方面是善于"得病之情"，真正实现各种治法。"得病之情"，即要求临床医生既要了解患者所处的自然环境、生活习惯及个体体质等病情差异，又要在诊病时细心、耐心、全面分析病情，从而拟定最适合病情的治疗方案，这样才能收到"病皆愈"的效果。值得一提的是"杂合以治"，并非治疗手段在形式上的结合，而是根据病情的需要，将各种疗法合理配合，以达到治疗疾病的目的。

【医案举例】著名中医专家方药中教授在京治慢性肾病甚多，针对其中脾肾阳虚者，辄用附、桂之类，其附子常达 15～30g，且持续数月乃至经年，收效甚佳。余学成返沪工作，在平素诊疗中，亦以方师经验付诸实践，动辄以附子 15g 佐方中，谁知竟有数位患者或鼻衄，或牙龈痛、咽痛，或口干便秘，自忖乃附子过量之故。反思京沪两地人体质有别，对辛热之品耐受性有异，遂日减其量，火烛小心。读《异法方宜论》"医之治病也，一病而治各不同"，今一药而量不同，何也？地势使然，体质使然。（王庆其.内经临证发微.上海：上海科学技术出版社，2007.）

二、取法阴阳的针刺

【原文】故善用针者，从阴引阳，从阳引阴，以右治左，以左治右，以我知彼，以表知里，以观过与不及之理，见微得过，用之不殆。（《素问·阴阳应象大论》）

【提要】本条论述取法阴阳的针刺治疗法则和方法。

【释义】从阴引阳、从阳引阴、以右治左、以左治右来调整经气阴阳的针刺方法。本节还提出"观过与不及之理"和"见微得过"的观点，不仅要求医生在诊断上要明辨邪正虚实，而且要能对疾病的发展趋势做出判断——见微知著。

【临床应用】强调阴阳理论在针刺治疗中的应用的重要性。阴阳是存在于自然万物与人体生命中的共有规律，人体生命的健康是阴阳协调的结果，而疾病的发生与死亡则是阴阳失调甚至阴阳格拒所致。因此，治疗疾病都要以阴阳为纲。后世八纲辨证中阴阳二纲为总纲的观点即本源于此。

【医案举例】患者，男，75 岁，因用脑焦劳，忽然两足"胫纵而不任地"。心烦于上，足冷于下，两膝之筋，不相提挈，下蹲易而起立难，此即《素问·痿论》所云"心气热，则下脉厥而上，上则下脉虚，虚则生脉痿"之候也，治宜"从阴引阳"，温其下则足自暖而上自清，用艾条灸关元、足三里、阳陵泉、绝骨、三阴交。每晚入睡前，每穴灸 5 分钟，后四穴每晚只灸两穴，左右交叉取之。罗天益云"灸足三里'助胃气'，并'撤上热，引气下行'"。手法用雀啄灸令患者有灼热而无灼痛感，皮肤红而不起疱为度。连续灸 3 周，并用艾附煎汤洗足，收到上热除、下寒温、起立行走正常的疗效。（刘炳凡.黄帝内经临证指要.长沙：湖南科学技术出版社，1998.）

三、因势利导的治疗原则

【原文】故曰：病之始起也，可刺而已；其盛，可待衰而已。故因其轻而扬之，因其重而减之，因其衰而彰之。形不足者，温之以气；精不足者，补之以味。其高者，因而越之；其下者，引而竭之；中满者，泻之于内。其有邪者，渍形以为汗；其在皮者，汗而发之；其剽悍者，按而收之；其实者，散而泻之。审其阴阳，以别柔刚，阳病治阴，阴病治阳，定其血气，各守其乡。血实宜决之，气虚宜掣引之。（《素问·阴阳应象大论》）

【提要】本条论述因势利导的治疗原则。

【释义】虚证则应因其衰而彰之（补），包括形不足者温之以气，精不足者补之以味，气虚宜掣引之，实证则应散而泻之。其中病邪轻浅者可用轻扬宣散之法，包括其高者因而越之，其有邪者渍形以为汗，其在皮者汗而发之。邪气盛实难以速去者，可用逐渐削弱之法，包括其在下者引而竭之，中满者泻之于内，其剽悍者按而收之，血实宜决之。

【临床应用】本段经文以阴阳理论为纲，提出了"因势利导"的治疗原则，为后世汗、吐、下、和、温、补、消、清八法的形成奠定了基础，对于后世中医治则治法的发展和临床实践具有重要影响和指导意义。

【医案举例】患者 41 岁，停经 3 个月，前医用通经药 1 个月，不效。询之每次月经欲来不至之时皆有动静，但一过而已，过后如常。嘱其计算月经周期，待时来诊。届时诊有腰酸，腹部不适感，伴面部、肢体浮肿，小腹坠胀，小便不利。舌胖大色紫，脉沉，左弦细。辨为气血亏虚，肝郁脾虚，水湿阻滞。处以太子参、白术、茯苓、当归、杭白芍益气养血，合泽泻、车前子健脾利水，合益母草、三七、川芎、鸡血藤、泽兰、怀牛膝养血活血通经，佐以柴胡、枳壳调肝理气。嘱经来停服。过后来报，届时腰酸而腹坠明显，但未见经血。因思年龄偏大，且舌质淡而有阳弱之象，虽有"月事以时下"之势，但无鼓动破壳之力，于是待至又 1 周期前，加二仙、巴戟天以激奋之，意在月经来潮之前服药，顺其经来生理之势而予利导之法，果然应时而至。此后嘱患者再用 1 个月经周期，以巩固效果。后随访痊愈。（王庆其 . 内经临证发微 . 上海：上海科学技术出版社，2007.）

四、正治法与反治法

【原文】寒者热之，热者寒之，微者逆之，甚者从之，坚者削之，客者除之，劳者温之，结者散之，留者攻之，燥者濡之，急者缓之，散者收之，损者温之，逸者行之，惊者平之，上之下之，摩之浴之，薄之劫之，开之发之，适事为故。

帝曰：何谓逆从？岐伯曰：逆者正治，从者反治，从少从多，观其事也。帝曰：反治何谓？岐伯曰：热因热用，寒因寒用，塞因塞用，通因通用。必伏其所主，而先其所因，其始则同，其终则异，可使破积，可使溃坚，可使气和，可使必已。（《素问·至真要大论》）

【提要】本条论述正治法和反治法的概念及其运用。

【释义】"逆者正治"，即逆治法，又称正治法，"微者逆之"，即正治法适用于病轻或虽重而病情单纯无假象的疾病，所选药物的属性与疾病征象相反。正治法运用范围甚广，包括寒者热之、热者寒之、坚者削之、客者除之、劳者温之、结者散之、留者攻之、燥者濡之、急者缓之、散者收之、损者温之、逸者行之、惊者平之等。

"从者反治"，即从治法，又称反治法，"甚者从之"，即反治法适用于病情复杂、表象与本质不符，即出现假象的病情，所选药物的属性与表象（假象）一致。反治法主要包括热因热用、寒因寒用、塞因塞用、通因通用。反治法虽属顺其病象用药，但就其实质，仍是针对疾病的本质而治。所谓从治，只是顺其病之假象，实则仍是逆其病之本质而治。

【临床应用】正治法从逆其病象入手，直接针对病的本质用药，反治法则是从顺其病象入手，实也针对其本质用药，两法殊途而同归。因此，可以说正治与反治是在治病求本原则指导下，表面相反而实则归一的治法形式，反治法是正治法的必要补充。诚如张介宾列举假寒的"阳证似阴，火极似水"，假热的"阴证似阳，水极似火"，假实的"至虚有盛候"，假虚的"大实有羸状"的种种表现。

【医案举例】石山治一人，年逾三十，病中满，朝宽暮急，屡医不效。汪诊视，脉浮小而弦，按之无力。曰此病宜补。人参二钱，白术、茯苓各一钱，黄芩、木通、归尾、川芎各八分，栀子、陈皮各七分，厚朴五分，煎服。且喻之曰：初服略胀，久则宽矣。彼疑气无补法。汪曰此俗论也。气虚不补，则失其健顺之常，痞满无从消矣，经曰塞因塞用，正治此病之法也。服之果愈。（明·江瓘.名医类案.北京：人民卫生出版社，1957.）

五、阴阳虚衰的治疗法则

【原文】帝曰：论言治寒以热，治热以寒，而方士不能废绳墨而更其道也。有病热者，寒之而热；有病寒者，热之而寒。二者皆在，新病复起，奈何治？岐伯曰：诸寒之而热者取之阴，热之而寒者取之阳，所谓求其属也。（《素问·至真要大论》）

【提要】本条论述阴阳虚衰所致寒热的机理及其治疗法则。

【释义】"有病热者，寒之而热"，指由阴虚而引起的发热，病机是阴虚阳亢。此时若用苦寒药泄热，反会化燥伤阴，导致热不能退。正确的治法当为"诸寒之而热者取之阴"，即滋阴以制阳，即王冰所说"壮水之主，以制阳光"。"有病寒者，热之而寒"，指由阳虚而引起的畏寒，病机是阳虚阴盛。此时若用辛温药散寒，反会耗伤阳气，导致寒不能去。正确的治法当为"热之而寒者取之阳"，即壮阳以消阴，即王冰所说"益火之源，以消阴翳"。

【临床应用】阴虚生热，阳虚生寒，若按实证施治，必然愈治愈虚，旧病不减，新病又增，故另设"诸寒之而热者取之阴，热之而寒者取之阳"条，以醒人耳目，临证多有指导意义。

【医案举例】一女性口腔溃疡患者，口中秽臭，口干思饮，大便干结，且常年牙痛起伏，舌红，苔薄黄，脉弦小涩。初诊之，全然以为胃火炽盛而导致口腔溃疡，然用石膏、知母、连翘、黄连等寒凉、清热之品，加大黄苦寒泄热于下，1周后复诊，非但口腔溃疡未消，反增胃脘作痛隐隐。细酌辨证之法和用药，显然其胃隐痛与过用苦寒有关。然既已苦寒如此，何缘热仍不清而口腔溃疡更甚？猛悟经有曰"诸寒之而热者取之于阴"。其人虽有胃火之象，但也有阴虚之体的基础。齿为骨之余，肾水不足，虚火上扰，可致牙痛绵绵；阴虚失于濡润，上可口干，下可便秘，更有脉象弦中带涩。弦为火热，涩为阴虚不足，故一味苦寒，虽期望热清却更伤其阴，阴愈伤则热愈盛。火盛阴虚相因为病，则立养阴清胃之法，取玉女煎增减。熟地黄改用生地黄、麦冬，共补肾水胃阴；石膏、知母清胃热，退虚火；牛膝引火下行；更加玉竹，以增清养胃阴之功。药进

3 剂，口腔溃疡已退。7 剂后复诊，改用增液汤加天花粉、玉竹、白薇、女贞子、枸杞子等而善后。（王庆其．内经临证发微．上海：上海科学技术出版社，2007.）

六、神机在治疗中的重要性

【原文】帝曰：形弊血尽而功不立者何？岐伯曰：神不使也。帝曰：何谓神不使？岐伯曰：针石，道也。精神不进，志意不治，故病不可愈。今精坏神去，荣卫不可复收，何者？嗜欲无穷，而忧患不止，精气弛坏，荣泣卫除，故神去之而病不愈也。

帝曰：夫病之始生也，极微极精，必先入结于皮肤。今良工皆称曰病成，名曰逆，则针石不能治，良药不能及也。今良工皆得其法，守其数，亲戚兄弟远近，音声日闻于耳，五色日见于目，而病不愈者，亦何谓不早乎！岐伯曰：病为本，工为标，标本不得，邪气不服，此之谓也。（《素问·汤液醪醴论》）

【提要】本条论述神机在治疗中的重要性和"标本不得"的危害性。

【释义】所谓"神不使"是指人体脏腑气血功能衰弱而不能对治疗做出反应。在疾病的治疗中，药物和针刺仅仅是治疗工具，其治疗作用的机理只是对脏腑、经脉气血起到辅助、调节作用。而调动病人的主观能动性，发挥病人自身神气的作用，是取得临床治疗效果的关键所在。

本节的"标本"是指在疾病治疗过程中，以病人及其疾病为本，以医生及其治疗手段为标。医生及其治法必须符合病人的病情，才能取得疗效。如果两者不符，配合失当，则疾病不愈。如果病人未能及早求治，至大病已成之时，则良医弗为，即"标本不得"而邪气不服。这种对医患关系的认识，体现了《内经》重视内因的观点，也形成了中医临床医患关系互相配合以提高临床疗效的独特风格。

【临床应用】神气，即人体脏腑气血的功能，是各种治法赖以发挥作用的生理基础。嗜欲无穷，忧患不止，足以耗损这种生理基础，造成神不使而功不立。病人未能及早求治，至大病已成之时，良工亦难挽回颓势，使"标本不得"而"邪气不服"。重视"神气"和"标本相得"的思想，是《内经》治疗学重视内因观点的重要体现。调动病人的主观能动性，发挥神气的作用，是取得临床治疗效果的关键所在。神不使则功不立，标本不得则邪气不服，临床颇多验证。

【医案举例】罗谦甫治一病人，躯干魁梧，而意气豪雄，喜交游而有四方之志。年逾三旬，已入仕至五品，出入骑从塞途，姬侍满前，饮食起居无不如意。不三年以事罢去，心思郁结，忧虑不已，以致饮食无味，精神日减，肌肤渐至瘦弱，无如之何，遂耽嗜于酒，久而中满，始求医。医不审得病之情，辄以丸药五粒温水送下，二十余行。时值初秋，暑热犹盛，因而烦渴，饮冷过多，遂成肠鸣腹痛而为痢疾，有如鱼脑，以致困笃，延罗氏治之。诊其脉乍大乍小，其症反复闷乱，兀兀欲吐，叹息不绝。罗氏曰："此症难治。启元子曰：神屈故也。"（清·魏之琇．续名医类案．北京：人民卫生出版社，1957.）

七、用药法度与食养作用

【原文】病有久新，方有大小，有毒无毒，固宜常制矣。大毒治病，十去其六；常毒治病，十去其七；小毒治病，十去其八；无毒治病，十去其九；谷肉果菜，食养尽之，无使过也，伤其正也。不尽，行复如法。(《素问·五常政大论》)

【提要】本条论述用药法度与食养作用。

【释义】病有新旧之异，方有大小之别，药有峻缓之分。药虽能治病，但对人体正气也会带来一定的损害。因此，应根据药性的峻缓和毒性的有无、大小来决定治病用药法度及饮食调养。"谷肉果菜，食养尽之"，指疾病恢复期，余邪未尽，应用膳食调养，以恢复正气和自身的抗病能力，达到驱除余邪的目的。

【临床应用】凡用药治病，必须掌握药性之峻缓，中病即止，切勿过用，这是用药的基本法度。金元四大医家攻邪派代表张从正指出："凡药有毒也，非止大毒，小毒谓之毒，虽甘草、苦参，不可不谓之毒，久服必有偏胜。"(《儒门事亲·推原补法利害非轻说》)即便是药性平和无毒之品，也不可常服、久服或多服。本节所反映的《内经》治疗学中重视饮食调养和顾护正气的思想，时至今日，仍是临床用药的基本原则。

【医案举例】赵某，女，56岁，3个月来皮肤逐渐黄染，并出现腹大，肢体消瘦，有肝病史。刻诊形体消瘦，胸闷气微紧，腹大脐凸，脉络怒张，伴胁痛，面、胸、颈部有血痣，呈丝纹状，肤色苍黄，手掌赤痕，纳呆，神疲乏力，大便溏薄，舌质淡暗，脉细涩，腹水征(+)。辨证：肝郁脾虚，运化失职，升降失衡，清浊相混，气滞血瘀，水湿停聚，气血水壅滞腹中。治法：益气化瘀，行气利水。处方：调营饮加减。当归、泽兰、大腹皮各10g，赤芍、丹参、泽泻、槟榔各15g，赤苓、益母草各20g。日1剂，水煎，分3次服。另水炖红参15g，待用；再取甘遂3g，研末，放入空心胶囊中，开水吞服，15分钟后取红参水服尽。药后泻下3次，始觉腹部松软，胃纳增多，乏力好转。停用甘遂，继用调营饮加参、芪等，调治两个月病安。(王庆其.内经临证发微.上海：上海科学技术出版社，2007.)

第二部分 《伤寒论》精读

绪　论 ▷▷▷

《伤寒论》每篇首载有"辨某病脉证并治"，六经病证是六经所属脏腑经络的病理变化反映于临床的各种证候，因此，综合病之部位、性质、病机、病势等加以分析、归纳，辨为某经病证，这是《伤寒论》的主要内容，也是辨证论治的重要依据。

一、太阳病证

太阳统摄营卫，主一身之大表，为诸经藩篱。凡外感风寒之邪，自表而入，每先入犯太阳，故太阳病多出现于外感疾病的早期阶段。太阳病以"脉浮，头项强痛而恶寒"为提纲，凡外感初起出现此项疾病的，叫作太阳病。太阳病可分为表证和里证两大证型。此外，太阳病有兼证，如表虚证兼项背强、兼咳喘、兼水饮等；又有因汗、下火法误治后所引起之变证，如阳虚、火逆、结胸、痞证等。

二、阳明病证

阳明病在外感病的过程中，每多出现于阳亢热盛的极期阶段。阳明病的发生可由他经传来，亦有从本经自发为病。阳明病属于里热证，以"胃家实"为提纲，其典型脉证是身热、汗自出、不恶寒、反恶热、脉大等。凡见此类脉证就是阳明病。阳明病分为热证与实证两大类型。此外，阳明病还有湿热发黄、血热致衄、蓄血、阳明中寒证等。

三、少阳病证

少阳病是半表半里的证候。少阳病的发生可由他经传来，也可由本经自受发病。少阳病以"口苦、咽干、目眩"为提纲，其主要脉症有往来寒热、胸胁苦满、默默不欲饮食、心烦喜呕、舌苔白、脉弦细等。其病机为病入少阳，枢机不利，正邪分争，进而导致脾胃功能失常。

四、太阴病证

太阴病属里虚寒，以"腹满而吐，食不下，自利益甚，时腹自痛"为提纲，也就是太阴本证。太阴病可由三阳治疗失当损伤脾阳而发病，也可由风寒外邪，或内伤生冷饮食不节直接侵袭而发。太阴病病机为脾阳虚弱，寒湿内盛，运化失常。若太阴病进一步发展，演变为脾肾虚寒，亦可形成少阴虚寒之证。

五、少阴病证

少阴病属里虚证，多值伤寒六经病变过程中后期危重的阶段，故少阴病多死证。少阴病可由表证转变而来，也可因体虚外邪直接侵入而发病。少阴病以"脉微细，但欲寐"为提纲，但少阴病当分为寒化与热化两大证型。

六、厥阴病证

厥阴病多出现伤寒末期，病情较为复杂而危重，临床上可归纳为上热下寒证，厥热胜复证及辨下利、厥逆、呕、哕四大类证。厥阴病以"消渴，气上撞心，心中疼热，饥而不欲食，食则吐蛔，下之利不止"为提纲，当是代表着上热下寒、寒热错杂的证候。

第九章　辨太阳病脉证并治 ▷▷▷

一、太阳病纲要

(一) 太阳病脉证提纲

【原文】太阳之为病，脉浮，头项强痛而恶寒。(1)

【提要】本条论述太阳病脉证总纲。

【释义】太阳主一身之表，为六经之藩篱，具有卫外的功能，风寒之邪侵袭人体，太阳首当其冲，邪正相争在表，故呈现出脉浮、恶寒、头项痛等一派表证。邪气侵袭，正气趋表抗邪，卫阳浮盛，气血充盈于外，脉应之而浮。头项部为足太阳膀胱经所过之处，邪犯经络，经气不利，气血阻滞而疼痛。风寒袭表，卫阳郁闭不宣，失于温分肉的功能，故恶寒。

太阳病往往发热、恶寒同时存在，本条虽未提及发热，却亦应包括在内，因发热一证，三阳经均有，不独见于太阳。发热原因为卫阳浮盛于外，与邪相争，或卫阳被遏不得泄越，郁积在体表。

【临床应用】本条为诊断太阳病的主要依据，对太阳病各类型均有代表性和概括性，凡《伤寒论》中首冠太阳病三字者，均系指此脉证而言。无论外感、内伤皆适用，为太阳一经受病之纲领，无论风寒温热，疫疠杂病，皆当仿此，以分经定证也。

(二) 太阳病分类

【原文】太阳病，发热汗出，恶风，脉缓者，名为中风。(2)

【提要】本条指出太阳中风的主要脉证。

【释义】文首冠以"太阳病"，可见在太阳病基础上加之"发热、汗出、恶风、脉缓"即为太阳中风证。发热为外邪袭表，卫阳浮盛于外，正邪相争所引起。发热是一种正气的表现。汗出是在邪气的影响下，素体肌腠疏松，卫气失约，卫外不固，营不内守，营阴外泄。恶风是汗出肌腠疏松，卫阳不足。

脉缓是条文理解的难点，并非一般意义的"缓脉"。众所周知，确定缓脉的一个重要指标就是脉的至数比正常为少，即一息四至。如《脉经》言："缓脉，去来小驶于迟，一息四至。"但桂枝汤证之脉缓，绝非是次数上缓之脉缓。太阳中风证之脉缓是与太阳伤寒证之脉紧相较而言的。外感风寒，正气浮于外抗邪，一般脉浮，脉次偏数。太阳伤寒证之脉紧，体实寒邪偏多，脉较紧急为似弦而短，即脉势紧急。太阳中风，体虚夹风，风为阳邪，其性走窜，故脉力较紧缓弱，是相对紧而言，以示体质之虚。尤在泾在《伤寒贯珠集》言："桂枝汤证脉缓，注家多从风性开泄言之，而风性走窜，又何以言？

此是紧去势缓。"

【临床应用】中风提纲证为太阳一经受病，以人体之气素有虚实之异，其所受之邪，每从其虚实而化。即体质不同的个体，同样感受风寒之邪，可有不同的病理反应，出现不同的证候。本条就是表虚之人，素有卫外之力不强，一旦感邪，则可出现腠理疏松，见自汗出。汗出营弱，脉象宽缓。可见疾病的形成是内外因相结合共同作用的结果，医者在审证求因过程中绝不可偏执一端。

【原文】太阳病，或已发热，或未发热，必恶寒，体痛，呕逆，脉阴阳俱紧者，名为伤寒。（3）

【提要】本条论述太阳伤寒的主要脉证。

【释义】恶寒是风寒袭表，卫阳被束，不能温分肉。体痛是卫阳被遏，营阴郁滞，太阳经气不利。呕逆是风寒袭表，卫郁不宣，肺胃失和。脉阴阳俱紧是卫阳郁闭，营阴郁滞。

"或已发热，或未发热"是经气郁闭较轻，正气达表抗邪较早，则发热；反之则发热迟。说明太阳病恶寒可以早于发热出现，而发热的早晚是正气的强弱、经气郁闭轻重而言的。"无汗"在条文中未出现，但相较于中风证，此当无汗，因为卫阳郁闭，腠理闭塞，故无汗。

【医案举例】刘某，男，50岁。隆冬季节，因工作需要出差外行，途中不慎感受风寒邪气，当晚即发高烧，体温达39.8℃，恶寒甚重，虽覆两床棉被仍洒淅恶寒，发抖，周身关节无一不痛，无汗，皮肤滚烫而咳嗽不止。视其舌苔薄白，切其脉浮紧有力，此乃太阳伤寒表实之证。治宜辛温发汗，解表散寒。方用麻黄汤。麻黄9g，桂枝6g，杏仁12g，炙甘草3g，1剂。服药后，温覆衣被，须臾，通身汗出而解。（高德.伤寒论方医案选编.长沙：湖南科学技术出版社，1981.）

【原文】太阳病，发热而渴，不恶寒者，为温病。若发汗已，身灼热者，名风温。风温为病，脉阴阳俱浮，自汗出，身重，多眠睡，鼻息必鼾，语言难出。若被下者，小便不利，直视失溲；若被火者，微发黄色，剧则如惊痫，时瘈疭；若火熏之，一逆尚引日，再逆促命期。（6）

【提要】本条论述温病的主要特点及误治引起的变证。

【释义】温病的脉证特点是发热、口渴、不恶寒。发热是温热之邪充斥表里导致的，与伤寒、中风的发热机理截然不同。口渴乃热邪伤津所致。不恶寒是无卫阳被遏，故不恶寒。条文后半部分提示温病误治后的变证。一旦误汗，辛温发汗，既可劫阴，又可助长温热之邪化火，使热邪充斥内外，故身灼热，汗出，脉阴阳俱浮；热伤津气则身重，肺窍不通则鼻息必鼾；心神受扰则多眠睡，语言难出。一旦误下，夺其阴液，化源枯竭，则小便短少而不利。若热势进一步加剧，热扰神明则直视失溲。若再用火攻，温热之邪得火之助，熏灼肝胆，胆汁外溢而发黄，热极生风，则发于惊痫。

（三）辨太阳病传变与否

【原文】伤寒一日，太阳受之，脉若静者，为不传，颇欲吐，若躁烦，脉数急者，为传也。（4）

【提要】本条论述据脉证辨太阳病传变与否之法。

【释义】"伤寒一日，太阳受之"。风寒初起，首犯太阳，可出现脉浮、头项强痛而恶寒之脉症。但人体强弱、气血及脏腑功能状态的差异，主导着疾病的转归。太阳病是否发生传变，仲景提出当据脉症表现而定。若脉象与太阳病的其他见证相符，未发生变化，说明病证仍在太阳，尚未发生传变；若出现恶心欲吐、烦躁不宁，又见脉象数急等，脉症已不属太阳病范畴。尽管发病时间短暂，但病邪已入里，病证已发生传变。

本条所述传变的"颇欲吐，若躁烦，脉数急"只是举例说明太阳病已经发生传变，指明疾病传里，至于传于何经，当据患者的其他情况作出判断。

【原文】伤寒二三日，阳明少阳证不见者，为不传也。（5）

【提要】本条承上条再论太阳病不传之辨。

【释义】"伤寒二三日"是承上条"伤寒一日"而言，根据《素问·热论》计日传经之说，外感病二日当传阳明，三日当传少阳，四日当传太阴等。现太阳病已经二三天，是否发生传变？若患者仍未见阳明身热，汗自出，不恶寒，反恶热，烦躁，口渴等，又不见少阳口苦，咽干，目眩，往来寒热，胸胁苦满，心烦喜呕等，太阳见证仍在，可由此判断病仍在太阳，未发生传变。联系上条，太阳病是否发生传变，主要依据证候是否发生了变化，不得拘于发病时日，此对临床具有重要意义。

二、太阳病本证

（一）中风表虚证

1. 桂枝汤证

【原文】太阳中风，阳浮而阴弱。阳浮者，热自发；阴弱者，汗自出。啬啬恶寒，淅淅恶风，翕翕发热，鼻鸣干呕者，桂枝汤主之。（12）

桂枝汤方

桂枝（去皮）三两，芍药三两，甘草（炙）二两，生姜（切）三两，大枣（擘）十二枚。

上五味，㕮咀三味，以水七升，微火煮取三升，去滓，适寒温，服一升。服已须臾，啜热稀粥一升余，以助药力。温覆令一时许，遍身漐漐微似有汗者益佳，不可令如水流漓，病必不除。若一服汗出病差，停后服，不必尽剂。若不汗，更取依前法，又不汗，后服小促其间，半日许，令三服尽。若病重者，一日一夜服，周时观之，服一剂尽，病证犹在者，更作服。若不汗出，乃服至二三剂。禁生冷、黏滑、肉面、五辛、酒酪、臭恶等物。

【提要】本条论述中风表虚证桂枝汤证的证治及方药。

【释义】条文第12条是对条文第2条中风证的进一步描述，从细节上告诉我们中风表虚证的特点。中风表虚证的症状特点为发热、汗出、恶风，"啬啬、淅淅、翕翕"这三个叠词，将症状特点描述得更为形象，有汉代口语的特点。"啬啬"指人因恶寒而不由自主蜷缩身体而不能舒展的样子。"淅淅"形容小雨喷洒到人的皮肤上而形成的阵阵寒意。"翕翕"为象形字，上面"合"，下面"羽"，形容像鸟羽毛合起来时腋下的湿温状态。由于不通气，温度升高，而造成有汗这种湿热状态。同时发热之后，热势又被覆盖，因此热没有往外冲越，所以有学者认为桂枝汤证的热不会很高，一般呈中低发热。这几个词非常形象地描述出桂枝汤证发热与怕冷的特点，使人能够形象地把握桂枝汤证的症状。风寒之邪束表，肺气不利故鼻鸣，胃失和降则干呕。

"阳浮而阴弱"既是脉象也是病机。脉象为轻取脉浮，重按脉弱。这里虽然描述的是脉象，但实际体现的是病机。"浮"是卫气驱外抗邪，鼓动脉气于外。接下来提到"阳浮者，热自发"，即是正气积极驱外抗邪，正邪交争，故发热。"弱"是营阴外泄而不足，因卫气不固，腠理失司，营阴外泄为汗，故"阴弱者，汗自出"。

【临床应用】临床可用于流行性感冒、自主神经功能紊乱而致的自汗、关节炎、神经痛、过敏性鼻炎、妊娠反应、皮肤病等。

【医案举例】刘某，男，48岁。初夏患感冒，头痛，发热，汗出。发热不甚时，欲撤除衣被以自已，然恶风虽去，发热汗出又来。切其脉浮缓，舌苔白润。辨为太阳病中风证。投桂枝汤温服，啜粥取汗而病愈。（刘渡舟，聂惠民，傅世垣.伤寒挈要.北京：人民卫生出版社，2019.）

【原文】太阳病，头痛，发热，汗出，恶风，桂枝汤主之。（13）

【提要】本条论述太阳中风证的主要表现及治疗。

【释义】"太阳病"泛指一切表证，在太阳病中，无论原来是中风还是伤寒，亦无论是否经过治疗，只要表现为头痛、发热、汗出、恶风寒的就可以用桂枝汤治疗。这是抓主症，针对主要症状用方的范例。

头痛一症，为风寒束表、经脉不利常见的症状，一般在伤寒证中常见，在中风证中出现概率较低，但并非完全没有。当虚人外感、邪气较重、郁闭经络时亦可出现表虚汗出与经脉郁闭疼痛并见的情况。

【临床应用】临证遇到的太阳病，从病史到刻下症状，常存在难以确切判断为伤寒或中风者，此时仲景采用抓主要症状来用方的方法，而不是一定要辨出中风还是伤寒。这既扩大了桂枝汤的使用范围，也为临床遇到非典型证候的治疗提供了思路。

【原文】病常自汗出者，此为荣气和。荣气和者，外不谐，以卫气不共荣气谐和故尔。以荣行脉中，卫行脉外，复发其汗，荣卫和则愈。（53）

病人脏无他病，时发热、自汗出而不愈者，此卫气不和也，先其时发汗则愈，宜桂枝汤。（54）

【提要】本条论述桂枝汤治疗营卫失和自汗证。

【释义】常自汗出，责之营卫失和，卫气不固，营阴外泄。先发热而自汗出，责之邪气郁闭腠理之间，卫气司开阖功能失常，邪郁化热，热迫汗出。

营卫与腠理津液代谢关系密切，卫气司腠理之开阖，腠理开则营阴外濡肌表，腠理阖则营阴内守。邪气郁闭腠理之间，影响卫气司开阖的功能，则可出现营阴外泻的自汗出。病位在腠理营卫之间，无涉脏腑经络，不由内在之虚热、实热所发，故曰脏无他病。

2.桂枝汤禁例

【原文】桂枝本为解肌，若其人脉浮紧，发热汗不出者，不可与之也。常须识此，勿令误也。（16下）

【提要】本条指出太阳伤寒证禁用桂枝汤。

【释义】若病人发热、无汗、脉浮紧，为太阳伤寒表实证，其病机为卫阳闭遏，营阴郁滞，治当用发汗峻剂麻黄汤开泄腠理，逐邪外出。而桂枝汤是解肌祛风、调和营卫之方，中无麻黄，发汗开腠力弱，难以胜任，且桂枝汤中有芍药之酸敛，不利于卫闭营郁之证，故不可用之。本条提示，治疗表证发汗，不可太过，也不能不及，为医者当切切牢记，以免发生错误。

【原文】若酒客病，不可与桂枝汤，得之则呕，以酒客不喜甘故也。（17）

【提要】本条论述酒客禁用桂枝汤。

【释义】本条以酒客为例，提示内蕴湿热者禁用桂枝汤。平素嗜酒太过，多内蕴湿热，桂枝汤为辛甘而温之剂，辛温生热，味甘助湿，故内蕴湿热之人，虽患太阳中风，亦当慎用。如单纯投以桂枝汤治之，则湿热之邪得辛温甘甜之助，可使湿热更盛，壅滞脾胃，势必使胃气上逆而作呕。

【原文】凡服桂枝汤吐者，其后必吐脓血也。（19）

【提要】本条论述里热盛者禁用桂枝汤。

【释义】内热较盛之人，忌服辛温之药，服之则邪热更盛，往往引起变证。服桂枝汤后，若出现呕吐，应审查病情有无变化，若既有呕吐，又有邪热更盛的表现，如呕吐脓血，为里热引起血败肉腐，破络出血。知病情已变，其人里热亢盛，桂枝汤辛温助热，不可再用，否则以温助热，将引起严重后果。

3. 桂枝汤兼证

【原文】太阳病，项背强几几，反汗出恶风者，桂枝加葛根汤主之。（14）

桂枝加葛根汤方

葛根四两，麻黄（去节）三两，芍药二两，生姜（切）三两，甘草（炙）二两，大枣（擘）十二枚，桂枝二两（去皮）。

上七味，以水一斗，先煮麻黄、葛根，减二升，去上沫，内诸药，煮取三升，去滓，温服一升，覆取微似汗，不须啜粥。余如桂枝法将息及禁忌。

【提要】本条论述风邪在经，太阳经气不利的证治。

【释义】在中风表虚证的基础上，出现头连及项背部的疼痛，甚至出现后项部连及后背紧固拘牵不柔和的状态，使颈部活动不灵活。这与太阳病头项强痛相比较，经气不利的病变范围更大，可知其邪气重点为客于太阳经脉，致使经气不畅，气血失和，津液受阻，经脉拘挛，以及局部筋津失于濡养。

"反汗出恶风"，是本证辨证关键。一般而言，经脉拘急者，多为寒邪伤经所致，这是因为寒主收引，容易导致经气不利的缘故。如此则全身应表现为无汗恶风。而本证却见汗出，故曰"反"。由汗出恶风可知本证属太阳中风，兼风邪侵袭太阳经脉，而致经气不利。故治以桂枝汤，解肌祛风，调和营卫，加葛根升津液，舒经脉，驱除经脉中的邪气，这就是桂枝加葛根汤。

【医案举例】王某，女，52岁。平素易汗出，1985年10月感到下肢抽搐疼痛，渐至颈项强，下肢僵直瘛疭，不能下地，伴发作性呼吸困难，甚则窒息。经某医院诊断为僵人综合征。时诊头项强直，转侧不利，全身瘦弱，面色苍白，言语欠清，神情淡漠。

双眼内收外展受限，双胸锁乳突肌、腹肌紧张，四肢张力高，反射活跃，双脚趾向足心拘挛，全身湿润有汗。舌质红，苔薄白，脉弦细。证属营卫不和，筋脉失养。治以桂枝加葛根汤。葛根 30g，桂枝、生姜各 10g，白芍 12g，甘草 5g，大枣 5 枚。连服 30 剂，汗止，周身有柔和感，加全蝎 3g，研末冲服。又服 30 剂，全身拘急缓解，肌肉松弛柔和，语言清晰，虽有脚趾拘紧，已能下地行走。（陈明，张印生 . 伤寒名医验案精选 . 北京：学苑出版社，2000.）

【原文】喘家，作桂枝汤，加厚朴杏子佳。（18）

【提要】本条论述外感风寒引发宿疾喘息的证治。

【释义】患者素有咳喘，又复感风寒之邪，引动宿疾，致咳喘发作。从用桂枝汤为主治疗来看，其症除见喘息外，又当有头痛发热、汗出恶风、脉浮缓等太阳中风必具之症，其喘作属风寒迫肺，肺寒气逆，宣降失常，故必无热象。

夫喘为麻黄证，方中治喘者，功在杏仁。桂枝本不治喘，此因妄下后，表虽不解，腠理已疏，则不当用麻黄而宜桂枝矣。所以宜桂枝者，以其中有芍药也，既有芍药之敛，若但加杏仁，则喘虽微，恐不能胜任，必加厚朴之辛温，佐桂以解肌，佐杏仁。

【临床应用】是以用桂枝汤解肌祛风，以治新感，加厚朴杏子降气平喘，以治宿疾。此种治法新感宿疾兼顾，故曰"桂枝汤加厚朴杏子佳"。全方表里同治，标本兼顾，为治疗太阳中风兼肺气上逆喘息之良方。若兼有痰湿，可合二陈汤；若兼痰热，可合温胆汤；若兼肺气不降，可合三子养亲汤。

【医案举例】李某，男，47 岁，1997 年 10 月 19 日初诊。患者平素体质尚可，两周前因过于劳累，不慎感受风寒，出现恶寒发热、气喘咳嗽、咳痰等症，因病情急重，遂往某医院住院治疗。血化验白细胞总数 12×10^9/L，中性 0.80%，淋巴 0.20%。胸透报告右下肺有片状模糊阴影。按肺炎用中西药（不详）治疗 10 余日，疗效不佳。经亲友介绍，邀余前去诊治。查其面色苍暗，体温 38.1℃，喘咳气急，胸闷，咳白色稀薄痰，身痛，恶风寒，汗出，舌淡红，苔薄白，脉浮细数。证属风寒束表，肺失宣降。治宜解肌祛寒，平喘止咳。投以桂枝加厚朴杏子汤原方。桂枝 12g，白芍 12g，炙甘草 6g，杏仁 10g，厚朴 15g，生姜 6g，大枣 6 枚。3 剂。服上药后，寒热身痛消失，咳喘减轻，脉转浮弱，再以前方 5 剂以巩固疗效。1 周后患者家属来告，病已痊愈。［韦彦之 . 桂枝加厚朴杏子汤治疗肺系疾病举隅［J］. 国医论坛，2001（5）：8.］

【原文】太阳病，发汗，遂漏不止，其人恶风，小便难，四肢微急，难以屈伸者，桂枝加附子汤主之。（20）

桂枝加附子汤方

桂枝（去皮）三两，芍药三两，甘草（炙）二两，生姜（切）三两，大枣（掰）十二枚，附子（炮，去皮，破八片）一枚。

上六味，以水七升，煮取三升，去滓，温服一升。本云：桂枝汤，今加附子。将息如前法。

【提要】本条论述过汗致阳虚汗漏表未解的证治。

【释义】太阳病发汗后，其人恶风不除，以桂枝汤为主治疗，当知其表邪未解，除恶风外，头痛发热等仍在。恶风本是太阳病之症，今复提出"其人恶风"，则说明其程度较前为重,一则为表邪未解,再则为过汗伤阳,腠理不固,不耐风袭之故。病人发汗后见"汗漏不止",既是症状之一,又是导致小便难、四肢微急等的原因之一。作为症状,其反映了发汗太过,阳气受损,卫外不固之机。作为诱因,由于汗漏不止,致阴津外亡,使病证由阳及阴,形成了阴阳双虚。阳虚气化无力,阴虚膀胱津少,则小便少而不畅,故曰"小便难"。阳气虚不能温煦,阴津伤失于濡润,致筋脉失养,故见四肢微急,难以屈伸。证属太阳表虚而兼汗漏,是证虽有阳虚阴亏的双重病理机制,但主要矛盾在阳虚不固,阴津亏耗是阳虚汗漏所致。

【临床应用】桂枝加附子汤即桂枝汤加附子而成。用桂枝汤调和营卫,附子温经复阳,固表止汗。桂、附相合,温煦阳气,卫阳振奋,则漏汗自止,恶风亦罢。阳复汗止则阴液始复,小便自调,四肢亦柔,诸症自愈。药后阳气得复,一则汗漏止,津不外泄,去除了阴耗之因;二则阳生阴长,气化功能恢复,自可化气生津,此治本之道也。若阳气虚衰,可加干姜,以增强温阳之功;若汗出过多,可加牡蛎、龙骨,以增强收敛固涩之功。

【医案举例】王某,男,29岁,农民。住院号4572。1952年10月12日入院。患者因慢性骨髓炎住院两月余。1天下午感到怕冷,头痛。医者给予非那西丁0.2g,氨基比林0.2g,1次服下,约半小时许,大汗不止,恶风、尿急,尿急而无尿液,急邀中医会诊。检查形体消瘦,面色萎黄,表情惶恐,全身大汗淋漓,四肢拘急,坐卧不宁,状甚危笃,脉沉微而数。诊为大汗亡阳。处方:桂枝10g,甘草10g,白芍10g,附子10g,生姜1片,大枣3枚。水煎服。当即配药煎服,服1剂,汗止而愈。[于鹄忱.大汗亡阳.山东中医学院学报,1979(3):59.]

【原文】太阳病,下之后,脉促,胸满者,桂枝去芍药汤主之。(21)

桂枝去芍药汤方

桂枝(去皮)三两,甘草(炙)二两,生姜(切)三两,大枣(擘)十二枚。

上四味,以水七升,煮取三升,去滓,温服一升。本云:桂枝汤,今去芍药。将息如前法。

【提要】本条论述太阳病误下后胸阳不振的证治。

【释义】太阳病误下有可能引起表邪内陷发生变证的不良后果。本条太阳病误下后,除脉促胸满外,未发生其他变证,且表证未解。本证胸满,乃下后胸阳受损,失于布达所致。然胸阳虽伤,但未致大虚,仍能与邪相争,邪未全陷,仍有欲求伸展之势,其脉急促即是明证。脉促一则反映邪气由表入里,人体阳气尚能抗邪,正邪相争,僵持不下;再则反映胸阳之抗邪能力受挫,不能鼓邪外出。其证目前之机,乃表邪不解,邪陷胸中,胸阳受挫。

【临床应用】桂枝去芍药汤即桂枝汤去芍药而成。桂枝合甘草辛甘化阳,为温通心阳之佳品。生姜合桂枝,辛温发散,以除表邪。大枣佐甘草以补中州,益中气。四药合用,辛甘发散为阳,既可解表邪,又可通心阳。芍药阴柔,有碍宣通阳气,故去之。

【医案举例】李某,女,40岁。患心肌炎,入夜则胸满气短,必吸氧才能缓解。切其脉弦而缓,视其舌淡而苔白,辨为胸阳不振、阴霾内阻之证,为疏桂枝去芍药汤,两剂而症减。后又加附子而获愈。(陈宝明,赵进喜.古方妙用.北京:科学普及出版社,

1994.）

【原文】若微寒者，桂枝去芍药加附子汤主之。（22）

桂枝去芍药加附子汤方

桂枝（去皮）三两，甘草（炙）二两，生姜（切）三两，大枣（擘）十二枚，附子（炮，去皮，破八片）一枚。

上五味，以水七升，煮取三升，去滓，温服一升。本云：桂枝汤，今去芍药，加附子。将息如前法。

【提要】本条论述误治后胸阳不振兼表阳不足的证治。

【释义】此条紧接上条，言太阳病误下后，阳损较甚，致表不解兼脉微、恶寒、胸满的证治。太阳病误下后，表证仍在，同时，因误下损伤胸阳，致邪气欲陷，正邪相争而见胸满，与上条类似。但上条见脉促，说明正气抗邪有力，此条脉微，说明阳虚程度较重，故见恶寒加剧。综合言之，本条为太阳病兼胸阳不足胸满证。

【临床应用】在临床上，对胸闷、心慌心悸、咳喘气逆等症属阴寒邪盛、胸阳不振者，用桂枝去芍药汤或桂枝去芍药加附子汤颇有疗效。

【医案举例】王某，男，42岁，工人。多年来，胸中发满，甚或疼痛，遇寒则增剧，并伴有咳嗽、气短等症。其脉沉弦而缓，握其手则凉，询其小便清长、且多，舌淡嫩，苔略白滑。辨为心胸阳虚，寒邪凝滞而为病。处方：桂枝9g，炙甘草6g，附子9g，生姜9g，大枣7枚。患者见方除姜、枣外仅三味药，流露不满之色。1周后欣然来告，称连服6剂，多年之胸中满痛得以解除。（刘渡舟，聂惠民，傅世垣.伤寒挈要.北京：人民卫生出版社，2019.）

（二）伤寒表实证

1.麻黄汤证

【原文】太阳病，头痛发热，身疼腰痛，骨节疼痛，恶风，无汗而喘者，麻黄汤主之。（35）

麻黄汤方

麻黄（去节）三两，桂枝（去皮）二两，甘草（炙）一两，杏仁（去皮、尖）七十个。

上四味，以水九升，先煮麻黄，减二升，去上沫；内诸药；煮取二升半，去滓，温服八合。覆取微似汗，不须啜粥。余如桂枝法将息。

【提要】本条论述太阳伤寒的证治。

【释义】病在太阳，症见头痛发热、恶风无汗，属太阳伤寒无疑。外邪袭表，正邪交争，表闭阳郁，不得宣泄，故发热；寒邪束表，卫阳被遏，失其温煦之职，故恶风。此处之恶风，为恶寒的互词。寒为阴邪，寒性收引，营阴闭郁故无汗。头项腰脊为太阳经脉循行之处，寒邪侵袭太阳经脉，经气运行不畅，故见头痛、腰痛、身疼、骨节疼痛。肺主气，外合皮毛，毛窍闭塞，肺失宣降，肺气不利，故气喘。由于其喘与毛窍闭塞相关，故言"无汗而喘"。本条之头痛、发热、身疼、腰痛、骨节疼痛、恶风、无汗、喘八个症状，是太阳伤寒的主要表现，前贤称之"麻黄八症"或"伤寒八症"。其病机是风寒束表，卫阳被遏，营阴郁滞，经气不利，肺气失宣，故治以麻黄汤。

【临床应用】本方为太阳伤寒而设，故能治风寒外感无汗者，辨证要点在于无汗，兼夹全身疼痛、头痛、恶寒、发热、脉浮紧等症。然麻黄汤多用于体质壮实之人，久虚、肾虚、阴虚、血虚、气虚等虚人，慎用麻黄汤。

【医案举例】陈某，曲阜县人。1973年春节前，清晨冒寒到邻村换取面粉。突感身痒，前后身及两上肢遍起瘾疹，高出皮肤，颜色不红，时搔时起，时起时消，经西医用扑尔敏及注射钙剂，均无效。四五日后改找中医治疗。余初用浮萍方，无效，后根据患者脉迟、肢冷并有明显感寒外因，改用麻黄汤原方。共服两剂，块消痒止，后未再发。（李克绍.伤寒解惑论.济南：山东科技出版社，1978.）

2. 麻黄汤禁例

【原文】咽喉干燥者，不可发汗。（83）

淋家，不可发汗，发汗必便血。（84）

疮家，虽身疼痛，不可发汗，发汗则痉。（85）

衄家，不可发汗，汗出，必额上陷，脉急紧，直视不能眴，不得眠。（86）

亡血家，不可发汗，发汗则寒栗而振。（87）

汗家重发汗，必恍惚心乱，小便已阴疼，与禹余粮丸。（88）

病人有寒，复发汗，胃中冷，必吐蛔。（89）

【释义】以上7条点出不能慎用麻黄汤的情况，包含5种病理状态，如淋家，是久有淋沥之人，多责之湿热或久利伤阴虚，发汗易助热伤阴，甚至发生血尿。疮家是久患疮疡之人，因脓血流失而致气血两伤，血汗同源，此时发汗更易伤及阴血。衄家即素患鼻衄之人，阴血亏虚者居多，若强发其汗，势必更加损伤阴血。汗家，平素常多汗出，无论自汗、盗汗，均有阴血阳气之伤。若再发汗，不唯伤阳，亦必损阴，以致阴阳两虚。此外还有两种体质状态，即咽喉干燥者，是阴液不足之象，发汗无源，强行发之，不仅伤阴，更助阳热，以致阴伤热炽，变证蜂起，不可不戒。中焦虚寒者，素有中寒，复感外邪，法当温中解表，切不可强发其汗。

3. 麻黄汤兼证

【原文】太阳病，项背强几几，无汗恶风（者），葛根汤主之。（31）

葛根汤方

葛根四两，麻黄（去节）三两，桂枝（去皮）二两，生姜（切）三两，甘草（炙）二两，芍药二两，大枣（掰）十二枚。

上七味，以水一斗，先煮麻黄、葛根，减六升，去白沫；内诸药，煮取三升，去滓，温服一升。覆取微似汗。余如桂枝法将息及禁忌。

【提要】本条论述太阳伤寒兼经输不利的证治。

【释义】太阳病无汗恶风，为太阳伤寒表实证，又兼见项背拘急不舒者，此为风寒袭表，邪客太阳经输，经气不利，气血运行不畅所致。

【临床应用】运用本方，宜注意葛根的用量宜大，如此方能更好地升津舒筋，促进津液的上输。本方除治疗太阳伤寒之项背强几几外，还可用于治疗刚痉、痘疮或麻疹初起等证属风寒者。

【医案举例】封姓缝匠，病恶寒，遍身无汗，循背脊之筋骨疼痛不能转侧，脉浮紧。余诊之曰此外邪袭于皮毛，故恶寒无汗，况脉浮紧，证属麻黄证。而项背强痛，因邪气已侵及背输经络，比之麻黄证更进一层，宜治以葛根汤。葛根五钱，麻黄三钱，桂枝二钱，白芍三钱，甘草二钱，生姜四片，红枣四枚。方意系借葛根之升提，达水液至皮肤，更佐麻黄之力，推动至毛孔之外。两解肌表，服后顷刻，觉背内微热再服，背汗遂出，次及周身，安睡一宵，病遂告瘥。（曹颖甫.经方实验录.北京：人民军医出版社，2010.）

【原文】太阳与阳明合病者，必自下利，葛根汤主之。（32）

太阳与阳明合病，不下利，但呕者，葛根加半夏汤主之。（33）

葛根加半夏汤方

葛根四两，麻黄（去节）三两，甘草（炙）二两，芍药二两，桂枝（去皮）二两，生姜（切）二两，半夏（洗）半升，大枣（掰）十二枚。

上八味，以水一斗，先煮葛根、麻黄，减二升，去白沫，内诸药，煮取三升，去滓，温服一升。覆取微似汗。

【提要】本条论述太阳阳明合病下利、呕逆的证治。

【释义】太阳与阳明合病，是太阳阳明同时受邪发病，从主方用葛根汤分析，则本条当以太阳表证为主，自必有发热恶寒、无汗、头痛、项背强、脉浮紧等症。又因寒束于表，阳郁而不得宣达，致阳明腑气不和，传导失职，故自下利。所谓"自下利者"，是既非误治，亦非里虚，而是因风寒所及，下利自然而作之意。其利多为水粪杂下，而无恶臭及肛门灼热感，并见于太阳伤寒证中。第33条"不下利，但呕"，外邪内迫于胃，胃气上逆而呕逆。因呕与下利皆是肠胃受病，从六经分证而言，属阳明范围，故谓之阳明。

【临床应用】太阳兼阳明下利，虽属表里同病，但证以太阳为主，故治当以发汗解表为先，使表解里自和，此亦称之为逆流挽舟之法。用葛根汤者，即取桂枝汤调和营卫，解肌祛风；葛根配麻黄，轻以去实，解肌表而发汗，舒经络而治项背强急。况葛根有升阳和胃止利之用，故无汗有汗，下利不下利，俱可以葛根汤主之者，意即此也。呕者加半夏通阴阳，降呕逆。

【医案举例】任某，女，21岁，1965年12月21日初诊。昨日感冒，头痛头晕，身疼腰痛，恶心呕吐，恶寒，并素有腹痛，大便溏泻，脉浮数，苔白。证属太阳阳明合病，为葛根加半夏汤适应证。葛根12g，麻黄10g，桂枝10g，生姜10g，白芍10g，大枣4枚，炙甘草6g，半夏12g。服1剂症大减，两剂症已。（张长恩，冯世纶.经方传真.北京：中国中医药出版社，2008.）

【原文】太阳中风，脉浮紧，发热恶寒，身疼痛，不汗出而烦躁者，大青龙汤主之。若脉微弱，汗出恶风者，不可服之，服之则厥逆，筋惕肉瞤，此为逆也。（38）

大青龙汤方

麻黄六两（去节），桂枝（去皮）二两，甘草（炙）二两，杏仁（去皮尖）四十枚，生姜（切）三两，大枣（掰）十枚，石膏（碎）如鸡子大。

上七味，以水九升，先煮麻黄，减二升，去上沫，内诸药，煮取三升，去滓，温服一升，取微似汗。汗出多者，温粉扑之。一服汗者，停后服。若复服，汗多亡阳，遂虚，恶风，烦躁，不得眠也。

【提要】本条论述风寒束表、郁而化热的证治。

【释义】此条"太阳中风"是病因概念，系指风寒之邪伤人肌表，非太阳中风证。发热恶寒、身痛、脉浮紧是典型的伤寒表实证，应予麻黄汤治疗。然"烦躁"一症又与麻黄汤证有别。从"不汗出而烦躁"分析，"不汗出"既为症状，又为"烦躁"之因。由于寒邪闭表，阳郁不得宣泄，郁而生热，热邪上扰故"烦躁"。

【临床应用】大青龙汤由麻黄汤重用麻黄，另加石膏、生姜、大枣组成。方中麻黄用量较麻黄汤多一倍，为发汗峻剂，意在外散风寒，开郁闭之表；加石膏，清郁闭之里；重用炙甘草，加生姜、大枣，和中以滋汗源。大青龙汤为发汗峻剂。若表里俱虚者，不得予之。原文言"脉微弱"示其里虚，"汗出恶风者"又为表虚，表里俱虚，则为大青龙汤之禁例。若误服，则亡阳损阴，产生"厥逆，筋惕肉𥆧"之变证。

本方服法需注意：①取微似汗出为佳，勿过汗伤阳。②若一服汗出者，停后服。③若汗出过多，可用温粉扑身以止汗。④若复服过汗，乃至亡阳伤阴，出现恶风、烦躁、不得眠等变证者，应及时救治。

【医案举例】程某，60 岁。一日忽发寒热无汗，精神疲倦，神志较模糊。家人屡问所苦，才勉强答以自觉心烦，全身疼痛，难以转侧，有人认为是少阴证，须急用姜、附回阳。家属犹豫不决，请我诊治。我按他的脉象是浮而微数，摸他的两胫很热，遂断为大青龙汤证。因患者恶寒发热，无汗，脉浮数，大青龙汤证的证候群已具。虽然精神疲倦呈嗜睡状态与大青龙汤证的烦躁不得眠有异，但这是老年患病，精神不支的缘故，所以患者外表虽无烦躁现象，但却自觉心烦。本病容易被认为少阴病的原因，除上述精神疲倦而呈嗜睡，可被误认为少阴证之"但欲寐"外，尚有身体疼痛难以转侧的症状；但脉象浮而不微细，足胫温而不冷，则与少阴病有很大区别。本证因风寒外束，所以身疼不能转侧；阳热内郁，所以发热而烦，当用大青龙汤双解表里邪热。处方：生石膏 30g，麻黄、桂枝、杏仁、生姜各 9g，炙草 6g，大枣 5 枚，水煎服。考虑患者年老体虚，发汗太过，可能导致虚脱，嘱将药分作 3 次温服，每两小时服 1 次，如得汗出，即停服。果服两次，全身微汗出，所有症状完全消失。［沈炎南 . 伤寒论医案选评 . 广东中医，1963（2）：38.］

【原文】伤寒表不解，心下有水气，干呕，发热而咳，或渴，或利，或噎，或小便不利、少腹满，或喘者，小青龙汤主之。（40）

小青龙汤方

麻黄（去节）、芍药、细辛、干姜、甘草（炙）、桂枝（去皮）各三两，五味子半升，半夏（洗）半升。

上八味，以水一升，先煮麻黄，减二升，去上沫；内诸药，取三升，去滓，温服一升。若渴者，去半夏，加栝蒌根三两；若微利者，去麻黄，加荛花（如一鸡子，熬令赤色）；若噎者，去麻黄，加附子一枚（炮）；若小便不利、少腹满者，去麻黄，加茯苓四两；若喘者，去麻黄，加杏仁（去皮、尖）半升。且荛花不治利，麻黄主喘。今此语反之，疑非仲景意。

臣（林）亿等谨按：小青龙汤，大要治水。又按《本草》，荛花下十二水。水若去，利则止也。又按《千金》，形肿者，应内麻黄，乃内杏仁者，以麻黄发其阳故也。以此证之，岂非仲景意也。

【提要】此条论述太阳伤寒兼水饮的证治。

【释义】"伤寒表不解，心下有水气"，此句点出病机为外有表邪，内夹水饮。"伤寒表不解"，除条中所载发热外，应见恶寒、无汗、脉浮紧等；"心下有水气"，是水饮停蓄于心下胃脘部。此处内近肺胃，水饮扰胃，胃气上逆则呕；水寒射肺，肺气失宣则咳。

自"或渴"以下，皆为或然症。由于水饮之邪变动不居，可随三焦气机升降出入，或壅于上，或积于中，或滞于下，故其症状也多有变化。水停为患，一般不渴，但饮停不化，津液不滋，也可口渴，但多渴喜热饮，或饮量不多；水走肠间，清浊不分则下利；水寒滞气，气机不利，故小便不利，甚则少腹胀满；水寒射肺，肺气上逆则喘。诸或然症，并非必然出现，但病机关键为水饮内停。

【临床应用】小青龙汤由麻黄汤、桂枝汤合方去杏仁、生姜，加干姜、细辛、半夏、五味子而成。本方针对外寒内饮而设，对于慢性支气管炎、肺炎、肺心病、哮喘等病证合此病机者皆宜。

【医案举例】柴某，男，53 岁。1994 年 12 月 3 日就诊。患咳喘十余年，冬重夏轻，经许多大医院诊治，均诊为慢性支气管炎，或慢性支气管炎并发肺气肿。选用中西药治疗而效果不显。就诊时，患者气喘憋闷，耸肩提肚，咳吐稀白之痰，每到夜晚则加重，不能平卧，晨起则吐痰盈杯盈碗。背部恶寒，视其面色黧黑，舌苔水滑，切其脉弦，寸有滑象。断为寒饮内伏、上射于肺之证，为疏小青龙汤，内温肺胃，以散水寒。麻黄 9g，桂枝 10g，白芍 9g，细辛 6g，干姜 9g，炙甘草 10g，五味子 9g，半夏 14g。服药 7 剂，咳喘大减，吐痰减少，夜能卧寐，胸中觉畅，后以《金匮》之桂苓五味甘草汤加杏仁、半夏、干姜正邪并顾之法治疗而愈。（陈明 . 刘渡舟临证验案精选 . 北京：学苑出版社，1996.）

（三）表郁轻证

【原文】太阳病，得之八九日，如疟状，发热恶寒，热多寒少，其人不呕，圊便欲自可，一日二三度发。脉微缓者，为欲愈也，脉微而恶寒者，此阴阳俱虚，不可更发汗、更下、更吐也。面色反有热色者，未欲解也，以其不能得小汗出，身必痒，宜桂枝麻黄各半汤。（23）

桂枝麻黄各半汤方

桂枝（去皮）一两十六铢，芍药、生姜（切）、甘草（炙）、麻黄（去节）各一两，大枣（擘）四枚，杏仁（汤浸，去皮、尖及两仁者）二十四枚。

上七味，以水五升，先煮麻黄一二沸，去上沫；内诸药，煮取一升八合，去滓，温服六合。本云：桂枝汤三合，麻黄汤三合，并为六合。顿服。将息如上法。

【提要】本条论述太阳病日久不愈的 3 种转归及表郁轻证的证治。

【释义】本条分两段理解。第一段自"太阳病"至"一日二三度发"，说明患太阳病时日较久不愈，病情阵发性恶寒发热同时并见，且发热重恶寒轻，邪气尚未传少阳、阳明。虽患病多日，但病仍在表。第二段自"脉微缓者"至"宜桂枝麻黄各半汤"，太阳病日久不愈，邪郁不解可能出现 3 种转归。其一脉象由浮紧而渐趋和缓，反映了外邪渐退而正气抗邪外出，表里气和，故为欲愈之兆。其二，脉微为正衰里虚，恶寒为表阳不足，表里阳气皆虚，故称"阴阳俱虚"。治当急扶其阳，切不可再用汗、吐、下之法伤伐正气。其三，若病人见"面色反有热色者，未欲解也"其"身必痒"，为当汗失汗或汗出不彻，病邪不解，邪郁日久，不得宣泄之表郁轻证。由于太阳表邪不解，阳气怫郁不伸，故病人面色发红；邪郁在表，气血周行不利，汗欲出而不得出，故身痒。

【临床应用】桂枝麻黄各半汤方为桂枝汤与麻黄汤各取 1/3 量，按 1：1 比例合方，或将两方各三合煎液合并。两方为小剂组合，旨在使桂枝汤调和营卫而不留邪，麻黄汤解表发汗而不伤正。刚柔相济，剂量虽小，正所以发散邪气，扶助正气，属发汗轻剂。在杂病应用中，可用本方加减治疗荨麻疹、湿疹、皮肤瘙痒、风疹等。

【医案举例】某女，47 岁，1978 年 3 月 10 日初诊。恶寒发热已 9 日。患者因三叉神经痛自服单方山茱萸汤，时痛时止，尚未停药，复于熟睡时受凉。症见每日午后三时许微恶寒，并发热。入夜体温达 38.5℃左右，随后汗出烧退，如是发作已 9 天。体验、血象、胸透均无异常，服用一般的解热镇痛药复方乙酰水杨酸片及抗生素无效。苔白，脉弦细。证属太阳伤寒，因病初误服补敛之剂，有碍"太阳为开"，以致邪留不退。给予桂枝麻黄各半汤一剂。服后恶寒加重，并作寒噤，继而发热，遍体微汗，次日即未再发。（高德.伤寒论方医案选编.长沙：湖南科学技术出版社，1981.）

【原文】服桂枝汤，大汗出，脉洪大者，与桂枝汤，如前法，若形似疟，一日再发者，汗出必解，宜桂枝二麻黄一汤。（25）

桂枝二麻黄一汤方

桂枝（去皮）一两十七铢，芍药一两六铢，麻黄（去节）十六铢，生姜（切）一两六铢，杏仁（去皮、尖）十六个，甘草（炙）一两二铢，大枣（掰）五枚。

上七味，以水五升，先煮麻黄一二沸，去上沫，内诸药，煮取二升，去滓，温服一升，日再服。本云：桂枝汤二份，麻黄汤一份，合为二升，分再服。今合为一方。将息如前法。

【提要】本条论述服桂枝汤大汗出后两种不同转归与治疗。

【释义】太阳病，法当微汗出而解，大汗出后，可伤及津液，邪传阳明，也可汗出不解，邪仍在太阳，虽脉洪大，但不见大热、烦渴等里热之象，且恶寒发热、头痛项强仍在，表明邪仍在表；而汗出后出现发热恶寒并见，一天发作两次，为太阳病发汗后，大邪已去，余邪犹存，属太阳表郁不解之轻证。

【临床应用】桂枝二麻黄一汤为桂枝汤与麻黄汤按 2：1 比例组方。与桂枝麻黄各半汤药味相同，但药量更轻，桂枝汤取原剂量 5/12，麻黄汤取原剂量 2/9。由于桂枝汤量较桂枝麻黄各半汤的比例增加，麻黄汤用量较之减少，故其发汗力量更小，可称微发其汗。

【医案举例】吴某，女，62 岁，家庭妇女。患太阳伤寒，服麻黄汤 3 剂病势减轻，而冷热有时发作，病仍迁延不解。症见发热恶寒，头眩自汗，脉浮而软。病势虽不甚重，而 1 日发作 3 次，历时约 40 分钟。当发热恶寒时，身便瑟然无汗，而脉象亦由浮转变为浮数无力。因其发作有时，知其邪已欲解，故与桂枝二麻黄一汤治之。1 剂后诸症大减，两剂则症已霍然。（邢锡波.邢锡波医案集.北京：人民军医出版社，1991.）

【原文】太阳病，发热恶寒，热多寒少，脉微弱者，此无阳也，不可发汗，宜桂枝二越婢一汤。（27）

桂枝二越婢一汤方

桂枝（去皮）、芍药、麻黄、甘草（炙）各十八铢，大枣（擘）四枚，生姜（切）一两二铢，石膏（碎，绵裹）二十四铢。

上七味，以水五升，煮麻黄一二沸，去上沫；内诸药，煮取二升，去滓，温服一升。本云：当裁为越婢汤、桂枝汤合之，饮一升。今合为一方，桂枝二份，越婢一份。

【提要】本条论述表郁内热轻证的证治。

【释义】此条为倒装语句，"宜桂枝二越婢一汤"应在"热多寒少"句后。原文述证甚简，须以方测证。原文提出"太阳病，发热恶寒，热多寒少"，说明太阳之邪未解，与第225条表郁轻证相似。从方中用辛寒之石膏分析，本证应有轻度内热之症，如心烦、口微渴等。其病机为表郁内热，与大青龙汤证相似，然程度尚轻。故以桂枝二越婢一汤微发其汗，兼清里热。"脉微弱者，此无阳也，不可发汗"，是说上证如脉微弱，属阳气不足，故不可发汗，虽发汗轻剂亦不可轻易使用。

【临床应用】桂枝二越婢一汤为桂枝汤与越婢汤之合方。取桂枝汤原方剂量的1/4，越婢汤原方剂量的1/8，两方之比为2：1，药由桂枝汤加麻黄、石膏组成。桂枝汤外散表寒；越婢汤载于《金匮要略》，由麻黄、石膏、杏仁、大枣、炙甘草组成，为辛凉之剂，发越郁热。二者合方，量小而力轻，为解表清里之轻剂，属小汗范畴。

【医案举例】许某，男，35岁，工人。因劳动过剧，内蓄郁热，新寒外束，病初自觉发热恶寒，头痛，心烦热，体痛，有时汗出，口干舌燥，面红耳赤，脉象紧而数。曾服辛凉解表剂，加味银翘散，汗未出，病不解，而寒热加剧。证属表邪未解，内有郁热。治宜散表邪，宣郁热。处方：生石膏15g，连翘12g，白芍10g，麻黄8g，生姜6g，甘草6g，桂枝5g。服药两剂后，遍身蒸蒸汗出，发热恶寒已解，身觉轻松，头已不痛，唯心中仍然觉烦热，身倦食少。后以清热和胃疏解之品，连进两剂，诸症霍然而解。（邢锡波 . 邢锡波医案集 . 北京：人民军医出版社，1991.）

（四）太阳病里证

1. 蓄水证

【原文】太阳病，发汗后，大汗出，胃中干，烦躁不得眠，欲得饮水者，少少与饮之，令胃气和则愈。若脉浮，小便不利，微热消渴者，五苓散主之。（71）

中风发热，六七日不解而烦，有表里证，渴欲饮水，水入则吐者，名曰水逆，五苓散主之。（74）

五苓散方

猪苓（去皮）十八铢，泽泻一两六铢，白术十八铢，茯苓十八铢，桂枝（去皮）半两。

上五味，捣为散，以白饮和服方寸匕，日三服。多饮暖水，汗出愈。如法将息。

【提要】这两条论述太阳蓄水轻症与重症的证治。

【释义】蓄水证发生于太阳病过程中，是太阳病汗不得法，表邪循经入腑，影响膀胱的气化功能所致。第71条主要脉证有小便不利，消渴或烦渴，微热，脉浮或脉浮数。

太阳表邪随经入腑，阻碍膀胱之气化功能，气不化则水不出，因而小便不利；水邪内停太阳之腑，膀胱居于下焦，故小便不利往往伴有少腹部硬满而胀急不舒的感觉。膀胱气化不利，水道失调，水蓄于内，阳气不能化气升津故口渴喜饮。由于口渴并非体内津亏所致，只是因为水饮内阻，津液不能上承，故口渴喜饮而饮不解渴，徒增水湿，饮后自觉不舒或有心烦不安，口渴不解。太阳蓄水证是由太阳表证汗不得法，外邪内陷所致。表证不除，故仍可见微热，脉浮之症状。表邪未尽，往往发热恶寒并见，故微热可引申为病人微发热，恶风寒。表证不除，表里之邪相争，因而脉浮或浮数不静。第 74 条进一步论述了蓄水证的病因病机，并且补充了蓄水重症的表现。太阳"中风发热，六七日不解而烦"，指出太阳表证虽经六七日，然病证不解并增一"烦"。其"烦"既可指心烦一症，也可理解为因外有表邪，里有蓄水，经腑同病，诸症不除。至于蓄水重症，不仅水蓄膀胱，气化不利，津不上承，表现有小便不利，口渴欲饮，而且由于水邪自下向上逆于胃，胃失和降，使所饮之水，随入随吐。对于口渴欲饮，饮水则吐，饮不解渴，欲再饮水者，仲景称之为"水逆"证，是蓄水重症的一种表现。

【临床应用】五苓散由猪苓、泽泻、白术、茯苓、桂枝组成。制成散剂，取其发散之义。临床应用时须注意，在服药期间应多饮暖水，以助药力，散水邪而行津液。服药后若水道通调，则下窍得利，外窍得通，故曰"汗出愈"。运用五苓散尤其需注意五味药的用量比 5：3：3：3：2，其中泽泻量最大，桂枝量最小，有研究表明，本方用此比例，疗效较好。

【医案举例】汪某，男，50 岁。全身瘙痒两年余，搔破血溢，随破随收。曾用氯化钙针剂注射，口服息斯敏、赛庚啶等药罔效。曾诊为急性湿疹，用硼酸液湿敷，氯化锌油外涂 4 天皆无效。诊时两大腿内侧分别有 7cm×8cm、8cm×9cm 红斑丘疹，呈糜烂渗出，边缘无明显界限，伴头痛发热，烦渴欲饮，水入即吐，小便小利，舌苔白，脉浮。证属脾失健运，水湿内停，兼有表邪。治宜利水渗湿，温阳化气。药用五苓散。猪苓、茯苓、白术各 9g，泽泻 15g，桂枝 6g，3 剂。每日 1 剂，水煎服。服 1 剂后，瘙痒减轻，渗液减少。两剂后，瘙痒消失，渗液明显减少；3 剂痊愈。随访未再复发。[徐振华，王晓梅. 五苓散治验 3 则. 国医论坛，1995（6）：20.]

2. 蓄血证

【原文】太阳病不解，热结膀胱，其人如狂，血自下，下者愈。其外不解者，尚未可攻，当先解其外。外解已，但少腹急结者，乃可攻之，宜桃核承气汤。（106）

桃核承气汤方

桃仁（去皮、尖）五十个，大黄四两，桂枝（去皮）二两，甘草（炙）二两，芒硝二两。

上五味，以水七升，煮取二升半，去滓，内芒硝，更上火微沸，下火，先食温服五合，日三服，当微利。

【提要】本条论述太阳蓄血轻症的证治。

【释义】太阳蓄血证是太阳表邪不解，随经入腑化热，热与血互结于下焦少腹部位所形成的病证。桃核承气汤证为太阳蓄血之轻症。此条文分两段理解，首先"太阳病不解，热结膀胱"，是指发热、恶寒、头痛等表证还没有解除。热结膀胱者，是说邪气不能从外解而化热入里，与血结于下焦。因热在血分，扰乱心神，故表现出躁动不安、如狂非狂的症状。由于血热初结，血结不坚不深，病证尚浅，所以有瘀血自下，邪热随瘀而去，病证自愈的机转。其次，太阳蓄血证是表邪内传形成，往往表里同病。桃仁承气汤证血结轻浅，治疗应当遵循先表后里的原则，表证未解的当先行解表，待外证已解而蓄血证不除，再治里。"少腹急结"指小腹疼痛、胀满、拘急不舒，甚至硬痛拒按，此为瘀热互结于下焦、气血凝滞不通所致，可用桃核承气汤治疗。本条桃核承气汤证的症状，只提到如狂和少腹急结，强调了热在血分，上扰心神，瘀结下焦，气血不通的病机特点。

【临床应用】桃核承气汤由桃仁、桂枝、大黄、芒硝、炙甘草五味药组成。无论内伤外感，三焦病变，病机属于热邪与瘀血互搏者，皆可使用本方。

【医案举例】胡某，女，29岁，2011年6月初诊。结婚5年，因不孕就诊，患者月经两个月一行，量时少时多，色暗，行经前两日烦躁，脉浮有力尺部略沉，淡红舌，薄白苔，面色涨红如怒状。夫妻二人均为教师，两人常因小事吵架，患者精神易紧张。处桃核承气汤原方。桃仁15g，大黄10g，桂枝6g，甘草6g，芒硝6g（冲服）。共6剂。第2周复诊：自觉心情舒畅，余症如前。续用上方加益母草15g，共6剂。第3周复诊：月经来时烦躁少、量尚可、色稍红，余如上。1个月后复诊，月经未来，做尿化验已怀孕40天。2019年9月胡某带其父亲来看病，了解到胡某有一子现已7岁，胡某本人一切正常。［乔萌，袁卫玲，乔宏双.学习乔宏双桃核承气汤临床治验体悟.光明中医，2021，36（3）：462–465.］

【原文】太阳病六七日，表证仍在，脉微而沉，反不结胸，其人发狂者，以热在下焦，少腹当硬满。小便自利者，下血乃愈。所以然者，以太阳随经，瘀热在里故也，抵当汤主之。（124）

抵当汤方

水蛭（熬）、虻虫（去翅、足，熬）各三十个，桃仁（去皮、尖）二十个，大黄（酒洗）三两。

上四味，以水五升，煮取三升，去滓，温服一升。不下，更服。

【提要】本条论述太阳蓄血重症的证治。

【释义】"太阳病六七日"：为表邪入里之期，即使表证仍在，也要注意脉象，若脉不浮而转为沉者，是外邪已开始内陷入里。内陷之邪，若结于胸膈，可以形成结胸证；若不结胸，邪陷不在中上二焦，深入下焦血分，血热互结则形成太阳蓄血证，具体症状表现为"脉微而沉"，是指脉象沉而略有滞涩，此处之微并非主虚证的微弱脉象，是由于血蓄于里，瘀阻络道，血脉不利，所以脉沉而滞，甚则脉象沉结。"其人发狂"：病人表现出典型的狂躁症状，如奔跑呼叫，打人毁物等神志异常，其症较桃核承气汤证"如狂"者严重，说明热在血分，瘀热直接上攻于心，心神被扰，神志错乱。"少腹硬满"："硬"是客观体征，医者触按时有坚硬抵触的感觉；"满"是自觉症状，患者自觉胀满不舒，为瘀血与邪热结于下焦所致。"小便自利"，提示病在下焦血分，膀胱气化功能未受影响，故小便正常无异。

文中运用了倒装文法，"抵当汤主之"一句，应接在"下血乃愈"之后。"所以然者，以太阳随经，瘀热在里故也"为作者的自注句，说明太阳蓄血形成的病因病机。

【临床应用】抵当汤由水蛭、虻虫、大黄、桃仁四味药组成，功专破血散瘀，又以虫类药入络收剔，故可治疗久瘀之重症，临床以脉沉结、少腹硬、其人如狂、小便自利为辨证要点。

【医案举例】李某，女，36 岁，2018 年 8 月 5 日初诊。双乳房胀痛明显，生气时及月经前明显，严重时不能穿内衣，上肢不能上举。曾因乳腺结节分别于 2015 年、2017 年做过两次手术。8 月 2 日彩超提示双乳增生，右乳腺结节大小为 0.3cm×0.5cm。平素月经周期 30 天，经期 5 天、量色正常、有血块，末次月经 7 月 12 日。食眠便可，面色晦暗，两颊部有大量黄褐斑，舌暗红，苔白，脉沉弦。西医诊断：乳腺增生、乳腺结节。中医诊断：乳癖。辨证：肝郁血瘀。治则：疏肝散结，活血化瘀。处方：柴胡、川贝母、桃仁、生水蛭、土鳖虫各 10g，当归、赤芍、丹参、玄参、昆布、海藻、海浮石（先煎）、夏枯草各 15g，生牡蛎（先煎）、蒲公英各 30g，大黄 6g。5 剂，每天 1 剂，水煎，早晚温服。药后乳胀痛明显减轻，8 月 11 日月经来潮时血块也明显减少。连服上方两个月后复查彩超示：双乳增生及右乳结节均消失。同时，面部色斑已不明显。［韩松雪，孙语男．抵当汤临床应用医案 3 则．新中医，2020，52（10）：210–211.］

三、太阳病变证

（一）辨治纲要

【原文】太阳病三日，已发汗，若吐、若下、若温针，仍不解者，此为坏病，桂枝不中与之也。观其脉证，知犯何逆，随证治之。（16）

【提要】本条论述坏病的成因及处理。

【释义】本条为条文 16 的上半部分，可分两段理解。从"太阳病三日"至"桂枝不中与之也"为一段，申明坏病的成因及概念。从"观其脉证"至"随证治之"为另一段，论述坏病的治则。

太阳病，桂枝证，治法自应汗解。若汗不如法，或发汗太过，则疾病未解，转而或妄用吐下，或误与火法，致使病邪或自表入里，或由阳入阴，或损及脏腑，形成六经无可指名之危重证候，名之曰"坏病"。此时因桂枝证已不复存在，病情已经起了变化，则不可再用桂枝汤解表，而应根据疾病的现实证象，采取适当的治法。

本条提示坏病的主要特征有三：一是其原始证候已发生了变化，不复存在。二是不属传经之变，难以用六经证候称其名。三是证候复杂，变化多端。此条所论坏病，是与误治有关，但从临床观察，坏病亦有不为误治，而因失治或体质及病邪等因素自身恶化者。

所谓"观其脉证"，是说坏病变化十分复杂，证候多端，所变何证，难以预料，所用何方，亦无成法。故必须仔细观察分析，脉证并举，四诊合参，全面完整地搜集病情资料，以供准确地分析判断病机之用。"知犯何逆"，是在"观其脉证"的基础上，由表入里，由此及彼，去粗取精，去伪存真的分析研究，找出疾病的症结所在，从而做到见病知源，使诊断可靠。"随证治之"，是根据正确诊断，运用理法方药的知识，针对疾病的病因病机及其发展的阶段，予以相应治疗。上述十二字的治疗原则，是《伤寒论》的主要精神，不仅为坏病而设，对于一切疾病的辨治皆具有重要的指导意义。

（二）辨治示例

1. 热证

【原文】发汗后，水药不得入口，为逆，若更发汗，必吐下不止。发汗吐下后，虚烦不得眠，若剧者，必反复颠倒，心中懊㤢，栀子豉汤主之；若少气者，栀子甘草豉汤主之；若呕者，栀子生姜豉汤主之。（76）

发汗，若下之，而烦热，胸中窒者，栀子豉汤主之。（77）

伤寒五六日，大下之后，身热不去，心中结痛者，未欲解也，栀子豉汤主之。（78）

栀子豉汤方

栀子（擘）十四个，香豉（绵裹）四合。

上二味，以水四升，先煮栀子得二升半；内豉，煮取一升半，去滓，分为二服，温进一服（得吐者，止后服）。

栀子甘草豉汤方

栀子（擘）十四个，甘草（炙）二两，香豉（绵裹）四合。

上三味，以水四升，先煮栀子、甘草取二升半，内豉，煮取一升半，去滓，分二服，温进一服（得吐者，止后服）。

栀子生姜豉汤方

栀子（擘）十四个，生姜（切）五两，香豉（绵裹）四合。

上三味，以水四升，先煮栀子、生姜取二升半；内豉，煮取一升半，去滓，分二服，温进一服（得吐者，止后服）。

【提要】以上条文论述栀子豉汤证及其变证的证治。

【释义】栀子豉汤的成因及病机是太阳病误治后，邪气内陷于胸膈而形成胸膈间郁热的症状，可分全身症状与局部症状两大方面。全身症状是由郁热引起的，郁热扰心可出现不得眠、睡卧不安、心中郁闷难名的症状，也可以出现热邪仍有冲斥之势的身热。而心烦、心中懊㤢、胸中窒、心中结痛是栀子豉汤证的局部症状，提示热邪郁闭于胸膈之间，是在不同发展阶段和因个体差异的不同表现，四者之间只是反映程度不同，其中以心烦最轻，心中懊㤢稍甚，胸中窒又甚之，心中结痛尤甚之，而其病机总为无形邪热郁于胸膈。如兼短气者，是火热郁胸，热伤中气；若兼呕吐者，为热扰胸膈，胃气上逆。

【临床应用】栀子豉汤由栀子、香豉组成。栀子苦寒，清透郁热，解郁除烦；香豉气味轻薄，既能解表宣热，载栀子于上，又能和降胃气于中。两药相伍，清中有宣，宣中有降，为清宣胸中郁热，治虚烦懊㤢之良方。若兼心火炽盛，宜加丹参、连翘、莲子心等药；若兼肝经郁热，宜加牡丹皮、夏枯草等品。

【医案举例】江应宿治都事靳相庄，患伤寒十余日，身热无汗，怫郁不得卧，非躁非烦，非寒痛，时发一声，如叹息之状，医者不知何证，迎予诊视曰：懊㤢怫郁证也。投以栀子汤一剂，十减二三，再以大柴胡汤，下燥屎，怫郁除而安卧，调理数日而起。（明·江瓘著，苏礼，焦振廉整理. 名医类案. 北京：人民卫生出版社，2019.）

【原文】发汗后，不可更行桂枝汤。汗出而喘，无大热者，可与麻黄杏仁甘草石膏汤。（63）

下后，不可更行桂枝汤；若汗出而喘，无大热者，可与麻黄杏子甘草石膏汤。（162）

麻黄杏仁甘草石膏汤方

麻黄（去节）四两，杏仁（去皮、尖）五十个，甘草（炙）二两，石膏（碎，绵裹）半斤。

上四味，以水七升，煮麻黄，减二升，去上沫；内诸药，煮取二升，去滓，温服一升。

【提要】此两条论述太阳病误治后邪陷于肺的证治。

【释义】太阳病汗下后，若表证未去，宜再用桂枝汤解表。然第162条开宗明义指出，汗下后，不可再用桂枝汤，究其原因，则在下文"汗出而喘，无大热者"句。盖肺主气而司呼吸，邪热壅肺，宣降失司，故见喘逆；肺合皮毛，热壅于肺，热迫津泄，则有汗出。其"无大热者"，是谓表无大热，而里热壅盛，并非热势不甚。此证尚可伴有咳嗽、口渴、苔黄、脉数等。麻黄汤证与本证皆有喘，麻黄汤证病之重点在表，因皮毛为肺之合，伤寒表实而致肺气上逆，故无汗而喘；本证重点在肺，肺热壅盛，则蒸迫津液而外泄，故汗出而喘。因本证病不在太阳之表，而是汗下后外邪入里化热，热壅于肺而成。

【临床应用】麻杏甘石汤为麻黄汤去桂枝加石膏，是变辛温发表之法而为辛凉宣透之方。临床运用宜以发热、汗出、口渴、气喘等症作为辨证要点，生石膏宜重用，疗效方佳。

【医案举例】邱某，患肺炎，高热不退，咳嗽频剧，呼吸喘促，胸膈疼痛，痰中夹有褐色血液，间有谵妄如见鬼状，请会诊。患者体温40℃，脉象洪大，我拟给予麻杏甘石汤，有议青霉素与白虎汤并用者。我说，此证注射青霉素固未尝不可，至于用白虎汤似嫌太早，因白虎清热擅长，而平喘止咳之功则不若麻杏甘石汤。此证高热喘促，是热邪迫肺；痰中带血，血色带褐，胸膈疼痛，均系内热壅盛、肺气闭塞之故。正宜麻黄、杏仁宣肺气，疏肺邪，石膏清里热，甘草和中缓急。经过商讨，遂决定用本方。方用石膏80g，麻黄9g，杏仁9g，甘草6g。水煎，分3次服，每隔1小时服1次。服完1剂后，症状约减十之七八。后分别用蒌贝温胆汤（栝楼实、川贝母、茯苓、法半夏、稻香陈、枳实、竹茹、甘草）、生脉散合泻白散（潞党参、麦门冬、五味子、地骨皮、桑白皮、生甘草）两剂，恢复健康。（俞长荣.伤寒论汇要分析.福州：福建科学技术出版社，1984.）

【原文】太阳病，桂枝证，医反下之，利遂不止。脉促者，表未解也，喘而汗出者，葛根黄芩黄连汤主之。（34）

葛根黄芩黄连汤方

葛根半斤，甘草（炙）二两，黄芩三两，黄连三两。

上四味，以水八升，先煮葛根，减二升，内诸药，煮取二升，去滓，分温再服。

【提要】本条论述太阳病误下、里热夹表邪下利的两种证治。

【释义】此条文是太阳病误下后的另一种转归，理解的突破点在于下利、脉促、喘而汗出。太阳病，本当汗解，医反下之，必伤及胃肠，因而下利不止。此时判断下利之属表属里，尚须根据脉证以凭之。若脉来急促或短促，知正气仍能抗邪，病机并不因下而内陷，仍欲还表而外出，如疾病重在表证未解，外邪内迫肠道而下利，则宜以解表为主，表解而利自止，如葛根汤、桂枝加葛根汤可以取用。"喘而汗出"说明表病误下后，病邪入里化热，其下利以里证为主。邪束于表，热传入里，下迫大肠，故利遂不止。里热壅盛，影响肺胃之气，不得清肃下降，则上逆而喘；外蒸于体表，则有汗出。

【临床应用】葛根芩连汤证与桂枝人参汤证皆为夹热而利，但葛根芩连汤证之下利属于热利，亦即《内经》所谓"暴注下迫，皆属于热"（《素问·至真要大论》）。因属里热夹表邪下利，故有心烦口渴、小便黄赤、利下臭恶稠黏、肛门灼热、舌黄、脉数等热象可凭。桂枝人参汤证是里寒夹表热下利，则有下利清稀、小便清白、不渴、舌白、脉弱等虚寒之象。此二者临床寒热之象截然不同，宜审慎鉴别。

【医案举例】李孩，疹发未畅，下利而臭、日行二十余次，舌质绛，而苔白腐，唇干，目赤，脉数，寐不安，宜葛根芩连汤加味。粉葛根 18g，细川连 3g，淮山药 15g，升麻 4.5g。服后其利渐稀，疹透有增无减，逐渐调理而安。（曹颖甫.经方实验录.北京：人民军医出版社，2010.）

2. 心阳虚证

【原文】发汗过多，其人叉手自冒心，心下悸，欲得按者，桂枝甘草汤主之。（64）

桂枝甘草汤方

桂枝（去皮）四两，甘草（炙）二两。

上二味，以水三升，煮取一升，去滓，顿服。

【提要】本条论述发汗过多，损伤心阳而致心悸的证治。

【释义】汗为心液，由阳气蒸化而成，过汗则心阳随汗外泄，心阳受损，尤其当其人心阳素虚之时，此种可能更大。心阳一虚，心脏失去阳气的鼓动，则空虚无主，故见心中悸动不安。因阳虚而悸，虚则喜实，故病人两手交叉，按压心胸部位。内不足者求助于外，如此则心悸稍减，故曰"心下悸，欲得按"。本证除心悸外，常伴见胸闷、短气、乏力等心阳气虚弱之表现。本证病机为心阳不足。

【临床应用】桂枝甘草汤方由桂枝与甘草配伍而成。方中桂枝辛甘性温，入心助阳；炙甘草甘温，甘缓补中益气。桂、甘相伍，辛甘合化，温通心阳，心阳得复，则心悸自平。本方为治疗心阳虚之祖方，适用于心阳虚轻症，临床上治疗心阳虚之重症，可随症加味，以适应病情的需要。本方煎服法是浓煎，顿服，意在使药物快捷取效。且用量方面，桂、甘比为 2：1，阳药为主，辛温宣通，方取佳效，切不可随意更改药量比例。

【医案举例】周某，男，29 岁。突起耳聋近 1 个月，经他医用益气聪明汤等治疗，耳聋如故，痛苦不堪，后延余诊治。刻诊：自诉耳聋，并觉心悸乏力，稍有畏寒感，舌淡红，苔薄白，脉细软无力。细询知病起于感冒过汗之后，据其脉证之病史，以心阳虚为辨，用桂枝甘草汤加味。处方：桂枝 12g，炙甘草 8g，石菖蒲 4g。首服两剂，自觉听力明显增强，心悸好转，寒感消失。药已对证，再服两剂，耳聋全除，诸症也平。[周福生.桂枝甘草汤治疗耳聋一则.新中医，1989（11）：45.]

3. 水气证

【原文】伤寒，若吐、若下后，心下逆满，气上冲胸，起则头眩，脉沉紧，发汗则动经，身为振振摇者，茯苓桂枝白术甘草汤主之。（67）

茯苓桂枝白术甘草汤方

茯苓四两，桂枝（去皮）三两，白术、甘草各（炙）二两。

上四味，以水六升，煮取三升，去滓，分温三服。

【提要】本条论述脾虚水停的证治及治疗禁忌。

【释义】邪在太阳，治当汗解，而反用吐下之法，显为误治。误施吐下，损伤脾胃之阳，脾运失职，水饮内生，饮停心下，阻碍气机，则心下胀满；土虚不能制水，则水气上冲，故见"心下逆满，气上冲胸"；阳虚不能升清于上，清窍反被上冲之水气所蒙，故"起则头眩"（临床上多见头眩，起则加重）。《金匮要略·水气病脉证治》云："脉得诸沉，当责有水。"脉沉主水，脉紧主寒，沉紧之脉示本证为寒水为患。综合分析，是证病机乃脾阳不足、水气上冲所致。

【临床应用】茯苓桂枝白术甘草汤由茯苓、桂枝、白术和甘草组成，临床常用本方治疗脾阳虚弱、水饮内停、痰饮与微饮等证，可酌情加入行气之品，以令气行则水行，如炒枳壳、木香、厚朴、紫苏梗、香附等。

【医案举例】陆某，男，42 岁。因患冠心病心肌梗死住院。经治两个月，病情未减。症状为心前区疼痛，自觉有气上冲咽喉，则气窒殊甚，周身出冷汗。脉弦而结，舌淡，苔白。用苓桂术甘汤（茯苓 15g，桂枝 10g，白术 9g，炙甘草 6g），仅服 10 余剂，其病转安。（陈明 . 刘渡舟伤寒临证指要 . 北京：学苑出版社，1998.）

4. 脾阳虚

【原文】发汗后，腹胀满者，厚朴生姜半夏甘草人参汤主之。（66）

厚朴生姜半夏甘草人参汤方

厚朴（炙，去皮）半斤，生姜（切）半斤，半夏（洗）半升，甘草（炙）二两，人参一两。

上五味，以水一斗，煮取三升，去滓，温服一升，日三服。

【提要】本条论述脾虚气滞腹胀的证治。

【释义】本方证主症为"腹胀满"，以方测证，当为发汗后，损伤脾阳，运化失职，湿浊内生，阻碍气机，气滞于腹，壅而作满，而生大腹胀满。本证虽为脾虚所致气滞湿阻，然属虚实夹杂之证，当以气滞腹胀为主，脾虚次之。

【临床应用】厚朴生姜半夏甘草人参汤由厚朴、生姜、半夏、甘草和人参组成。临床除了治疗腹胀满外，还可治疗呕逆、痞满不食等症。

【医案举例】尹某，男，患腹胀症。自述心下胀满，日夜有不适感，是属虚腹胀症。投厚朴生姜半夏甘草人参汤（厚朴 12g，生姜 9g，半夏 9g，炙甘草 6g，党参 4.5g），经复诊 1 次，未易方而愈。（中医研究院 . 岳美中医案集 . 北京：人民卫生出版社，1978.）

5. 肾阳虚

【原文】下之后，复发汗，昼日烦躁不得眠，夜而安静，不呕，不渴，无表证，脉沉微，身无大热者，干姜附子汤主之。（61）

干姜附子汤方

干姜一两，附子（生用，去皮，切八片）一枚。

上二味，以水三升，煮取一升，去滓，顿服。

【提要】本条论述下后复汗致肾阳虚烦躁的证治。

【释义】此证是太阳病，治疗失序后继发出现，对于症情的理解，可以分成两部分。首先，阴性症状，不呕（非少阳）、不渴（非阳明）、无表证（非太阳），说明本证不属三阳病证，排除了阳热实证之可能，从而断定，斯证已由阳入阴，由实转虚，病在三阴。其次，根据主要阳性症状分析，烦躁不得眠，此乃汗下失序，致阳气暴伤，阴寒内盛，病入少阴所为。中医学认为，人与自然是一个有机整体，昼日阳旺，虚阳得自然阳气相助，尚能与阴争，故见昼日烦躁；夜间阳衰，虚阳无助，不能与阴争，故见夜而安静；但这种安静是与烦躁相对而言，实为神疲似睡之"但欲寐"状态，并非常人之安然入睡；阳气暴伤，鼓动无力，故脉见沉微；阴寒内盛，逼虚阳外越，故见身无大热。总之，本证为阳气暴虚、阴寒内盛所致，且病情发展迅速，虚阳外亡之征已现。

【临床应用】干姜附子汤由干姜和生附子组成，亦即四逆汤去炙甘草。方中大辛大热的姜、附同用，以急救回阳，俾阳长阴消，阳气归根，则阴气自敛，寒邪自消。附子生用，破阴回阳之力更强。本方与四逆汤同为回阳之剂，本方不用甘草，是因本证为阳气暴虚、阴寒独盛、残阳欲脱之证，病势变化迅速，回阳宜急，不宜缓也，只取干姜、附子单刀直入，以救残阳于未亡之顷刻。

本方煎服法是水煎 1 次，顿服。一次顿服者，意在使药力集中，回阳效果迅速。

【医案举例】李东垣治一人，恶热目赤，烦渴引饮，脉七八至，按之则散，此无根之火也，与姜附加入人参服之愈。（明·江瓘著，苏礼，焦振廉整理.名医类案.北京：人民卫生出版社，2019.）

6. 阴阳两虚

【原文】伤寒，脉结代，心动悸，炙甘草汤主之。（177）

炙甘草汤方

甘草（炙）四两，生姜（切）三两，人参二两，桂枝（去皮）三两，生地黄（酒洗）一斤，阿胶二两，麦门冬（去心）半斤，麻仁半升，大枣（擘）三十枚。

上九味，以清酒七升，水八升，先煮八味，取三升，去滓；内胶烊消尽，温服一升，日三服。一名复脉汤。

【提要】本条论述心阴阳两虚的证治。

【释义】本条冠以"伤寒"，当知本病成因为外感病，若病在太阳，当见发热恶寒、脉浮等表证。今不见发热恶寒，脉不浮而结代，并见心动悸，说明病始为太阳而渐内累于心，今外邪已罢，仅存里虚之证。心主血脉，赖阳气以温煦、阴血以滋养，心阴阳气血不足，则心失所养，故见心动悸；心阳虚鼓动无力，心阴虚脉道不充，心之阴阳俱不足，故脉结代。

【临床应用】炙甘草汤方由炙甘草、生姜、人参、生地黄、桂枝、阿胶、麦门冬、麻仁、大枣和清酒组成，诸药合用，阳生阴长，阴阳并补，共奏通阳复脉、滋阴养血之功。现代临床主要用于心血管疾病，证属心阴阳两虚而致心动悸、脉结代者，如冠心病、不稳定性心绞痛、心肌梗死、室上性心动过速等。

【医案举例】张某，患风心病已数年之久，最近心慌、心中悸动不安。切其脉结，视其舌苔薄白。辨为阴阳两虚证，处方：炙甘草 15g，人参 10g，麦冬 30g，生地黄 30g，桂枝 10g，生姜 10g，大枣 15g，阿胶 10g（烊化），麻子仁 10g。水酒各半浓煎，分 3 次服。患者自服该方 100 余剂后，不但心慌、心跳得解，风心病也大有改进。（陈明 . 刘渡舟伤寒临证指要 . 北京：学苑出版社，1998.）

7. 结胸证

【原文】伤寒六七日，结胸热实，脉沉而紧，心下痛，按之石硬者，大陷胸汤主之。（135）

大陷胸汤方

大黄（去皮）六两，芒硝一升，甘遂一钱匕。

上三味，以水六升，先煮大黄取二升，去滓，内芒硝，煮一两沸；内甘遂末，温服一升。得快利，止后服。

【提要】本条论述典型的热实结胸证候。

【释义】伤寒六七日，虽未经误下，表热入里与体内停蓄的水饮相结，也可形成结胸证。所谓"热实"是指结胸证的性质属热属实，是与寒实结胸相对而言。条文中"脉沉而紧，心下痛，按之石硬"被称为"结胸三证"，对辨识大结胸证有特别的意义。脉沉主病在里又主水，脉紧主邪实又主痛，脉沉而紧是热实结胸的主脉。热实结胸是水热互结于心下膈间，气血阻滞不通，所以"心下痛，按之石硬"。所谓"石硬"是指腹痛拒按，腹肌高度紧张，甚则坚硬如石，反映了有形之水与热邪相结之深，病情呈危急之势，治疗当以大陷胸汤泄热逐水。本条论述简单，却已包括了热实结胸证的病史、病位、病性、主症、主脉和主方。

【临床应用】大陷胸汤由大黄、芒硝、甘遂三味药组成。方中甘遂辛苦而寒，是泻水逐饮的峻药，长于泻胸腹积水；大黄、芒硝泄热散结，与甘遂配合，而成泄热逐水之峻剂。方中甘遂泻下的有效成分难溶于水，只有以末冲服，在胃肠吸收，才能充分发挥药效。甘遂用量一般以 2 ～ 3g 为宜。调护法：大陷胸汤为泻下之峻剂，必须脉证俱实方可使用。服药后水热从大便而出，应注意中病即止，以免过服伤正。故方后云"得快利，止后服"。

【医案举例】刘渡舟医案：天津罗某，素有茶癖，每日把壶长饮，习以为常。身体硕胖，面目光亮，每以身健而自豪。冬季感受风寒后，自服青宁丸与救苦丹，病不效而胸中硬疼，呼吸不利，项背拘急，俯仰为难。经人介绍，乃请余诊。其脉弦而有力，舌苔白厚而腻。辨为伏饮踞于胸膈，而风寒之邪又由热入里，热与水结于上，乃大陷胸丸证。为疏大黄 6g，芒硝 6g，葶苈子、杏仁各 9g，水两碗，蜜半碗，煎成多半碗，后下甘遂末 1g。服 1 剂，大便泻下两次，而胸中顿觉爽。又服 1 剂，泻下 4 次，此病告愈，而饮茶之嗜亦淡。（王庆国，刘燕华 . 新编伤寒论类方 . 北京：人民卫生出版社，2017.）

【原文】小结胸病，正在心下，按之则痛，脉浮滑者，小陷胸汤主之。（138）

小陷胸汤方

黄连一两，半夏（洗）半升，栝蒌实（大者）一枚。

上三味，以水六升，先煮栝蒌，取三升，去滓；去诸药，煮取二升，去滓，分温三服。

【提要】本条论述小结胸病的证治。

【释义】小结胸病为结胸的证型之一，其成因与大结胸类似，多为伤寒表邪入里，或表证误下，邪热内陷与痰相结而成。小结胸证病变范围比较局限，正在心下，提示痞硬胀满仅在心下胃脘部。按之则痛，不按不痛，临证虽也有不按也痛者，但疼痛程度较轻，绝不会出现石硬拒按、手不可近的状况，说明邪热较轻，结聚不深。脉浮主热，也示病位较浅；脉滑主痰，也主热。脉浮滑既是小结胸病的主脉，也提示了小结胸病的主要病机是痰热相结。本证病变范围局限，病情轻浅，病势较缓，与大结胸证水热互结，病变范围广泛，病情深重，病势较急相对而言，故称"小结胸病"。此外，由于痰热互结于心下，本证临床除正在心下、按之则痛的证候特征外，还可伴有胸满闷、咳吐黄痰、恶心呕吐等痰热在上气逆不降的症状。小结胸证是痰热互结于心下，治疗宜清热涤痰开结。

【临床应用】小陷胸汤由黄连、半夏、瓜蒌三味药组成。临床上凡属痰热互结，症见胸脘痞满，按之疼痛，或咳嗽、气急、痰黏、便秘、口苦、苔黄腻、脉浮滑者皆可使用。

【医案举例】邓某，男，37岁，干部。主诉：胃脘部胀闷疼痛10余年，加重5天。现病史：患者于10余年前无明显诱因出现胃脘部胀闷疼痛等症状，服硫糖铝略缓解，停药则痛发，做胃镜示：慢性浅表性胃炎。5天前无明显诱因胃痛加重，痛如针刺，伴嗳气吞酸，大便色黑如柏油，舌质暗，苔薄微黄腻，大便潜血（+）。中医诊断：胃脘痛（痰热内盛，气滞血瘀）。治法：清热涤痰，活血祛瘀。方药：小陷胸汤加减。瓜蒌50g，半夏15g，黄连10g，大黄6g，延胡索15g，白及10g，牡蛎20g，焦三仙各15g。患者服此方15剂，诸症消失。服人参健脾丸善后。1个月后胃镜检查，胃及十二指肠黏膜未见异常。随访1年，未复发。[孙建平.小陷胸汤加味治疗胃脘痛289例.实用中医药杂志，1998（3）：23.]

8. 痞证

【原文】心下痞，按之濡，其脉关上浮者，大黄黄连泻心汤主之。（154）

大黄黄连泻心汤方

大黄二两，黄连一两。

上二味，以麻沸汤二升渍之须臾，绞去滓，分温再服。

【提要】本条论述热痞的证候特征与治法。

【释义】心下为胃脘部，"心下痞，按之濡"，指胃脘部有堵闷窒塞之感，但按之却柔软，而不坚硬疼痛，是属无形邪气壅滞之气痞。关脉以候中焦，浮脉又主阳热。今阳热之脉仅见于关上，说明本证系无形邪热壅聚心下，致气机痞塞，乃热痞之证。本证为邪热内聚之热痞证，故尚可见心烦、口渴、小便短赤、舌红苔黄、脉数、甚至吐衄等热证表现。

【临床应用】大黄黄连泻心汤，《伤寒论》原文记载只有大黄、黄连两味，但按林亿等方后注及考《千金翼方》等记载，当有黄芩为是。本方治疗无形邪热结于心下之痞，又以治疗血证为其一大特色，凡起病急暴、来势凶猛、血出如喷、量多色鲜者，多可用之。

【医案举例】张某，男，38岁。两个月前，因家事纠纷，而致精神失常，本市某医院诊为精神分裂症，服氯丙嗪、泰而登等药无效，遂邀刘渡舟教授诊治。就诊时，患者言语无羁，怒目视人，口味臭秽。又询，知其大便数日不行，舌红，苔焦黄而干，脉滑疾。诊为气郁化火、心火内盛之证。处大黄黄连泻心汤。大黄 9g，黄连 9g，黄芩 9g。水煎，3 剂。药后大便通，且能入睡，烦躁诸症亦好转。又嘱继服 3 剂，而告痊愈。随访至今未复发。[陈宝明.刘渡舟教授活用大黄黄连泻心汤.北京中医学院学报，1987，10（3）：34]

【原文】心下痞，而复恶寒汗出者，附子泻心汤主之。（155）

附子泻心汤方

大黄二两，黄连一两，黄芩一两，附子一两（炮，去皮，破，别煮取汁）。

上四味，切三味，以麻沸汤二升渍之，须臾，绞去滓，内附子汁，分温再服。

【提要】本条论述热痞兼阳虚的证治。

【释义】本条承接第 154 条言心下痞，当为热痞。复见恶寒汗出之症，有两种可能。若属太阳中风证，则必有发热、脉浮等表证。今不见发热，又不曰"表未解"，说明并非 164 条所论热痞兼表证。且从附子泻心汤看，为大黄黄连泻心汤加附子而成，以方测证，其恶寒汗出，当是表阳虚，卫外不固所致。卫阳不足，温煦失职，故恶寒；开阖失司，肌表不固，所以汗出。本证寒热并见，虚实互呈，单与泄热消痞，则阳虚难复，纯与扶阳固表，则痞结难消，故应泄热消痞，兼以扶阳固表。

【临床应用】附子泻心汤由大黄黄连泻心汤加附子而成。方用大黄、黄连、黄芩之苦寒，清泻上部之邪热，附子之辛热以温经复阳固表。本方大温大热的附子与大苦大寒的大黄、黄连、黄芩相配，寒温并用，补泻兼施，这是一种特殊的配伍方法，用类似配伍方法的方剂还有《金匮要略》的大黄附子汤。

本方之煎服法为大黄、黄连、黄芩三味以开水浸渍少顷取汁，附子一味另煎取汁，再将两种药汁混合，分两次温服。二者寒热异气，生熟异性，药虽同行，但各司其职，共奏消痞固表之功。

【医案举例】罗某，男，31 岁，1991 年 4 月 24 日初诊。患者既往有慢性胃炎及十二指肠球部溃疡病史 12 年，于入院前一天因进食不当，突感胃脘嘈杂，胸闷不适，恶心呕吐，始为胃内容物，继则呕吐鲜红血，共呕吐 5 次为咖啡色液及鲜红血，约 1000mL，解柏油样稀便 3 次，约 300mL，患者眩晕倒地，面色苍白，当晚 10 时以胃溃疡并上消化道大出血急诊入院，测血压 70/38mmHg，即予输液，止血，并输血 400mL，5 小时后血压稳定于 82/52mmHg，仍干呕不止，又呕吐两次，为鲜红血，约 100mL，并解黑色稀便两次。症见神志不清，消瘦神疲，烦躁，心悸，全身恶寒汗出，胸脘痞闷，口干口苦，舌红绛，苔黄腻而燥，脉细数无力，测血压 83/53mmHg，血红蛋白 40g/L，大便潜血（++），白细胞 12.0×10^9/L，红细胞 1.02×10^{12}/L。证属热邪壅滞中焦，气火上炎，络血外溢，又呕血后虚阳外越，气虚不摄，形成上热自热、下寒自寒现象，以虚火上逆、冲破血络为主，急以泻心汤釜底抽薪，清泄阳明积热，配附子、西洋参以温阳补气固脱。方药：制附子 20g（先煎），黄芩 10g，黄连 10g，大黄 10g，西洋参 10g（另炖）。服药两剂后神志转清，胸脘痞闷消失，呕血止，大便 1 次、色转黄，食欲增进。药合病机，上方去大黄，改西洋参为太子参 30g，加炒白芍 10g，山药 30g，麦冬 10g，白蔻仁 10g，以益气养阴，温中健脾，兼清泄中焦余热。连服 12 剂，元气渐振，食欲倍增，大便潜血试验转阴，血红蛋白升至 110g/L，血压 98/68mmHg，诸症

消失。共住院 20 天，痊愈出院。[姜琴.附子泻心汤治验举隅.北京中医，1993（2）：50.]

【原文】 伤寒五六日，呕而发热者，柴胡汤证具。而以他药下之，柴胡证仍在者，复与柴胡汤。此虽已下之，不为逆，必蒸蒸而振，却发热汗出而解。若心下满而硬痛者，此为结胸也，大陷胸汤主之；但满而不痛者，此为痞，柴胡不中与之，宜半夏泻心汤。（149）

半夏泻心汤方

半夏（洗）半升，黄芩、干姜、人参、甘草（炙）各三两，黄连一两，大枣（掰）十二枚。

上七味，以水一斗，煮取六升，去滓，再煎取三升，温服一升，日三服。

【提要】 本条论述辨少阳证、大结胸证及痞证。

【释义】 本条点出伤寒传里的可出现少阳证，少阳证误治，出现三个转归：邪仍遗留少阳，仍以疏泄少阳枢机为治，邪气内陷形成结胸证，也可形成痞证，尤其是形成痞证，仲景以半夏泻心汤为治。痞证的成因是内无痰水实邪之人，误下后损伤脾胃之气，少阳邪热乘机内陷，致寒热错杂于中，脾胃升降失常，气机痞塞，形成心下痞，满而不痛的痞证。"但满而不痛"，是痞证的辨证眼目。由于本条之心下痞是由寒热之邪痞塞中焦、脾胃升降失和所致，故当兼见恶心、呕吐等胃气不降之症，以及肠鸣、下利等脾气不升之症。《金匮要略·呕吐哕下利病脉证治》谓"呕而肠鸣，心下痞者，半夏泻心汤主之"，是对本条痞证的补充，也是将半夏泻心汤证列为呕、利、痞的主要依据。

【临床应用】 半夏泻心汤由半夏、干姜、黄连、黄芩、人参、甘草、大枣七味药组成，本方寒热并用，升降协调，是治疗脾胃升降失常的代表性方剂之一，使用时可酌情加入炒枳壳、香附、木香、合欢皮、紫苏梗、陈皮等理气之品，以促进脾胃之气的升降恢复正常。

【医案举例】 韩某，男，46 岁，1991 年 9 月 12 日初诊。胃脘部非节律性疼痛，伴烧灼感，嗳气，恶心呕吐，反复发作 1 年，服胃仙 –U、胃必治等药效不显。面色无华，舌尖赤，舌苔薄黄，脉弦数。X 线钡餐检查显示胃蠕动增加，胃窦部黏膜粗乱，增粗的胃黏膜皱襞通过幽门进入十二指肠，十二指肠球呈"香蕈状"变形。西医诊断：胃窦炎，胃黏膜脱垂。中医诊断：胃脘痛（寒热错杂型）。以寒热并调、辛开苦降为法。半夏泻心汤加味。姜半夏 12g，黄连 9g，黄芩 12g，干姜 6g，党参 18g，炙甘草 6g，大枣 3 枚，苏叶 6g，佛手 9g，厚朴 12g，煅瓦楞 15g。服药 6 剂，胃脘痛减轻，上腹部灼热感、嗳气、恶心呕吐缓解。守方继服 12 剂，上述症状消除。服药 34 剂，1991 年 10 月 16 日复诊，面色红润，舌淡赤，舌苔薄白，脉沉弦。复查 X 线钡餐，胃张力、蠕动正常，胃窦部黏膜增粗，无黏膜皱襞进入十二指肠，球部形态正常。停药后随访半年，未复发。[姚保泰.半夏泻心汤加味治疗胃黏膜脱垂症 63 例疗效观察.河南中医，1994，14（5）：279.]

【原文】 伤寒汗出，解之后，胃中不和，心下痞硬，干噫食臭，胁下有水气，腹中雷鸣，下利者，生姜泻心汤主之。（157）

生姜泻心汤方

生姜四两（切），甘草（炙）三两，人参三两，干姜一两，黄芩三两，半夏（洗）半升，黄连一两，大枣（掰）十二枚。

上八味，以水一斗，煮取六升，去滓，再煎取三升，温服一升，日三服。

附子泻心汤，本云：加附子。半夏泻心汤、甘草泻心汤，同体别名耳。生姜泻心汤，本云：理中人参黄芩汤，去桂枝、术，加黄连，并泻肝法。

【提要】本条论述胃虚水饮食滞致痞的证治。

【释义】伤寒汗出解后，说明表证已解，但"胃中不和"，其原因或因汗不得法，损伤脾胃之气，或因其人素日脾胃气弱，以致邪气乘机内陷，寒热错杂互阻于中焦，使脾胃升降失常，气机痞塞。一般而言，心下痞当按之柔软，此言"心下痞硬"，是谓按之腹肌有紧张感，乃邪气阻结较重，属气机痞塞较甚。然虽痞硬，却按之不痛，故仍属痞证而非结胸之证。脾虚不运，胃气上逆，故干噫食臭；水气流于胁下，或走于肠间，则肠鸣下利。

【临床应用】生姜泻心汤由半夏泻心汤减干姜二两，加生姜四两所组成。其组方原则与半夏泻心汤大同小异，仍属辛开苦降甘调之法。现代众多医家运用本方，均在半夏泻心汤的基础上，更突出其所兼食积、饮停之要点。

【医案举例】张某，女，19岁，1986年9月1日初诊。起病月余，心下痞满不舒，昼轻夜重，子夜时尤甚，至黎明下利后始安。痞满发作时嗳气口臭，口干，不欲饮食。面色萎黄，行走无力。苔薄黄而干，脉沉。证属胃虚，水饮食滞停于心下，寒热互结，升降失调，气机壅滞。治宜和胃消痞，宣散水气，生姜泻心汤主之。生姜15g，炙甘草、党参、黄芩、半夏各10g，黄连、干姜各4g，大枣10枚。3剂后，痞满减轻，已能进食，腹中雷鸣、下利消除，继服4剂告愈。[刁金山.生姜泻心汤治疗心下痞证245例.浙江中医杂志，1988，23（2）：75.]

【原文】伤寒中风，医反下之，其人下利日数十行，谷不化，腹中雷鸣，心下痞硬而满，干呕，心烦不得安。医见心下痞，谓病不尽，复下之，其痞益甚。此非结热，但以胃中虚，客气上逆，故使硬也。甘草泻心汤主之。（158）

甘草泻心汤方

甘草（炙）四两，黄芩三两，半夏（洗）半升，大枣（掰）十二枚，黄连一两，干姜三两。

上六味，以水一斗，煮取六升，去滓，再煎取三升，温服一升，日三服。

【提要】本条论述脾胃虚弱、痞利俱甚的证治。

【释义】伤寒或中风，为病在表，本当汗解，下之误也，故曰"反"。下后损伤中气，外邪乘虚内陷，致寒热之邪结于心下，气机痞塞，升降逆乱，遂成痞证。脾胃气虚，腐熟运化失职，饮食不得消化而下注，故其人腹中雷鸣有声，下利日数十行而有未消化食物；浊阴不降，胃中虚气上逆，则干呕心烦不得安。此为寒热错杂于中，脾胃虚弱较甚，水谷不化的甘草泻心汤证。但医见心下痞之症仍在，误以为心下之实邪未尽，复以下之，以致脾胃之气更虚，中焦升降愈复逆乱，浊气因虚上逆更剧，故心下痞硬更加严重。"此非结热，但以胃中虚，客气上逆，故使硬也"是自注句，说明"其痞益甚"

之因，并不是由于实热阻结，而是由于脾胃气虚，胃中邪气上逆，气机痞塞所致。

【临床应用】甘草泻心汤即半夏泻心汤加重炙甘草用量而成。重用炙甘草，并以之名方，取其甘温补中，健脾和胃，为方中主药；佐人参、大枣，更增其补中之力；干姜、半夏温中散寒；黄芩、黄连清热消痞，合而使脾胃健而中州得复，阴阳调而升降协和，则痞利干呕诸症除。

《伤寒论》载本方无人参，考《金匮要略·百合狐惑阴阳毒病证治》用本方有人参。《千金方》《外台秘要》用本方亦有人参。又半夏泻心汤、生姜泻心汤中皆有人参。再观方后臣亿等谨按"其方必各有人参，今甘草泻心中无者，脱落之也"。本证是误下脾胃更虚，痞利俱甚之证，加入人参是为合理，故本方脱落人参之说可从。

【医案举例】李某，男，38岁，干部，1991年5月6日就诊。患腹痛、腹泻反复发作两年半，以左下腹痛为甚，肠鸣增强，泄泻常于餐后出现，泻后腹痛减轻，无发热，发病后体重减轻4kg，曾先后做过12次粪便检查，均无异常发现，屡用氟哌酸、土霉素、磺胺脒等治疗无效。曾到广州市某医院做纤维结肠镜检查，提示肠管痉挛时间延长，收缩频繁，未发现器质性病变。诊断为肠道易激综合征。舌淡，苔黄白相间，脉弦滑。余按以上方法治疗（炙甘草、清半夏各12g，干姜、大枣各10g，黄连5g，党参、白芍各20g。水煎服，每天1剂），用药至3周后，症状明显减轻；再用药两周，病告痊愈。随访1年，未见复发，体重恢复正常。[万志成.甘草泻心汤加减治疗肠道易激综合征23例.新中医，1994，26（9）：25.]

【原文】伤寒发汗，若吐，若下，解后，心下痞硬，噫气不除者，旋覆代赭汤主之。（161）

旋覆代赭汤方

旋覆花三两，人参二两，生姜五两，代赭一两，甘草（炙）三两，半夏半升（洗），大枣（擘）十二枚。

上七味，以水一斗，煮取六升，去滓，再煎取三升，温服一升，日三服。

【提要】本条论述肝气犯胃、胃虚痰阻证的证治。

【释义】伤寒发汗，乃正治之法，或吐或下，则为误治。所谓解后，是指表邪已解，但脾胃气伤，脾胃运化腐熟功能失常，痰饮内生，阻于心下，胃气不和，气机痞塞，故心下痞硬。胃气已虚，兼之土虚木乘，肝胃气逆，则噫气不除。

【临床应用】旋覆代赭汤中旋覆花苦辛而咸，主下气消痰，降气行水；代赭石苦寒入肝，镇肝降逆；二者相合，下气消痰，镇肝胃之虚逆，为本方之主药。半夏与较大剂量的生姜为伍，和胃降逆化痰；人参、甘草、大枣补中益气，扶脾胃之虚。诸药配合，除痰下气，而消痞止噫。凡属胃虚痰饮内阻、肝胃气逆证，皆可相机而投。

【医案举例】沈某，女，26岁，1989年4月21日诊。怀孕50天，近日胃脘嘈杂，烦躁不安，呕吐不止，进食尤其，大便数日未行，每日仅进少量流质饮食，舌尖红，苔薄黄，脉滑数。此乃脾胃不和、郁热所致之妊娠恶阻证。治拟理脾和胃，清热止呕，用旋覆代赭汤加减。旋覆花、太子参、姜半夏各10g，生赭石24g（先煎），黄芩、竹茹各12g，大枣3枚，甘草3g。每日1剂，水煎，冷服频饮。两剂后，呕吐止，即能进食。[王拥军.旋覆代赭汤加减治妊娠恶阻.四川中医，1991，9（1）：43.]

第十章 辨阳明病脉证并治 ▷▷▷

一、阳明病纲要

（一）阳明病提纲

【原文】阳明之为病，胃家实是也。（180）

【提要】本条论述阳明病的提纲。

【释义】"胃家实"之"实"，其内涵属于三位一体，分别是病性、病机、病情的综合概括，从病性来看属于实证，《黄帝内经》说"邪气盛则实"，邪气侵犯阳明，邪气亢盛，正邪交争剧烈，此为实证。病机为阳明里热亢盛，化燥伤津，甚者出现胃肠燥结不通。病情方面，阳明热证的患者可出现身大热、口大渴、大汗出、脉洪大等表现；如果阳明燥热与肠中糟粕相搏结，燥屎阻于肠道，患者则会出现潮热、谵语、腹胀满疼痛拒按、不大便、脉沉实有力的阳明实证表现。针对胃家实的情况，治疗大法分为两种，分别是清法和下法，热在上焦，宜清宣郁热，栀子豉汤为代表；热在中焦，宜辛寒清气，白虎汤和白虎加参汤为代表；热在下焦，宜清热淡渗，代表方为猪苓汤。根据下法的轻重、缓急程度不同，下法可分为攻下、润下、外导 3 种方法，代表方是三承气汤、麻子仁丸和蜜煎导。

提纲条文谈到胃家，在《伤寒论》当中，包含有"家"字的词语出现的次数甚多，有"喘家""汗家""淋家""衄家""疮家""亡血家"等，《金匮要略》有"失精家""饮家""黄家"等。这些"家"都属于病态的概念，而 180 条条文中的胃家是属于部位概念。除此之外还有一些体质概念，比如说酒客、旧微溏者。第 17 条云："若酒客病，不可与桂枝汤，得之则呕，以酒客不喜甘故也。"第 81 条云："凡用栀子汤，病人旧微溏者，不可与服之。"胃家是指部位的概念，分别包含胃、大肠、小肠。《灵枢·本输》说"大肠、小肠皆属于胃，是足阳明也"即是明证。此外《伤寒论》第 215 条说"胃中有燥屎五六枚"、第 217 条说"以有燥屎在胃中"，根据常识，这里所指的胃并非胃，而是肠道，所以这里的胃其实是胃家的概念。

（二）阳明病病因病机

【原文】伤寒发热，无汗，呕不能食，而反汗出濈濈然者，是转属阳明也。（185）

【提要】本条论述太阳病汗出不彻及伤寒里热亢盛均可转属阳明。

【释义】伤寒发热无汗，本为太阳表证，如见呕不能食，则提示邪已入里化热，而见胃热气逆之征。导致表邪入里化热的原因，多为胃阳素旺或素有内热。如证由无汗而反出现汗出连绵不断的，则为表寒全部入里化热，是病已转属阳明的明证。阳明热盛，逼迫津液外越，故见汗出连绵不断。

（三）阳明病脉症

【原文】问曰：阳明病外证云何？答曰：身热，汗自出，不恶寒，反恶热也。（182）

【提要】本条论述阳明病的外证。

【释义】阳明病属里热实证，其反映在外的证候为"外证"，即所谓有诸内必形诸外之意。阳明病因里热炽盛，蒸腾于外，故见身热。热邪太盛，迫津外泄，故不恶寒，是无太阳表证。反恶热，言其里热亢盛，病者有恶热之感。恶热而下一"反"字，说明其与太阳中风表虚证身热、汗出、恶风寒者不同。本条胃家实是病根，身热汗出，不恶寒、反恶热是外证，充分反映出阳明病的本质。无论阳明热证，或阳明实证，都必然具有这些证候。但一般而言，阳明热证热势较高，汗出较多；阳明实证热势往往不高，汗出亦较少，或手足濈然汗出。身热汗出是太阳病、阳明病所共有之证，鉴别的方法唯在恶寒与恶热。其次，则太阳脉浮，阳明热证之脉多洪大，实证之脉多沉实有力。

【原文】伤寒三日，阳明脉大。（186）

【提要】本条论述阳明病的主脉。

【释义】大脉的记载见于《素问·脉要精微论》。云："夫脉者，血之府也。长则气治，短则气病，数则烦心，大则病进。"大脉在《脉经》的24种脉象以及《濒湖脉学》的27种脉象中均未有记载，教材《中医诊断学》也没有把大脉收录进去。大脉表现出脉体宽大、充实有力的特点。《黄帝内经》认为，患者出现大脉，说明病情在进展，所以又说："大则邪至，小则平。"大脉在阳明病中一般有两种表现，如果是阳明热证，多见于洪大滑数脉，说明阳明里热亢盛，未与有形实邪搏结，热发于外。如果是阳明实证，多见于沉实而大的脉象，说明阳明里热与有形燥屎搏结，称其为热结于内。那么阳明病是否只有这两种脉象呢？其实并非如此。在条文中可以发现有如下多种脉象，如"脉洪大、脉浮而紧、脉浮、脉浮滑、脉滑而数、脉滑而疾、脉沉"，等等，甚至还有"迟脉"，说明临床是复杂的，患者体质不同，里热程度不同，兼夹的实邪不同，临床均可表现出不同的脉象特点，因此，提示要根据证候的不同来辨别脉象的差异，而不应该只根据某种脉象，来断定必然是某种证候。柯琴诠释极佳："善诊者，必据证辨脉，勿据脉谈证。"此之谓也。

二、阳明病本证

（一）阳明病热证

【原文】阳明病，脉浮而紧，咽燥口苦，腹满而喘，发热汗出，不恶寒反恶热，身重。若发汗则燥，心愦愦反谵语。若加温针，必怵惕、烦躁不得眠。若下之，则胃中空虚，客气动膈，心中懊憹，舌上苔者，栀子豉汤主之。（221）

肥栀子（擘）十四枚，香豉（绵裹）四合。

上二味，以水四升，煮栀子取二升半，去滓，内豉，更煮取一升半，去滓。分二服，温进一服，得快吐者，止后服。

【提要】本条论述阳明经热误治后的变证及下后余热留扰胸膈的证治。

【释义】这段话需要分成四段来理解，从"阳明病"开始到"身重"为一段，后面三个"若"开头的句子，分别各为一段。第1段是典型的阳明热证，这个时候应当用辛寒清气的白虎汤治疗，用汗法、温针法、下法都是误治。第1段有两个表现不好理解，第一是脉浮而紧，在阳明病中也可以出现，脉浮说明里热炽盛，充斥内外，脉紧说明正邪交争剧烈，出现紧象。第2个表现是"身重"，身重可能的机理有气虚、痰饮、水湿、瘀血等不同，除此之外，还有这里的阳明里热，也会出现"身重"，其机理是热伤津气。最后一段的"若下之，则胃中空虚，客气动膈，心中懊侬，舌上苔者，栀子豉汤主之"，阳明热证，理当用清法，但医者可能看到患者有"腹满而喘"的症状，误认为是阳明病实证，误用下法，此为"下之过早"，导致胃中空虚，胃肠损伤，但邪热还在，热邪乘虚郁扰于胸膈，出现"心中懊侬，舌上苔者"的热扰胸膈证，因此需要用到在太阳病篇学过的栀子豉汤来清宣郁热。栀子配淡豆豉，属于辛开苦降法，方药的配伍加减在太阳病篇学过，此处不再赘述。

关于栀子豉汤证，有两个难点需要理解透彻。第1个难点，栀子豉汤可见于太阳病篇与阳明病篇，二者有何异同？既然方药一样，那么理、法当然没有太大差别，因此，虽然二者来路不同，一是太阳病误用汗、吐、下法治疗，导致表邪内陷胸膈，出现热扰胸膈证；二是阳明病热证误用下法，导致胃中空虚，胃肠损伤，热邪郁扰于胸膈证。来路虽不同，但是病机、证候、治法却是相同的。或许有人认为太阳病篇的栀子豉汤证病情更轻，阳明病篇的此证更重，其实临床没有这样绝对的判断，一切需要视当时的具体情况而定。第2个难点，原文说："舌上苔者，栀子豉汤主之。"这种舌苔，究竟是哪种苔？根据病机的特点，舌苔厚薄候邪气轻重，苔色候病邪性质，综合两点，此处微黄薄腻苔可能性大，但这也只是可能性大，临床并非绝对。

【原文】阳明病，下之，其外有热，手足温，不结胸，心中懊侬，饥不能食，但头汗出者，栀子豉汤主之。(228)

【提要】本条论述阳明病下后，余热留扰胸膈的证治。

【释义】阳明病或腑实未成而早用下法，或燥屎虽因攻下而去，但余热尚存，皆可使邪热郁留胸膈。阳明热邪未除，故见外有热，手足温。热邪未与有形的痰水相结，故曰不结胸。热邪扰及心神，故见心中懊侬。热邪影响于胃，胃气不和，故饥不能食。热郁胸膈不得外散，故不见全身汗出，只是郁热上蒸而见头部出汗。本证属热郁胸膈，故用栀子豉汤清宣郁热。

【原文】三阳合病，腹满身重，难以转侧，口不仁，面垢，谵语，遗尿。发汗则谵语，下之则额上生汗，手足逆冷。若自汗出者，白虎汤主之。(219)

知母六两，石膏(碎)一斤，甘草(炙)二两，粳米六合。

上四味，以水一斗，煮米熟汤成，去滓。温服一升，日三服。

【提要】本条论述三阳合病邪热偏重于阳明的证治及禁例。

【释义】本条有倒装文法，"若自汗出者，白虎汤主之"，应接在"谵语遗尿"后。此言三阳合病，是有三阳合病之名，而无三阳合病之实，或初为三阳病，目前已成阳明病。由于邪热内盛，胃气不能通畅，气机阻滞不利，故腹为之满。阳明热盛，伤津耗气，则身重难以转侧。此与"风温为病，脉阴阳俱浮，自汗出，身重"(第6条)的病机略同。胃之窍出于口，胃热炽盛，熏灼于上，津液耗伤，则口不仁。足阳明之脉起于鼻旁，循于面部；手阳明之脉起于食指外侧，亦上行面部，今阳明邪热壅滞，熏蒸胃肠浊气上泛，故面部油垢污浊。《灵枢·经别》云："足阳明之证，上至髀，入于腹里，属胃，散之脾，上通于心。"阳明胃热，循经上扰，神明不安，而见谵语。热盛神昏，膀胱失约，故见遗尿。里热迫津，向外宣泄，则汗自出。热盛如此，则当有身热、不恶寒反恶热等症，故后文以"若自汗出者"简括证候，承接前文，而申白虎汤之治法。然若以此条与白虎汤诸条对，则以此条为重证。本条列举误治致变以申述其禁忌。在上述病情中，若因身重误认为表证，则胃热加重，谵语益甚；若因腹满误认为胃实而妄下之，则津液下竭，阳气无以依附而上越，故额上汗出，手足逆冷，此乃在阳明里热的基础上而见此危象，似可暂用回阳救逆法以治其标，继进甘寒救津法以理其本。

【临床应用】白虎汤具有辛寒清气的功效，是治疗阳明热证的主方，《金匮要略》用本方加人参治疗太阳中暍证，加桂枝治疗温疟。现代临床不仅用白虎汤治疗外感热病，而且广泛用于治疗内伤杂病，如流行性出血热、流行性乙型脑炎、细菌性或病毒性肺炎、钩端螺旋体病，以及流感、肠伤寒、败血症、中暑、过敏性紫癜、神经性多食症等。

【医案举例】上官某，女，32岁，2019年10月15日初诊。产后自汗4月余，动则汗出，汗质清稀，无味，量多，以上半身明显，头面更甚，兼有口渴喜饮，纳眠可，自诉平素易上火，常有牙龈红肿疼痛，服前医益气固表、敛汗滋阴中药（玉屏风散、浮小麦、牡蛎、龙骨之类）无效。观患者体型壮实，面色红润，双目炯然有光，小便量少，大便可，舌可，右脉滑实、力可，右关实甚，左脉细且实。处方白虎汤加味。生石膏50g，知母20g，炙甘草5g，栀子10g，防风20g，广藿香10g，粳米1把。6剂，水煎服。10月22日二诊：自诉汗出明显好转，小便增多，大便稍不成形，次数偏多，舌可，右脉滑实、力可，右关实象减，左脉偏虚。药用白虎加人参汤。处方：生石膏30g，知母15g，炙甘草5g，人参15g。6剂，水煎服。10月29日三诊：汗出继续好转，现以头汗出较为明显，口干渴已不明显，易心烦，二便可，舌尖偏红，苔可，右脉滑实、力度减轻，左脉偏弦虚。药用白虎汤合三才汤。处方：生石膏40g，知母20g，炙甘草5g，党参10g，麦冬15g，生地黄15g，粳米1把。6剂，水煎服。11月5日四诊：汗出继续好转，舌可，脉平。嘱前方继服6剂。随访，汗出恢复正常。［廖华君.产后多汗不可一味滋阴.中国中医药报，2020-04-23（004）.］

【原文】若渴欲饮水，口干舌燥者，白虎加人参汤主之。（222）

知母六两，石膏（碎）一斤，甘草（炙）二两，粳米六合，人参三两。

上五味，以水一斗，煮米熟汤成，去滓。温服一升，日三服。

【提要】本条论述阳明经热误下后，导致胃热弥漫、津气两伤的证治。

【释义】承第221条，论阳明经热误下后，不仅邪热未除，而且又耗伤气阴，出现了渴欲饮水、口干舌燥的见症，故治以白虎加人参汤清胃热，益气津。白虎加人参汤就是在白虎汤基础上再加人参三两。人参具有益气生津的功效，因此，白虎加人参汤所治的病证与白虎汤大体相同，但是伤津耗气的程度必然更加严重，条文中可以看到"舌上干燥，欲饮水数升"等症状的描述，反而白虎汤本身没有出现类似这些描述。

【原文】若脉浮，发热，渴欲饮水，小便不利者，猪苓汤主之。（223）

猪苓（去皮）、茯苓、泽泻、阿胶、滑石（碎）各一两。

上五味，以水四升，先煮四味，取二升，去滓，内阿胶烊消。温服七合，日三服。

【提要】本条论述阳明热证误下后，导致阴伤水热互结的证治。

【释义】此条文要与第221条、第222条联系着一起看，才能明白仲景的意思，说明阳明热证误用下法，会出现3种变化的可能。根根猪苓汤的药物组成，可知猪苓汤证的病机当为阳明津伤，水热互结于下焦。这个条文的症情描述与前面学过的五苓散的条文非常相似。五苓散的条文第71条云："若脉浮，小便不利，微热，消渴者，五苓散主之。"不经意者非常容易将二者混淆，其实两者差别非常大，因此有必要将二者进行理法方药一系列的对比。五苓散的病机为表邪未解，随经入里，表陷之邪与水结，膀胱气化不利；猪苓汤的病机为阳明热证误下后，津液损伤，而邪热未去，水热互结于下焦。两者有许多相同的临床表现，如"脉浮，发热，渴，小便不利"，而五苓散必然伴随有发热伴恶寒、头痛、渴欲饮水、水入则吐、舌苔白等症，而猪苓汤则伴有心烦不寐，发热不恶寒，舌质红，苔薄白，或少苔等。治疗方面，五苓散化气行水，兼以解表；猪苓汤则清热，养阴，利水。

【临床应用】猪苓汤主要用于外感热病经治疗后余热未尽，气化失司，水热互结，阴液受损的病证。现代临床应用范围较为广泛，如肾盂肾炎，膀胱炎、尿道炎、前列腺炎、泌尿系结石等。

【医案举例】谷某之子，年十余岁，其父携之求诊。据云咳嗽发热，口渴，小便不甚利，服发散药不愈，已数日矣。同道二人先后拈脉毕，皆主小青龙汤，正写方未毕余适自外归，询知其状，即持脉，浮而微数，心知方错，未便明言。写方者询方是否？即慢应曰是。病者去，乃谓之：顷间方症不对，试再细思。一人曰：总裁必别有妙方，请明示之。余曰：小青龙证，仲师虽未言脉，然即表不解三字推之，则可知其脉必浮紧也。今脉浮而微数，乃是猪苓汤证，试取《伤寒》《千金》细阅自知。吾意病者明日必来，当照方更正。次日，其人果来，谓方无效，乃为疏猪苓汤，一剂知剂疾如失。[朱晓乐，司国民.萧伯章活用经方验案举隅.山东中医杂志，2016，35（5）：471–472.]

（二）阳明病实证

1. 攻下法

【原文】阳明病，不吐不下，心烦者，可与调胃承气汤。（207）

甘草（炙）二两，芒硝半升，大黄（清酒洗）四两。

上三味，切，以水三升，煮二物至一升，去滓，内芒硝，更上微火一二沸。温顿服之，以调胃气。

【提要】本条论述阳明内实、热郁心烦的证治。

【释义】阳明病未曾使用吐下的方法而出现心烦之症，为阳明热实，燥结于胃肠所致。盖胃脉入通于心，胃中燥实，邪热上扰，则神明不安而心烦矣。然则本条既云阳明病，是除心烦外，必当伴有身热、汗出、不恶寒、反恶热之外证，更重要的是具有腹痛、不大便等胃实之里证，故可与调胃承气汤泄热通腑，以解心烦。本条与栀子豉汤证都有心烦，但有虚烦与实烦之别。栀子豉汤证多属吐下之后，余热扰于胸膈，致心烦懊恼，因无形邪热内扰而烦，是谓之"虚烦"，则用栀子豉汤清宣郁热。本条"不吐不下"，而阳明腑实热结，浊热上扰，见心烦或腹满痛拒按、不大便、蒸蒸发热、汗出等，此因有形实邪内阻肠胃，故谓之"实烦"，宜以调胃承气汤泄热和胃。

【临床应用】调胃承气汤由大黄、芒硝、炙甘草三药组成，芒硝用量大，对于阳明腑实初结、里热亢盛之证最宜。调胃承气汤加减可治疗急性胆囊炎、慢性胆囊炎急性发作、胆道蛔虫、急性胰腺炎等急腹症而辨属燥实内阻者。

【原文】阳明病，其人多汗，以津液外出，胃中燥，大便必硬，硬则谵语，小承气汤主之。若一服，谵语止者，更莫复服。（213）

大黄四两，厚朴（炙，去皮）二两，枳实（大者，炙）三枚。

上三味，以水四升，煮取一升二合，去滓。分温二服，初服汤当更衣，不尔者，尽饮之；若更衣者，勿服之。

【提要】本条论述阳明病汗多津伤、便硬谵语的证治。

【释义】阳明病按理应当多汗，多汗乃是胃燥之成因。阳明病，汗出过多，津液损伤，胃肠干，则大便硬结，故发谵语，主用小承气汤，使腑气一通，燥热得泄，而谵语自止。更莫复服者，是小承气汤虽属攻下之缓剂，然若用之不当，或用而太过，亦有伤正之弊，因此郑重提出：若服药后大便通利，谵语得止，即莫再服。其中寓有中病即止、勿使过剂之意。

【临床应用】小承气汤由大黄、枳实、厚朴三药组成，主治阳明腑实，燥屎阻塞，痞满为主，而燥热次之证。现代多用于乙型脑炎、黄疸型肝炎、胆系感染、慢性胃炎、肠梗阻、急性肾衰等病而辨属胃肠里热结实较轻者。

【医案举例】予尝诊江阴街肉庄吴姓妇人，病起已六七日，壮热，头汗出，脉大，便闭，七日未行，身不发黄，胸不结，腹不胀满，惟满头剧痛，不言语，眼胀，瞳神不能瞬，人过其前，亦不能辨，证颇危重。余曰：目中不了了，睛不和。燥热上冲，此《阳明篇》三急下证之证也。不速治，病不可为矣。于是，遂书大承气汤方与之。大黄12g，枳实9g，川厚朴3g，芒硝9g。并嘱其家人速煎服之。竟剂而愈。（曹颖甫．经方实验录．北京：人民军医出版社，2010．）

【原文】伤寒六七日，目中不了了，睛不和，无表里证，大便难，身微热者，此为实也，急下之，宜大承气汤。（252）

【提要】本条论述伤寒急下存阴法之一。

【释义】眼睛对于人体而言是非常重要的，老百姓都会说"眼睛是心灵的窗户"，《内经》极其强调诊察疾病的时候要重视眼睛的诊察。原文说"切脉动静而视精明，察五色，观五脏有余不足，六腑强弱，形之盛衰，以此参伍，决死生之分"，所以"视精明"具有"决死生之分"的作用。为什么精明这么重要呢？《灵枢经》解释了这个问题，它说道："五脏六腑之精气，皆上注于目而为之精，精之窠为眼，骨之精为瞳子"。所以，阳明腑实日久，煎熬人体的津液，当津先被熬干之后，接着便损及液，那便是危急存亡关头了。《中医基础理论》曾提及津与液的区别：津偏清稀，液偏浓稠；津分布偏表，液分布于里；津容易损伤，液难损伤；津损伤后易补充，液损伤后难补充。所以，热邪先伤津，后耗液。《黄帝内经》也谈道："津脱者，腠理开，汗大泄；液脱者，骨属屈伸不利，色夭，脑髓消，胫酸，耳数鸣。"由此可见，津脱不可惧，液脱才可怕。"目中不了了，睛不和"已经到达耗液的层面了，所以需要用大承气汤来急下存阴，保得一分津液，便留得一分生机。

【临床应用】本方治痞满燥实俱备之阳明腑实重证，病机重心在胃肠热盛，燥实阻结，腑气不通，以潮热、手足濈然汗出、心烦或谵语、腹胀满痛、喘冒不得卧、大便秘结或热结旁流为辨证要点。

【医案举例】周某，男，74岁，因胃脘部胀痛1个月加重7天来诊。患者近1个月来胃脘部胀满伴疼痛，日渐消瘦，不能进食，恶心，大便数天未解。诊见一般状态不好，面色萎黄，精神萎靡，腹平软无肌紧张，胃区压痛，无反跳痛，肠鸣音减弱，舌淡红，苔黄厚，脉弦滑。胃镜检查见胃窦有一灰色附着物，基本充满窦部，周边明显充血水肿，质脆，使镜无法继续前行。胃彩超示胃充盈下于胃窦部后壁，可见局限性增厚改变，厚度为1.3cm，长约30cm，其回声为中低回声，其内解剖层次不清，表面光滑，提示胃窦后壁组织呈局限性增生改变。诊断：积聚（胃窦后壁组织局限性增生）。处方：大黄10g，芒硝15g（单包，冲服），厚朴15g，甘草15，枳实15g。每日1剂，水煎服。服3剂后，自觉腹痛，泻下稀水，恶心减轻。连服6剂，恶心消失，能进食，胃脘胀满消失，自觉症状悉除。[郭洪仁，林小伟，郑玉莲，等. 大承气汤验案举隅. 吉林中医药，2003（5）：45-46.]

2. 润导法

【原文】趺阳脉浮而涩，浮则胃气强，涩则小便数，浮涩相搏，大便则硬，其脾为约，麻子仁丸主之。（247）

麻子仁二升，芍药半斤，枳实（炙）半斤，大黄（去皮）一斤，厚朴（炙，去皮）一尺，杏仁（去皮尖，熬，别作脂）一升。

上六味，蜜和丸，如梧桐子大。饮服十丸，日三服，渐加，以知为度。

【提要】本条论述脾约的证治。

【释义】首先来看诊脉的部位，这里的趺阳脉是在足背动脉，在冲阳穴处，属足阳明胃经，位于人体的足背最高处，当拇长伸肌腱与趾长伸肌腱之间，足背动脉搏动处。仲景临床上喜用三部诊法，分别是寸口脉、趺阳脉、太溪脉。其中寸口脉最为常用，以候全身脏腑病变；趺阳脉以候胃气；太溪脉以候肾气。这里的浮涩脉，是以脉象而言病机，这是仲景行文的一大风格特点，之前学过的桂枝汤证第12条也是如此风格。"太阳中风，阳浮而阴弱，阳浮者，热自发，阴弱者，汗自出"；还有第30条："寸口脉浮而大，浮为风，大为虚。风则生微热，虚则两胫挛。"在《金匮要略》中，这样描述的地方更多，不再详述。浮脉说明阳明有热，燥化亢盛，属胃强；涩脉说明脾运受约，肠中津亏，属脾弱。脾运受到胃热的约束，不能为胃行其津液，导致津液偏渗于膀胱，而不能濡润肠道，所以病证出现小便数与大便硬的表现，此时不必治脾，泄胃热、润肠导滞即可。这里胃热不重，病势不急，甚至患者不会感到特别痛苦，条文第244条说道"小便数者，大便必硬，不更衣十日，无所苦也"，即是此意。因此不须用汤剂来荡涤猛攻，只需用丸剂来缓治慢消即可。正如王海藏说："汤者，荡也，去大病用之；散者，散也，去急病用之；丸者，缓也，舒缓而治之。"

【临床应用】本方称脾约丸，现在通称为麻仁丸，主治津液亏虚、肠胃干燥、大便质硬之脾约证。本方属缓下之剂,既可祛邪之有余,亦可补津之不足,故适应证较广。

【医案举例】患者女,63 岁,2006 年 3 月 17 日就诊。主诉遗尿 3 年,加重 1 周。刻诊:小溲常在不经意间流出,夹有白带,湿透内裤,昼甚于夜,咳时、感冒或疲劳时更甚,3 年来呈逐渐加重倾向,近 1 周几乎每天有此情况,大便结,夜尿 2～3 次,平素怕冷畏寒,腰酸,时有耳鸣,白带多,纳差,舌红,苔黄腻,脉弦、两尺弱。有高血压病史。西医诊断:尿失禁。中医诊断:脾约证遗尿,脾气受约,肾气不固。治以解除脾约,补肾缩尿。麻子仁丸加味。火麻仁 10g,杏仁 9g,白芍 9g,枳壳 5g,生大黄 6g,厚朴 5g,覆盆子 15g,桑螵蛸 12g,鹿角片 15g,巴戟天 10g,龟甲 30g,熟地黄 30g,生地黄 30g,山药 30g,甘草 30g,黄芪 30g,白果 10 枚,龙胆草 12g,羚羊角粉 0.6g。7 剂,水煎,分两次服。2006 年 3 月 24 日二诊:服药 1 剂即见效,服药期间仅有 1 次溲出湿裤,精神好转,白带减少,大便畅快。诉服上药数日后,背脊、下巴、腋下等处局部皮肤瘙痒,持续 3～4 小时。原方甘草减至 15g,加白花蛇舌草 15g,再予 7 剂,以资巩固。服上药后遗尿症状缓解。[周丹,蒋健,李欣,等. 蒋健运用麻子仁丸辨治脾约证经验探析. 中华中医药杂志,2018,33（12）:5441–5444.]

3. 下法辨证

【原文】阳明病,脉迟,虽汗出不恶寒者,其身必重,短气,腹满而喘,有潮热者,此外欲解,可攻里也。手足濈然汗出者,此大便已硬也,大承气汤主之。若汗多,微发热恶寒者,外未解也,其热不潮,未可与承气汤。若腹大满不通者,可与小承气汤,微和胃气,勿令至大泄下。(208)

大黄（酒洗）四两,厚朴（炙,去皮）半斤,枳实（炙）五枚,芒硝三合。

上四味,以水一斗,先煮二物,取五升,去滓,内大黄,更煮取二升,去滓,内芒硝,更上微火一两沸。分温再服,得下,余勿服。

小承气汤方

大黄四两,厚朴（炙,去皮）二两,枳实（大者,炙）三枚。

上三味,以水四升,煮取一升二合,去滓。分温二服,初服汤当更衣,不尔者,尽饮之;若更衣者,勿服之。

【提要】本条辨阳明病可攻与不可攻及大小承气汤的区别应用。

【释义】阳明病,症见汗出而不恶寒,则知表证已解,汗出乃里热迫津外泄所致。阳热充斥经脉,经气不利则身重。里热壅滞气机,则见短气腹满而喘。若再见潮热,阳明证表邪已解,可以治里。由此可知,此时的脉迟,当属实热郁结,脉气不利所致,其脉虽迟,必按之有力。若再伴见阳明燥热,实邪迫津外泄的手足濈然汗出,即手足汗出连绵不断,则确证大便已硬,可用大承气汤攻下里实。但若汗出虽多,不见潮热而只见微热,并见恶寒的,这是表证尚未解除。只发热而未成潮热,是不可以用承气汤的。倘若表证已解,腹部胀满显著,大便不通,但未见潮热,则是阳明实满而燥热不甚,只可用小承气汤轻微通行滞,不可以用大承气汤峻下。本条一言阳明腑实兼有表证者不可攻下,当先解表后攻里;二是补述大承气汤证的又一见证——手足濈然汗出;三言应用大承气汤的重要证依据是有潮热,其热不潮不可与;四言"腹大满不通者,可与小承气汤",提示小承气汤证重在满。

三、阳明病变证

（一）发黄证

1. 湿热发黄证

【原文】阳明病，发热汗出者，此为热越，不能发黄也。但头汗出，身无汗，剂颈而还，小便不利，渴饮水浆者，此为瘀热在里，身必发黄，茵陈蒿汤主之。（236）

茵陈蒿六两，栀子（擘）十四枚，大黄（去皮）二两。

上三味，以水一斗二升，先煮茵陈，减六升；内二味，煮取三升，去滓，分三服。小便当利，尿如皂荚汁状，色正赤，一宿腹减，黄从小便去也。

【提要】本条论述湿热发黄的证治。

【释义】"瘀热在里"之瘀，并非指瘀血，而是与"郁"相通，指邪热郁滞于里，难以透达的意思。阳明病，发热汗出，是里热能向外发越的表现，热既能外越，就不会与湿相合，因而也就不能发黄。如果只见头部汗出，至颈部而止，周身无汗，又见小便不利，则是热与湿相合，湿热郁蒸之象。湿热相合，热受湿邪的牵制而不得外越，上蒸头部，故仅见头部汗出而身无汗；湿热相合，郁阻三焦，湿因受热邪的牵制而不得下泄，故见小便不利。热不得越，湿不得泄，湿热交阻，气化不行，津液不布，且热伤津液，故渴饮水浆。湿热相蒸，瘀热在里，迫使脾之本色外露，身必发黄；又有一说为湿热相蒸，瘀热在里，熏蒸肝胆，胆热液泄，逆流入血，泛溢肌肤，身必发黄。

【临床应用】患者服用茵陈蒿汤后，有可能会出现小便黄赤的症状，原文小字部分说道："小便当利，尿如皂荚汁状，色正赤，一宿腹减，黄从小便去也。"此处使用药物，达到将湿热之邪由小便排出的现象，这种现象只是可能，并非必然。所以，临床开茵陈蒿汤这个处方，有必要跟患者进行服药后的交待，以免令患者感到恐慌。方药中茵陈清热利湿，疏肝利胆，《本经》云："茵陈，味苦平，主风湿寒热邪气，热结黄疸"，日本汉方医吉益东洞先生认为茵陈"主治发黄"。栀子泻三焦之热，《本草思辨录》说道："栀子，苦寒涤热，而所涤为瘀郁之热，非浮散之热，亦非坚结之热。"学过的方剂中"栀子豉汤、茵陈蒿汤、凉膈散、越鞠丸"等，其中栀子皆为郁热而设。这里的大黄只用二两，轻用，用量只为三承气汤的一半，取其"推陈致新，通利水谷"的作用，三药合用，使小便通利，湿热尽去。所以"一宿腹减，黄从小便去也"。

【医案举例】患者，男，48岁，因"右胁肋部胀痛半月余"于2018年3月21日就诊。患者右胁肋部胀痛，白天疼痛为主，周身困重，口干口苦，嗜食肥甘厚味，夜寐可，大便黏滞，小便色黄，舌红，苔黄厚腻，脉滑数。腹部彩超示轻度脂肪肝。肝功能ALT 50U/L，AST 60U/L。肝炎六项检查结果未见明显异常。西医诊断：非酒精性脂肪性肝病。中医辨证：湿热蕴结证。治法：清热利湿。方以茵陈蒿汤加减。茵陈15g，栀子10g，大黄6g，五味子10g，虎杖15g，延胡索10g，厚朴10g，茯苓10g，白术10g，荷叶10g，泽泻10g。7剂，每日1剂，水煎，分早晚两次温服。患者药后诉胁肋胀痛、口干口苦症状减轻，大便仍黏滞，守上方加木香10g，以7剂为1个疗程，再服4个疗程，并嘱患者忌食肥甘厚味，适当运动。药后症状消失，复查肝功能恢复正常，腹部彩超检查提示肝脏正常。[刘艳潞.中医辨证治疗非酒精性脂肪性肝病验案 3 则.广西中医药大学学报，2019，22（4）：22–24.]

【原文】伤寒，瘀热在里，身必黄，麻黄连轺赤小豆汤主之。（262）

麻黄（去节）二两，连轺（连翘根是）二两，杏仁（去皮尖）四十个，赤小豆一升，大枣（擘）十二枚，生梓白皮（切）一升，生姜（切）二两，甘草（炙）二两。

上八味，以潦水一斗，先煮麻黄再沸，去上沫，内诸药，煮取三升，去滓。分温三分，半日服尽。

【提要】本条论述湿热发黄兼表的证治。

【释义】条文同样简洁，同样要求以方测证。连轺即为连翘根，现多用连翘代替；生梓白皮现在多用桑白皮代替。其中，麻黄、杏仁、生姜辛温发散，同时又利肺气，通调水道；连翘、生梓白皮苦寒清热；赤小豆一升约170g，功擅利湿；草、枣甘平和中。可见，全方清热力量不大，利湿力量较强，兼有肺气不宣、肌腠不开的情况，因此，本证在湿热黄疸之余，可兼有发热、怕冷、无汗、肌肤瘙痒等症。

【临床应用】本方为表里双解之剂，外在的表邪易散，然内在的湿热难消。故当表证一罢，即应及时将方中麻黄、生姜等辛温药物减去，以免伤津助热，反受其害。

【医案举例】患者，男，57 岁，2017 年 1 月 19 日初诊。主诉全身散在红斑，上覆白屑 30 余年，皮肤干燥，多方治疗未见疗效。症见全身散在红斑，上覆银屑，舌质红，苔黄，脉滑数，薄膜现象（+），筛状出血点（+）。西医诊断：银屑病。中医诊断：白疕（瘀热证）。治则：清热解毒凉血，麻黄连轺赤小豆汤加减。处方：生麻黄 5g，连翘（代替连轺）15g，赤小豆 15g，苦杏仁 15g，生姜 15g，大枣 5 个，甘草片 20g，青黛 15g（包煎），黄芩片 15g，蒲公英 15g。7 剂，水煎服。2017 年 2 月 26 日复诊：自述病情无变化，舌脉无变化，守上方 7 剂，嘱注意饮食，调情志。随后每周复诊（期间症状虽小有变化，基本方不变，少有加减）。至 2017 年 4 月 25 日，红斑基本消失，脱屑明显变薄，再服上方两周，红斑、银屑消失，遗留白色色素脱失斑（由于皮肤上覆盖白屑缺乏日光照射所致）。患者要求继续服药以巩固疗效，再服上方两周。2017 年 6 月 29 日红斑、银屑、色素脱失斑消失，皮肤恢复正常。[张晓忠，刘姝.麻黄连轺赤小豆汤治疗顽固性银屑病 1 例.中国民间疗法，2018，26（11）：65.]

2. 寒湿发黄证

【原文】阳明病，脉迟，食难用饱，饱则微烦头眩，必小便难，此欲作谷瘅。虽下之，腹满如故，所以然者，脉迟故也。（195）

【提要】本条论述阳明中寒，欲作谷瘅的脉症。

【释义】阳明病多为里热实证，脉应洪大滑数或沉实，间有脉迟也必迟而有力。本条脉迟主寒，应该是迟缓无力，是胃阳虚弱，中焦有寒，无力推动血行所致，为阳明中寒之证。阳明中寒，腐熟无权，运化不及，故见进食不能过饱。过饱则水谷不化，湿郁食滞，郁蒸扰心而见微烦；清阳不升则头眩；寒湿阻滞，气机不畅则腹满。寒湿中阻湿不下行，则小便难。如此水谷不消，湿郁不去，久则将成"谷瘅"之症。治当以温运中阳，散寒除湿。寒湿发黄与湿热发黄不同，临床表现的发黄以晦暗如烟熏为特征，这里仲景未给出方药，只道明治疗的着眼点，即"于寒湿中求之"，后世对其方药进行发展，以茵陈术附汤、茵陈四逆汤为代表。

（二）血热证

1. 衄血

【原文】阳明病，口燥，但欲漱水，不欲咽者，此必衄。（202）

【提要】本条论述阳明热入血分致衄证。

【释义】阳明病，燥热炽盛于气分，消烁津液，见口渴引饮。其不但为必见症，而且还可以根据饮水量的多少，辨明津液损伤的轻重。本条阳明病，口燥欲饮，而只是欲漱水，不欲咽，这是热在血分的特征。因为营血属阴，其性濡润，血被热蒸，营阴上潮，故见口燥而不欲饮水。阳明之脉起于鼻，热在血分，迫血妄行，灼伤阳络，可致衄血，甚则可见吐血、便血、发斑、妇女经血妄行等症。吴鞠通《温病条辨》中有"太阴温病，舌绛而干，法当渴，今反不渴者，热在荣中也"的论断，可为互补。既然热在阳明血分，治疗即可用清热凉血、降火止血之法，如犀角地黄汤之类可供选用。

2. 下血证

【原文】阳明病，下血、谵语者，此为热入血室。但头汗出者，刺期门，随其实而泻之，濈然汗出则愈。（216）

【提要】本条论述阳明病热入血室的证治。

【释义】阳明病，谵语，如果与腹满痛、不大便、潮热等症共见，则为阳明腑实之证。本条谵语而见下血，则是阳明热盛、内迫血分所致。胞宫为其下行易犯之地，故而形成热入血室证。热入血室，迫血妄行，则见下血。血热上扰心神，则发谵语。血中之热不能透发于外而蒸于上，则见但头汗出，并当伴有胸胁或少腹急结、硬满等症。因为血室隶属于肝脉，期门为肝之募穴，故刺期门可以疏利肝胆之气，进而宣泄胞宫血中之热，即所谓"随其实而泻之"。热从外散，使营卫调和，阴阳平衡，正胜邪却则濈然汗出，热随汗解，病亦可以随之而愈。《太阳篇》有热入血室三条，均与妇女经水适来适断有关，可与本条相互参考。

3. 蓄血证

【原文】阳明证，其人喜忘者，必有蓄血。所以然者，本有久瘀血，故令喜忘。屎虽硬，大便反易，其色必黑者，宜抵当汤下之。（237）

【提要】本条论述阳明蓄血的证治。

【释义】阳明蓄血证是阳明邪热与胃肠宿有的瘀血相结而成，血不妄行，而成蓄积。心主血，主神明，阳明邪热与宿血相合，血蓄于下，下实上虚，心神失养，心气失常而见喜忘，正如《素问·调经论》所云："血并于下，气并于上，乱而喜忘。"大便虽硬而反易，且色黑，正是阳明蓄血证的特征。邪热灼伤津液，大便必硬；瘀血离经，其性濡润，与硬便相合，则化坚为润，大便排出反易；大便潜血，其色黑亮如漆。如果是阳明里热证的大便硬，则是病在气分，胃肠燥结，则大便秘结而难下。对于黑色的大便，王肯堂指出，"邪热燥结，色未尝不黑，但瘀血则溏而黑黏如煤，燥结则硬而黑晦如煤，为明也"，颇有参考意义。本证为阳明蓄血证，治疗宜用抵当汤以泄热逐瘀。

第十一章　辨少阳病脉证并治 ▷▷▷

一、少阳病纲要

（一）少阳病提纲

【原文】少阳之为病，口苦，咽干，目眩也。（263）

【提要】本条为少阳病的提纲。

【释义】口苦、咽干、目眩是热郁少阳胆腑之象。胆腑藏精汁，主疏泄，寄相火。邪入胆腑，邪气从阳化热，胆热蒸迫精汁上溢，则口苦；郁火伤津，则咽干；足少阳之脉起于目锐眦，且胆与肝相表里，肝开窍于目，少阳木火循经上扰清窍，则头目晕眩。本条从胆火内蕴、伤津上扰立论，揭示了少阳病胆热气郁的特点。凡见此三症，则标志着病邪传入少阳，故一般将其作为少阳病的审证提纲。

（二）少阳病治禁

【原文】少阳中风，两耳无所闻，目赤，胸中满而烦者，不可吐下，吐下则悸而惊。（264）

【提要】本条论述少阳病的见证及禁用吐、下二法。

【释义】少阳中风为风邪侵袭少阳经腑之证。足少阳之脉行于头身两侧，少阳经脉受邪，经气被郁，气血不利，故见耳聋，目赤；风火走窜经脉，结于胸膈，故胸中闷；胆腑郁热上扰心神则见心烦。本证治宜和解少阳，如枢机得利，则风火自散。因病在少阳经腑，少阳为小阳，催吐、泻下皆不能解除少阳的邪气，只能白白耗伤少阳的正气，因此当禁用吐、下。如误用吐、下，则易耗伤心胆之气，心虚则悸，胆虚则惊，于是便出现了心胆不宁的悸而惊。

【原文】伤寒，脉弦细，头痛发热者，属少阳。少阳不可发汗，发汗则谵语，此属胃。胃和则愈，胃不和，烦而悸。（265）

【提要】本条论述少阳病的见证及禁用汗法。

【释义】三阳病均可见到头痛，故应结合脉象进行鉴别。若头痛发热而脉浮，是病在太阳之表，治宜汗解；若头痛发热而脉洪大或滑数，是病在阳明之里，治宜清下；今头痛发热而脉见弦细，则为病在少阳。因弦为少阳气郁之象；细为正气不足、抗邪乏力之征，正是少阳病的主脉，因此说"属少阳"。少阳病的头痛，为少阳经脉受邪、经气不利所致，当见偏头疼痛；少阳病的发热，为胆火内郁所致，为持续发热。"脉弦细，头痛发热"，揭示了少阳病容易经腑同病的特点。少阳病证治宜和，其病位不在表，故不可发汗。若误汗，则有可能伤津化燥，燥热入于阳明，上扰心神则谵语，故曰"此属胃"。"胃和则愈，胃不和烦而悸"，是论述邪传阳明后的两种转归。其一"胃和则愈"，此证若津液能够自复，则胃燥得润而愈；或需少与调胃承气汤，微和胃气，使胃气调和而病愈。其二为"胃不和，烦而悸"，即津液不能自行恢复，又未经治疗，燥热不解，更加耗伤津液，故不但谵语不愈，且因阴血不足，心失所养，复为胃热所扰，而出现心烦、心悸等症。

二、少阳病本证

（一）小柴胡汤证

【原文】伤寒五六日，中风，往来寒热，胸胁苦满，嘿嘿不欲饮食，心烦喜呕，或胸中烦而不呕，或渴，或腹中痛，或胁下痞硬，或心下悸、小便不利，或不渴、身有微热，或咳者，小柴胡汤主之。（96）

柴胡半斤，黄芩三两，人参三两，半夏（洗）半升，甘草（炙）、生姜（切）各三两，大枣（擘）十二枚。

上七味，以水一斗二升，煮取六升，去滓，再煎取三升。温服一升，日三服。

若胸中烦而不呕者，去半夏、人参，加栝楼实一枚；若渴，去半夏，加人参，合前成四两半、栝楼根四两；若腹中痛者，去黄芩，加芍药三两；若胁下痞硬，去大枣，加牡蛎四两；若心下悸、小便不利者，去黄芩，加茯苓四两；若不渴，外有微热者，去人参，加桂枝三两，温覆微汗愈；若咳者，去人参、大枣、生姜，加五味子半升、干姜二两。

【提要】本条论述少阳经腑受邪，枢机不利的证治。

【释义】太阳伤寒或中风过了五六日之后，出现了往来寒热、苦满、不欲饮食、心烦喜呕等，这是邪入少阳，少阳经受邪，枢机不利的表现。少阳为一阳、小阳、幼阳、稚阳，如日初出，其阳气不亢不烈，因此其抗邪的能力也远较太阳和阳明为弱。寒伤少阳之经，正邪交争，互有进退，邪胜则恶寒，正胜则发热，故而出现了寒来而热往，热来则寒去，寒热交替发作的表现，这就是往来寒热。足少阳经脉，下胸中贯膈，络肝属胆，循胸胁，故邪郁少阳，少阳经气不利，则见胸胁苦满。少阳受邪，胆腑气郁，疏泄失司，情志不爽，故而出现情绪低落、精神抑郁、心中不爽快的感觉。木郁土，脾胃纳化呆滞，故见不欲饮食。少阳胆腑内寄相火，感邪则气郁，气郁则化火，足少阳经别过心脏，胆腑郁火循经上扰心神，则见心烦。少阳不和，胆热犯胃，胃气上逆，则见呕多。以上皆少阳经腑受邪、枢机不利的表现。

少阳受邪，枢机不利，其病常可涉及表里内外，上中下三焦。所以少阳病每多或见之证。若邪郁胸胁，上扰心神，未犯胃腑，则见胸中烦而不呕；邪热伤津较重，则见口渴；少阳气郁，横逆犯脾，脾络不和，则见腹中痛；少阳经脉气机郁结较重者，则见胁下痞硬；少阳三焦不利，水道不调，则小便不利；进而水饮内生，水气凌心，则见心下悸；水饮犯肺，肺寒气逆，则见咳；太阳表邪未解，则不渴，身有微热。以上诸多或见症，提示邪入少阳之后，枢机不利，容易导致在里之阳明、太阴之气失和，在表之太阳之气不利以及三焦不畅、心胆不宁等证。

其病机总由少阳经腑受邪，枢机不利而致，故以和解法为治，"和解"即和枢机、解郁结的意思。枢机运转，气机畅达，诸证则愈，方用小柴胡汤。

【临床应用】本方为治疗少阳胆火内郁、枢机不利的主方，其临床运用广泛，仲景亦将其用于治疗少阳阳明同病、三阳合病、黄疸、腹痛、呕吐及热入血室等病证。后世医家宗仲景心法，扩大了其运用范围，无论内伤或外感热病，凡与少阳病位相关、且以气郁或热化为特征，皆可以本方化裁治之。

【医案举例】王某，女，47岁，2019年2月21日初诊。患萎缩性胃炎多年，近两个月脘腹胀满加重，症见气频频，口苦口干，脘腹胀满，痞闷不适，饭后及食油腻厚味则痞满加重。纳差，大便干、2～3日一行，舌质暗红，苔黄腻，脉滑。胃镜确诊为萎缩性胃炎，服用西药治疗（具体药名不详），病情时好时坏，常有反复。中医诊断：胃脘痛。证属痰热内蕴，肝郁气滞。治宜调畅气机，清热化痰。方用小柴胡汤合小陷胸汤加味。柴胡、党参各12g，黄芩10g，半夏9g，瓜蒌3g，黄连6g，枳实15g，代赭石30g（先煎）。每日1剂，水煎服。嘱饮食规律，忌生冷、辛辣、厚腻之品。服5剂后，脘腹胀满、痞闷不适明显好转，继用原方加减服药半年，诸症好转。［张胜利.小柴胡汤临床应用验案举隅.山西中医，2021，37（1）：37，50.］

【原文】阳明病，胁下硬满，不大便而呕，舌上白苔者，可与小柴胡汤。上焦得通，津液得下，胃气因和，身濈然汗出而解。（230）

【提要】本条论述小柴胡汤可以通便、解表的机理。

【释义】本证因有不大便，故名阳明病。阳明病，不大便，若伴有潮热，谵语，腹满痛，舌苔黄燥，则属阳明实无疑，可以使用下法治疗。今虽见不大便，但无其他阳明燥实之象，舌苔不黄不燥而白，故知非阳明腑实。从伴见胁下硬满和呕吐等少阳经腑受邪，枢机不利的证候分析，其不大便，应是因少阳不和，三焦失畅，津液不布，肠道失润所致，故治用小柴胡汤和解少阳，运转枢机，畅达三焦。由于上焦是水之上源，三焦调畅，则上焦气机得通，津液得以输布下行，胃肠道得以润泽调和，大便自然可下，这就是用小柴胡汤可以通大便的道理。而上焦又是营卫宣发布散之地，上焦得通，营卫得以敷布，则表气调和，其在表之邪便因营卫之畅达，自然濈然汗出而解。这就是用小柴胡汤可以疏解太阳表邪的道理，于是也就有了第101条的"伤寒中风，有柴胡证，但见一证便是，不必悉俱"的治法。

（二）小柴胡汤禁例

【原文】得病六七日，脉迟浮弱，恶风寒，手足温。医二三下之，不能食，而胁下满痛，面目及身黄，颈项强，小便难者，与柴胡汤，后必下重。本渴饮水而呕者，柴胡汤不中与也。食谷者哕。（98）

【提要】本条论述表病里虚误下后变证及中虚饮停禁用小柴胡汤。

【释义】"得病六七日……后必下重"，讲述表病里虚误用攻下致变，中虚湿郁不可用小柴胡汤。"得病六七日，脉迟浮弱，恶风寒，手足温"，类桂枝汤证，然桂枝汤证脉不当退，今脉兼迟象，且手足自温，此非纯属在表。参合第278条"手足自温者，系在太阴"，可知此证由脾阳素虚，感受风寒，表里兼病所致，法当温中解表。医者误以手足温为阳明病而屡用攻下，以致中阳更虚而致变。脾虚不运，寒湿停郁肝胆之经，故胁下满痛；肝胆疏泄失职，胆汁不循常道，溢于周身则面目及身悉黄；脾失转输，水液不行则小便难。其颈项强，犹是表证未解。治疗应与温中散寒除湿之法。如误认为胁下满痛不能食，小便难等为少阳病，与小柴胡汤，必然导致虚气陷，出现泄利下重等症。

"本渴欲饮水而呕者……食谷者哕"，论述脾虚失运而寒饮内停者禁用柴胡汤。"本渴饮水而呕者"是脾阳不足，转输失职，气不化津，水气内停所致。水气内停、气不化津则渴欲饮水；饮水不化，水饮势必越积越多，饮邪上逆，胃失和降则作呕。治疗当以健脾利水为宜，切不可误作本证为少阳之呕而投以小柴胡汤。否则势必伤中败胃，而发生食谷即呃逆等变证。

小柴胡汤虽为和解之剂，且生姜、炙甘草、人参、大枣也有一定的温中健脾作用，但方中柴胡、黄芩的主要功效则是清解少阳火郁，药性苦寒。中医用方强调辨证，注重病机相符。因此，凡中焦虚寒，脾虚水停者禁用小柴胡汤。若有少阳火郁兼中焦虚寒、脾虚水停者，必须掌握合理加减化裁之法，方能使用。

三、少阳病兼变证

（一）变证治则

【原文】若已吐下，发汗，温针，谵语，柴胡汤证罢，此为坏病。知犯何逆，以法治之。（267）

【提要】本条论述少阳病误治后变证的治则。

【释义】本条承接第266条太阳病不解，转入少阳"尚未吐下，脉沉紧者，与小柴胡汤"而来，若误施涌吐、攻下、发汗、温针等法，致使疾病性质发生根本改变，小柴胡汤证不复存在，会出现谵语等变证。此时病情恶化，错综复杂，脱离了六经病证的演变趋势，故云"此为坏病"。本条所言"谵语"仅属举例而言。"坏病"即"证"之别称。此时，需全面了解患者的临床表现，充分掌握病史资料及误治情况，综合分析病情，明确病机之所在，针对病机确立治则，并据此选方用药。

本条提出，对于坏病的治疗应本着"知犯何逆，以法治之"的原则，根据不同的变证，处以不同的方药，这与第16条太阳病变证治则"观其脉证，知犯何逆，随证治之"前后呼应，突出了中医辨证论治的精神实质。

（二）柴胡桂枝汤证

【原文】伤寒六七日，发热，微恶寒，支节烦疼，微呕，心下支结，外证未去者，柴胡桂枝汤主之。（146）

桂枝（去皮）、黄芩各一两半，人参一两半，甘草（炙）一两，半夏（洗）二合半，芍药一两半，大枣（擘）六枚，生姜（切）一两半，柴胡四两。

上九味，以水七升，煮取三升，去滓。温服一升。本云，人参汤作如桂枝法，加半夏、柴胡、黄芩，复如柴胡法。今用人参作半剂。

【提要】本条论述少阳兼太阳表证的证治。

【释义】伤寒六七日，当辨邪气是否传变，若见发热、微恶寒、肢体骨节烦疼，则知太阳表证未罢，风寒邪气仍留于表；微呕、心下支结，为邪气入少阳，胆热犯胃，经气不利。其言"微恶寒"，提示太阳表证已轻；"微呕"而非心烦喜呕，仅见"心下支结"而无胸胁苦满，说明少阳证亦不重。综合分析，证为太阳表证未解之际，进而邪入少阳，实属太阳少阳并病。但太阳、少阳之邪均较轻微，故治用桂枝汤与小柴胡汤之合方减半而投之，名为柴胡桂枝汤。

【临床应用】本方为小柴胡汤与桂枝汤的合方，主治内容非为两方原来主治脉症的机械叠加，而是广泛应用于病机涉及太少两经之多种临床病证。

【医案举例】杜某，女，32 岁，2018 年 8 月 17 日就诊。主诉大关节酸痛 3 个月。症见膝关节、肘关节酸痛，夜间疼痛明显，怕冷，寐差，难入睡，梦多，无烦躁，头顶痛，呈胀痛、沉重感，动则汗出，易疲劳，腰酸，左侧胁肋部不适，纳可，无口干口苦口黏，大便偏稀，小便平。末次月经 2018 年 8 月 2 日，周期不规则，推后，经期正常、量多，经色红、无血块、无痛经。舌淡红，苔白，脉弦细寸旺。处方：柴胡 10g，黄芩 10g，法半夏 10g，党参 10g，生甘草 6g，桂枝 10g，白芍 10g，生姜 2 片，大枣 2 枚。服上方后关节疼痛减轻，睡眠缓解，受风洗头后则头痛，怕风怕冷，稍胸闷心慌，纳可，无腹胀，夜寐一般，二便平。守上方，加全蝎 3g，15 剂。[杨坤，伍建光.伍炳彩运用柴胡桂枝汤验案 3 则.江西中医药大学学报，2021，33（1）：26–28.]

（三）大柴胡汤证

【原文】太阳病，过经十余日，反二三下之，后四五日，柴胡证仍在者，先与小柴胡汤。呕不止，心下急，郁郁微烦者，为未解也，与大柴胡汤，下之则愈。（103）

柴胡半斤，黄芩三两，芍药三两，半夏（洗）半升，生姜（切）五两，枳实（炙）四枚，大枣（擘）十二枚。

上七味，以水一斗二升，煮取六升，去滓再煎。温服一升，日三服。一方加大黄二两；若不加，恐不为大柴胡汤。

【提要】本条论述少阳兼阳明里实的证治。

【释义】第 103 条论述太阳病邪传少阳及兼阳明燥结里实的证治，可分两段来理解。第一段"太阳病……先与小柴胡汤"，论述太阳病转属少阳误治后少阳证仍在的证治。太阳表证未能及时恰当治疗，邪气进入少阳，故谓之"过经"，且病程已达"余日"。少阳证法当和解，禁用汗、吐、下诸法，医者"反二三下之"当属误治。然所幸患者正气尚旺，误下"后四五日"，小柴胡汤证仍在，故仍可用小柴胡汤和解少阳。从"柴胡证仍在"推测，"过经"后，误下前应属于较为典型的少阳病。第二段"呕不止……下之则愈"，论述少阳兼阳明燥结里实的证治。一般而言，少阳病服小柴胡汤后，应呕止烦除，诸症渐消。今服小柴胡汤后，病情不仅没有缓解，反而由"喜呕"变为"呕不止"、由"心烦"变成"郁郁微烦"、由"胸胁苦满"变为"心下急"等，都提示病情发生了变化，证属少阳阳明并病之重证。究其原因，与反复攻下伤津，致使邪入阳明化燥成实有关，故用和解少阳与通下里实并行之法，与大柴胡汤，下之则愈。

（四）柴胡加芒硝汤证

【原文】伤寒十三日不解，胸胁满而呕，日晡所发潮热，已而微利。此本柴胡证，下之以不得利，今反利者，知医以丸药下之，此非其治也。潮热者，实也。先宜服小柴胡汤以解外，后以柴胡加芒硝汤主之。（104）

柴胡二两十六铢，黄芩一两，人参一两，甘草（炙）一两，生姜（切）一两，半夏二十铢，本云（洗）五枚，大枣（擘）四枚，芒硝二两。

上八味，以水四升，煮取二升，去滓，内芒硝，更煮微沸。分温再服，不解更作。

【提要】本条论述少阳兼阳明燥结里实误下后的证治。

【释义】本条可分为三段理解。

第一段"伤寒十三日不解……已而微利"，论太阳病日久转属成少阳兼阳明里实的证候。"伤寒十三日不解"，谓太阳病迁延十余日后，病证犹未解除，症见"胸胁满而呕"，是邪传少阳，枢机不利，胆逆犯胃之征；"日晡所发潮热"是邪传阳明，肠中燥实结聚之象。由此可知，证属少阳兼阳明里实，治宜和解少阳兼通下里实之法，当投大柴胡汤治疗而解。今患者却见大便"微利"，提示另有缘故。

第二段"此本柴胡证……此非其治也"，紧承前文析大便"微利"的原因。从"下之以不得利"来看，"此本柴胡证"是指原属少阳兼阳明里实之大柴胡汤证。然用大柴胡汤治疗少阳胆热兼阳明里实，病机相符，药到病除，不应出现随后微利之症。为什么会出现下利？通过追问病史，了解到患者是服用了攻下类的丸药。考汉代攻下丸药有以大黄为主的苦寒泻下剂和以巴豆为主的温热泻下剂两类，少阳兼阳明里实之证服用丸药攻下，虽可暂下阳明胃肠之实，却难除少阳之邪。加之丸剂性缓留中，或以热益热，故虽见大便微利而病仍不解，故曰"此非其治也"。

第三段"潮热者……后以柴胡加芒硝汤主之"，论本证的处理步骤及方法。"潮热者，实也"，是对胸胁满而呕，"日晡所发潮热，已而微利"的辨证。说明虽用丸药攻下而见微利，但阳明里实尚在，仍为少阳兼阳明里实之证。此证本当予大柴胡汤和解通里，但毕竟已用丸药攻下伤正，故不可与大柴胡汤，而分为两步治疗。先用小柴胡汤和解少阳枢机，扶正达邪，使"上焦得通，津液得下，胃气因和，身然汗出而解"。若阳明燥热较甚，服小柴胡汤后不愈者，再与柴胡加芒硝汤以和解少阳，泄热润燥。

【临床应用】本方为少阳兼阳明里实而设，全方只用小柴胡汤原量的三分之一，药量较轻，故属和解少阳，通下阳明之轻剂。

【医案举例】漆某，男，38岁，1997年5月1日初诊。尿黄、身目黄6天，既往无肝炎病史。检查肝功能总胆红素94.5μmol/L，直接胆红素132.4μmol/L，谷丙转氨酶9701.9mmol/L，天门冬氨酸氨基转移酶7834.9mmol/L，凝血酶原活动度34.5%，乙肝表面抗原（+），诊断：急性重症乙型肝炎。予促肝细胞生长素、甘利欣、茵黄注射液及支持疗法等治疗 1 周，甘油三酯升至 275.2μmol/L，凝血酶原活动度降为 28.5%。诊见身目深黄、黄色鲜明，口苦，时而呕吐纳差，1 周来日晡潮热，体温 37.5～38.2℃，舌红，苔黄，脉弦。证属少阳阳明合病。治以和解少阳，泄热去实。方以柴胡加芒硝汤加味。处方：柴胡、炙甘草、生姜、大枣各 6g，黄芩、党参各 10g，芒硝 9g（冲服），法半夏 12g，神曲 15g，金钱草 30g。4 剂，每天 1 剂，水煎服。药后日晡潮热除，呕吐止，精神、食欲改善，大便通，守方 7 剂。药后皮肤黄染减退，尿黄变浅。总胆红素 165.6μmol/L，直接胆红素 110.7μmol/L，谷丙转氨酶 6367.94mmol/L，天门冬氨酸氨基转移酶 6167.9mmol/L，凝血酶原活动度 37%。治疗有效，继守方 7 剂。四诊时身目黄、尿黄明显减退，无口苦等，复查总胆红素 24.5μmol/L，直接胆红素 15.6μmol/L，天门冬氨酸氨基转移酶、谷丙转氨酶正常，凝血酶原活动度 80%，乙肝表面抗原（+），临床接近痊愈，带药出院。处方：柴胡、芒硝（冲服）各 6g，黄芩、茵陈各 10g，金钱草 15g。7 剂。药后复查肝功能，各项指标均正常。[王绪红，周秀荣，马月玲 . 经方治疗重症乙型肝炎验案 3 则 . 新中医，2002（11）：64-65.]

（五）柴胡桂枝干姜汤证

【原文】伤寒五六日，已发汗而复下之，胸胁满微结，小便不利，渴而不呕，但头汗出，往来寒热，心烦者，此为未解也，柴胡桂枝干姜汤主之。（147）

柴胡半斤，桂枝（去皮）三两，干姜二两，栝楼根四两，黄芩三两，牡蛎（熬）二两，甘草（炙）二两。

上七味，以水一斗二升，煮取六升，去滓，再煎取三升。温服一升，日三服，初服微烦，复服汗出便愈。

【提要】本条论述少阳病兼水饮的证治。

【释义】伤寒经汗下后，症见往来寒热、心烦、胸胁满等，此为邪气内传，病入少阳之征。但又见"胸胁满微结，小便不利，渴而不呕，但头汗出"，知非纯属少阳，而是兼有水饮为患。少阳包括胆与三焦二腑。少阳胆气不疏，三焦水道不畅，决渎失职，则水饮内停，水饮复与少阳之邪相结，故"胸胁满微结"；决渎不通，水液不得下行则"小便不利"；气化不利，津不上承，或汗下导致津伤，则见口渴；病在三焦，不在胃，故而不呕；三焦不畅，水饮内结，阳郁不得外越，上蒸于头，则见头汗出而身无汗。治用柴胡桂枝干姜汤和解少阳，温化水饮。

【临床应用】本方应用以病机属少阳火郁水停，或主要脉症与本条论述相符为依据。

【医案举例】廖某，女，21 岁，2019 年 12 月 3 日初诊。主诉盗汗 3 周余。夜间盗汗甚，湿衣湿被，汗无色无味，纳眠欠佳，多梦，口渴喜饮，大便稍秘，冬季怕冷，自服六味地黄加西洋参无明显好转，舌淡胖有齿痕，脉右浮弦滑有力，左细弦，沉取力欠。方选柴胡桂枝干姜汤加减。处方：柴胡 20g，桂枝 10g，干姜 10g，黄芩 10g，天花粉 5g，煅牡蛎 30g（先煎），炙甘草 10g。6 剂。随访，药后盗汗消失。[廖华君 . 柴胡桂枝干姜汤治疗盗汗经验.中国中医药报,2020-09-10（004）].

（六）柴胡加龙骨牡蛎汤证

【原文】伤寒八九日,下之,胸满烦惊,小便不利,谵语,一身尽重,不可转侧者,柴胡加龙骨牡蛎汤主之。（107）

柴胡四两,龙骨、黄芩、生姜（切）、铅丹、人参、桂枝（去皮）、茯苓各一两半,半夏（洗）二合半,大黄二两,牡蛎（熬）一两半,大枣（擘）六枚。

上十二味,以水八升,煮取四升,内大黄,切如棋子,更煮一两沸,去滓。温服一升。本云,柴胡汤今加龙骨等。

【提要】本条论述少阳病兼三焦失畅、阳明有热、心胆不和的证治。

【释义】伤寒八九日,误用下法,致使正气受损,邪气弥漫。胸满为邪入少阳经脉、经气不利的表现；心烦是热郁胆腑、胆热扰心的特征；惊恐不宁是误下伤心胆之气、心胆不宁所致；小便不利是三焦受邪、水道失调的表现；谵语为阳明有热、心神被扰的标志；邪气弥漫,三阳经气不利,则一身尽重,不可转侧。综上可知,本证乃表证误下,邪气内陷,少阳经腑失和,三焦不畅,阳明有热,心胆不宁,邪气弥漫,虚实互见之证,故治用柴胡加龙骨牡蛎汤和少阳、畅三焦、清阳明、镇心胆。

【临床应用】本方以和解少阳为主,兼以通阳泄热,重镇安神,在柴胡汤类方剂中,别具一格。方中铅丹有毒,故现代医家多以生铁落或代赭石代替。

【医案举例】沈某,男,4岁,2018年12月1日初诊。主诉反复咳嗽、流浊涕两个多月。患儿咳嗽,以入睡后、夜间、天亮时分为著,干咳,无痰,伴鼻塞、流浊涕,素体多汗,偶有鼻衄,性情急躁,夜寐躁扰不宁,便结如羊粪,每日数次。查体咽红,鼻后滴漏,双肺呼吸音稍粗,舌红,苔薄黄,脉弦细数。中医诊断:小儿咳嗽（三阳不利,肝火犯肺）。治以疏利少阳、清肝泻肺,拟柴胡加龙骨牡蛎汤合泻白散加减。柴胡12g,黄芩10g,法半夏6g,桑叶20g,桑白皮10g,地骨皮10g,辛夷6g,白芷6g,苍耳子10g,煅龙骨30g（先煎）,煅牡蛎30g（先煎）,连翘10g,甘草6g。7剂,每日1剂,水煎,分3次温服。忌辛辣、刺激、荤腥之物。药后咳嗽、浊涕止,略有鼻塞,多汗缓解,夜寐安,二便调。一诊方去苍耳子、连翘,加五味子6g,山药10g。14剂,用法同上。尽剂后诸症皆减。随访3个月,咳嗽无明显反复。[梁亚浩.柴胡剂辨治小儿久咳.中医儿科杂志,2020,16（3）:68-71.]

第十二章　辨太阴病脉证并治 ▷▷▷

一、太阴病提纲

【原文】太阴之为病，腹满而吐，食不下，自利益甚，时腹自痛。若下之，必胸下结硬。（273）

【提要】本条论述太阴病提纲及治禁。

【释义】太阴脾脏属土，性喜燥恶湿，主运化，司大腹。太阴病的主要证候是太阴脏虚寒证，为中阳不足，运化失职，寒湿内盛，升降紊乱所导致的病证。或由三阳病传变而来，或由寒湿之邪直犯本经而起。中焦阳虚，寒湿内阻，气机不畅，故见腹满、时腹自痛，但以时满时减、隐隐作痛、喜温喜按、得温得按则减为特点。脾虚不运，则食不下。脾胃为人体气机升降之枢纽，升降失常，浊阴上逆则呕吐；中气下陷，寒湿下注则见自利。自利是指自发性下利，非误治所致。"自利益甚"，一言其下利若不及时施治，则更损脾阳，下利越来越重；二言下利与呕吐相比，以下利为重，这是与胃寒吐利以呕吐为主所不同的地方；三言腹满腹痛、食不下、呕吐诸症，皆随下利的加重而加重。

若将腹满、腹痛误认为阳明里实证而误用下法，则可使中阳更伤，运化无力，寒凝气滞于胸下，导致胸下结硬。此胸下结硬，与寒实结胸不同，因彼证为寒邪与痰水互结于胸中，有胸胁、心下硬满而痛，不伴下利；本证则为脾阳不足、寒湿阻滞、气机不畅所致，硬但不痛，以下利为主。

【临床应用】本条是脾虚寒证的典型证候，所以为太阴病的审证提纲。不论传经或直中，不论外感或杂病，只要具有上述证候，就可确诊为太阴虚寒证。

二、太阴病本证

【原文】自利不渴者，属太阴，以其脏有寒故也。当温之，宜服四逆辈。（277）

【提要】本条论述太阴病的主症、病机和治则。

【释义】自利为太阴病最主要症状之一，乃因脾阳虚弱、运化失职、水湿内停、升降紊乱、寒湿下注所致。脾阳不运，内有寒湿，且下利轻，津未伤，故口不渴。"自利不渴"既可与热利伤津之口渴的证候作鉴别，亦可与少阴病阳衰阴盛、气不化津所致的"自利而渴"作鉴别，是太阴病的典型证候之一。这种下利常伴随腹满而吐、食不下、时腹自痛等症，与太阴病提纲相参。太阴病总的病机为脾脏虚寒，故称"脏有寒"。治疗上仲景提出"当温之"，即温中散寒，健脾燥湿。未言具体方药，而曰"宜服四逆辈"，即理中汤、四逆汤一类的方剂。由于太阴病有自利益甚的特点，随着下利的加重，会逐渐由单纯的脾阳虚发展到脾肾两虚，进而有可能由太阴下利发展到少阴下利。因此所谓"宜服四逆辈"，提示医者治疗此类证候应有灵活变化之机，量其轻重以为进退，也蕴含了已病早治、已病防变的意义。

【临床应用】若仅属中焦虚寒下利者，可与理中丸（汤），以温中健脾；稍重可与理中汤加附子，加重散寒温阳之力；若寒湿较甚，脾损及肾者，则宜与四逆汤之类，以补火生土。四逆汤的组成干姜、附子、甘草三味药，甘草配干姜就是半个理中汤，所以四逆汤本身是脾肾双补。俞长荣认为，"理中丸（汤）是太阴病主方"，若要选用四逆汤，须有脉沉（第 323 条）；腹泻未消化食物，或脉浮迟（第 225 条）；大汗出，手足厥冷（第 345 条），有这几组中的一组证候出现，方可应用。若患者在太阴病自利不渴等典型症状基础上，即使夹杂湿象、热象，都应考虑将理中汤作为基础方加进去。因为湿热用苦寒燥湿，但过于苦寒又反而损伤脾阳，因此用理中一类作为基础方，为防止苦寒太过损伤脾阳，且加强脾的运化水湿功能。

三、太阴病兼变证

（一）太阴表证

【原文】太阴病，脉浮者，可发汗，宜桂枝汤。（276）

【提要】本条论述太阴表证的证治。

【释义】本条没有说明症状，只举出浮脉作为辨证施治的依据，应与第 274 条"太阴中风，四肢烦疼"和第 278 条前半段"伤寒脉浮而缓，手足温者，系在太阴"互参，才比较全面。太阴病属里虚寒证，脉当沉缓，今反见浮脉，而无自利、腹满而吐、腹痛等症。究其原因，考虑正气恢复，病势由阴出阳，病位非在太阴脾脏者，或是太阴体质、素体脾阳不足者，现感受外邪，邪正相争于表，形成表证。太阴脾主四肢，故此表证非太阳表证，而是太阴病病在四肢，相对于病在脾脏来说，有从里至表、从内到外的层次区分。仅见四肢烦疼而无自利腹满诸症，提示脾阳亏虚不重，故可用桂枝汤微发其汗，驱邪外出，则病见愈。

本条历代医家在"脉浮"问题上分歧颇大，囿于"太阴病"三字，兼出现"脉浮"，部分注家及教科书认为此条属太阴病兼太阳表证，一说到表证便认为是太阳病，此说法欠妥。若为太阴病兼太阳表证，应当分两步治之，或用桂枝人参汤，不应仅用桂枝汤发汗，故此条应属太阴表证。六经皆有表证，六经均有经络与表相连，且循行于表，不可因太阳主表而断定其他五经不存在表证。此条提示不能以脉定病，而必须脉证合参。

【临床应用】张锡纯认为，"若其脉之浮而有力者，宜将桂枝减半（用钱半），加连翘三钱。盖凡脉有浮热之象者，过用桂枝，恒有失血之虞，而连翘之性凉而宣散，凡遇脉象之浮而有力者，恒得之即可出汗，故减桂枝之半而加之以发汗也。恐其汗不出者，服药后亦可啜粥。若间有太阴腹满之本病者，可加生莱菔子三钱。盖莱菔子生用，其辛辣之味不但可以消胀满，又可助连翘发汗也"。太阴表证中风，四肢烦痛，常有忙时感觉不到，闲时或睡前小腿出现似痛非痛、似痒非痒，莫可名状难受之感，类似西医学的不安腿综合征。可以太阴表证的思路，治以调和营卫，温阳和里，用桂枝汤。

【医案举例】谢先生三伏之天盛暑迫人，平人汗流浃背，频频呼热，应友人宴，享西餐，冰淋汽水，畅饮鼓腹。及归，夜即病下利。三日不解，反增剧。今先生重棉叠衾，尚觉凛然形寒，不吐而下利，日十数度行，腹痛而后重，小便短赤，独其脉不沉而浮。

本案不吐而下利，吐者为胃不和，利者为肠不和。然而能吐能利，胃肠尚有抗毒逐邪之功能，病未得为进也。实为太阴病，盖桂枝汤为症见脉浮之本方，虽重棉叠衾，尚觉恶寒，有似麻黄汤证，不知桂枝汤证原自有啬啬恶寒者，况脉浮而不紧，其不为麻黄汤证明矣。因下利之为食滞也，加六神曲、炒谷麦芽，因小便短赤也，加赤茯苓，可以悟随症加减之法矣。治以川桂枝钱半，大白芍钱半，炙甘草钱半，生姜二片，红枣四枚，六神曲三钱，谷麦芽（炒）各三钱，赤茯苓三钱。服后果表解利稀，调理而瘥。（曹颖甫.经方实验录.北京：人民军医出版社，2010.）

（二）太阴腹痛证

【原文】本太阳病，医反下之，因而腹满时痛者，属太阴也，桂枝加芍药汤主之；大实痛者，桂枝加大黄汤主之。（279）

桂枝（去皮）三两，芍药六两，甘草（炙）二两，大枣（擘）十二枚，生姜（切）三两。

上五味，以水七升，煮取三升，去滓，温分三服。本云，桂枝汤，今加芍药。

桂枝加大黄汤方

桂枝（去皮）三两，大黄二两，芍药六两，生姜（切）三两，甘草（炙）二两，大枣（擘）十二枚。

上六味，以水七升，煮取三升，去滓，温服一升，日三服。

【提要】本条论述太阴经脉受邪，气血失和的证治。

【释义】太阳病不当下而误下，故曰"反"。误下伤脾，邪陷太阴。太阴为病，有邪在脏者与邪在经者之别。若吐利、腹满、时腹自痛，为邪在脏的太阴脾虚寒证；今虽见腹满时痛，但无吐利等表现，则为邪气内传太阴脾经。太阴经脉受邪，气血不和，脾伤气滞络瘀，故出现腹满疼痛等症状。此证有轻重两种情况，轻者腹满时痛，为脾络瘀滞不重、时通时阻，治宜温阳和络，方用桂枝加芍药汤主之；重者腹部持续作痛，难以自行缓解，此为脾络瘀滞较重、闭阻不通，治宜通瘀导滞，桂枝加大黄汤主之。

本条难点在"大实痛"，是实在阳明，还是实在太阴。曰实在阳明者，有方有执、张隐庵等认为实是宿食腐秽未去，柯韵伯等认为实为燥屎之征；曰实在太阴者，有程郊倩、许宏等认为阴实而非阳实，乃脾实也。引起争论的焦点在于方中"大黄"的使用上，大黄是泻下通便要药，故见大黄易认为为阳明实证。其实大黄既走肠胃，又入血分，亦属活血逐瘀之要药。李克绍指出，"胃家实是胃肠中有宿食粪便留滞，脾家实是胃肠外之膜的脉络气血壅滞，二者显然有别"。因此要看属阳明还是属太阴，重点在于腹痛腹满是因何导致。原文"本太阳病，医反下之"，可知腹痛腹满是由于下后外邪内陷所致。外邪内陷只能使气血壅滞，不会变成腐秽及燥屎，因此本条的"大实痛"，病灶在肠胃之外而不在肠胃之内，是脾实而非胃实，属太阴也。

【临床应用】慢性痢疾、慢性胃炎、胃溃疡、慢性结肠炎、溃疡性结肠炎、肠易激综合征等腹部疾病，仅有时腹痛，符合脾虚气滞络瘀者，用桂枝加芍药汤；若兼有胃热、苔微黄、腹痛拒按者，用桂枝加大黄汤，如顽固性便秘、粘连性肠梗阻等。妇女月经不调也可根据上述病机运用这两方施治，常有良效。

【医案举例】王某，男，46 岁。因患急性细菌性痢疾未经彻底治疗而转为慢性菌痢。大便下痢，夹有红白黏液，每日少则三四次，多则五六次。来势甚急，常常来不及登厕就内污衣裤，但又后重下坠，大便排而不尽。伴腹中隐隐疼痛，肠鸣作响，病程逾年。曾用真人养脏汤及芍药汤等治疗，皆无效可言。脉沉弦而滑，舌质红，苔白。再三审证，辨为脾胃阴阳失调、气血不利之证。桂枝 9g，白芍 18g，生姜 9g，大枣 12 枚，炙甘草 9g。两剂后，下利次数减为一两次，腹痛肠鸣消失。原方又进两剂，诸症皆消。（刘渡舟 . 经方临证指南 . 北京：人民卫生出版社，2013.）

【原文】太阴为病，脉弱，其人续自便利，设当行大黄、芍药者，宜减之，以其人胃气弱，易动故也。（280）

【提要】本条论述胃气本弱患者慎用大黄、芍药量。

【释义】本条承第 279 条而来，前言太阳病误下，邪陷脾伤，气滞络瘀，未出现脉弱下利，或反有不大便之症，故大黄、芍药在所必用。此条提及其人脉弱，但续自便利，提示明显脾胃虚损，中焦虚寒，运化失职。故即使有气滞腹痛不得不用大黄、芍药之证，亦当慎重，或适当减量。因患者脾胃本弱，恐酸苦寒凉之品过量，造成中气虚陷，泻利不止。

【临床应用】本条阐述了脏虚络实之病机，太阴腹痛证，就经络为病而言，本属实证，故治用大黄、芍药之苦寒祛邪之品；但"续自便利"说明腹痛属太阴病范畴，难免有太阴脏虚寒的特点。故仲景于第 279 条"大实痛"后提出此条，目的为提醒：治太阴经络之实，勿忘太阴脾脏之虚。大黄、芍药之当用当减，总以脉证为依据，既不可一概减量，亦不可滥用。本条不仅指大黄、芍药，也适用于黄芩、黄连等其他苦寒药，有普遍意义。

（三）太阴发黄证

【原文】伤寒发汗已，身目为黄，所以然者，以寒湿在里不解故也。以为不可下也，于寒湿中求之。（259）

【提要】本条论述寒湿发黄的发病机转及治法。

【释义】此条即后世所谓的阴黄证，成因多为患者素体脾阳不足，内有寒湿，又感受外邪而成伤寒。因伤寒发其汗，汗出表邪虽去，但里阳更虚，致寒湿中阻，肝胆疏泄失常，胆汁外溢肌肤而发黄。寒湿发黄，常身目、小便俱黄，色泽晦暗，多无发热、口渴，身倦，脘痞纳少，腹满便溏，舌淡胖，苔润或滑，脉沉迟或缓弱无力。此时禁用清热、吐下之法，治宜"于寒湿中求之"，即温中散寒，祛湿退黄，寒重者可用茵陈五苓散，湿重者可用茵陈术附汤等。

四、太阴病预后

（一）太阴中风欲愈候

【原文】太阴中风，四肢烦疼，阳微阴涩而长者，为欲愈。（274）

【提要】本条论述太阴中风的主证及欲愈脉证。

【释义】本条作为太阴经之表证，应与第276条互参。太阴中风是指风邪直中太阴。太阴主脏为脾，脾主四肢，四肢又属表，风邪侵袭太阴，四肢首先受之，故而出现四肢烦疼。脉阳微主虚，阴涩主寒，符合太阴的特点。脉象逐渐变化为长脉，是邪气退而正气复，气血渐渐恢复的表现，故言欲愈。

（二）太阴阳复自愈证

【原文】伤寒脉浮而缓，手足自温者，系在太阴；太阴当发身黄，若小便自利者，不能发黄；至七八日，虽暴烦下利，日十余行，必自止，以脾家实，腐秽当去故也。（278）

【提要】本条论述太阴病阳复转愈的证候及机理。

【释义】本条承接第259条，"脉浮而缓，手足自温"为辨证要点。太阳中风脉浮缓，必有发热恶寒、头痛等表证，今仅有"手足自温"，可知无太阳表证，病不在太阳而在太阴。三阴病均属虚寒，但少阴、厥阴寒重，故应为手足厥冷。而太阴病相对阳虚较轻，且脾主四肢，脾阳尚能分布到四肢，故手足自温。

病在太阴的传变过程有三种转归：一是太阴湿邪郁滞，最易发黄；二是若小便自利，湿有出路，则不会发黄；三是骤然烦热，频繁下利，这是脾阳恢复，驱邪外出，太阴病造成的大肠寒湿浊邪得以下泄，邪驱病愈。

本条的难点在于对"暴烦下利"的理解。无论寒热虚实，下利总属病证，然而六经病篇中唯独本条的"暴烦下利"是正复邪祛的表现。文中提及"手足自温"，体现太阴病病情较轻，机体正气可逐渐恢复。随着脾阳的恢复振发，化湿之力增强，湿浊之邪难以存留，不能从小便排出，而以"下利"的形式排出。因此，这种驱邪外出的下利，虽"日十余行"，但患者多排后自觉舒畅、神清气爽，与太阴脏虚寒证"自利益甚"的神疲乏力有本质的不同。

（三）太阴转属阳明证

【原文】伤寒脉浮而缓，手足自温者，是为系在太阴。太阴者，身当发黄；若小便自利者，不能发黄。至七八日，大便硬者，为阳明病也。（187）

【提要】本条论述太阴病转属阳明的辨证要点。

【释义】本条前半段至"若小便自利者，不能发黄"，与第278条条文一致，但后半段提示二者转归不同。第278条论太阴病脾阳来复适当，湿浊之邪均有出路，其病向愈；而本条论太阴病阳复太过，转属阳明病。"大便硬"为阳明实证的特征之一，湿浊之邪不及时排出，郁而化热化燥，则出现大便干结，为"胃家实"是也。

第十三章　辨少阴病脉证并治 ▷▷▷

一、少阴病纲要

（一）少阴病提纲

【原文】少阴之为病，脉微细，但欲寐也。（281）

【提要】本条为少阴病的提纲。

【释义】此条文极为精炼，精简程度可与阳明病的提纲条文相媲美。但是"胃家实"三字是病机、病性、病情的三位一体，无脉、无症。"脉微细，但欲寐"六字，有脉有症，画龙点睛。微脉与细脉不同，微脉重点在脉力力度上的感觉异常，微弱无力，似有似无；细脉是在脉形粗细方面的感觉异常，力度没有问题，肯定能摸得到它的跳动，只是指下的感觉非常细，用《濒湖脉学》的描述为"细直而软，若丝线之应指"。微脉说明心肾阳虚，鼓动无力。细脉说明阴虚血少，脉道不充。"但欲寐"指患者精神萎靡，似睡非睡，体力极度衰惫，界于嗜睡与昏睡之间的状态，说明心肾阳气虚衰，心神被阴寒所困，是心主神明功能不济的表现。

（二）少阴病治禁

【原文】少阴病，脉细沉数，病为在里，不可发汗。（285）

【提要】本条论述少阴热化证禁用汗法。

【释义】少阴病脉细沉数，沉示病在里，细数示阴虚有热，此属少阴热化，阴虚内热证。虽症见发热、心烦，不可误以为表证而用汗法。若强发之，易致动血之变。

二、少阴病本证

（一）少阴寒化证

1. 少阴寒化辨证要点

【原文】少阴病，欲吐不吐，心烦，但欲寐，五六日自利而渴者，属少阴也。虚故引水自救。若小便色白者，少阴病形悉具。小便白者，以下焦虚，有寒，不能制水，故令色白也。（282）

【提要】本条论述少阴寒化证形成的过程及临床特点。

【释义】此为少阴寒化证的病机与辨证要点。文中"自利而渴"与太阴病的"自利不渴"需鉴别，太阴病脾阳虚寒、寒湿内停，所致自下利、大便稀溏，但寒湿内蕴中焦，因此患者口不渴；本证少阴心肾阳衰，火不生土，水谷不化，肾司二阴之开阖，故可见下利清谷、小便清长，肾阳蒸腾作用不足，气不化津，津液无法上承，故口渴喜饮。所以原文说："虚故饮水自救"。此处的"虚"，为肾阳之虚，气不化津，因此人体实质上还是津液缺乏的状态，故机体会通过增加饮水来自救，且此类患者一般都喜饮温水、热水，而不喜凉水、冷水。在《伤寒论》中发现，一般中焦阳虚、水饮内停的情况下，患者往往不容易出现口渴症状，如苓桂术甘汤证、苓桂姜甘汤证、理中汤证；而在下焦出现问题的时候，往往口渴症出现，如五苓散证（若脉浮、发热、渴欲饮水、小便不利者，五苓散主之）、肾气丸证（男子消渴，小便反多，以饮一斗，小便一斗，肾气丸主之）、四逆汤证（心烦，但欲寐，五六日自利而渴者，属少阴也。虚故饮水自救）。

2. 四逆汤证

【原文】少阴病，脉沉者，急温之，宜四逆汤。（323）

甘草（炙）二两，干姜一两半，附子（生用，去皮，破八片）一枚。

上三味，以水三升，煮取一升二合，去滓。分温再服。强人可大附子一枚，干姜三两。

【提要】本条论述少阴阳虚应当急温的治疗原则。

【释义】少阴病，脉沉是少阴阳虚无力鼓动气血的表现。但与脉微细、脉微欲绝相比，这仅仅是少阴阳虚的苗头。见此苗头就急温，提示少阴阳衰阴盛为急证重症，临床应见微知著，防微杜渐。只要见到阳衰的苗头，就应积极救治。若当畏寒蜷卧、下利清谷、四肢厥逆、脉微细、但欲寐等症皆出现的时候，则格阳、亡阳之势往往在所难免，给治疗增加许多困难。因此，后世就有"少阴急温如救溺然"的警示。

【临床应用】本方功能温补心肾，回阳救逆，乃治疗少阴心肾阳气虚衰、阴寒内盛之主方。古今临床运用本方虽然广泛，但不脱仲景之论。其病或心肾脾胃阳气衰微，或阴寒之邪内盛，皆可相机而用。

【医案举例】李某，女，60岁，2014年5月19日初诊。患者于2013年12月在日本诊为支气管哮喘。就诊前1周受凉，自服感冒药效不佳。症见喉中哮鸣有声，咳不甚，痰少咳吐不爽，痰液呈白色清稀状，口不渴，形寒怕冷，舌质淡红、水滑无苔，脉弦紧、双尺沉。诊为哮病。给予四逆汤加减。处方：磁石（先煎）、生龙骨（先煎）、生牡蛎（先煎）、桂枝各30g，白芍20g，炙枇杷叶15g，淡附子（先煎）、炙甘草、桔梗、杏仁、生姜、射干各10g，炙麻黄4g，细辛3g。每日1剂，水煎服。服3剂后，不适明显减轻，自觉咽部不适，咳，少痰，舌质淡红，苔白腻略暗，脉弦紧、双尺沉。给予淡附子、炙甘草、射干、杏仁各10g，磁石、桂枝、赤芍、麦冬、生龙牡各30g，炙枇杷叶、白蔻仁各15g，干姜6g，五味子5g。继服3剂后，未喘。嘱畅情志，避风寒，慎起居。[吴润元，高建中，康成花.四逆汤加减临床应用举隅.山西中医，2014，30（11）：31，34.]

3. 通脉四逆汤证

【原文】少阴病，下利清谷，里寒外热，手足厥逆，脉微欲绝，身反不恶寒，其人面色赤，或腹痛，或干呕，或咽痛，或利止脉不出者，通脉四逆汤主之。（317）

甘草（炙）二两，附子大者（生用，去皮，破八片）一枚，干姜三两（强人可四两）。

上三味，以水三升，煮取一升二合，去滓。分温再服。其脉即出者愈。面色赤者，加葱九茎；腹中痛者，去葱，加芍药二两；呕者，加生姜二两；咽痛者，去芍药，加桔梗一两；利止脉不出者，去桔梗，加人参二两。病皆与方相应者，乃服之。

【提要】本条论述少阴病阴盛格阳的证治。

【释义】通脉四逆汤与四逆汤药物组成一致，唯独剂量有差别。通脉四逆汤的姜、附的用量为四逆汤的两倍。通脉四逆汤是用大附子1枚，而四逆汤只是普通大小的附子1枚，通过剂量折算，大附子约为30g，普通附子为15g；通脉四逆汤的干姜为三两，而四逆汤的干姜仅为一两半。因此，通过剂量比较，可知通脉四逆汤证的心肾阳衰、阴寒的程度比四逆汤更为严重，所以才需要姜、附的用量增加两倍。原文中"身反不恶寒，其人面色赤"，此为阴盛格阳之戴阳证，因此，需加葱白九根，以宣通上下阳气，破除阴阳的格拒。原文："上三味，以水三升，煮取一升二合，去滓。分温再服。其脉即出者愈。"首先，仲景使用附子，不需要像如今后世需要先煎1小时。第二，仲景在汤剂中用附子，如果与干姜相配，都是用生附子，如四逆汤、通脉四逆汤、白通汤、干姜附子汤、茯苓四逆汤等，里面都有干姜，附子都生用。如果方子里没有干姜，一般都是用炮附子，如桂枝加附子汤、附子泻心汤、真武汤、附子汤、桂枝附子汤、甘草附子汤、麻附辛汤、麻附甘汤等。

【临床应用】本方实为四逆汤之重剂，其功效较四逆汤更胜，能大破阴寒痼冷而回阳救逆，临床以下利清谷、手足厥逆、身反不恶寒、汗出而厥、脉微欲绝为辨证要点。

【医案举例】张某，女，26岁，2008年11月21日初诊。主诉经行腹痛13年。患者13岁月经初潮，40～45天一行，行经7天，量不多，经色暗，偶有小血块，行经第1天下腹疼痛难忍，必要时需服止痛片，疼痛持续时间6～8小时，也可自行缓解，末次月经2008年11月8日。平素怕冷，四末不温，易感冒，纳眠可，二便调。舌淡暗，苔白略厚，脉沉细弦。中医诊断：痛经，月经后期。辨证：少阴证，脾肾阳虚，寒邪凝滞。治则：温补脾肾，祛寒止痛。方药四逆汤。黑顺片30g，干姜40g，炙甘草50g，14剂。一煎1.5小时，二煎1小时，1天1剂，早晚温服。药后怕冷症状较前好转，四肢渐温，舌脉如前。继服上方14剂。三诊时已于2008年11月10日行经，仍经行腹痛，疼痛可忍，未服止痛药。舌苔薄白，脉细弦。近几日食欲欠佳，考虑乃甘草量大于干姜，伏火太过，但辨证不变，予通脉四逆汤，顾护中焦，生少阳之火。黑顺片30g，干姜50g，炙甘草40g，14剂。药后食欲好转，根据舌脉、症状，予四逆汤合通脉四逆汤治疗。患者仍经行腹痛，时而加重，其中1次需服止痛药。但月经周期基本正常，28～32天一行。停药后两个月询问，诉经行腹痛较前明显好转，一直未服止痛药，月经32天左右一行。[张雅冬，张英，李云波.四逆汤与通脉四逆汤治疗月经病临床举隅.辽宁中医杂志，2015，42（4）：867-868.]

4. 白通汤证及白通加猪胆汁汤证

【原文】少阴病，下利，白通汤主之。（314）

葱白四茎，干姜一两，附子（生，去皮，破八片）一枚。

上三味，以水三升，煮取一升，去滓。分温再服。

少阴病，下利，脉微者，与白通汤。利不止，厥逆无脉，干呕烦者，白通加猪胆汁汤主之。服汤，脉暴出者，死，微续者，生。（315）

葱白四茎，干姜一两，附子（生，去皮，破八片）一枚，人尿五合，猪胆汁一合。

上五味，以水三升，煮取一升，去滓，内胆汁、人尿，和令相得。分温再服。若无胆，亦可用。

【提要】此两条论述少阴阴盛戴阳的证治及服白通汤后出现格拒时的处理方法。

【释义】少阴病下利，或下利脉微，为脾肾阳衰、火不暖土所致，但治以白通汤，而不是四逆汤，其证一定有所省略。因白通汤以葱白为主药，从第317条"面色赤者加葱九茎"来看，此证还应当有"面色赤"这一主要表现，这也是阴寒盛于下、虚阳戴于上的特征性表现。因此以方测证，本证应当是阴盛于下，戴阳于上，故用白通汤破阴回阳，交通上下。但服白通汤后，如果出现下利不止，厥逆无脉，干呕心烦，这就是阴盛戴阳证发生格拒的现象。真阳衰微，不能固摄，则利下不止；阳亡阴竭，心肾俱衰，血脉不充，则厥逆无脉；阴寒上干，则干呕烦。正是阴寒太盛，对大热之药拒而不受，反而激惹了寒邪的势力，以致证情增剧的表现。这也就是王冰所说的"甚大寒热者，必能与违其性者争雄，异其势者相格也"。遵照《黄帝内经》"甚者从之"的方法，在白通汤中加入苦寒的猪胆汁、咸寒的人尿作为反佐，引阳药入阴寒之阵，以达到破阴回阳的效果。服汤后，如果脉突然出现浮大躁动，这就是"脉暴出"，为阴液枯竭，孤阳无依，虚阳发露于外的征象，预后险恶。如果药后脉由沉伏不出，而缓缓出现，这就是"脉微续"，是阴液未竭、阳气渐复的表现，预后则佳。

【临床应用】本方可辨证应用于盛夏突发呕吐、下利清谷，伴见四肢厥冷、面红如妆、微烦躁扰、身有微汗而脉沉微欲绝。现代临床可治疗单纯性消化不良，久泻、脱水病入少阴；阳虚头痛之高血压、过敏性休克、雷诺病等。

【医案举例】刘某，男，12岁。每晨起头痛绵绵，自汗，精神倦怠，畏寒喜热。舌淡，苔白，脉沉细无力。至中午不治则自愈。请某中医诊治，按气虚头痛，屡治无效，严重影响学习。笔者按阳虚头痛，用白通汤加炙甘草两剂而愈。熟附子6g，干姜4.5g，炙甘草4.5g，葱白2枚。（高德.伤寒论方医案选编.长沙：湖南科学技术出版社，1981.）

5. 真武汤证

【原文】少阴病，二三日不已，至四五日，腹痛，小便不利，四肢沉重疼痛，自下利者，此为有水气。其人或咳，或小便利，或下利，或呕者，真武汤主之。（316）

茯苓三两，芍药三两，白术二两，生姜（切）三两，附子（炮，去皮，破八片）一枚。

上五味，以水八升，煮取三升，去滓。温服七合，日三服。若咳者，加五味子半升，细辛一两，干姜一两；若小便利者，去茯苓；若下利者，去芍药，加干姜二两；若呕者，去附子，加生姜，足前为半斤。

【提要】本条论述阳虚水泛的证治。

【释义】患者本有肾阳亏虚，水气内停，再感受外邪，过用汗法，拔动肾根，出现水气凌心证。"心下悸，头眩，身瞤动，下利清谷，小便不利"，此为真武汤的辨证着眼点。真武汤证为少阴阳虚，水气泛滥全身，上凌于心则心悸，流于下焦则小便不利，浸渍于四肢则四肢沉重疼痛，聚于肠胃则下利、呕吐，凝滞于经脉则腹痛，积于肌肉则身瞤动，因此用附子以温肾阳，消阴翳；茯苓渗水利湿；芍药破阴凝，布阳和，利水气；生姜宣散水气；白术以祛肌肉、皮下之湿浊，《本经》言白术具有"主风寒、湿痹、死肌"的作用，且仲景在第174条言"以附子、术，并走皮内，逐水气未得除"，说明附子配白术，祛除肌肉、皮下之水气效果极佳。

【临床应用】本方可广泛用于西医学中的呼吸系统、循环系统、泌尿系统等多系统疾病，证属脾肾阳虚，水气泛滥者，以发热、恶寒、肢体浮肿、心悸、眩晕等为主要临床症状。

6. 附子汤证

【原文】少阴病，得之一二日，口中和，其背恶寒者，当灸之，附子汤主之。（304）

少阴病，身体痛，手足寒，骨节痛，脉沉者，附子汤主之。（305）

附子（炮，去皮，破八片）二枚，茯苓三两，人参二两，白术四两，芍药三两。

上五味，以水八升，煮取三升，去滓。温服一升，日三服。

【提要】此两条论述少阴阳虚身痛证的证治。

【释义】附子汤以身体多个部位疼痛、寒冷为明显，说明少阴阳虚，寒邪凝滞于肌肉、筋脉、关节、骨骼等处，其不是表寒，与麻黄汤证的表寒疼痛不同，表寒宜开表温散，里寒宜温里散寒。附子汤的方药与真武汤较为相似，然而又有所不同。两方皆有附子、白术、茯苓、白芍4味药，但是附子汤中附子为两枚，白术为四两，是真武汤的两倍，再加人参以益气扶正，说明附子汤温阳、散寒、祛湿力量更强。真武汤佐以生姜温散水气，说明其水气更为广泛。

【临床应用】本方能温经助阳，散寒除湿止痛，治疗少阴阳虚，寒湿凝滞经脉，肌肉、骨节之恶寒厥逆，身疼骨痛，口和不渴，脉沉之症。

【医案举例】高某，女，56岁，2011年5月来诊。患者心悸、心胸不舒1个月，初始未予以重视。症见心悸，心胸闷，自汗出，易疲乏，四肢微冷，时寒时热，苔薄白，脉沉细。治以温阳补气为法，处附子汤加减。炮附片10g，黄芪30g，党参30g，白术30g，茯苓30g，白芍30g，桂枝30g，生龙骨20g，生牡蛎20g。每天1剂，水煎服。4剂后诸症大减。6剂后心胸舒畅，汗出止，寒热除。上方续服1个月，后随访，诸症消失。[陈阔，姜丁荣，张国骏.王志刚应用附子汤验案4则.湖南中医杂志，2013，29（11）：85–86.]

7. 吴茱萸汤证

【原文】少阴病，吐利，手足逆冷，烦躁欲死者，吴茱萸汤主之。（309）

吴茱萸一升，人参二两，生姜（切）六两，大枣（擘）十二枚。

上四味，以水七升，煮取二升，去滓。温服七合，日三服。

【提要】本条论述胃寒剧吐、升降逆乱的证治。

【释义】本条虽然冠以少阴病，但病机的关键在于寒邪伤胃，胃寒气逆，而出现剧烈呕吐，进而导致升降逆乱而见下利。由于剧烈呕吐，升降逆乱，使病人痛苦难耐，辗转反侧，便出现了烦躁欲死的表现。由于剧烈呕吐，气血逆乱，一时不能顺接于手足，因而在呕吐发作的时候，出现了手足逆冷。治用吴茱萸汤温胃散寒，降逆止呕。本条与第296条"少阴病，吐利躁烦，四逆者死"症状相似，因此可将其作为少阴病的类似证看待。但第296条为死证，而本条为可治证，其原因在于彼为少阴阳衰阴盛，阳不胜阴，以正虚为主；此为寒邪伤胃，邪正剧争，以邪盛为主。

8. 桃花汤证

【原文】少阴病，下利便脓血者，桃花汤主之。（306）

少阴病，二三日至四五日，腹痛，小便不利，下利不止，便脓血者，桃花汤主之。（307）

赤石脂（一半全用，一半筛末）一斤，干姜一两，粳米一升。

上三味，以水七升，煮米令熟，去滓。温服七合，内赤石脂末方寸匕，日三服。若一服愈，余勿服。

【提要】此两条论述下利滑脱不禁的证治。

【释义】这里所说的少阴病，下利不止，是因少阴气虚、关门不固所致，当见下利滑脱，而无里急后重，下利灼热之感。便血是因脾阳虚衰，气不摄血，从而导致大便下血并夹黏液，特点是脓血晦暗不泽，腥冷不臭。阳虚寒凝，筋脉拘挛，则见腹痛绵绵，喜温喜按，并兼口淡不渴。下利津伤，化源不足，则见小便不利。治用桃花汤温阳固说，涩肠止利。

【临床应用】本方之效，贵在温涩。凡吐、衄、便、尿、崩诸般血证，或下利、带下等，病机相符，皆可斟酌用之。

【医案举例】赵某，女，73岁，因反复便血1月余就诊。1个月前因便血、大便稀溏在当地医院行肠镜及活检示乙状结肠腺癌，因体质差，有糖尿病史，拒绝接受手术治疗，而寻求中医治疗。诊见消瘦，面色苍白，语音低微，倦怠乏力，每天腹泻数次，大便无度，常用尿不湿，稀便中夹血水，时有黏液，肛门有坠胀感，纳差，腹部隐痛喜按，腹胀，怕冷，舌淡胖，苔白厚偏干，脉沉细数无力。辨证：脾肾阳虚，虚寒泻利。方选桃花汤加减。赤石脂30g，干姜15g，当归10g，白芍30g，炒白术15g，木香10g（后下），肉豆蔻10g，肉桂10g，附片30g（先煎），人参10g，诃子10g，罂粟壳20g，败酱草15g，薏苡仁40g，甘草5g。自行加粳米煎服，7剂。药后大便次数每日减少至3～5次，无需用尿不湿，腹痛腹胀减轻，脓血减少，精神好转。效不更方，目前在门诊随访。［向生霞，汤利萍，谢刚，等. 运用仲景经方治疗癌性便血验案举隅. 四川中医，2020，38（9）：49-51.］

（二）少阴热化证

1. 黄连阿胶汤证

【原文】少阴病，得之二三日以上，心中烦，不得卧，黄连阿胶汤主之。（303）

黄连四两，黄芩二两，芍药二两，鸡子黄二枚，阿胶三两（一云三挺）。

上五味，以水六升，先煮三物，取二升，去滓，内胶烊尽，小冷，内鸡子黄，搅令相得。温服七合，日三服。

【提要】本条论述少阴病阴虚火旺、心肾不交的证治。

【释义】病在少阴，从寒化或从热化，大多时候取决于患者的体质。素体心肾阳虚，多从寒化；素体真阴亏虚，多从热化。肾水不足，不能上济心阴，而致心火独亢于上，此即心肾不交，水火未济。临床除见"心中烦，不得卧"之外，当还有咽干口渴、口舌生疮、小便黄赤、舌红少苔、脉细数等症。治宜清心火，滋肾水，交通心肾。方中黄连、黄芩泻心火以治上实；阿胶、鸡子黄、芍药滋阴养血以治下虚。这里要注意一下阿胶与鸡子黄的煎煮法。原文言："上五味，以水六升，先煮三物，取二升，去滓，内胶烊尽，小冷，内鸡子黄，搅令相得。"说明阿胶、鸡子黄不入煎剂，只是等药汁煎好后，趁热把阿胶烊化，等冷却后，再把鸡子黄溶进去。黄连阿胶汤是个极品方，里面包含了最苦的黄连，味极膻的阿胶以及味极腥的鸡子黄，苦、膻、腥三味俱全，最为难喝。但如果使用正确，却是个治疗顽固性失眠、崩漏等病证的好方子。

【临床应用】本方以苦寒为主，配以甘酸咸寒，清降心火，滋养肾水，被后世称为泻南补北方。现代临床报道，本方多用于各种阴虚火旺而致的出血、咯血、痢疾、溺血等。

【医案举例】林某，男，50岁，2018年11月4日以耳鸣7年、加重1年为主诉初诊。7年前无明显诱因突发耳鸣，鸣声如蝉，未予重视，近1年来耳鸣频发，影响正常生活，遂前来就诊。诊见耳鸣如蝉，身困，精神不振，口干，口苦，入睡困难，眠后易醒，心烦，食欲不振，舌淡，苔白，脉沉。诊断：耳鸣。证属心肾不交兼脾气虚。治宜清心泻火，滋肾补阴；辅以健脾补气，宁心安神。方选黄连阿胶汤加减。处方：黄连9g，黄芩12g，阿胶9g（烊化），白芍12g，玄参15g，五味子12g，生牡蛎30g（先煎），白条参9g，生鳖甲18g（先煎），炒枣仁15g，肉桂3g（冲服），鸡内金15g，莱菔子12g，谷芽12g，麦芽12g。14剂，每日1剂，水煎取汁400mL，分早晚两次餐后40分钟分服。药后耳鸣减，诸症皆缓，夜里多梦，舌脉同前。上方加生地黄15g，山楂20g。14剂，煎服法同上。药后诸症均缓，坚持门诊守方调治1月余，未再发作，疾病告愈。[谭钟.黄连阿胶汤临证验案举隅.国医论坛，2021，36（2）：9-11.]

2. 猪苓汤证

【原文】少阴病，下利六七日，咳而呕渴，心烦，不得眠，猪苓汤主之。（319）

猪苓（去皮）、茯苓、阿胶、泽泻、滑石各一两。

上五味，以水四升，先煮四物，取二升，去滓，内阿胶烊尽。温服七合，日三服。

【提要】本条论述少阴阴虚有热、水热互结的证治。

【释义】阴虚水热互结证的成因有二，一是本条所述，为素体少阴明虚阳盛，邪从热化，热与水结而成。二是阳明病篇第223条为阳明经热误下伤阴，邪热和水结于下焦而成。邪气来路虽不相同，但导致阴虚水热互结证的结果是一致的。肾阴虚于下，心火亢于上，心肾不交，火水未济，则可见心烦，不得眠。水热互结，津液不化，又有阴虚津乏，则见口渴；水热互结，气化不利，应见小便短赤频数，尿道涩痛，这就是第223条所说的小便不利。水热互结，水邪偏渗大肠，或可见下利；水邪上逆犯肺，肺气上逆，或可见咳；水邪上逆犯胃，胃气上逆，或可见呕吐。证属阴虚水热互结，治用猪苓汤育阴清热利水。

【临床应用】本方临床应用于阴虚有热，水气不利，水热互结之证。现代临床可用于肾盂肾炎、膀胱炎、尿道炎、泌尿系结石等。

【医案举例】患者，男，57岁，2014年5月2日初诊。间断左侧腰痛1年，有左肾结石病史，自服肾石通颗粒后症状可缓解。5天前左侧腰部疼痛加重，排尿时有灼热感，无尿频、尿急、尿痛，尿色呈浓茶色。查尿常规示潜血（++++），白细胞（+），红细胞形态呈均一型。肾脏B超示左侧肾结石（直径约0.7cm）并轻度积水，左侧输尿管上段扩张。刻下周身乏力，口干，间断汗出，纳差腹胀，左侧腰痛，无尿频尿急，尿量偏少、呈浓茶色有灼痛感，大便干燥、3天一行，舌黯红，苔薄白，脉弦细。证属湿热蕴结下焦，灼伤阴络。治以清热排石，复阴止血。方用猪苓汤加味。猪苓 15g，茯苓 20g，泽泻 30g，阿胶 10g，滑石 30g（包），枳实 10g，大黄 5g，薏苡仁 30g，苍术 8g，金钱草 30g。每日 1 剂，水煎，早晚温服。连服 5 剂后，腹胀消失，腰痛明显改善，尿色转淡，但排尿仍有灼痛感。守方去枳实，继服 7 剂后诸症消除，复查尿常规阴性，双肾 CT 及肾脏 B 超未见结石影。随访至今未再复发。［林越，李雨.猪苓汤治疗肾系疾病验案 3 则.中国中医药信息杂志，2016，23（7）：119–120.］

（三）少阴阳郁证

【原文】少阴病，四逆，其人或咳，或悸，或小便不利，或腹中痛，或泄利下重者，四逆散主之。（318）

甘草（炙）、枳实（破，水渍，炙干）、柴胡、芍药。

上四味，各十分，捣筛。白饮和服方寸匕，日三服。咳者，加五味子、干姜各五分，并主下利；悸者，加桂枝五分；小便不利者，加茯苓五分；腹中痛者，加附子一枚（炮令坼）；泄利下重者，先以水五升，煮薤白三升，煮取三升，去滓，以散三方寸匕，内汤中，煮取一升半。分温再服。

【提要】本条论述少阴阳郁证的证治。

【释义】本条虽言少阴病，但不伴见恶寒蜷卧、下利清谷、脉微细、但欲寐等全身虚寒的证候，且治以四逆散，可知其四逆是少阴阳气郁遏于里，不能透达于四末所致。证属少阴阳郁，而非少阴阳虚。故治以四逆散疏畅气机，透达郁阳。由于少阴肾阳是一身阳气之根本，少阴阳郁，脏腑失助，或易被寒邪所乘，或易兼水邪内生，因此就出现了诸多或见之证。如肺失阳助，水寒犯逆，则为咳；心失阳助，水邪上凌，则为心悸；三焦膀胱失助，气化失司，则小便不利；脾阳失助、寒邪内乘，则腹中痛；中寒气滞，则泻利下重。临证时，需根据见症不同，在四逆散的基础上随症化裁，方药与病证相合，多可获效。

【临床应用】四逆散多用于治疗肝气犯胃、肝脾不调之消化系统疾病，如肝炎胆囊炎、胰腺炎、胃炎、胃溃疡等；妇科疾病，如月经不调、痛经、经前乳房胀痛、输卵管阻塞、慢性附件炎、慢性盆腔炎等。

【医案举例】患者，男，61 岁，2019 年 11 月 10 日初诊。患糖尿病两年，手足麻木 10 个多月。10 个月前无明显诱因出现手足麻木，完善相关检查后诊断为糖尿病周围神经病变，服营养神经药物后症状无明显改善。诊时诉手足麻木，畏冷，睡眠不佳，口服安眠药后方可入睡。平素脾气急躁，饮食尚可，汗出正常，无恶风，大便黏腻，小便调。舌质晦暗，苔白腻，脉弦细。辨证：肝郁气滞，血瘀湿盛。治以疏肝理气，活血化瘀祛湿。方选加味四逆散。柴胡 20g，白芍 20g，枳实 10g，甘草 10g，苍术 15g，厚朴 15g，陈皮 10g，桂枝 15g，茯苓 10g，鸡血藤 30g，桃仁 10g，酒大黄 5g，牡丹皮 10g，水蛭 3g。每日 1 剂，水煎，早晚饭后分服。服药 14 剂后，手足麻木较前改善，睡眠状况好转。守方继服 14 剂巩固疗效。［林紫彤，曹红霞.四逆散临证应用验案举隅.广西中医药大学学报，2020，23（4）：25–27.］

三、少阴兼变证

（一）少阴兼表证

【原文】少阴病，始得之，反发热，脉沉者，麻黄细辛附子汤主之。（301）

麻黄（去节）二两，细辛二两，附子（炮，去皮，破八片）一枚。

上三味，以水一斗，先煮麻黄，减二升，去上沫，内诸药，煮取三升，去滓。温服一升，日三服。

【提要】本条论述少阴病兼表证的证治。

【释义】首先指出本病为少阴病，当以恶寒肢冷、神情萎靡、脉沉为主症，始得之，却出现发热的情况，则为外邪束表，卫阳郁遏之象。然而，若病在外，脉必见浮，今脉反沉，可知兼有少阴里虚，因此，属于太阳与少阴同病，又称其为太少两感，治疗若纯用麻黄汤，则有拨动肾根之弊；若纯用四逆汤，则表邪不易透散。因此，宜外开太阳，用麻黄；内温少阴，用附子，再佐以既可走表又可入里的细辛。三药相合，表散而不伤阳气，温阳则更助解表，实为经典搭配。麻黄、附子、细辛分别对应开、阖、枢三个点。麻黄为开，通表阳，生阳气，开腠理，祛寒邪。附子为阖，辛甘大热，为阳中之阳，补命门之火，生中焦脾阳。细辛为枢，为少阴经引经药，引在里之寒达表，助麻黄发汗祛表之风寒，功为枢机，沟通表里，助阳气生发。三药分别修复开、阖、枢的三个环节，使阴阳交换恢复如常，病势祛则康健归。

【临床应用】麻黄细辛附子汤散寒通阳，可用于肾阳素虚兼外感风寒；大寒犯肾，暴哑咽痛；素体阳虚，复感风寒之久咳；阳虚火衰的癃闭；冷风头痛，风寒齿痛，过敏性鼻炎等；心阳不振的嗜睡；病态窦房结综合征，窦性心动过缓，肺心病之心衰；肾病综合征、慢性肾炎急性发作属阳虚夹表者；加干姜治急性克山病阳虚型，阳虚型三叉神经痛；合芍药甘草汤治寒性坐骨神经痛，阳虚所致的长年无汗证；阳虚导致的涕泪不止；突然感寒导致的缩阴证。

【医案举例】焦某，女，56岁。反复鼻流清涕、喷嚏1个月，经西医反复治疗时好时坏。诊见鼻流清涕、喷嚏连连，时而鼻塞、鼻痒。诊断：鼻鼽，属太少合病。麻黄6g，附子6g，细辛6g，苍耳子10g，辛夷6g，白芷6g，砂仁6g，炙甘草6g，3剂。药后症状明显减轻。效不更方，继服10剂，症状消失。该方以麻黄细辛附子汤化裁，既温少阴之经，又可发太阳之表，表里同治；苍耳子升清阳，降浊阴，开鼻窍；加砂仁温阳，散寒邪。[郭喜利，刁银强，刘康宏.麻黄细辛附子汤临床应用验案浅析.光明中医，2018，33（3）：421–423.]

（二）少阴急下证

【原文】少阴病，得之二三日，口燥咽干者，急下之，宜大承气汤。（320）

【提要】本条论述少阴急下证的证治。

【释义】本条称少阴病，既不是少阴寒化证，也不是少阴热化证，而应是少阴亡阴失水证。寻求少阴亡阴失水证之病机，从现有的口燥咽干来看，当是原有阳明燥热，进而灼伤少阴津液所致，津液无以上承，因此才出现了口燥咽干的表现。如果临床能进一步了解病史，知其数日前曾有典型的阳明腑实证的表现，而近来逐渐发展到少阴亡阴失水的地步，则诊断会更加确定。对于此证的治疗，是补水还是泄热，也就是说，是扬汤止沸，还是釜底抽薪。仲景采取了釜底抽薪的方法，也就是用大承气汤急下阳明，以救少阴的方法。

（三）热移膀胱证

【原文】少阴病八九日，一身手足尽热者，以热在膀胱，必便血也。（293）

【提要】本条论述少阴病出阳、脏邪还腑的证候表现和机理。

【释义】由于太阳与少阴脏腑相连，经脉相互络属，构成了阴阳相合、表里相连的关系，故其病变常互相影响。当少阴阳气不足时，太阳之邪可以内入少阴，而成少阴阳衰阴盛证；当少阴阳气来复后，少阴之邪又可以外出太阳，而见肾热外合膀胱的尿血证。本条所述，有人认为原是少阴寒盛伤阳证，因这种证候并非真阳衰微，而是以寒邪盛为主，如第283条所说："病人脉阴阳俱紧，反汗出者，亡阳也。"此属少阴，当咽痛而复吐。在这种情况下，阳气常常有来复的机转，假如阳气恢复，阴寒退却，阴平阳秘，则病可自愈。假如少阴阳复太过，阳盛则热，病证又会有由阴转阳、由寒变热的机转。于是邪气外转太阳，热移膀胱之腑，不仅可出现一身手足尽热，而且热伤血络，还可以出现尿血。也有人认为，本证是少阴热化证，其热外出膀胱，而见一身手足尽热和尿血。但应当注意的是，少阴外出太阳只是外出太阳之腑，而不是太阳之表。

（四）伤津动血证

【原文】少阴病，咳而下利。谵语者，被火气劫故也，小便必难，以强责少阴汗也。（284）

【提要】本条论述少阴病火劫伤阴的变证。

【释义】"咳而下利"，有从阴化寒、从阳化热的区别。寒化者，用真武汤；热化者，用猪苓汤，皆不当汗。若以火法强行发汗，火盛津伤，火邪上扰心神则谵语；汗出津伤，无津下输膀胱则小便必难。"以强责少阴汗也"一句，概括了"谵语""小便必难"的发生原因。

四、咽痛证

（一）猪肤汤证

【原文】少阴病，下利，咽痛，胸满，心烦，猪肤汤主之。（310）

猪肤一斤。

上一味，以水一斗，煮取五升，去滓，加白蜜一升；白粉五合，熬香；和令相得。温分六服。

【提要】本条论述少阴病虚热咽痛的证治。

【释义】本证为少阴阴虚有热之证，少阴虚热下迫肠道则见下利。足少阴经脉从足至腹，穿膈过肺，循喉咙，夹舌本，其支者从肺出，络心，注胸中。因此，少阴阴虚，虚热上浮，循经熏于咽喉，则可见咽痛。少阴虚热循经上扰，经气不利，则见胸满；上扰心神，心神不宁，则见心烦。治用猪肤汤，滋肾润肺而清虚热，补脾和中而止下利。

【临床应用】本方治疗虚热咽痛多有良效。刘渡舟先生认为，本方"清热而不伤阴，润燥而不滞腻，对治疗阴虚而热不甚，又兼下利的虚热咽喉疼痛最为相宜"。

【医案举例】张某，男，61 岁，教师，因喉癌手术损伤神经，声音嘶哑，咽喉灼热疼痛，鼻翼细红血管显现，脉略浮滑。服滋阴清热利咽中药 30 余剂，效力不显。思酌再三建议不妨给予猪肤汤一试。嘱患者购得刮去肥肉的猪皮 1 斤，与蜜熬得成汤，服之三四日，即告之比之前服用的几十剂中药都要有效，有一种喉中清凉感。见其咽部症状已经控制，转手清热滋阴散结药，化其瘰疬。[朱晓冬.经方验案 2 则.光明中医，2013，28（03）：594.]

（二）甘草汤证、桔梗汤证

【原文】少阴病二三日，咽痛者，可与甘草汤；不瘥，与桔梗汤。（311）

甘草汤方

甘草二两。

上一味，以水三升，煮取一升半，去滓。温服七合，日二服。

桔梗汤方

桔梗一两，甘草二两。

上两味，以水三升，煮取一升，去滓。温分再服。

【提要】本条论述少阴病客热咽痛的证治。

【释义】本证之咽痛，以方测证，为外来邪热中于少阴经脉。咽痛不重，可伴有轻度红肿，且只有咽部症状而无其他兼症，所以只用一味生甘草，清解阴经客热。若服后咽痛不愈者，可加桔梗以开喉痹。

【临床应用】甘草汤常用于治疗口腔内疾病，如口腔炎、牙痛、咽喉痛、口腔溃疡、声哑、失声、反射性或痉挛性咳嗽等。

【医案举例】李某，男，55 岁。6 年前因爱女暴亡，精神创伤，后咽部疼痛剧烈，伴堵塞感，声音嘶哑，时感右耳疼痛，头痛，烦躁易怒，既往有冠心病病史，当地医院诊为慢性咽炎，屡经中西药物治疗乏效。患者形体肥胖，痛苦面容，自觉咽喉堵塞、疼痛，声音不扬，语言困难，胸闷，头痛，耳鸣如潮，口干，口苦，口气秽臭，心烦，喜冷饮，大便时时偏干或不爽，舌红胖大，苔黄腻而厚，脉左沉细、右沉滑。拟清热涤痰，解毒消肿，佐以养阴生津为法，方以苦酒汤合桔梗汤加味。清半夏 10g，桔梗 10g，生甘草 10g，浙贝母 10g，玄参 30g，板蓝根 20g。水煎两次，去滓取汁 350mL，纳醋 30mL，令沸，离火兑 1 枚鸡子清搅匀即得，每日 1 剂，早晚分服，徐徐含咽。连服 7 剂，咽喉不适有减，尚感口燥咽干。上方加麦冬 15g，继用 7 剂。咽喉疼、灼热、异物感虽均有好转，但因近日工作繁忙，作息不规律，而感胸闷，大便干燥，苔黄腻较厚。上方加味。清半夏 10g，桔梗 10g，浙贝母 10g，元参 30g，板蓝根 30g，白花蛇舌草 30g，黄芩 10g，黄连 5g，瓜蒌 30g，麦冬 20g，杏仁 10g，生甘草 6g。服法同前。10 剂后咽喉灼痛、干燥、堵塞明显好转，头痛、耳鸣消失，声嘶改善。守方出入间断服用两个多月，诸症悉除，语声明显洪亮，舌脉近于正常。[宋晓宇.经方化裁治疗慢性咽炎验案举隅.辽宁中医药大学学报，2010，12（3）：160-161.]

（三）苦酒汤证

【原文】少阴病，咽中伤，生疮，不能语言，声不出者，苦酒汤主之。（312）

半夏（洗，破如枣核）十四枚，鸡子（去黄，内上苦酒，着鸡子壳中）一枚。

上两味，内半夏着苦酒中，以鸡子壳置刀环中，安火上，令三沸，去滓。少少含咽之，不瘥，更作三剂。

【提要】本条论述少阴病咽中伤、生疮的证治。

【释义】咽部生疮，会出现局部溃疡，疼痛较剧，波及会厌，因疼痛而难于言语，甚者不能发出声音。此因痰火郁结所致，治以清热涤痰、敛疮消肿之苦酒汤。

【临床应用】本方由半夏、鸡蛋清、苦酒组成，服法上强调"少少含咽之"，使药物持续作用于咽喉，以利于溃烂疮面愈合。

【医案举例】患者女，50岁。1个月前曾感冒咳嗽，后经治疗感冒、咳嗽愈。但因咳嗽日久，声音嘶哑，几乎不能言语。舌淡红，苔薄白，脉细。证属痰火郁结，金破不鸣。治拟苦酒汤。法半夏3g，鸡蛋清1枚（去黄），醋10mL。先于碗中置半碗醋，然后将法半夏置于醋中，微波炉中加热使其沸腾，冷却后将蛋清与碗中的药液混合，稍稍含咽之。仅服1剂即能发出声音，为求巩固又服1剂。[顾文哲，沈政洁.经方验用二则.中国中医基础医学杂志，2017，23（9）：1328，1331.]

（四）半夏散及汤证

【原文】少阴病，咽中痛，半夏散及汤主之。（313）

半夏（洗）、桂枝（去皮）、甘草（炙）。

上三味等份，各别捣散已，合治之。白饮和服方寸匕，日三服。若不能散服者，以水一升，煎七沸，内散两方寸匕，更煮三沸，下火令小冷，少少咽之。半夏有毒，不当散服。

【提要】本条论述少阴客寒咽痛的证治。

【释义】本条叙证简单，仅提"咽痛"一症，以方测证，知此咽痛，因寒邪痰浊客阻咽喉所致。咽虽痛，但不红肿，苔白而滑润，同时伴有恶寒、气逆、痰涎多等症。方用半夏散及汤治疗。

【临床应用】本方由半夏、桂枝、甘草组成，方名为半夏散及汤，既可为散剂，又可为汤剂，为一方二法。本方实为小青龙汤的三分之一，临床专为感寒夹痰之咽痛证而设，以咽痛不甚、咽不红、口中和、不渴、脉滑稍紧为辨证要点。

【医案举例】林某，女，46岁，2012年6月20日初诊。主诉咽痛两天。平素易咽痛，每因贪凉饮冷诱发，常自服清热解毒类中成药治疗，咽痛未愈，咳嗽旋起。中西药疗效欠佳，有时病程长达月余。两天前因贪吃冰冷西瓜咽痛又发，自服清热解毒胶囊后症状加重。诊见咽痒、干痛，纳呆少食，咽后壁可见淋巴滤泡凸起、呈簇拥状、色灰白、表面无分泌物附着，舌质暗红，苔薄白，脉沉紧。中医诊断：咽痛。证属寒邪直中少阴，客寒上泛，痰气郁结。治宜温散寒邪，化痰散结。处方：桂枝15g，法半夏15g，炙甘草10g，桔梗10g。日1剂，水煎，早晚分服。药进两剂后二诊，诸症明显减轻，偶尔咳嗽。初诊方加干姜5g，五味子5g，再进3剂。药后诸症消失。[刘松涛.半夏散及汤治疗夏季咽痛体会.国医论坛，2014，29（4）：7.]

五、少阴病预后

（一）正复欲愈证

【原文】少阴病，脉紧，至七八日，自下利，脉暴微，手足反温，脉紧反去者，为欲解也。虽烦下利，必自愈。（287）

【提要】本条论述少阴阳回欲愈的证。

【释义】少阴病脉紧，为阴寒内盛。病至七八天之后而见下利，脉由紧突然转变为微，从表面看，似乎应阳气进一步衰退，但手足反温，这是阳气来复的重要标志。由此得知，脉由紧而暴微是寒邪衰退之兆。仲景怕人误解，特意指出"脉紧反去者，为欲解也"。而且进一步强调，"虽烦下利，必自愈"。本条以脉象前后变化的对比，来推测阴阳的消长，对于疾病后的判断有着实际的指导意义，也反映了动态的辩证观。

（二）阳回可治证

【原文】少阴病，下利，若利自止，恶寒而踡卧，手足温者，可治。（288）

【提要】本条论述少阴阳回可治的辨证。

【释义】本条根据利自止、手足温推测阳气的来复。少阴病下利，恶寒而蜷卧，为阴盛阳虚的证候。若下利止，有阴液枯竭病情转剧和阳气来复病情转轻的两种可能。如果手足冷而转温，虽有"恶寒而蜷卧"，仍然是阴退阳复之征，预后良好，可以救治。可知，手足温是阳气回复最为重要的指征。

（三）正衰危重证

【原文】少阴病，恶寒，身踡而利，手足逆冷者，不治。（295）

少阴病，吐利，躁烦，四逆者，死。（296）

【提要】此两条论述少阴正衰危重证的辨证。

【释义】第295条论纯阴无阳的危候。少阴病恶寒身蜷，为阳气虚衰，失于温煦；下利为阳衰阴盛，火不生土；若见到手足逆冷者阳气欲将败亡，为纯阴无阳之候，故曰"不治"。第296条论少阴阳气脱绝的危候。少阴病，吐利，为阴盛阳衰，火不生土，胃气上逆，脾气下陷所致。若病者沉静嗜卧，阴寒内盛而已。今病者神志模糊，躁动不安，为残阳外扰，神不守舍之征。若再伴见四肢逆冷，阳气已绝，故为死候。

第十四章　辨厥阴病脉证并治 ▷▷▷

一、厥阴病提纲

【原文】厥阴之为病，消渴，气上撞心，心中疼热，饥而不欲食，食则吐蛔，下之利不止。(326)

【提要】本条论述厥阴病提纲条文。

【释义】此处消渴非为后世认为的消渴病，乃是一种渴欲饮水的症状，此处的"心"，亦不单指心脏，而是一个广义的概念，指心胸、胸膈、胃脘部，其实更多时候临床表现出胃脘部灼热、疼痛的症状。"消渴，气上撞心，心中疼热"为上热，"饥而不欲食，食则吐蛔"为下寒，因此，此条提纲证揭示出厥阴病大多为上热下寒、寒热错杂的证候特点。这里有一个"食则吐蛔"的症状，其实吐蛔并不是一个常见的症状，条文将这样一个症摆在提纲里，并不是说厥阴病一定会吐蛔，而是借这个吐蛔来反映厥阴病"上热下寒""寒热错杂"的特征。

二、厥阴病本证

（一）厥阴寒热错杂证

1.乌梅丸证

【原文】伤寒脉微而厥，至七八日肤冷，其人躁无暂安时者，此为脏厥，非蛔厥也。蛔厥者，其人当吐蛔。令病者静，而复时烦者，此为脏寒。蛔上入其膈，故烦，须臾复止，得食而呕，又烦者，蛔闻食臭出，其人常自吐蛔。蛔厥者，乌梅丸主之。又主久利。(338)

乌梅三百枚，细辛六两，干姜十两，黄连十六两，当归四两，附子（炮，去皮）六两，蜀椒（出汗）四两，桂枝（去皮）六两，人参六两，黄柏六两。

上十味，异捣筛，合治之。以苦酒渍乌梅一宿，去核，蒸之五斗米下，饭熟捣成泥，和药令相得，内臼中，与蜜杵二千下，丸如梧桐子大。先食饮服十丸，日三服，稍加至二十丸。禁生冷、滑物、臭食等。

【提要】本条论述脏厥的表现和蛔厥的证治。

【释义】条中"脏厥""蛔厥""脏寒"要作一区别。脏厥表现出脉微欲绝，手足厥冷，全身皮肤冷，其人躁扰，无片刻安宁，提示此病为阳衰阴盛、脏气衰败之四逆汤类证。回顾一下干姜附子汤证与茯苓四逆汤证，有类似的证情描述。

下之后，复发汗，昼日烦躁不得眠，夜而安静，不呕，不渴，无表证，脉沉微，身无大热者，干姜附子汤主之。(61)

发汗，若下之，病仍不解，烦躁者，茯苓四逆汤主之。(69)

蛔厥主要因为有蛔虫内扰，患者素有蛔虫史，机体上焦有热，胃肠虚寒，此为"脏寒"。蛔虫喜温而恶寒，故不安而上扰，因此，可见心烦、呕吐，甚至伴有剧烈的疼痛，疼痛剧烈时手足厥冷，此为蛔厥证。蛔虫安静时，一切症状缓解；进食时，蛔虫扰动，诸症又作。由此，可知蛔虫生性比较敏感，有几个明显的特点。喜温避寒，喜钻孔洞，闻食臭则动。乌梅丸中有米饭、白蜜，味甜芳香，为先引诱出蛔虫，然后杀之。"先食饮服十丸"，意指空腹服药，效果更佳。从方剂学中可知，乌梅丸取其3种味道——酸、苦、辛，蛔得酸则静，得辛则伏，得苦则下，因此，乌梅丸不仅可安蛔，更可杀蛔。乌梅丸为中医的十大名方之一，运用范围极广，其不仅可安蛔杀蛔，更可治疗许多寒热错杂的久病，因此，仲景在后面又说乌梅丸"又主久利"。这四个字对有什么启示意义呢？

第一，启示乌梅丸非专治蛔方，不要局限于此。临床主治思路宜拓宽。

第二，四个字中关键在于"久"字。众所周知，凡是久病之人，其病机往往都有寒热错杂、虚实夹杂等特点，所以乌梅丸宜治此类病证。

第三，乌梅丸君药为乌梅，量大，共300颗，提前又用米醋浸泡一整晚，因此，酸味极重，酸入足厥阴肝，因此乌梅丸当为厥阴病的主方。

【临床应用】乌梅丸现代研究颇广，报道最多的是治疗胆道系统疾病，如胆道蛔虫病、胆石症、胆囊炎。其次可治胃肠疾病，如溃疡性结肠炎、慢性结肠炎、滴虫性结肠炎、胃痛、痢疾、慢性泄泻、肠易激综合征等。

【医案举例】岳某，男，56岁，2017年2月24日初诊。反复腹泻10余年，加重半月。多次于医院行大便常规、大便隐血试验及电子肠镜检查，皆未提示器质性病变，诊为肠易激综合征（腹泻型）。诊见每日反复解稀糊样便2～3次，伴腹胀、腹痛，偶夹有未消化食物，口苦口干，喜饮温水，头痛，胃有灼热感，腰以下觉冷，畏风吹，小便清长，夜尿频，舌淡红，苔薄黄，脉细而无力、双尺欠沉。证属上热下寒。治以清上温下。方拟乌梅丸。乌梅20g、细辛3g，桂枝12g，黄连3g，黄柏10g，当归12g，党参15g，川椒5g，干姜5g，黑顺片5g（先煎）。7剂，每日1剂，每日2次。药后腹泻、腹胀、口干、口渴等症明显好转，夜尿仍频。效不更方，前方继服14剂，药后诸症明显改善。[浦琼华，廖华君，张红陶，等.立足"三阴经"探讨腹泻型肠易激综合征的证治规律.江苏中医药，2019，51（8）：48-50.]

2. 干姜黄芩黄连人参汤证

【原文】伤寒本自寒下，医复吐下之，寒格，更逆吐下，若食入口即吐，干姜黄芩黄连人参汤主之。(359)

干姜、黄芩、黄连、人参各三两。

上四味，以水六升，煮取二升，去滓。分温再服。

【提要】本条论述上热下寒相阻格的证治。

【释义】本病原是虚寒下利之证。医者误用吐下，致使寒邪阻格，使吐下更加严重。此时的下利，无疑属于脾寒气陷的虚寒性下利。此时的呕吐属寒属热，还当据病情辨证。如果是朝食暮吐，暮食朝吐，则属胃寒气逆的呕吐，这是胃家虚寒，腐熟无权，饮食不化，隔时而吐的特征。但本条所述却是"食入口即吐"，这是胃热气逆的特点，也是火性急迫的特征。之所以出现胃热气逆的呕吐，应是由于寒邪阻隔于中焦，使上热不得下达所致。于是上热则胃气不降而呕吐，下寒则脾气不升而下利。治以干姜黄芩黄连人参汤，清上，温下，补中。

【临床应用】本方使用的病机要点为胃热脾寒，西医常用本方治疗妊娠呕吐、冒风伤胃呕吐、食积呕吐、胃脘痛、吐血等。

【医案举例】吴某，女，29 岁，2012 年 8 月 18 日初诊。腹泻 3 年，夏秋尤甚，多方医治无效。今入夏以来腹泻加重，肠鸣，便如清水，严重时如厕无度，食少纳呆，四肢无力，自觉胃脘痞闷胀满，有烧灼感，恶心呕吐，五心烦热，近数日面部发烧、口干、鼻燥、牙痛、头痛、心悸、自汗，身体日渐消瘦。舌质红、舌面有溃疡，脉沉细无力。证属阴阳格拒，胃热肠寒证。治拟寒热并用，清上温下。药用干姜黄芩黄连人参汤。干姜、黄芩、黄连、白术、连翘各 10g，党参、茯苓、木香各 15g，木通、竹叶、甘草各 6g。3 剂。每日 1 剂，水煎服。后以此方略有增减，续服 5 剂后诸症消失。[胡华容 . 经方治验二则 . 浙江中医杂志，2014，49（7）：542.]

3. 麻黄升麻汤证

【原文】伤寒六七日，大下后，寸脉沉而迟，手足厥逆，下部脉不至，喉咽不利，唾脓血，泄利不止者，为难治，麻黄升麻汤主之。（357）

麻黄（去节）二两半，升麻一两一分，当归一两一分，知母十八铢，黄芩十八铢，葳蕤十八铢（一作菖蒲），芍药六铢，天冬（去心）六铢，桂枝（去皮）六铢，茯苓六铢，甘草（炙）六铢，石膏（碎，绵裹）六铢，白术六铢，干姜六铢。

上十四味，以水一斗，先煮麻黄一两沸，去上沫，内诸药，煮取三升，去滓。分温三服，相去如炊三斗米顷，令尽，汗出愈。

【提要】本条论述上热下寒、正虚阳郁的证治。

【释义】伤寒六七日，若表邪未解者，仍当解表；若邪气内传，有燥实内结者，方可攻下。本条是表证未除而误用苦寒攻下，使表邪内陷，阳气郁遏，伤阴损阳而发生一系列的变证。邪陷于里，阳郁不伸，则寸脉沉而迟。阳气内郁，不达四肢，则手足厥逆。热盛于上，灼伤津液，则咽喉不利；灼伤肺络，则唾脓血；阳气受损，寒盛于下，则下部脉不至；脾虚寒甚，清气下陷，则泄利不止。此属阳郁不伸，上热下寒，寒热错杂，虚实兼见之证。若单治寒则遗其热，单治热则碍其寒，补虚则助其实，泻实则碍其虚，故称"难治"。证属上热下寒，正虚邪实，但关键因素在于阳郁不伸，故治以麻黄升麻汤发越郁阳，清上温下，滋阴和阳。

【临床应用】本方为清上温下、益阴解毒、发越郁阳之剂，用于治疗外感热病后期邪陷于里，阳郁不伸，上热下寒，寒热错杂之证。

【医案举例】患者，男，62 岁。2018 年 11 月 4 日因外感患急性咽喉炎、扁桃体炎未予重视，3 日后因外出散步感风寒而诸症加重。自服超剂量头孢呋辛酯片、金喉健喷雾剂、白藜芦醇及龙角散后不见缓解。症见咽喉部疼痛剧烈，夜晚难寐，怕冷，舌淡胖、齿痕，苔白厚。左侧咽弓充血肿胀，左扁桃体表面附有脓性分泌物，Ⅲ°肿大。右咽弓稍红，右扁桃体度肿大。西医诊断：急性咽喉炎、急性扁桃体炎。中医诊断：乳蛾，郁火证。麻黄升麻汤加减。生麻黄 15g，升麻 60g，川桂枝 15g，野菊花 30g，金银花 30g，生甘草 30g，云茯苓 30g，桔梗 15g，牛蒡子 15g，柴胡 9g，葛根 15g，生姜 15g。当日患者扁桃体Ⅲ°肿大减为Ⅰ°，咽喉部剧痛消失。［郑玉娇，苟筱雯，逄冰，等 . 仝小林运用麻黄升麻汤治疗郁火证经验 . 环球中医药，2020，13（8）：1416-1418.］

（二）厥阴寒证

1. 当归四逆汤证

【原文】手足厥寒，脉细欲绝者，当归四逆汤主之。（351）

当归三两，桂枝（去皮）三两，芍药三两，细辛三两，甘草（炙）二两，通草二两，大枣（擘，一法，十二枚）二十五枚。

上七味，以水八升，煮取三升，去滓。温服一升，日三服。

2. 当归四逆加吴茱萸生姜汤证

若其人内有久寒者，宜当归四逆加吴茱萸生姜汤主之。（352）

当归三两，芍药三两，甘草（炙）二两，通草二两，桂枝（去皮）三两，细辛三两，生姜（切）半斤，吴茱萸二升，大枣（擘）二十五枚。

上九味，以水六升，清酒六升和，煮取五升，去滓。温分五服。一方，水酒各四升。

【提要】本条论述血虚寒厥的证治。

【释义】病机为血虚寒凝，治法为温经散寒。虽然冠名为当归四逆汤，但是此方与四逆汤的差别其实很大，没有姜、附，因此就没有四逆汤的基本结构，反而有当归、芍药，温通之中兼有养血之功。此处的"脉细欲绝"与四逆汤的"脉微细"、通脉四逆汤的"脉微欲绝"，其实差别是非常大的，重点在于一个"微"字，前面谈到微脉与细脉不同。微脉重点在脉力力度上的感觉异常，微弱无力，似有似无；细脉是在脉形粗细方面的感觉异常，力度没有问题，只是指下的感觉非常细，用《濒湖脉学》的描述为"细直而软，若丝线之应指"。微脉说明心肾阳虚，鼓动无力。细脉说明阴虚血少，脉道不充。因此，当归四逆汤证只见细脉，细到极点，但不会微弱，这就是与四逆汤证极大的不同。另外，此处用通草，取其"通利九窍，血脉关节"的功效。当归四逆加吴茱萸生姜汤的条文中说"若其人内有久寒者"，此处的"内"，根据以方测证的思路，指的是内脏，当指肝、胃、胞宫等器官。吴茱萸暖肝、暖子宫，生姜温胃、散水气。

【临床应用】本方可治疗多种血虚寒厥证，其基本病机为肝血不足，或营血不足，寒邪凝滞，脉道不利，血行不畅。西医学常治疗偏头痛、丛集性头痛、坐骨神经痛、末梢神经炎属血虚肝寒、脉络痹阻者。

【医案举例】李某，女，52 岁。2017 年 12 月 16 日初诊。左肩部疼痛伴活动受限月余，屡经针灸、推拿治疗乏效。患者体质素弱，1 个月前因睡时露肩，晨起即感左肩部疼痛，入夜痛甚，影响睡眠，痛处喜温畏寒，左肩局部无肿胀，左上肢活动受限，手足厥寒，面色萎黄，口淡不渴。舌质淡，苔薄白，脉沉细无力。X 线摄片示左肩部骨质未见异常。诊断：肩关节周围炎。证属营血虚弱，寒凝经脉，血行不利。治当温经散寒，养血通脉。方以当归四逆汤加减。当归 15g，桂枝 15g，白芍 15g，细辛 9g，通草 6g，大枣 8 枚，伸筋草 30g，鸡血藤 30g，炙甘草 6g。每日 1 剂，水煎 400mL，分两次温服。同时合用局部热敷疗法。伸筋草、透骨草、桂枝、羌活各 40g，麻黄、生草乌各 15g，马钱子 6g，木防己、威灵仙、川芎、赤芍、红花各 20g。水煎 100mL，加入高度白酒 100mL，热敷患处，每日 1～2 次，每次 30 分钟。经治 7 天，左肩关节疼痛基本消失，肩关节活动度明显改善。原方减细辛，加炙黄芪 20g，以益气生血。停用热敷疗法。上方服 10 剂后，诸症消失，肩关节活动恢复正常，随访半年未复发。[刘辉，康进忠，王国辉，等 . 韦绪性运用经方治疗痛证验案 3 则 . 江苏中医药，2019，51（8）：56-58.]

3. 吴茱萸汤证

【原文】干呕，吐涎沫，头痛者，吴茱萸汤主之。（378）

吴茱萸（汤洗七遍）一升，人参三两，大枣（擘）十二枚，生姜（切）六两。

上四味，以水七升，煮二升，去滓。温服七合，日三服。

【提要】本条论述肝寒犯胃、浊阴上逆的证治。

【释义】厥阴肝寒犯胃，胃失和降则干呕。肝胃两寒，饮邪不化，则口中泛吐清涎冷沫。厥阴之脉连目系，上出额，与督脉会于颠顶，因此，当肝胃两寒，浊阴不化，其邪循肝经上攻，则可以见到颠顶作痛，甚至痛连目系，这种头痛，常常是夜间发作或夜间加重。本证为肝寒犯胃、浊阴上逆所致，故治以吴茱萸汤暖肝、温胃、降浊。

【医案举例】王某，女，38 岁，2017 年 11 月 12 日初诊。10 年前因产后受风寒出现头痛，以颠顶部抽痛为著，每于经前或经期加重，每次持续 1～2 天，出现恶心、食则呕吐，伴四肢怕冷，喜热，小腹冷痛，神疲欲睡，少气懒言，夜眠差，多梦，易惊醒，影响工作。舌淡苔白，脉沉细弱。多次口服药物（具体不详）治疗，但仍反复发作。辨证为厥阴头痛，方选吴茱萸汤加减。吴茱萸 9g，党参 20g，葛根 12g，白芍 12g，防风 10g，羌活 12g，藁本 10g，当归 15g，黄芪 20g，远志 12g，生姜 15g，大枣 3 枚。7 剂，1 天 1 剂，水煎服。药后恶心消失，可进食，头痛明显减轻，仍夜眠差。上方加酸枣仁 15g，首乌藤 15g。7 剂，于经前期 1 周服用，经期停用。药后头痛等症消失，继服上方 7 剂，巩固疗效。随访 5 个月，未见复发。[郑漫漫，杨志宏 . 《伤寒论》中厥阴头痛的论治规律探析 . 亚太传统医药，2019，15（1）：88-89.]

（三）厥阴热证

【原文】热利下重者，白头翁汤主之。（371）

白头翁二两，黄柏三两，黄连三两，秦皮三两。

上四味，以水七升，煮取二升，去滓。温服一升，不愈，更服一升。

下利，欲饮水者，以有热故也，白头翁汤主之。(373)

【提要】此两条论述湿热下利的证治。

【释义】条文中关于症状描述较少，此处当有下利脓血、红多白少、肛门灼热、大便臭秽、发热、口渴、尿赤、舌红苔黄、脉数等表现，病机为肝经湿热，下迫大肠。治宜清热燥湿，凉肝止利。此方证关键是要与少阴病篇的桃花汤证相对比，桃花汤证为脾肾阳虚之寒利，症见脓血杂下，白多赤少，或纯下白冻，伴腹痛绵绵、喜温喜按、舌淡苔白、脉迟无力等表现。因此，桃花汤以赤石脂收敛固涩为主药，干姜温中止利，粳米益脾胃。干姜在《本经》中记载即为治疗下利的良药："辛温，主胸满咳逆上气，温中肠澼，下利。"

【临床应用】本方以苦寒直清里热、坚阴厚肠、清肝解毒为显著特征，多用于细菌性痢疾、阿米巴痢疾、急性肠炎和慢性非特异性结肠炎等。

【医案举例】姜某，男，56岁，2009年6月25日初诊。腹泻、腹痛伴间断黏液脓血便1月余，大便日行约10次、里急后重，肛门灼热，舌红，苔黄腻，脉濡数。大便潜血阳性，结肠镜检查见直肠溃疡。辨为大肠湿热证。以清热利湿之法治疗。方选白头翁汤加减。白头翁20g，黄芩10g，黄连3g，秦皮10g，葛根30g，红藤20g，蒲公英10g，连翘10g，地榆20g，败酱草20g，甘草3g。14剂，日1剂，水煎服，分两次口服。同时中药保留灌肠。红藤20g，败酱草20g，黄连10g，黄柏30g，地榆20g，白及20g。每晚1次，连用14天。药后症状好转，腹痛缓解，大便日行4～5次、少许黏液、色黄。上方加减。白头翁20g，黄连3g，葛根20g，党参15g，白术10g，云茯苓15g，白及15g，败酱草10g，红藤10g，地榆20g，侧柏叶10g。服药7天后，症状基本消失，大便日行1次，未见黏液血便，潜血试验阴性。诉腹稍胀，大便偏干，上方加生地黄30g，槟榔15g，继服7天，巩固疗效。年后复查结肠镜，大肠黏膜未见明显异常。随访1年，未见复发。[姜睿，熊明芳.从湿论治溃疡性结肠炎验案3则.江西中医药，2011，42(10)：31-32.]

三、辨厥热胜复证

【原文】伤寒，始发热六日，厥反九日而利。凡厥利者，当不能食，今反能食者，恐为除中。食以索饼，不发热者，知胃气尚在，必愈，恐暴热来出而复去也。后日脉之，其热续在者，期之旦日夜半愈。所以然者，本发热六日，厥反九日，复发热三日，并前六日，亦为九日，与厥相应，故期之旦日夜半愈。后三日脉之而脉数，其热不罢者，此为热气有余，必发痈脓也。(332)

【提要】本条论述除中疑似证及阳复太过的变证。

【释义】手足厥逆与下利清谷是阴寒的表现，发热是阳复的表现。患者先发热6天，厥冷与下利9天，说明阴寒正盛，病情加重。"凡厥利者，当不能食，今反能食者，恐为除中。"阴寒正盛，厥利并见，按理推测患者应当不能吃食物了，但是现在反能吃，说明并非佳兆。"除中"是指胃气将绝，而反能食的反常现象，类似于老百姓说的回光返照。此时，仲景很想知道患者胃气的情况，以推测愈后。因此，给患者喂以"索饼"。

"索饼"是南阳地区的一种面食。如果"不发热",说明胃气来复,病必自愈。如果"暴热来出而复去",即食后突然发热,且瞬间自逝而热降,说明此为胃气将绝之除中危证,为"回光返照""残灯复明"之象。

四、辨厥证

(一)厥证的病机与证候特点

【原文】凡厥者,阴阳气不相顺接,便为厥。厥者,手足逆冷者是也。(337)

【提要】本条论述厥的病机和表现。

【释义】厥证的症状表现就是手足逆冷,也就是手足发凉。厥证的基本病机是阴阳气不相顺接。阴血阳气循行周身,阴阳相贯,如环无端,内养五脏六腑,外荣四肢百骸,则厥逆不生,这就是阴阳气相顺接。阴血、阳气某一方不足,或者因寒、热邪气的郁遏阻隔,或者因痰、水等有形病理产物的阻滞,或者因气机的郁结,都可以导致阴血或阳气不能顺接于手足,从而形成手足发凉的厥逆证。因此本条可以看成是辨厥逆证的总纲。

(二)厥证辨治

1. 热厥

【原文】伤寒,脉滑而厥者,里有热,白虎汤主之。(350)

【提要】本条论述热厥里热未成实的证治。

【释义】外感病见脉滑而手足厥冷的,提示在里有热。里热盛,鼓动气血,气血涌盛,因而出现滑利的脉象;里热内伏,使阳气内郁而不得外达四末,故见手足厥冷。里热尚未成实,故用白虎汤辛寒清热。

2. 寒厥

【原文】大汗出,热不去,内拘急,四肢疼,又下利、厥逆而恶寒者,四逆汤主之。(353)

【提要】本条论述寒厥的证治。

【释义】在赵开美《仲景全书·翻刻宋版伤寒论》"辨厥阴病脉证并治第十二"的标题下,有"厥利呕哕附"五字,提示整理《伤寒论》者将可以独立成篇的"厥利呕哕病脉证并治"附在了厥阴病篇。既然如此,在厥阴病篇中涉及的厥利呕哕病证的病位,就不应皆与厥阴经脏有关。而本条所论的寒厥证就是少阴病的寒厥证。少阴阳虚,阳不摄阴,则见大汗出。阳虚阴盛,虚阳外浮,则见热不去。阳虚失温,阴寒凝于内则腹中拘急疼痛,阴寒凝于外则四肢拘急疼痛,四末失温则厥逆,肌肤失温则恶寒。肾阳虚衰,火不暖土,腐熟无权则下利,以至下利清谷,完谷不化。证属少阴寒厥,治用四逆汤回阳救逆。

3. 痰厥(瓜蒂散证)

【原文】病人手足厥冷,脉乍紧者,邪结在胸中,心下满而烦,饥不能食者,病在胸中,当须吐之,宜瓜蒂散。(355)

瓜蒂、赤小豆。

上两味，各等份，异捣筛，合内臼中，更治之。别以香豉一合，用热汤七合，煮作稀糜，去滓取汁。和散一钱匕，温顿服之。不吐者，少少加，得快吐乃止。诸亡血虚家，不可与瓜蒂散。

【提要】本条论述痰食致厥的证治。

【释义】本证因痰涎或食积等有形实邪壅塞于胸中或阻塞于胃脘所致。邪实积于胸中，胸阳被阻，气机不畅，阳气不能畅达于四末，故手足厥冷。脉紧主里有实邪，痰涎及食积为有形之实邪，阻滞于胸中及胃脘，气血运行不畅，则脉乍紧，此为邪结之征，并非寒象。《金匮要略·腹满寒疝宿食病脉证治》云："脉乍紧如转索无常者，有宿食也。"又云："脉紧，头痛风寒，腹中有宿食不化也。"同时伴有胸膈及脘腹胀满而烦闷、饥而不能食等症，皆因实邪郁遏，阻塞胸中及脾胃气机，波及上、中二焦。本证多为邪实积于胸或胃脘，病位偏高，按照其高者，因而越之"的治疗原则，用瓜蒂散因势利导，涌吐胸中实邪。实邪祛，则气机畅，阳气通，厥冷可回，烦满自除。

4. 水厥（茯苓甘草汤证）

【原文】伤寒，厥而心下悸，宜先治水，当服茯苓甘草汤，却治其厥。不尔，水渍入胃，必作利也。茯苓甘草汤。（356）

茯苓二两，甘草（炙）一两，生姜（切）三两，桂枝（去皮）二两。

上四味，以水四升，煮取二升，去滓。分温三服。

【提要】本条论述水阻胃阳致厥的证治。

【释义】在外感病的病程中，出现手足厥冷而心下悸，是由于胃阳不足、不能化饮、水饮停滞胃脘所致。中焦阳气被水邪所遏，不能布达四末，则见手足厥冷；水气凌心，则见心下悸。治疗当先用茯苓甘草汤温胃化饮消水。不这样做，病证迁延日久，水邪浸入肠道，就会出现下利。如果用过茯苓甘草汤后，胃中水饮已化，手足厥冷之证仍在，说明还有另外的原因导致厥逆，需辨求病本，据证论治，以治厥逆。

【临床应用】本方属于苓桂剂系列，方中生姜散水气作用极佳，干姜则无此功用，本方温胃阳以散水饮，水饮去则阳气布达。

【医案举例】韦某，女，36岁，2001年9月17日初诊。因头面及下肢反复浮肿4年余，加重，伴眩晕心悸1天而就诊。诉2001年4月间，正值经期，被雨淋透全身而引起喷嚏流涕、畏寒发热、头痛、咳嗽、全身痛楚不适等症，当时自服多种抗感冒类药，上症渐觉好转。后每晨起颜面浮肿，午后双下肢浮肿，踝部尤甚。赴多家医院诊治，检查血、尿、便、肾功能、肝功能、胸部X线摄片、心电图均无异常，诊为特发性水肿。经服西药治疗，症状时轻时重。近经行量多色淡红，眩晕心悸，腰膝酸软，头面及双下肢浮肿加重。血压120/60mmHg，形体肥胖，面色少华，面浮肢肿，踝部肿甚，按之没指，手足欠温，舌淡苔白，舌边有齿印，脉沉细而弱。证属脾肾阳虚，水湿内阻，治以温阳补肾，健脾利水。方用茯苓甘草汤加味。茯苓15g，桂枝10g，炙甘草6g，生姜3g，炒白术10g，续断10g。3剂，水煎服，日1剂。药后浮肿减轻。上方再进15剂，诸症消失。随访两年，未见复发。[胡振斌，胡俊杰. 茯苓甘草汤加味治疗疑

难病 2 则 . 安徽中医临床杂志，2003（5）：437.］

五、厥阴病预后

（一）正复可愈证

【原文】厥阴中风，脉微浮为欲愈，不浮为未愈。（327）

【提要】本条论述厥阴中风欲愈候。

【释义】厥阴中风，脉见微浮，邪入厥阴多为里虚寒证，其病属阴，其脉当见沉迟细弱，但今现微浮之脉。此处之微，系指轻缓柔和之意，非微弱无力之象；浮者，轻按即得，为正胜邪却、阳复阴消之象。《伤寒论·辨脉法》所谓"阴病见阳脉者生，阳病见阴脉者死"。此为阴证见阳脉，阳气来复之佳兆，故可断为欲愈。如果不见微浮脉象，则是阳气未复，抗邪无力，阴邪尚盛，故为未愈。本条以脉象判断厥阴病之预后，即虚寒之证本见沉迟之脉，而今见微浮，为阴证转阳之象，临床还须结合其他见症综合分析。如果脉象不是微浮而是但浮，按之无根，或脉象暴浮者，多为虚阳欲脱之危象。

（二）正衰危重证

【原文】伤寒六七日，脉微，手足厥冷，烦躁，灸厥阴。厥不还者，死。（343）

【提要】本条论述阳衰阴盛，灸治无效的危候。

【释义】伤寒六七日，症见脉微，手足厥冷，是病至厥阴。因阳气虚衰，阴寒内盛，血脉失于阳气鼓动而见脉微，四肢失于阳气温煦而见厥逆。虚阳与阴邪抗争，浮越而扰及心神而致烦躁不安。此时病情危急，可用灸法，急救回阳。原文中只提出灸厥阴，并没有明确具体穴位，后世医家则各持己见，有主张灸厥阴肝经荥穴，行间、章门穴的，有主张灸厥阴肝经输穴太冲穴的，可供参考。灸后视肢厥还否以断预后：若肢冷转温者，为阳气来复，其病可治，预后较好；若肢厥不还，为阳气衰竭，阳复无望，断为危候，故曰"死"。本条只言灸法不言用药，意在凸显急用灸法在急救回阳病证中的重要作用。临床可配合用四逆汤、通脉四逆汤等回阳救厥之方药进行治疗。

第十五章 辨霍乱病脉证并治 ▷▷▷

一、霍乱病脉证

【原文】问曰：病有霍乱者何？答曰：呕吐而利，此名霍乱。（382）

【提要】本条论述霍乱的症状特征。

【释义】本病的主要症状为呕吐下利，吐利交作。以起病急骤，升降紊乱，变化迅速，病势急剧而得名。本病多因饮食不节或生冷不洁，又感受寒、暑、湿等外邪，表里合邪，导致肠胃功能紊乱，升降失职所致。浊阴上逆则呕吐，清阳下陷则下利，故见吐利交作。

【原文】问曰：病发热头痛，身疼恶寒，吐利者，此属何病？答曰：此名霍乱。霍乱自吐下，又利止，复更发热也。（383）

【提要】本条论述霍乱的表现以及与伤寒的鉴别。

【释义】霍乱因饮食不节，兼感外邪而发，为表里同病，故常见吐利交作兼有发热恶寒、头疼身痛等外感症状。虽见表证，但仍以吐利为主要临床表现。"霍乱自吐下"强调了初起病位即在里，在里之邪影响及表，表里不和。"复更发热"是表证未除，病邪有外出之机。

霍乱见发热恶寒、头疼身痛表证，易与太阳伤寒混淆，故仲景列第383条作为霍乱与伤寒的鉴别说明。太阳伤寒因外邪袭表，临床先见发热恶寒等表证，邪盛于表，影响于里，至太阳阳明合病，里气不和，影响脾胃升降，亦可并见吐利之证，以解表药治之则表解里和；而霍乱病初起则见吐利交作，虽常伴表证，但其里证非表邪所致，亦不受外邪影响，故表解里不和，或吐利虽止，表仍不解。本病发展变化迅速，有别于一般的伤寒，亦不同于太阴病，不能按照六经的传变规律来认识。

【临床应用】霍乱病以骤发吐利交作为主症，常伴发热恶寒等表证，相当于西医学中的急性胃肠炎。虽不属六经病，但仍可以六经病的治法方药来治疗，提示凡病观其脉证，知犯何逆，随证治之。故六经辨证并不仅能用于外感病的辨治，亦可应用到杂病的辨治当中。

二、霍乱病证治

【原文】伤寒，其脉微涩者，本是霍乱，今是伤寒，却四五日，至阴经上，转入阴必利，本呕下利者，不可治也。欲似大便，而反矢气，仍不利者，此属阳明也，便必硬，十三日愈，所以然者，经尽故也。下利后当便硬，硬则能食者愈，今反不能食，到

后经中，颇能食，复过一经能食，过之一日当愈。不愈者，不属阳明也。（384）

【提要】本条论述霍乱后又病伤寒的脉症与转归。

【释义】本条可分三段理解。

第一段"伤寒……不可治也"，阐述霍乱后复感风寒，邪传阴经的诊断与预后。伤寒脉浮紧，今反见微涩，说明病起先为霍乱，应有吐泻失液，血脉亏耗的病机。现又复感伤寒，本虚标实，邪易深入，故四五日邪入阴经，更损里气，必见下利。既患吐利的霍乱，现又一利再利，正不胜邪，病情危重，故曰"不可治"。

第二段"欲似大便……经尽故也"，阐述霍乱后复感风寒，邪转阳明的病理机制。邪入阴经则利，而现不下利，反排矢气，下利已止说明邪未入阴，排矢气说明胃阳来复，病邪由阴转阳。因吐下本伤津液，胃肠失润，则大便由溏转硬，故曰"属阳明也"。

第三段"下利后当便硬……不属阳明也"，阐述下利后便硬的预后转归。利止津伤，大便当硬。若便硬而能食者，说明胃气已和，其病向愈；若便硬而不能食者，说明胃气尚未恢复，稍待时日胃气恢复，就能进食。若食欲恢复，但病情未愈，仍不能排便者，则不属阳明病证，需考虑其他原因。

本条条文内容颇多，其难点主要在"计日传经"的部分，即对"阴经""经尽""后经"及"过经"的理解。霍乱吐利损伤正气，继而又感寒邪，原是发热恶寒的阳经病，经四五日"至阴经上"，即由阳入阴，阳气虚衰，必有下利。故此处阴经泛指太阴、少阴及厥阴三阴经病。

"经尽"：病未转入阴经而转属阳明，大便由溏变硬，推测"十三日愈"，仲景曰"经尽故也"。可知此处"经尽"与"十三日"相联系，指的是日数，即六七日为一经，病每过一个六七日即为"经尽"，这是古人观察外感病发病病程规律总结而得。经尽时病性往往发生变化，或为向好而愈，或为向坏加重。

"后经"与"过经"：从条文中阐述的病性变化可看出，此两处的"经"与前面"十三日愈"联系，仍为日数的意思。"后经"指的是第二个六七日，故又称"复过一经"。以六天为一经，两经为十二日，故"十三日愈"即为"过之一日当愈"。因此对"经"的诠释，并非仅指三阴三阳六经。

【临床应用】本条通过描述霍乱后又病伤寒的转归，示人以能食为胃气来复，是疾病当愈的关键。不能食则胃不和，能食才得愈。从条文描述的由太阴证转化为阳明证的过程，即为机体胃肠功能逐渐恢复的过程，也是"虚则太阴，实则阳明"这一病理变化的体现，在临床症状上，以"便硬"和"能食"作为辨证依据。而"下利后当便硬"此处虽有便硬，但并无蒸蒸发热，日晡潮热，手足濈然汗出，谵语，绕脐痛等阳明腑实证之象，也说明了霍乱复感伤寒，与通常的太阳伤寒证不同之处。太阳伤寒之邪内传阳明，会出现大实热的症状；而霍乱因吐下后损伤津液，大便虽硬却没有燥热之象。因此虽然此处出现便硬的症状，万不能随意使用泻下药，需等十多天，胃气和，津液回，大便自然可下。

三、霍乱辨治

1. 霍乱表里寒热不同的证治

【原文】霍乱，头痛发热，身疼痛，热多欲饮水者，五苓散主之；寒多不用水者，理中丸主之。（386）

五苓散方

猪苓（去皮）、白术、茯苓各十八铢，桂枝（去皮）半两，泽泻一两六铢。

上五味，为散，更治之，白饮和服方寸匕，日三服。多饮暖水，汗出愈。

理中丸方

人参、干姜、甘草（炙）、白术各三两。

上四味，捣筛，蜜和为丸，如鸡子黄许大。以沸汤数合，和一丸，研碎，温服之，日三四、夜二服；腹中未热，益至三四丸，然不及汤。汤法，以四物依两数切，用水八升，煮取三升，去滓，温服一升，日三服。若脐上筑者，肾气动也，去术，加桂四两；吐多者，去术，加生姜三两；下多者，还用术；悸者，加茯苓二两；渴欲得水者，加术，足前成四两半；腹中痛者，加人参，足前成四两半；寒者，加干姜，足前成四两半；腹满者，去术，加附子一枚。服汤后如食顷，饮热粥一升许，微自温，勿发揭衣被。

【提要】本条论述辨霍乱表里寒热不同的证治。

【释义】霍乱主症为起病急骤的吐利交作，如并见发热恶寒、头疼身痛等表证，为表里同病，当根据具体证候辨证施治。若里阳不足较轻，正气尚能与邪抗争，则见发热表证相对明显，即"热多"。脾阳不足，寒湿内蕴，脾的升清功能受阻，津液不能上乘，故见"欲饮水"。此处"热多欲饮水"并非阳病热盛伤津，而是与下文"寒多"相比较而言。故治宜五苓散温阳化气，运脾利水。

"寒多不用水"是脾阳不足较重，正气抗邪力弱，故恶寒较为明显，可伴有腹中冷痛、喜温喜按、脉缓弱等中焦虚寒症状，与太阴脏虚寒证病机类同，故治宜理中丸温中散寒，升清降浊。吐利较重时可改丸作汤以救急。

理中丸方后注"渴欲得水者，加术"，以燥治燥是否矛盾？此处加白术体现"辛以润之"的变法。口渴的原因有两种，一为津液亏虚，二为津液不能均匀分布。前者生津滋阴润燥；而后者只需消除引起津液分布不均的原因，则口渴自然缓解。白术辛能升散，长于散精布津，故称"辛以润燥"。临床见苔白而渴者，多为痰饮阻滞所致，白术、半夏等辛散宣泄之品当为首选。

【临床应用】理中丸常用于急慢性胃炎、消化性溃疡、胃下垂、慢性肠炎等证属脾胃虚寒者；便血、吐血、衄血或崩漏等阳虚失血证；以及脾胃虚寒所致的胸痹，或病后多涎唾，或小儿慢惊等。结合临床实际可作适当加减：若脐上跳动者，是肾虚水寒之气上冲，去甘壅之白术，加桂枝以平冲降逆；吐多者，是胃寒气逆，去甘壅之白术，加生姜以和胃降逆止呕；下利多者，是脾虚失运，水湿下注，故仍用白术健脾燥湿；心下悸者，是水气凌心，加茯苓淡渗利水，宁心定悸；渴欲饮水者，是脾运不健，水津不布，故重用白术健脾化湿，以输布津液；腹中痛者，是中虚较甚，重用人参以益气止痛；脾虚寒甚，或见腹中冷痛、手足不温者，重用干姜以温中散寒；腹中胀满者，是阳虚寒凝，去甘壅之白术，加附子以温阳散寒。

【医案举例】李某，男，34岁。腹痛里急，下痢赤白，每日三四次。小便清利，形寒肢冷。苔薄白，脉细弱。此太阴寒痢，仿东垣法，以理中汤加枳实温中导滞。西党参9g，白术9g，炮姜9g，炙甘草4.5g，枳实6g。3剂后腹痛、下利止，大便正常，饮食较好，但手足未温，脉仍沉细，再以附桂理中汤3剂调治而愈。（杨扶国．杨志一医论医案集．北京：人民卫生出版社，2006．）

2. 霍乱吐利汗出亡阳的证治

【原文】吐利汗出，发热恶寒，四肢拘急，手足厥冷者，四逆汤主之。（388）

【提要】本条论述霍乱吐利汗出亡阳的证治。

【释义】霍乱吐利交作，轻者损伤脾阳，重者可损及肾阳。阳虚不守，阳气不敛而外越，故见发热；肌表不固，腠理开泄而汗出；阳虚不能温煦，故见恶寒而手足厥冷；阴脱阳亡，筋脉失养而四肢拘急。治疗需急以四逆汤回阳救逆，阳生则阴长，阳回则阴液自复。

本条辨证重点是手足厥冷，提示吐利急骤，迅速亡阳脱液。此时虽似有恶寒汗出的表证，但不可治其表，因里阳虚甚，病重且急，需急温之。

【临床应用】陈修园提出四逆汤能滋阴液，是从"阳生阴长"的角度提出来的，因此只有在阳未尽亡、阳微不能化液的情况下，可用本方助阳气以生阴液，从而达到治疗目的。若阴竭是由阳亢所致，用四逆汤犹抱薪救火，必致危殆。

3. 霍乱吐利亡阳、里寒外热的证治

【原文】既吐且利，小便复利，而大汗出，下利清谷，内寒外热，脉微欲绝者，四逆汤主之。（389）

【提要】本条论述霍乱吐利亡阳、里寒外热的证治。

【释义】霍乱吐利，津液耗竭，小便应短少而不利，今反利，说明本证关键不在津亏，而在阳亡。肾阳虚衰，固摄功能失常，故小便失禁；脾肾阳虚，水谷不化，故下利清谷；阴盛格阳，虚阳外脱，故冷汗淋漓；阳气将亡，无力鼓脉，故脉微欲绝。本证以阳气将亡为重点，病情较单纯吐利更为危重，故以四逆汤回阳救逆。

【临床应用】此条的"内寒外热"实为真寒假热，虽言外热，却无表证、表脉可循，可见阴盛格阳，虚阳外越之象。因此在临床上如四逆汤不足以挽救其势者，可选用通脉四逆汤。

4. 霍乱吐利后亡阳脱液的证治

【原文】恶寒脉微而复利，利止亡血也，四逆加人参汤主之。（385）

四逆加人参汤方

甘草（炙）二两，附子（生，去皮，破八片）一枚，干姜一两半，人参一两。

上四味，以水三升，煮取一升二合，去滓，分温再服。

【提要】本条论述霍乱吐利后亡阳脱液的证治。

【释义】霍乱吐利后，症见恶寒脉微而复利，是阳随气脱、气随液泄的表现。此时阳气大衰，阴寒极盛，属危急重症。若见下利自止，实际上是因泄利后阳气衰微，津液内竭，阴血重伤，水谷精微耗尽、无物可下而止，故曰"利止亡血也"。

本条重点是"利止"，此处与阳气回复的利止不同。若为阳回利止，则必见脉象和缓、四肢复温等症；而此条所述虽利止，但仍恶寒脉微，且伴有四肢厥冷、眼眶凹陷等，为阳亡液脱，证候凶险。

【临床应用】古代医家多用此方治疗元阳虚脱的危急重症；或伤寒阴证，身凉而额上、手背有冷汗者；或下利脱证，而恶寒脉微、手足逆冷者等。现代医家将本方用于治疗大出血、创伤休克、心力衰竭，或妇科暴崩、外伤及手术出血等血脱亡阳的危重病证。因此，凡病阳气亏虚，兼有亡血津枯者，皆可采用此方，不必局限于霍乱、伤寒吐利一途。

【医案举例】治一妇人。二月初，患伤寒八九日，请罗治之，脉得沉细而数，四肢逆冷，自利腹痛，目不欲开，两手常抱腋下，昏卧嗜睡，口舌干燥。乃曰：前医留白虎加人参汤一贴，可服否？罗曰：白虎虽云治口燥舌干，若执此一句，亦未然，病人阴证悉具，实非白虎证。仲景云："下利清谷，急当救里，宜四逆汤。"遂以四逆汤150g，加人参、生姜各30g，连须葱白九茎，水五盏，同煎至三盏，去渣，分三服，一日服之。至夜利止，手足温，翌日大汗而解。继以理中汤数服而愈。（罗天益．罗谦甫治验案·仿寓意草合集．太原：山西科学技术出版社，2012．）

5. 霍乱吐利后阳亡阴竭的证治

【原文】吐已下断，汗出而厥，四肢拘急不解，脉微欲绝者，通脉四逆加猪胆汤主之。（390）

通脉四逆加猪胆汤方

甘草（炙）二两，干姜三两（强人可四两），附子大者（生，去皮，破八片）一枚，猪胆汁半合。

上四味，以水三升，煮取一升二合，去滓；内猪胆汁，分温再服，其脉即来。无猪胆，以羊胆代之。

【提要】本条论述霍乱吐利后阳亡阴竭的证治。

【释义】霍乱吐利止，若为阳气回复者，必见手足温，脉平和。本证吐利虽止，却四肢厥冷，脉微欲绝，这是亡阳竭阴，无物可吐，无物可下。此时已呈阴阳离决之势，非大辛大热之剂不足以回阳，故用通脉四逆汤以回阳救逆；但恐辛温浮阳，损耗阴液，故加猪胆汁，不仅可避免温燥辛散耗阳，更能养阴滋液。

本证与四逆加人参汤证皆属阳亡液竭之证，但四逆加人参汤证以"恶寒脉微而复利，利止亡血也"为主，未见汗出，脉微欲绝，是阴阳格拒之势未成，病情相对较轻，故用四逆汤回阳救逆，加人参益气生津。而本证不仅阳亡势急，阴竭亦甚，已呈阴阳格拒之势，病情危重，故用通脉四逆汤加猪胆汁咸苦反佐，益阴和阳。

【临床应用】通脉四逆加猪胆汁汤适用于吐泻之后，阳衰阴盛、阳亡液脱的病证，亦可用治急性胃肠炎、食物中毒等所致的脱水、循环衰竭等，对于垂体功能低下、甲状腺及肾上腺皮质功能低下而有阳衰阴盛表现者，亦可用本方治之。

6. 霍乱里和而表不解的证治

【原文】吐利止，而身痛不休者，当消息和解其外，宜桂枝汤小和之。（387）

【提要】本条论述霍乱里和而表不解的证治。

【释义】霍乱吐利止，说明里气渐和，邪气渐去，脾胃升降功能逐渐恢复，但中焦之气尚未完全充盛。脾胃是营卫生化之源，故霍乱在吐利止后的向愈阶段，常见营卫不调、肌表失和的身痛症状。因其既有中焦脾胃不足，又有肌表营卫失和，过用辛散之品既无益于肌表营卫调和，更恐耗散脾胃正气，故需以桂枝汤外和营卫，内调脾胃。此即仲景"消息和解其外""小和之"的深意。

【临床应用】"消息"二字寓有灵活变通、辨证论治的意思。如吐利止、身痛不休，还必须兼有脉浮、头痛、发热恶寒等表证，选用桂枝汤才适合；如身痛不休，而脉沉迟，为阴液损耗，筋脉失养，宜用桂枝新加汤；若兼阳虚恶寒较重，当加附子以复阳；若卫气亏虚、身痛多汗者，可用黄芪建中汤。

四、愈后调养

【原文】吐利发汗，脉平，小烦者，以新虚不胜谷气故也。（391）

【提要】本条论述霍乱病后微烦的病机。

【释义】霍乱吐利发汗后，脉和缓，说明邪气已去，其病向愈。此时若进食过多，患者出现轻微的心烦症状，是因吐利后脾胃尚虚，不能运化较多食物，食物浊气上扰于心所致。需注意节制饮食，以待脾胃之气恢复；或酌用调理之方，促其早日康复。不可将"小烦"误认为是邪气未去，而采用攻伐之法，耗损正气。

第十六章 辨阴阳易差后劳复病脉证并治 ▷▷▷

一、辨阴阳易证

【原文】伤寒，阴易之为病，其人身体重，少气，少腹里急，或引阴中拘挛，热上冲胸，头重不欲举，眼中生花，膝胫拘急者，烧裈散主之。（392）

妇人中裈，近隐处，取烧作灰。

上一味，水服方寸匕，日三服，小便即利，阴头微肿，此为愈矣。妇人病取男子裈烧服。

【提要】本条论述阴阳易的证治。

【释义】伤寒，系原发病。伤寒热病初愈，余邪未尽之际，若触犯房事，可使邪毒传于对方而致病。这种因房事染易邪毒而致的病证，称为"阴阳易"。其中男病传于女者，谓之"阳易"；女病传于男者，谓之"阴易"。行房最易耗损精气，故发病即见"其人身体重，少气，头重不欲举，眼中生花"等精气内伤之症；"少腹里急，引阴中拘挛，膝胫拘急"乃阴精大伤，筋脉失养，而拘挛所致"热上冲胸"则是邪气由阴传入，毒热上冲之象。治宜导邪外出，方用烧裈散。

二、辨瘥后劳复证

（一）瘥后劳复辨治

1. 新瘥劳复的证治

【原文】大病瘥后，劳复者，枳实栀子汤主之。（393）

枳实（炙）三枚，栀子（擘）十四个，豉（绵裹）一升。

上三味，以清浆水七升，空煮取四升，内枳实、栀子，煮取二升，下豉，更煮五六沸，去滓。温分再服，覆令微似汗。若有宿食者，内大黄如博棋子五六枚，服之愈。

【提要】本条论述大病新瘥劳复的证治。

【释义】大病初愈，正气尚弱，阴阳未和，余热未清，脾胃未调，故当慎起居，节饮食，以防止疾病的复发。若妄动作劳，如多言多虑劳其神，早坐早行劳其力等，皆可导致病情复发。本条之所以用枳实栀子豉汤清热除烦，宽中行气，当属余热留扰胸脘，并兼气机不畅之证，见证则当有心烦、腹满等。

【临床应用】本方用于大病或久病初愈，因过劳或饮食不节而复发者，症见发热、口渴、心烦、心下痞塞、食少纳呆、苔薄黄略腻、脉滑数者。

2. 瘥后喜唾的证治

【原文】大病瘥后，喜唾，久不了了，胸上有寒，当以丸药温之，宜理中丸。(396)

人参、白术、甘草(炙)、干姜各三两。

上四味，捣筛，蜜和为丸，如鸡子黄许大。以沸汤数合，和一丸，研碎，温服之，日三服。

【提要】本条论述瘥后喜唾的证治。

【释义】大病瘥后，喜吐清冷唾沫或痰涎，此系脾失健运，肺失宣降的证候。脾寒则水湿内停，聚而生痰；肺寒则水气不降，聚而为饮。脾肺俱虚，津液不化而泛溢，故见多唾，且久不得愈，即所谓"久不了了"。治法当温补中阳，用理中丸为宜。肺得温，阳气健运，津液得化，多唾之症自愈。《金匮要略·肺痿肺痈咳嗽上气病脉证治》中的"肺中冷，必眩，多涎唾，甘草干姜汤以温之"，其证治与本条相似，可互相参考。

【医案举例】赵某，男，43岁，慢性肠炎三四年，曾经日七八次，现大便涩滞溏软、虚坐努责、日一行，屡治乏效。腰膝酸痛，下肢酸软无力，乃至不能上班，舌淡赤胖润，脉弦、右寸左尺沉。因大便涩滞而不能上班，足见痛苦之情。大便虽滞但溏软，舌见胖润，此乃湿困之象，不可误作实滞便秘，且脾虚及肾，已显腰酸肢软元阳不足之象。属虚秘，以塞因塞用为法，温补脾肾阳气。方选附子理中汤加味。炮姜25g，党参25g，白术60g，炙草10g，茯苓30g，肉苁蓉20g，薏苡仁50g，附子20g，补骨脂25g，淫羊藿25g，菟丝子25g，白扁豆30g，木香10g，牛膝20g。7剂，日1剂，水煎服。复诊便涩缓解，腰膝酸痛减轻。前方调理再服17剂，诸症向愈，恢复工作。[张存悌.理中丸验案5则.辽宁中医杂志，2011，38(11)：2249-2250.]

(二) 瘥后饮食调养

【原文】病人脉已解，而日暮微烦，以病新瘥，人强与谷，脾胃气尚弱，不能消谷，故令微烦，损谷则愈。(398)

【提要】本条论述瘥后微烦证的机理及调治方法。

【释义】大病新瘥，脉象已经正常，只是在傍晚的时候出现轻微的心烦，这是由于大病初愈，胃之气尚弱，家人为了让病人尽快回复体力，常常给其吃富含营养的肥甘厚味饮食，导致饮食难化，积滞胃肠。食积生热，上扰神明，故表现心中微烦。本证非宿食停滞，故无须药物治疗，只要节制饮食，即可自愈。本条与第391条"脉平小烦者"为"新虚不胜谷气"的病机相似，可以互参。

第三部分 《金匮要略》精读

绪论 ▷▷▷

　　《金匮要略方论》是我国东汉时期著名医学家张仲景所著《伤寒杂病论》的杂病部分，为我国现存最早的一部诊治杂病的专书。因该书在理论上和临床实践中均有较高的指导意义和实用价值，对后世临床医学的发展做出了重大的贡献，并产生了深远的影响，所以古今医家对此书都推崇备至，赞誉其为方书之祖、医方之经、治疗杂病的典范。

　　原书共二十五篇，首篇《脏腑经络先后病》属于总论性质，对疾病的病因病机、预防、诊断、治疗等方面都以例言的形式进行原则性提示，在全书具有纲领性的意义。之后的二十一篇是分病论脉证治，其中第二篇至第十七篇属内科病范围，第十八篇属外科病，第十九篇将不便于归类的几种疾病合论，第二十至二十二篇专论妇产科疾病，最后三篇为杂疗方和食物禁忌。原书前二十二篇中，计原文398条，包括40多种疾病，载方205首（其中五首只列方名而未载药物，即杏子汤、黄连粉、藜芦甘草汤、附子汤、胶姜汤），用药155味。在治疗方面，除使用药物外，还采用了针灸和饮食调养，并重视药后护理。在剂型方面，既有汤、丸、散、酒的内服药剂，又有熏、洗、坐、敷、摩的外治药剂。此外，对于药物炮制、煎煮、服用方法、药后反应等都有详细记载。

第十七章　脏腑经络先后病脉证第一 ▷▷▷

一、病因、发病及预防

（一）已病防传、虚实异治

【原文】问曰：上工治未病，何也？师曰：夫治未病者，见肝之病，知肝传脾，当先实脾，四季脾旺不受邪，即勿补之。中工不晓相传，见肝之病，不解实脾，惟治肝也。

夫肝之病，补用酸，助用焦苦，益用甘味之药调之。酸入肝，焦苦入心，甘入脾。脾能伤肾，肾气微弱，则水不行；水不行，则心火气盛，则伤肺；肺被伤，则金气不行；金气不行，则肝气盛，则肝自愈。此治肝补脾之要妙也。肝虚则用此法，实则不在用之。

经曰："虚虚实实，补不足，损有余"，是其义也。余脏准此。（1）

【提要】本条论述"治未病"及虚实异治。

【释义】原文重点论述"治未病"，以肝病传脾述肝实之治，以治肝补脾述肝虚之治。肝气郁滞容易横逆犯脾，故治疗在疏肝的同时亦当注意充实脾土，倘若时值脾气当旺之时，或逢脾气素旺之人，则又另当别论。而肝虚之病"补用酸，助用焦苦，益用甘味之药调之"，则又提示了健脾以助肝的方法。临证施治，补不足而损有余应该是最基本的准则，切不可犯"虚虚实实"之诫。本条仅举一例，强调了在治疗中应有全局观点，读者当知一隅三反。

【临床应用】脾为后天之本，气血生化之源。脾脏强健与否，直接影响到病体的恢复或恶化。对于肝实证，脾虚者固然应实脾，即便脾不虚者，泻肝时也应照顾脾脏。譬如用苦寒药泻肝时，应避免太过而损伤脾气。后世疏肝解郁的逍遥散中，配伍白术、炙甘草，即是泻肝顾脾之法。对于肝虚证，尤需顾脾，因培土可以荣木。后世根据本条酸甘焦苦合用的精神，用白芍、五味子、山茱萸、酸枣仁、当归、丹参、地黄等，配以炙甘草、淮小麦、大枣，治疗头目眩晕、视力减退、失眠多梦、舌光红、脉弦细的肝虚证，便是补肝顾脾之法。

肝虚顾脾，其实有两层含义：一是用补药不宜太过滋腻，以免阻碍脾运而导致脾病；二是在滋补药中可适当加入健脾助运之品。后世医家基于肝有"体用"不同的认识，治肝虚用滋水涵木、养血柔肝等法，从五行相生方面以养肝体；治肝实用清肝宁肺、疏肝实脾等法，从相制方面以理肝用，亦是受本条虚实异治理论的启发。不过运用这些治法时，都应注意顾脾，这是治疗肝病的一项重要原则。

（二）发病与未病先防、有病早治

【原文】夫人禀五常，因风气而生长，风气虽能生万物，亦能害万物，如水能浮舟，亦能覆舟。若五脏元真通畅，人即安和。客气邪风，中人多死。千般疢难，不越三条：一者，经络受邪，入脏腑，为内所因也；二者，四肢九窍，血脉相传，壅塞不通，为外皮肤所中也；三者，房室、金刃、虫兽所伤。以此详之，病由都尽。

若人能养慎，不令邪风干忤经络，适中经络，未流传脏腑，即医治之，四肢才觉重滞，即导引、吐纳、针灸、膏摩，勿令九窍闭塞；更能无犯王法，禽兽灾伤，房室勿令竭乏，服食节其冷、热、苦、酸、辛、甘，不遗形体有衰，病则无由入其腠理。腠者，是三焦通会元真之处，为血气所注；理者，是皮肤脏腑之文理也。（2）

【提要】本条论述疾病的发生、预防及早期治疗。

【释义】人生长在自然界中，禀受着自然界的恩赐而繁衍生息，但自然界的剧烈变化也会影响到人类的健康生长，如气候的变化最为明显。人体患病与五脏的元气真气通畅与否有关，也与是否感受外邪有关。正虚而邪中，是原文对疾病发生的基本认识。各种疾病的发生大约不过以下三种情况：一者为经络受邪后直入脏腑；二者为邪滞体表，经脉壅塞；三者由房室、金刃、虫兽所造成的伤害，此又有其独特的规律。

若人能内养正气，外慎风寒，不让外邪侵犯经络，即能保持健康。万一邪中经络，在尚未流传入里之际，即应采取适当的方法，抓紧治疗。在日常生活中更要注意无犯王法，避免禽兽灾伤，调摄服食，使形体无衰，则病邪无法加害于人体。

二、病机

【原文】问曰：经云厥阳独行何谓也？师曰：此为有阳无阴，故称厥阳。（10）

【提要】本条论述厥阳的病机。

【释义】正常情况下，人体的阴与阳总是维持着相对平衡协调的状态，而且阳是以阴为依附的。假如阴气衰竭，阳气失去依附，有升无降，即可导致"有阳无阴"的"厥阳独行"病变。此处"有""无"两字是相对而言，不是绝对之词。临床上所见到的肝阳上亢，面赤眩晕，甚至跌仆，即属这一类性质的病证。

【原文】师曰：寸脉沉大而滑，沉则为实，滑则为气，实气相搏，血气入脏即死，入腑即愈，此为卒厥，何谓也？师曰：唇口青，身冷，为入脏，即死；如身和，汗自出，为入腑，即愈。（11）

【提要】本条论述卒厥的病机与预后。

【释义】脉沉大为血实，滑为气实，气血壅盛并走于上，则可导致猝然厥倒。对突然倒地的患者当立即判断预后，入脏者气血闭阻于内，阳气暴脱于外，故唇口青，身冷，不及时救治，即刻会有生命危险。而入腑者身和，汗自出，说明气血营卫尚通，并无大碍。

三、论治

（一）审因论治原则

【原文】夫诸病在脏，欲攻之，当随其所得而攻之，如渴者，与猪苓汤。余皆仿此。（17）

【提要】本条论述治病当随其所得。

【释义】病在脏在里，而欲施治，当细审其因而进行全面把握。如渴者用猪苓汤，渴为热，但与热互结者还有水。饮热互结之时，仅清其热不能解决问题，而应清热与利水兼施，水去则热无所倚。其余如热结阳明、瘀热互结、痰热互结等证的治疗均可于此取则。

（二）饮食与调护原则

【原文】师曰：五脏病，各有所得者愈；五脏病，各有所恶，各随其所不喜者为病。病者素不应食，而反暴思之，必发热也。（16）

【提要】本条论述临床治疗、护理当注意五脏的喜恶。

【释义】五脏各有喜恶，早在《内经》中已有记载，后世医家亦多有补充，治疗与护理均应根据不同的病证而多加注意。另外如果病人突然口味或食欲有变化，如想吃平素不喜之食物，或者食欲突然大增，均有可能是病情加重的前兆，故曰必发热也。

第十八章 痉湿暍病脉证治第二 ▷▷▷

一、湿病

（一）证候

【原文】湿家之为病，一身尽疼（一云疼烦），发热，身色如熏黄也。（15）

【提要】本条论述湿病发黄的证候。

【释义】病湿之人，由于湿邪浸渍肌肉关节，所以一身尽疼。湿邪郁久化热，湿热蕴蒸，故身热发黄。因湿多热少，故其黄色晦暗如烟熏状。

（二）治法

1. 利小便

【原文】太阳病，关节疼痛而烦，脉沉而细（一作缓）者，此名湿痹。湿痹之候，小便不利，大便反快，但当利其小便。（14）

【提要】本条论述湿病的定义、脉症及内湿的治法。

【释义】"太阳病，关节疼痛而烦"，虽然说是太阳病，但脉不浮而沉细，那就不是太阳伤寒或者太阳中风，而是湿痹。形似太阳病，但不是真正的太阳病，而是寒湿痹痛。"脉沉而细"，脉沉，沉主里，在后面的"风水病篇"有提到，"脉得诸沉，当责有水"，是体内水湿重的脉，水湿压迫阻滞脉道，故脉沉而细。里湿着于关节不去，关节疼痛。湿痹的证候特点是由于小便不利，水不得下通，大便反快。由于小便不通，内里水湿重，大便就会溏泄，中医说的水谷不别，湿胜则濡泄，大便快，快就是溏泄，治疗上"但利其小便"。临床上，患者内里湿重，放个屁就大便出来，或者解大便时，大便少，但是矢气多，或肠鸣腹泻，治疗上都需要利小便。治内湿之法，利小便、实大便由此而来。

2. 发汗

【原文】风湿相搏，一身尽疼痛，法当汗出而解，值天阴雨不止，医云此可发汗。汗之病不愈者，何也？盖发其汗，汗大出者，但风气去，湿气在，是故不愈也。若治风湿者，发其汗，但微微似欲出汗者，风湿俱去也。（18）

【提要】本条论述湿病的治法。

【释义】风湿相兼而滞于体表，无疑当汗解，尤其当气候逢阴雨寒湿偏重时，更当温散。但汗之而不愈者，乃风邪易散，而湿邪难除，故治疗湿病不可过汗，当用微汗法，使阳气蒸腾，营卫畅达，则滞留于体表的风湿可缓缓解除。

（三）证治

1. 寒湿表实

【原文】湿家身烦疼，可与麻黄加术汤，发其汗为宜，慎不可以火攻之。（20）

麻黄加术汤方

麻黄（去节）二两，桂枝（去皮）二两，甘草（炙）一两，杏仁（去皮尖）七十个，白术四两。

上五味，以水九升，先煮麻黄，减二升，去上沫，内诸药，煮取二升半，去滓，温取八合，覆取微似汗。

【提要】本条论述湿病寒湿在表的证治。

【释义】风湿相搏，一身尽疼痛，法当汗出而解，用"麻黄加术汤，发其汗为宜，慎不可以火攻之"。一般这个风湿尤其急性的，都是指急性发作的时候，不可采用火攻。这个时候，中医治疗是从里往外治，发汗。在表，非解表不可，不能用火攻。所以，在临床上风湿表证不能用热熏、灸等火攻，只能发汗。发汗可与麻黄加术汤。以方测证，除身烦疼痛，当有恶寒，发热，无汗，脉浮紧表实之证。

【临床应用】麻黄加术汤是治疗寒湿痹证最重要的代表方剂。若周身漫肿，或腿肿烦乱，全身无力，可加防己、黄芪、茯苓、薏苡仁；风湿关节痛明显者，可加羌活、独活、防风、秦艽、威灵仙、豨莶草、海风藤；疼痛较剧者，可加制附子、细辛，或川乌，甚至草乌；关节肿胀难消者，可加露蜂房、乌梢蛇，甚至金钱蛇；活血通络药，可加当归、红花、鸡血藤、川牛膝；活血止痛药，可加制乳香、制没药；虫类搜剔药，可用全蝎、蜈蚣；烦热、关节肿痛发热者，可加生石膏、知母、络石藤、金银花；关节肿大变形者，可加炮山甲；久痛需通经络者，可加皂角刺15～30g，因皂角刺小剂量则透（透脓），大剂量则通（通达经络）。

【医案举例】吴某，男，40岁，2010年4月16日初诊。双膝关节疼痛、遇冷加重，舌瘦小，淡红少苔，脉右弦、左沉弦弱。证属脾肾阳气不足、寒湿之邪闭阻经络。治宜温肾健脾，散寒除湿通络。白术、薏仁、桂枝、生石膏、生山药各30g，党参、干姜、女贞子各20g，附片（先煎）、甘草、麻黄、莱菔子各10g，细辛5g（先煎）。5剂，水煎服，每日1剂。药后双膝关节疼痛明显减轻，上方加减10剂，双膝关节疼痛消失。
［王福山.牟惠琴教授运用麻黄加术汤的经验.陕西中医，2011，32（4）：465-466.］

2. 风湿表实

【原文】病者一身尽疼，发热，日晡所剧者，名风湿。此病伤于汗出当风，或久伤取冷所致也。可与麻黄杏仁薏苡甘草汤。（21）

麻黄杏仁薏苡甘草汤方

麻黄（去节，汤泡）半两，甘草（炙）一两，薏苡仁半两，杏仁（去皮尖，炒）十个。

上锉，麻豆大，每服四钱匕，水盏半，煮八分，去滓，温服。有微汗，避风。

【提要】本条论述湿病风湿偏盛的证治。

【释义】原文里的"一身尽疼"和上文麻黄加术汤的"烦疼"，都是风湿相搏的身疼痛。与麻黄加术汤的发热恶寒都一样明显，而这里的"发热"特别提出来，是因此方偏寒，相对来说，发热比恶寒更重，而且这里的发热在申酉时更加剧烈。接下来，提出风湿是怎么得的，"汗出当风"或"久伤取冷"。仲景认为，湿是人出汗的时候，一方面散热，另一方面排泄废物，若汗液排出时当风，风寒侵袭闭塞，使排出的废物淤堵在皮肤之内便成为湿。能出来就是汗，出不来，留在皮肤里就是湿。偶尔一次无妨，久而久之，越来越多的湿邪停留在关节空隙，达到一定程度，关节痛就发作了。

【临床应用】湿痹身烦热者，可加生石膏；筋短抽筋者，可加木瓜、槟榔、吴茱萸；腿肿胀明显者，可加防己、黄芪；腿沉重疼痛而烦者，可与当归拈痛汤合用。湿痹腰痛，可与甘姜苓术汤合用，并可加杜仲、桑寄生、怀牛膝。

【医案举例】梁某，男，28 岁，2009 年 3 月 18 日初诊。1 个半月前饮酒后汗出当风，次日即高热 40℃，全身诸多关节疼痛。当地医院查其 C– 反应蛋白高，怀疑类风湿关节炎和结缔组织病。予激素退热，但病情反复不愈。诊见发热 1 个半月，每日午后发热甚，全身诸关节疼痛而烦，颈项强痛，恶风，纳呆，饭后常觉饱胀感，疲倦乏力，口干口淡，口渴欲饮，大便不爽而溏、2～3 次 / 日，小便短赤，舌紫暗，苔白厚，脉细滑。辨为湿痹病，风湿在表夹里湿，湿郁化热化瘀。治宜轻清宣化，解表祛湿，兼清热活血。处以《金匮要略》麻黄杏仁薏苡甘草汤加减。炙麻黄 6g，薏苡仁 30g，杏仁 15g，甘草 6g，白蔻仁 10g（后下），防风 15g，威灵仙 15g，桑枝 20g，神曲 15g，川萆薢 20g，黄芩 15g，厚朴 15g，救必应 20g，葛根 30g，丹参 20g。服 4 剂，热渐退，最高 37.3℃，关节疼痛诸症缓解。两周后诸症皆愈。（许晓红 . 廖世煌教授用经方治疑难病 1 则 . 光明中医，2010.）

3. 风湿兼气虚

【原文】风湿，脉浮，身重，汗出，恶风者，防己黄芪汤主之。（22）

防己黄芪汤方

防己一两，甘草（炒）半两，白术七钱半，黄芪（去芦）一两一分。

上锉麻豆大，每抄五钱匕，生姜四片，大枣一枚，水盏半，煎八分，去滓，温服，良久再服。喘者，加麻黄半两；胃中不和者，加芍药三分；气上冲者，加桂枝三分；下有陈寒者，加细辛三分。服后当如虫行皮中，从腰下如冰，后坐被上，又以一被绕腰以下，温令微汗，瘥。

【提要】本条论述风湿兼表气虚的证治。

【释义】风湿在表，所以脉浮身重；表虚卫气不固，则汗出怕风。证属风湿表虚证，治宜补气固表，解表祛湿。方用防己黄芪汤。

【临床应用】湿病，因水湿侵犯关节、肌肉，脾主运化水湿，脾主肌肉，故脾在发病与治疗上均具重要意义。健脾除湿是治湿痹的重要方法。临床上，湿痹肌肉漫肿，腿肿烦乱，气虚汗出，怕风者，常用此方为主方治疗。关节肿胀难消者，可加薏苡仁、肿节风、露蜂房；伴心悸、气短者，可加党参、太子参、天冬、柏子仁、龙眼肉。本方亦治皮水，用治慢性肾炎、蛋白尿等常与防己茯苓汤并用。

【医案举例】邹某，男，68 岁。双膝关节肿痛，遇寒加重两年余，诊时下肢轻度浮肿、午后加重、按之凹陷不起，尿少腰酸，手足欠温，身困乏力。尿常规示尿蛋白微量，草酸盐少许，血沉 64mm/h，抗"O"大于 500，舌淡胖，苔薄白水滑，脉弦滑沉弱。中医辨证：脾肾阳虚，寒湿入络，以防己黄芪汤重用防己加减。防己 30g，白术 12g，薏仁 30g，防风 12g，细辛 4g，制附片 6g，杜仲 12g，川牛膝 12g，茯苓 12g，肉桂 6g，丹参 15g，白芥子 6g，生黄芪 15g。服 10 剂后，腰膝活动较前灵活，疼痛减轻，手足已温，尿量增加。血沉 26mm/h，抗"O"正常，尿常规无异常。续服 6 剂，血沉 10mm/h，诸症消失。随访 1 年，未见发作。[吴沛田.《金匮》防己黄芪汤运用一得.中医药学报，1986（4）：41-43.]

4. 风湿兼阳虚

【原文】伤寒八九日，风湿相搏，身体疼烦，不能自转侧，不呕不渴，脉浮虚而涩者，桂枝附子汤主之；若大便坚，小便自利者，去桂加白术汤主之。（23）

桂枝附子汤方

桂枝（去皮）四两，生姜（切）三两，附子（炮，去皮，破八片）三枚，甘草（炙）二两，大枣（擘）十二枚。

上五味，以水六升，煮取二升，去滓，分温三服。

白术附子汤方

白术二两，附子（炮，去皮）一枚半，甘草（炙）一两，生姜（切）一两半，大枣六枚。

上五味，以水三升，煮取一升，去滓，分温三服。一服觉身痹，半日许再服，三服都尽，其人如冒状，勿怪，即是术、附并走皮中逐水气，未得除故耳。

【提要】本条论述风湿兼表阳虚的证治。

【释义】伤寒八九日，外邪容易往里传，而这里是风湿始终在表未往里传。风湿相搏，侵于肌表，经脉痹阻，故身体疼烦，这个烦是身体疼痛厉害的表现。身体疼痛厉害，以至不能自转侧。不呕，则未传少阳，因少阳病喜呕。不渴，病也未传入阳明，因阳明胃中燥，口必渴。脉浮虚而涩者，浮为风邪，风令脉浮，其病在表；虚为表阳虚，按着无力；涩脉与滑脉相对，血液充实，脉在指下来去滑利，反之，则涩，湿阻滞脉道，血少涩滞不前。证为表阳虚，外感风湿，风寒偏重，治宜祛风散寒、温阳除湿，方用桂枝附子汤，是桂枝汤去芍药加炮附子。

"大便坚，小便自利"，说明内里水气有出路，无里湿，则湿邪仍在体表。因风邪易去，湿邪难除，用过桂枝附子汤后，湿邪相对偏重。证为表阳虚，寒湿在表，湿邪偏重，治宜祛湿散寒解表，方用白术附子汤，是桂枝附子汤去桂枝加白术。因湿邪偏重，治以祛湿为主，故去桂枝加白术。

【临床应用】寒湿痹证，关节痛，常用桂枝附子汤为主方进行治疗。桂枝、附子、白术为治风寒湿痹的代表药物，治痹之方，多由此取法，如历节病中的桂枝芍药知母汤所用。

【医案举例】吴某，女，47岁，右足背疼痛如掣5天，不红不热，入夜尤甚，时觉恶寒，背部为甚，汗出恶风，四肢厥冷并有麻木感，局部不红不热不肿，面色苍白，舌质淡暗，苔白，脉细弱。此乃卫阳虚弱，寒湿凝滞，不通则痛。治以扶阳散寒，温通经脉，兼以祛湿。方用桂枝附子汤加减。桂枝10g，白芍15g，炙甘草6g，生姜3片，大枣6枚，熟附片12g，牛膝10g，独活10g，细辛3g。两剂，日1剂，水煎，分两次温服，并嘱用温热之药渣局部热敷。两剂后疼痛基本消失，余症亦有明显好转。[王慧.浅析《金匮要略》从湿治痹治法及其临床应用.陕西中医药大学学报，2018（3）：105-107.]

5. 风湿表里阳气俱虚

【原文】风湿相搏，骨节疼烦掣痛，不得屈伸，近之则痛剧，汗出短气，小便不利，恶风不欲去衣，或身微肿者，甘草附子汤主之。（24）

甘草附子汤方

甘草（炙）二两，白术二两，附子（炮，去皮）二枚，桂枝（去皮）四两。

上四味，以水六升，煮取三升，去滓，温服一升，日三服。初服得微汗则解，能食。汗出复烦者，服五合，恐一升多者，取六七合为妙。

【提要】本条论述风湿兼表里阳气俱虚的证治。

【释义】本条风湿相搏，是风、寒、湿俱重，疼痛相较于桂枝附子汤和白术附子汤更加剧烈，侵犯筋骨关节，不得屈伸，甚至害怕他人靠近疼痛部位。汗出短气，说明表阳虚，恶风怕冷不欲去衣物。里阳虚，水气不化，小便不利，可出现身微肿。值得注意的是，这里的身微肿，还可表现为局部关节的肿胀。病机为风、寒、湿俱重，表里阳气皆虚，治宜温阳祛风，除湿止痛，方用甘草附子汤。

【临床应用】甘草治痹，缓急止痛，具有重要的作用，关节痛剧者，可重用。本方用量不大，因其兼有补虚之意，而用炙甘草。在临床中，如不虚，可直接用生甘草。本方四味药，为治寒湿痹证、关节痛剧的重要药物。

【医案举例】患者，男，40岁，1991年6月21日初诊。腰髋及手指关节疼痛，加重1个月。患者因承包果园，居处潮湿，加之劳累，渐至腰髋及手指关节疼痛。某医院诊为类风湿，服激素或止痛药疼痛缓解。因惧激素副作用，停用激素1个月，现上述关节仍痛，且汗出较多，恶风寒。来诊时上穿秋衣、绒衣，下穿秋裤、布裤，面色无华，饮食、二便正常，脉沉浮，舌淡，苔白滑。实验室检查：HLA-B27（＋），红细胞沉降率104.00mm/h（参考值<20.00），C-反应蛋白33.87mg/L（参考值<10.00）。西医诊断为类风湿性关节炎。中医诊断为历节病。证属表里阳虚，风湿流注关节。治宜温阳补肾，舒筋止痛。给予甘草附子汤加减。制附子30g，桂枝30g，白术30g，炙甘草30g，乌梢蛇15g。5剂，1天1剂，水煎两次（每次煎1小时）。服药后腰髋及手指关节疼痛、汗出、恶风寒大减。二诊制附子加至45g，另加熟地黄30g，再进10剂。药后诸症全消。[师卿杰.李发枝教授治疗类风湿性关节经验.中医研究，2017，30（17）：41-43.]

二、暍病

（一）脉症

【原文】太阳中暍，发热恶寒，身重而疼痛，其脉弦细芤迟。小便已，洒洒然毛耸，手足逆冷；小有劳，身即热，口开，前板齿燥。若发其汗，则恶寒甚；加温针，则发热甚；数下之，则淋甚。（25）

【提要】本条论述中暍的脉症及误治后的变证。

【释义】暑为六淫之一，侵犯太阳之表，故见发热恶寒表证。暑多夹湿，故身重而疼痛。夏暑天气炎热，人体出汗多，易耗伤气阴，所以伤暑又多呈现气阴两伤或阴阳两虚证候。其脉或弦细或芤迟，均属阴阳两虚之象。小便时阳气下泄，加之暑热耗气，使阳气一时性虚馁，故小便已洒洒然毛耸，阳虚故手足厥冷。劳则阳气外浮，故稍有劳作身即发热，口开气喘。阴津耗伤，则门齿干燥。

暍病属暑热内盛，气阴两伤之证，治当清暑益气养阴为主，不可妄施汗、下、温针等法，否则将变证迭出。若误用辛温发汗，则阳气更虚而恶寒甚；误用温针法，则更助暑邪，使发热加剧；数用攻下，则更伤其阴，热邪内陷，小便淋涩。此皆属误治之变。

【临床应用】本条所论暍病证候，有偏暑热和暑湿两种病情，但均未提出治法。后文白虎加人参汤和一物瓜蒂汤即分别为此而设。现代治偏暑热者，可用王孟英清暑益气汤清热益气，养阴生津；偏暑湿者，可用东垣清暑益气汤升阳益气除湿，实已囊括在仲景两法之中。

（二）证治

【原文】太阳中热者，暍是也。汗出恶寒，身热而渴，白虎加人参汤主之。（26）

白虎加人参汤方

知母六两，石膏（碎）一斤，甘草二两，粳米六合，人参三两。

上五味，以水一斗，煮米熟汤成，去滓，温服一升，日三服。

【提要】本条论述暍病偏于热盛的证治。

【释义】太阳中热者，暍是也。也就是大家说的中暑。暑热之邪，是阳邪，侵犯人体的时候，容易热盛耗气伤阴液，就是热太盛，热迫津液外泄，引起"出汗"。这里的"恶寒"并不是太阳伤寒这种类型的表寒，而是由于汗出过多，卫阳耗散所致。白虎加人参汤证往往还有心烦、口渴不解、脉洪大而无力等症，因为内里津液不足，严重者甚至脱水。这里的病机是暑热气盛，气阴两伤，治用清热解暑，益气生津。方用白虎加人参汤。

【临床应用】夏季暑天，要避暑气，多喝水，调饮食，用中药防暑。中暑分中阳暑与阴暑。中阳暑为高温行走，烈日作业，被暑气所伤。先兆中暑或轻度中暑，一般移至阴凉处解开衣扣，吹风散热，喝些淡盐水，太阳穴搽点清凉油，即能缓解；重度中暑常见头痛、眩晕、烦躁，甚者肢体抽搐，可用白虎加人参汤治之。汗出多伤阴、伤气明显者，可加西洋参、石斛、麦冬、黄连、竹叶、荷梗、西瓜翠衣，即王孟英清暑益气汤之用。

第十九章 百合狐惑阴阳毒病脉证治第三 ▷▷▷

一、百合病

（一）脉症与病机

【原文】论曰：百合病者，百脉一宗，悉致其病也。意欲食复不能食，常默默，欲卧不能卧，欲行不能行，饮食或有美时，或有不用闻食臭时，如寒无寒，如热无热，口苦，小便赤，诸药不能治，得药则剧吐利，如有神灵者，身形如和，其脉微数。

每溺时头痛者，六十日乃愈；若溺时头不痛，淅然者，四十日愈；若溺快然，但头眩者，二十日愈。其证或未病而预见，或病四五日而出，或病二十日，或一月微见者，各随证治之。（1）

【提要】本条论述百合病的病因、主症和治则。

【释义】百脉一宗，悉致其病，提示百合病与心肺相关。具体表现可从两个方面把握：一是口苦、小便赤、脉微数，乃心肺阴虚内热常见之症；二是神志恍惚，语言、行动、饮食、睡眠和感觉失调等现象。

心主血脉，肺朝百脉。心与肺正常，则百脉调和；心与肺异常，则百脉受其累，可致全身有病，症状百出。另一方面，人的神志活动包括五神（神、魂、意、志、魄）与五志（怒、喜、思、忧、恐）。肺藏魄，在志为忧。如果一个人忧伤过度，就容易伤肺。久而久之，就易得百合病。其类似于西医学的神经衰弱症。正如《素问·调经论》所言："夫邪之生也，或生于阴，或生于阳。其生于阳者，得之风雨寒暑；其生于阴者，得之饮食居处，阴阳喜怒。"人生病，除了外感风雨寒暑，内因饮食居处，还可因情志因素而发病。"意欲食复不能食，常默默"，就是时而想吃东西，但又吃不下，病人安安静静地不讲话；"欲卧不能卧，欲行不能行"，想要睡又睡不着，想要走动又行动费力；"饮食或有美时，或有不用闻食臭时"，偶尔有想要吃的食物，但当把想吃的东西摆到前面，闻到味道后又不想吃；"如寒无寒，如热无热"，看起来好像怕冷，实际上又不冷，看起来好像怕热，实际上又不怕热；"口苦，小便赤"，小便赤指小便色红，且艰涩量少；"诸药不能治，得药则剧吐利"，服用各类药物都无效，反应剧烈，吐和泻下；"如有神灵者，身形如和"，好像有鬼神控制着，但病人看起来又与正常人一样，然脉是微数的，微表示虚，结合口苦、小便赤的症状，表明病人乃阴虚内热。

从小便及小便后身体的反应来判断疾病的预后。阴津不足，小便就艰涩而量少，有热在，小便颜色就红。疾病最终的情况是，小便会头痛，津液去，虚热之气往头上冲，这种情况虚热最重。"溺快然，但头眩者"，这里的"溺快然"，表示小便相对通畅，量多些，也即是说前面的两种小便是艰涩不畅。这里的小便相对通畅，仅仅是头稍微眩晕，这里的眩晕也是津液不足的表现，但相对较轻。"其证或未病而预见，或病四五日而出，或病二十日，或一月后见者，各随证治之"，强调要辨证论治，正如《伤寒论》所说的："观其脉诊，知犯何逆，随证治之。"百合病的治疗要着眼于肺阴虚内热气燥，根据证情变化，随症治之。

【临床应用】现代临床多将百合病列入情志病范畴，与西医学的神经官能症、自主神经功能紊乱、癔病、抑郁症、甲状腺功能亢进症等有类似表现。本病除了药物治疗，还应适当辅以心理疏导。

（二）证治

【原文】百合病，不经吐、下、发汗，病形如初者，百合地黄汤主之。（5）

百合地黄汤方

百合（擘）七枚，生地黄汁一升。

上以水洗百合，渍一宿，当白沫出，去其水。更以泉水二升，煎取一升，去滓，内地黄汁，煎取一升五合，分温再服。中病，勿更服。大便当如漆。

【提要】本条论述百合病的正治法。

【释义】百合病，百脉一宗，悉致其病。该病病在血分，阴虚有内热，也可从给出的方药看出来。方用百合地黄汤，养阴清热。

百合色白，能养阴，可治疗阴津不足的大便干燥、小便艰涩不利之虚热证。地黄具有补益作用，填骨髓，又能活血祛瘀逐血痹，同时味甘寒，能滋阴清虚热。用生地黄汁效果更加好。另外，需要注意其煎煮和服用方法。先把百合用水浸泡一晚上，去掉白泡沫水，再煮。现代研究证实，百合含秋水仙碱，有毒。而地黄，是用生地黄汁。如果服药后起效了，就不要继续多服，因为地黄甘寒，过服容易大便变软甚至不成形。生地黄富含铁元素，过服，大便颜色会变为黑漆色。

【临床应用】本方常用于治疗各种神经症、癔症、自主神经功能紊乱、甲状腺功能亢进、多发性结节、干燥综合征以及热病调理。有人将此方与酸枣仁汤、甘麦大枣汤、柴胡疏肝剂等合用，加柏子仁、合欢花、龙骨、牡蛎、磁石等治疗更年期抑郁症、夜游症、轻微脑功能失调及慢性疲劳综合征；也有人用此方加麦冬、沙参、五味子、贝母治疗肺燥喘咳；加丹参、赤芍治疗胸痹；加茅根、黄芩炭、知母等治疗鼻衄。还有用于治疗心肌炎、心动过速、高血压、冠心病、肺心病、肺结核、大叶性肺炎恢复期等病而见本方证机者。

二、狐惑病

（一）临床表现及内服方

【原文】狐惑之为病，状如伤寒，默默欲眠，目不得闭，卧起不安，蚀于喉为惑，蚀于阴为狐，不欲饮食，恶闻食臭，其面目乍赤、乍黑、乍白。蚀于上部则声喝（一作

嘎），甘草泻心汤主之。（10）

甘草泻心汤方

甘草四两，黄芩三两，人参三两，干姜三两，黄连一两，大枣十二枚，半夏半斤。

上七味，水一斗，煮取六升，去滓再煎，温服一升，日三服。

【提要】本条论述狐惑病的证治。

【释义】《素问·生气通天论》云："因于寒，欲如运枢，起居如惊，神气乃浮。"这句话讲的是伤寒后人的精神状态。狐惑病状如伤寒，但并不是说症状像伤寒一样恶寒发热、体痛等，而是像伤寒后人的精神状态。狐惑病总的病机是脾虚失运，胃生湿热。我们先回顾一下《黄帝内经》有关脾胃的论述。《素问·经脉别论》云："饮入于胃，游溢精气，上输于脾，脾气散精，上归于肺，通调水道，下输膀胱，水精四布，五经并行。"后天的饮食进入胃脘，需要脾为胃行其精微，精微上归于肺之后，肺主治节，将糟粕下输入膀胱，精微四布全身。另外《素问·调经论》云："帝曰：阴虚生内热奈何？岐伯曰：有所劳倦，形气衰少，谷气不盛，上焦不行，下脘不通，胃气热，热气熏胸中，故内热。"我们知道，劳倦伤脾，脾虚失运，就不能正常为胃布散谷物精微物质，精微不上归于肺，糟粕不下大肠，水谷饮食浊气闭塞于中，胃生湿热。

狐惑病的病机为脾虚失运，胃生湿热，清气不升，就会有疲倦困重，默默欲眠的症状；浊气不下，湿热内蕴，就会"目不得闭，卧起不安"。《素问·玉机真脏论》言："脾为孤脏，中央以灌四傍，其太过与不及，其病皆何如……其不及则令人九窍不通，名曰重强。"《素问·逆调论》言："胃不和则卧不安。"

狐惑病发生在喉的部位为惑，这个喉的范围包括咽喉、口舌；发生在二阴部位称为狐。疾病的症状还包括不想饮食，胃纳不香，这是脾虚失运、谷气不盛的缘故。另外，患病之人在不同阶段面目之色会有赤红、黑、白的不同，发生在咽喉、口舌部位，可出现声音嘶哑症状。

【临床应用】目前多数人认为本病相当于1937年土耳其皮肤病学家白塞发现的"眼–口–生殖器三联综合征"，此病20～40岁多见，以口、眼、咽喉、生殖器反复溃疡为主要临床表现。有人主张更名为"张仲景综合征"，因张仲景才是最早发现这个病证并详细记载的医生。

（二）外治法

【原文】蚀于下部则咽干，苦参汤洗之。（11）

【提要】本条论述狐惑病蚀于前阴的治法。

【释义】湿热下注，则前阴溃烂，足厥阴肝经绕阴器；上循于咽，湿热循经上冲，津不上承，则咽干。方以苦参煎汤熏洗局部，杀虫解毒化湿。

【临床应用】苦参汤常作为湿疹以及会阴或肛门瘙痒、肿痛，贝赫切特综合征等病的外洗或漱口方。外治皮肤病常配伍黄柏、蛇床子、赤芍、白鲜皮等。

（三）狐惑病酿脓的证治

【原文】病者脉数，无热，微烦，默默但欲卧，汗出，初得之三四日，目赤如鸠眼；

七八日，目四眦（一本此有黄字）黑。若能食者，脓已成也，赤小豆当归散主之。（13）

赤小豆当归散方

赤小豆（浸，令芽出，曝干）三升，当归三两。

上两味，杵为散，浆水服方寸匕，日三服。

【提要】本条论述狐惑病腐蚀成脓的证治。

【释义】"目四眦"是指双眼的目内外眦，共四处，即是说，这个眼白的部分全部都变黑。"病者脉数，无热"，就是病人脉数，一般脉数代表有热，但病人没有发热，却有微烦的症状。这里脉数而微烦，是指并非外感的那种表热，而是局部的疮热，在内，使人发烦。"默默但欲卧"同前面几种狐惑病的特征一样，但是有汗出。这里的汗出是内里疮热盛，迫津液外出。"初得之三四日，目赤如鸠眼"，是说初得病三四天，眼白是赤红的，鸠眼是红色的；到了七八日，眼白就全部发黑了，这是化脓的表现。开始充血的时候是红的，血化成脓了，就变黑色了。这个时候，如果能吃，饮食没有问题，说明脓已成。

【临床应用】本方可用汤剂，赤小豆消血肿，散恶血，化瘀止痛。赤小豆可以赤豆芽代，或用赤小豆皮、绿豆衣，脓未成亦可用。如瘀热蓄结甚者，可再加金银花、红藤、地丁紫草、牡丹皮，增强清热解毒、凉血消肿的作用。

三、阴阳毒病

【原文】阳毒之为病，面赤斑斑如锦文，咽喉痛，唾脓血。五日可治，七日不可治，升麻鳖甲汤主之。（14）

阴毒之为病，面目青，身痛如被杖，咽喉痛。五日可治，七日不可治，升麻鳖甲汤去雄黄、蜀椒主之。（15）

升麻鳖甲汤

升麻二两，当归一两，雄黄（研）半两，蜀椒（炒，去汗）一两，甘草二两，鳖甲（炙）手指大一片。

上六味，以水四升，煮取一升，顿服之，老小再服，取汗。

【提要】本条论述阴阳毒的证治及预后。

【释义】该病的主要症状是咽喉痛，而且是一种急性传染病，病情相当凶险，所以提到五日内可治，七日就不可治了。当然，并非一定七日就不可治，古人一方面认识到该病的周期特点，另一方面更强调疾病的进展迅速。这里分为两个阶段。首先看阳毒，感受疫毒邪气，阳毒热盛，血热发斑，则有"面赤斑斑如锦文"，并不是仅仅在面部发斑，身体其他部位的表皮也可有发斑的表现。邪热上攻咽喉，热上血脉，腐溃成脓，则"咽喉痛，唾脓血"。

阴毒阶段是阳毒之后，正气衰少，疫毒内陷，出血变为留瘀，瘀毒蕴积血分，所以患者出现瘀黑斑块、面目青、身痛如被杖，此均为血行不畅、瘀滞不通的表现，疫毒循经上攻咽喉则咽喉痛。病情同样进展迅速，同阳毒。

【临床应用】升麻鳖甲汤适用于紫癜、红斑性狼疮属热毒血瘀者；猩红热颈面斑疹者；荨麻疹心烦发痒，服清热解毒凉血剂无效者；咽喉痛，尚未化热成痈脓，舌脉并无明显热象者。何任在忆《鼠疫抉微》中记载，清同治年间鼠疫流行，沪医曾以升麻鳖甲汤合桃仁承气加藏红花等化裁治疗鼠疫，结果颇多生全，并弥平疫势。可见本方运用恰当，并非无验。刘渡舟用此药治疗血小板增多症。如斑疹灼手，加赤小豆、连翘、金银花、生地黄、牡丹皮、大青叶等；如腹痛时斑疹特多，与升麻葛根汤合方使用。升麻鳖甲汤是历代治疗温毒疫疠的祖方，后世多采用升麻、雄黄解毒，当归活血行瘀，鳖甲滋阴破结，蜀椒祛风散寒，甘草败毒和中等治疗毒证，无不从此方发展而来。

【医案举例】魏某，女，26 岁，2018 年 5 月 12 日初诊。主诉反复咽痛发热 20 余年。患者自幼年起反复咽痛发热，几乎每月发作，每次均诊为急性扁桃体炎，采用口服或静滴抗生素治疗。自诉曾休学 1 年，但发作次数仍未减少。患者形体粗壮，面红有华，咽红、扁桃体Ⅱ°肿大，舌质红、舌下系带无瘀滞，苔薄，脉沉。予普济消毒饮、荆芥连翘汤治疗 3 个月，症状明显缓解，无需使用抗生素，但每个月仍咽痛、发热，服中药 1～2 天后症状缓解。患者月经不规律、数月不至，经期均有发热情况。考虑肝经血分郁热，予升麻鳖甲汤合三甲散加减。升麻 30g，鳖甲 15g，当归 15g，生甘草 10g，蝉衣 10g，僵蚕 10g，牛蒡子 15g，大黄 10g，生牡蛎 30g，炙龟甲 10g，连翘 15g。14 剂，水煎。药后咽痛消失，月经期有低热，后续再予小柴胡汤加减收功。近半年来无咽痛发热情况出现。[朱黎红.升麻鳖甲汤临证思考.浙江中医药大学学报，2020，44（1）：78-79，83.]

第二十章　中风历节病脉证并治第五 ▷▷▷

一、中风病

（一）脉症与鉴别

【原文】夫风之为病，当半身不遂，或但臂不遂者，此为痹。脉微而数，中风使然。（1）

【提要】本条论述中风脉证及痹证的鉴别。

【释义】因人体的体质不同，中风邪可导致半身不遂而得"中风病"；亦可以仅致单手臂活动受限而得"痹证"，非"中风病"。"中风"是正气亏虚，风邪入中，使正气归并于一侧的病证，是半身的病，故多半身不遂。痹证为风寒湿侵犯人体，使经络气血痹阻不通的病证，是肢体局部的病，故多疼痛，即使活动受限，亦多在关节。脉微而数，说明中风病机的两面，正气虚则脉微，中风邪则脉数。但并非中风的脉象皆为微数，因体质的差异，中邪有深浅，病情有轻重。突然昏倒，不省人事，经急救苏醒后口眼㖞斜、半身瘫痪者，病重；不经昏倒，睡前如常人，醒后出现口眼㖞斜，或左或上半身不能随意运动者，较重；若仅口眼㖞斜，无明显半身不遂者，病轻。

（二）成因与辨证

【原文】邪在于络，肌肤不仁；邪在于经，即重不胜；邪入于腑，即不识人；邪入于脏，舌即难言，口吐涎。（2）

【提要】本条论述中风病在经络脏腑的轻重不同见症。

【释义】中风有深浅，病情有轻重。因此中风病可分为中经络和中脏腑。中经络为中浅，病轻，中脏腑为中深，病重。中经络又分中络和中经，中脏腑又分中脏和中腑。邪中于络，营卫之气伤，不能行于肌表，故肌肤麻木不仁；邪中于经，经脉不通，气血不能运行于肢体，故肢体沉重，手足无力，不能持重。中络为中在肌表，病最轻浅；中经为中在大经，病情相对较重，但未入里，脏腑无伤，故神志清醒，没有神昏；中脏腑为中风重症，脏气郁闭，神气不通，皆昏不知人。故邪中于腑，即不识人；邪中于脏，脏器厥逆，神失守舍，神昏深沉，舌不能动，则不能说话，不能吞咽，口流涎水，为五脏衰败之征。中腑病情相对较轻，中脏病情深重。

二、历节病

（一）病因病机

1. 肝肾不足，水湿内浸

【原文】寸口脉沉而弱，沉即主骨，弱即主筋，沉即为肾，弱即为肝。汗出入水中，如水伤心，历节黄汗出，故曰历节。（4）

【提要】本条论述肝肾不足、水湿内侵的历节病病机。

【释义】"寸口脉沉而弱"，沉为病在里，主肾精气不足，肾主骨，故曰"沉即主骨""沉即为肾"；弱主肝血虚，肝主筋，故曰"弱即主筋""弱即为肝"。肝肾精血亏虚，不能充养筋骨，这是历节发病的内因。汗出腠理开泄，又入于水中，寒湿之邪乘虚内侵，郁为湿热，伤及血脉，浸淫筋骨，滞留关节，气血运行不畅，遂致关节肿大疼痛，甚或溢出黄汗，形成历节病。

【临床应用】肝肾不足、筋骨虚弱是历节病发生的内因，故对风寒湿痹久治不愈、有骨变筋缩之变化者，常加熟地黄、牛膝、杜仲、川续断、桑寄生等药补益肝肾，强壮筋骨，如独活寄生汤、三痹汤。

2. 阴血不足，风邪外袭

【原文】少阴脉浮而弱，弱则血不足，浮则为风，风血相搏，即疼痛如掣。（6）

【提要】本条论述阴血不足、风邪外袭的历节病病机。

【释义】少阴脉候心与肾，少阴脉弱主心肾阴血不足，脉浮为感受风邪之征。由于阴血不足，风邪乘虚侵犯，致经脉痹阻，筋骨失养，故关节掣痛，不能屈伸。

【临床应用】本条未出治法，据其病机，当养血为主，兼以祛风，即"治风先治血，血行风自灭"之意。

3. 气虚湿盛，汗出当风

【原文】盛人脉涩小，短气自汗出，历节疼，不可屈伸，此皆饮酒汗出当风所致。（7）

【提要】本条论述气虚湿盛，酒后汗出当风的历节病病机。

【释义】身体肥胖之人，出现涩小之脉，多为形盛气衰之体。其外虽看似有余，实则内已不足，故动则气短；中虚而卫阳不固，则自汗出；汗出腠理空虚，风邪遂乘虚侵入；况且肥人多湿，加之饮酒过度，湿从内生；风与湿内外相搏，留滞于筋骨关节之间，阻滞气血运行，导致关节疼痛，不能屈伸。

【临床应用】临床上治疗形体肥胖的历节病患者，应当注意温阳化气除湿。

4. 胃有蕴热，外感风湿

【原文】趺阳脉浮而滑，滑则谷气实，浮则汗自出。（5）

【提要】本条论述胃有蕴热，外感风湿的历节病病机。

【释义】趺阳脉主候脾胃之气，趺阳脉滑主胃热盛，故曰"滑则谷气实"；里热外蒸致腠理开，津液外泄而为汗，故曰"浮则汗自出"。如值此汗出腠理空疏之时感受风邪或冒雨涉水，则内热与风湿相搏，亦可发为历节病。

5. 过食酸咸，内伤肝肾

【原文】味酸则伤筋，筋伤则缓，名曰泄；咸则伤骨，骨伤则痿，名曰枯。枯泄相搏，名曰断泄。营气不通，卫不独行，营卫俱微，三焦无所御，四属断绝，身体羸瘦，独足肿大。黄汗出，胫冷。假令发热，便为历节也。（9）

【提要】本条论述过食酸咸导致历节病的病机及其与黄汗病的鉴别。

【释义】原文可分作两部分理解。第一部分自"味酸则伤筋"至"独足肿大"，阐述偏嗜酸咸导致历节的病机证候。饮食五味适宜，本以养人，但偏嗜五味，则反能伤人。如酸味可补肝，过食酸却反伤肝，肝藏血而主筋，肝伤则血不得藏，筋脉失养，导致弛缓不用，所以称之为"泄"；咸味可益肾，然过食咸反伤肾，肾藏精而主骨生髓，肾伤则精髓不生，骨失充养，以致骨痿软不能行立，故称之为"枯"。总之，偏嗜酸咸，可致肝肾损伤，精血虚亏，此即"枯泄相搏，名曰断泄"之意。肝肾虚损，精血衰少，久则累及营卫气血不足，营气虚则不能司濡养之职，卫气虚则不能行温煦卫外之能，营卫俱衰，则三焦功能失职，四肢得不到气血营养，故曰"四属断绝"。气血不足则身体消瘦，三焦气化失司，决渎失职，致湿浊下注，所以独见两脚肿大。第二部分自"黄汗出，胫冷"至"便为历节也"，指出黄汗与历节的区别。历节病与黄汗病均可见黄汗出，但是历节病两胫发热，黄汗病两胫发冷。此外，历节病多见关节肿痛处有黄汗，黄汗病则为全身出黄汗，且无关节肿痛。

【临床应用】肝肾不足导致筋骨不健，是历节发病的关键，故防治历节病当注意强筋健骨。

（二）证治

1. 风湿历节

【原文】诸肢节疼痛，身体魁羸，脚肿如脱，头眩短气，温温欲吐，桂枝芍药知母汤主之。（8）

桂枝芍药知母汤

桂枝四两，芍药三两，甘草二两，麻黄二两，生姜五两，白术五两，知母四两，防风四两，附子（炮）二枚。

上九味，以水七升，煮取二升，温服七合，日三服。

【提要】本文论述风湿历节的证治。

【释义】历节病的主要症状是遍历关节疼痛，诸肢节疼痛，说明病属历节，也突出了历节病的主症，以及营卫俱微，三焦无所御，四属断绝，身体羸瘦，独足肿大的病机特点。这里的身体魁羸，是说身体羸弱瘦削。骨节病变部位肿大为魁，可以看出此病证乃正虚邪实。脚肿如脱，是两脚肿胀导致感知差，感觉不到脚的状态，是湿浊之邪壅塞于经脉，经脉不通所致而无所感。体虚而受风邪，风邪轻清向上，则头眩；气虚则短气，为病久正气损耗；又感外邪，温温欲吐，为湿阻于中，脾失运化，胃失和降之症。正如前面病机所提，营气不通，卫不独行，营卫俱微，皆乃脾胃运化失司。

【临床应用】本方治疗类风湿关节炎的优点在于：关节肿胀消退后，可长期服用大黄䗪虫丸半年，每日两次，每次 1 丸，功能活血化瘀，使关节肥大逐渐消失。本方有助于病情稳定，可改善食欲，明显改善关节功能。

2. 寒湿历节

【原文】病历节，不可屈伸，疼痛，乌头汤主之。（10）

乌头汤方治脚气疼痛，不可屈伸。

麻黄、芍药、黄芪各三两，甘草（炙）三两，川乌（咬咀，以蜜二升，煎取一升，即出乌头）五枚。

上五味，咬咀四味，以水三升，煮取一升，去滓，内蜜煎中，更煎之，服七合。不知，尽服之。

【提要】本条论述寒湿历节病的证治。

【释义】乌头汤治疗的历节病，病情比桂枝芍药知母汤的关节痛更加剧烈。这里专门提到关节疼痛，不可屈伸。寒则收引，说明风寒之邪伤及筋骨的程度非常严重。另外，乌头汤还可治疗脚气疼痛。这里的脚气，并非真菌感染的脚气病，而是寒气极盛攻冲。

【临床应用】慢性关节疼痛、类风湿关节炎剧痛、坐骨神经痛、皮肌炎、三叉神经痛、体外肿瘤剧痛，以关节冷痛肿大为主者，或体虚历节，病程长达二三十年者，若独活寄生汤无效，病重药轻则以乌头汤与十全大补汤交替服用。临床常见舌质淡或胖嫩及嫩红有津，苔细白而滑或少苔津润，脉沉细或沉缓。

【医案举例】王某，男，36 岁，2018 年 11 月 5 日初诊。5 个月前淋雨后出现双手近指关节、肘、膝关节疼痛，屈伸不利，并进行性加重，服止痛药未效，曾查红细胞沉降率、C- 反应蛋白、抗环瓜氨酸肽抗体等未见异常。诊见面色青黄少泽，关节局部触之冷痛、得热痛减、遇寒痛增，舌质淡红，苔白腻，脉沉弦。此乃寒湿痹阻、经脉不通之证。治当温阳散寒，缓急止痛。处以乌头汤。制川乌 10g（先煎），麻黄 10g，黄芪45g，白芍 30g，甘草 15g，蜂蜜 50g。5 剂，水煎服。药后关节疼痛大减，关节局部转温。效不更方，继进 15 剂，药后关节痛止。[高立珍 . 唐祖宣国医大师应用仲景对药治疗风湿病经验 . 中国中医药现代远程教育，2020，18（1）：37-38.]

第二十一章　血痹虚劳病脉证并治第六 ▷▷▷

一、血痹病

（一）成因及轻证证治

【原文】问曰：血痹病，从何得之？师曰：夫尊荣人，骨弱肌肤盛，重因疲劳汗出，卧不时动摇，加被微风，遂得之。但以脉自微涩，在寸口关上小紧，宜针引阳气，令脉和紧去则愈。（1）

【提要】本条论述血痹的病因、脉象与针刺之理。

【释义】一般情况下，尊荣的人，骨弱肌肤盛，再加上疲劳汗出，卧不时动摇。尊容人有什么特点呢？身份尊贵、有财富、有地位的人，养尊处优，不需要进行体力劳动，有仆人帮着做，所以骨头比较弱，加上锦衣玉食，肥甘厚腻，肌肉和脂肪都比较丰盛，体态丰腴。这种体质的人，皮肤腠理相对疏松，卫表不固，动一动就容易感到疲劳而且汗出。"卧不时动摇，加被微风"，指的是这种人易有内热，睡觉也容易热，所以睡觉时不时地翻来覆去，此时就容易受风邪侵袭。加之其腠理相对疏松，动来动去，就容易感受风邪，则为血痹。

《素问·五脏生成》云："卧出而风吹之，血凝于肤者为痹。"这里的血痹，是风邪侵袭，血脉运行受阻于肤而发病。脉象表现为微涩，微为阳气虚，涩为血滞，紧为外受风邪。血痹是阳虚卫气不固，风邪乘虚而入，血行受阻。寸口、关上主表，是指初受风邪，病情表浅。治宜温补阳气，发散风邪，通行血脉。因病情表浅，适合用针引阳气，疏通气血，令脉和紧去则愈。筋骨脆弱，卫表不固是血痹发病的内因；皮肤腠理开泄汗出，风邪袭侵是其外因。血痹，病在营卫气血，治用以针引阳气之法，说明血痹病需重视行气，祛风邪，以调和血脉。

【临床应用】血痹是临床的常见病，轻者称漏肩风（相当于西医学的慢性肩周炎）、肩凝症，不仅条文中所提及的"尊荣人"易得，中老年人夜间盖被不严、肩肘被"微风"所袭也可得。常见于汽车司机，其半边身热汗出，肩肘当风受凉，易患此病。西医的风湿性肌肉炎、神经性肌肉炎、神经末梢炎可参本病治疗。

（二）重症证治

【原文】血痹，阴阳俱微，寸口、关上微，尺中小紧，外证身体不仁，如风痹状，黄芪桂枝五物汤主之。（2）

黄芪桂枝五物汤方

黄芪三两，芍药三两，桂枝三两，生姜六两，大枣十二枚。

上五味，以水六升，煮取二升，温服七合，日三服。一方有人参。

【提要】本条论述血痹的证治。

【释义】"血痹，阴阳俱微"，指气血营卫俱不足，为内虚较重。脉"微"为阳虚，代表正气虚；脉"紧"为外受风寒，代表受邪，且血脉郁滞。上条病轻邪浅，故但言脉微涩，小紧见于寸、关之上；而本条病重邪深，内虚较甚，故脉微见寸口、关上，小紧已达尺中。《素问·逆调论》曰："营气虚则不仁，卫气虚则不用。"因此，其表现以身体麻木不仁为主症，麻木不仁犹如风痹之状。治宜补气通阳，和营通脉，方用黄芪桂枝五物汤。

【临床应用】治疗血痹重症的黄芪桂枝五物汤在临床上主要用于治疗以下疾病：肢端动脉痉挛症、冠心病、心绞痛、中风后遗症、慢性风湿性关节炎、肩关节周围炎、周围神经麻痹、气虚头痛、产后身痛等。

【医案举例】白某，女，51岁，2018年5月17日初诊。1个月前出现颈项痛，伴左上肢麻木、乏力，不能端碗。某医院诊为颈椎病，行牵引治疗后无效。症见颈项痛、左手麻木无力，试令其左手拿脉枕，稍起即落；舌淡，苔白，脉细弱。此气血两虚，不荣经络，又因虚致瘀，瘀阻经络不通，疼痛加重。西医诊断：颈椎病。中医诊断：颈痹；麻木（气血亏虚，瘀阻经络）。治以益气养血，活血通络。方拟黄芪桂枝五物汤合桂葛舒筋饮加减。黄芪30g，桂枝14g，白芍10g，当归15g，葛根30g，三七10g，川芎10g，威灵仙10g，露蜂房10g，甘草10g。7剂，水煎，早晚分服。药后颈痛减轻，左手较前有力，可拾起脉枕。效不更方，予上药14剂。三诊颈痛止，手亦有力。续上方14剂，去威灵仙，加党参10g，巩固疗效。[范少华.国医大师刘祖贻病证结合论治麻木经验.湖南中医药大学学报，2020（1）：1-4.]

二、虚劳病

（一）脉象总纲

【原文】夫男子平人，脉大为劳，极虚亦为劳。（3）

【提要】本条论述虚劳病脉法大纲。

【释义】男子房事过度，精气损泄，易致虚劳，表明肾精亏损是虚劳病的重要原因。但是虚劳病篇论述的问题也包括女性在内。"平人"即《难经·二十一难》所说的"脉病形不病者"，外观如常人，而内里精气已衰，骨弱髓空，脏气已虚。这里说的平人，是强调一个人看上去是健康的，但如果脉象出现下面两种情况，则表明已是虚劳状态，并非真正的健康平人。"脉大"为脉形大于常脉，这里指虚大无力，是肾精亏损、阴不敛阳、气虚浮于外的表现。脉虚大无力，表明肾气虚浮，属阳虚的一面，故云"脉大为劳"；"极虚"是脉重按极细软无力，为阴精亏损，属阴虚的一面，故云"极虚亦为劳"。其实，肾精亏损与元气虚衰是密切联系的，阴损及阳，阳损及阴。虚劳病有阴精亏损与阳气虚衰两个方面，"脉大"与"极虚"反映了阴精与阳气的不足，因此"脉大"与"极虚"是虚劳病的脉法大纲。

【临床应用】本条提出的是虚劳病的脉象提纲，但在临床上，虚劳病的脉象是非常复杂的，因其有阴虚、阳虚、阴阳两虚等不同类型，所以仅仅用大、虚两脉不能概括无遗。正如教材按语所云，大、虚两脉只是"作为论述虚劳脉象的开端"。虚劳病的脉象必须从大、虚两脉参看兼脉，四诊合参。

（二）证治

1. 虚劳失精

（1）阴阳两虚失精

【原文】夫失精家，少腹弦急，阴头寒，目眩（一作目眶痛）。发落，脉极虚芤迟，为清谷、亡血、失精。脉得诸芤动微紧，男子失精，女子梦交，桂枝加龙骨牡蛎汤主之。（8）

桂枝加龙骨牡蛎汤方（《小品》云：虚羸浮热汗出者，除桂，加白薇、附子各三分，故曰二加龙骨汤）

桂枝、芍药、生姜各三两，甘草二两，大枣十二枚，龙骨、牡蛎各三两。

上七味，以水七升，煮取三升，分温三服。

【提要】本条论述虚劳失精的证治。

【释义】失精家，狭义可专指男子遗精滑泄，但临床上不可局限于此。广义的失精还包括小孩晚上夜尿。夜尿也属于遗精的一种。有的女子晚上睡觉全身流汗。如果是肥胖之人，汗会流很多。大热、大渴可以是阳明热证，里热重。但是一些人很虚弱，疲劳，脸色苍白，没有什么元气，盗汗也很严重，这也属失精家。所以失精家不要局限于男子的精子方面，可以扩展到精微方面，这对临床有很重要的指导意义。

肝藏血，肾藏精，失精家精血不足，肝肾亏虚，不能温煦，则少腹弦急。这里的弦急，更多的是指筋的拘急，没有得到温煦，不柔和。正如《素问·生气通天论》所云："阳气者，精则养神，柔则养筋。"关于"阴头寒"，这里是指阴器部位的问题。肝经循行过男人阴囊的地方，肝肾虚寒时，尤其是肝经，寒主收引，阴器就会弦急疼痛。男子如此，女子也一样，会感到阴道弦急。临床上，有的女性患者来月经的时候，阴道会有拉扯痛的感觉，这可以归为少腹弦急。为什么？女性如果阴血不足，月经期会表现得更加明显。肝藏血，肝血相对不足也会表现出筋急。有的女性行房时阴道很痛，这也属于少腹弦急范畴。少腹弦急，结合证候可采用桂枝加龙骨牡蛎汤治疗。该方的应用范围非常广泛。

肝开窍于目，肾其华在发，肝虚则目眩，肾虚则发落，脉则出现极虚芤。芤是脉很大，中间是空的，好像葱一样，是下利清谷、亡血失精的脉象。因下利清谷，亡血失精，阴损及阳，阳虚则寒，动力不足，则脉迟，严重的劳证、失精家，则男子失精，女子梦交，治疗采用桂枝加龙骨牡蛎汤。

【临床应用】桂枝加龙骨牡蛎汤的适应证，除条文中的"阴头寒""清谷"等症外，尚可见腰痛、倦怠、盗汗、自汗、口淡、纳差、舌质淡、苔薄润等症。临床可用于失眠、心悸、怔忡、功能性期前收缩、下焦阳虚遗溺、脏躁、小儿夜啼、夜游症、奔豚气、带下、四肢抖动、更年期综合征、自主神经功能紊乱、男子绝育术后排出黏液等。

【医案举例】患者，女，71岁，2013年6月21日初诊。主诉汗多6个多月。症见汗出甚，白天略动即大汗淋漓，晚上睡觉汗出湿被，舌淡红、体胖，苔薄，脉沉缓，纳可，大便不成形。西医诊断：自主神经功能紊乱。中医诊断：自汗。证属气阴两虚，卫阳不固。桂枝加龙骨牡蛎汤加味。桂枝10g，白芍10g，制附片10g（先煎30分钟），甘草10g，生龙骨、牡蛎各30g（均先煎30分钟），黄芪15g，炒麦芽15g，大枣6枚，生姜3片。14剂，1天1剂，水煎服。药后出汗明显减少，唯大便仍不成形。原方生姜加至5片。10剂后家人代述，患者汗出基本正常。[卢永锋.王自立教授运用桂枝加龙骨牡蛎汤经验.中医研究，2014，27（3）：41-43.]

（2）阳虚失精

【原文】天雄散方

天雄（炮）三两，白术八两，桂枝六两，龙骨三两。

上四味，杵为散，酒服半钱匕，日三服，不知，稍增之。

【提要】本条论述阳虚失精证的治疗方药。

【释义】方中天雄补命门，壮肾阳；白术补脾胃，温中阳；桂枝助天雄以温肾阳；龙骨收敛摄精，共成补阳摄阴之方。

【临床应用】本方可治肾阳不足的失精、腰痛、阳痿、不育症、阴汗、阴冷、更年期综合征等。症见阳痿不举，腰膝酸软，精液清冷，早泄滑精，手足不温，怯冷，舌淡白，苔薄润，脉沉无力。

2. 虚劳腹痛

（1）小建中汤

【原文】虚劳里急，悸，衄，腹中痛，梦失精，四肢酸疼，手足烦热，咽干口燥，小建中汤主之。（13）

小建中汤方

桂枝（去皮）三两，甘草（炙）三两，大枣十二枚，芍药六两，生姜三两，胶饴一升。

上六味，以水七升，煮取三升，去滓，内胶饴，更上微火消解，温服一升，日三服（呕家不可用建中汤，以甜故也）。

【提要】本条论述脾胃阴阳两虚、虚劳里急的证治。

【释义】人体阴阳是相互维系的，虚劳病日久，往往阳虚及阴或阴虚及阳，形成阴阳两虚，此时就会出现寒热错杂的证候。阳虚腹部失于温煦，则腹挛急作痛，按之不硬；阴虚生热，则衄血、手足烦热、咽干口燥；阴血不足，心失所养，则心悸；阴虚不能内守，则梦失精；气血不足，肢体失于濡养，则四肢酸疼。这些都由阴阳两虚、阴阳失调所致，治以小建中汤甘温建中，调和阴阳。方中胶饴、甘草、大枣甘温建中缓急；桂枝、生姜辛温通阳调卫；芍药酸敛和营，并与甘草相合，缓急止痛。全方辛甘助阳，酸甘化阴，故能调和阴阳。

【临床应用】本方适宜于阴阳两虚、阴阳失调、偏重脾胃阳虚者，可治疗属上述病机的发热、腹痛、便血、眩晕、胃脘痛、虚黄等症，诸如消化道溃疡、慢性胃炎、肠易激综合征、室性早搏、再生障碍性贫血等符合上述病机者。

（2）黄芪建中汤

【原文】虚劳里急，诸不足，黄芪建中汤主之。于小建中汤内加黄芪一两半，余依上法。气短胸满者加生姜；腹满者去枣，加茯苓一两半；及疗肺虚损不足，补气加半夏三两。（14）

【提要】本条论述脾气虚弱的证治。

【释义】本条承上条续论虚劳阴阳两虚腹痛的证治。"里急"是腹中拘急，"诸不足"是气血阴阳俱不足，治疗用黄芪建中汤补中缓急，调和阴阳。方以小建中汤加黄芪而成。由此可知，本证较小建中汤证病情略重，气虚更甚，其证候应包括上条小建中汤诸症，此处以"虚劳里急"一句概之，从加黄芪推测，本证尚有自汗或盗汗、倦怠、身重或不仁等症。

【临床应用】本方主治阴阳两虚、气虚偏重者。常用于消化道溃疡、再生障碍性贫血、慢性胃炎、食管炎、神经衰弱等符合上述病机者，并可治疗属阴阳两虚、气虚偏重的多种虚弱性疾患。

3. 虚劳腰痛

【原文】虚劳腰痛，少腹拘急，小便不利者，八味肾气丸主之。方见脚气中。（15）

八味肾气丸方

干地黄八两，山茱萸、薯蓣各四两，泽泻、茯苓、牡丹皮各三两，桂枝、附子（炮）各一两。

上八味末之，炼蜜和丸，梧子大。酒下十五丸，加至二十五丸，日再服。

【提要】本条论述虚劳肾气虚腰痛的证治。

【释义】腰为肾之外府，肾阳虚则腰痛；肾阳不足，膀胱气化不利，故见少腹拘急，小便不利。治用八味肾气丸温肾化气。方中干地黄、山茱萸、山药滋补肾阴，桂枝、附子温阳化气，泽泻、茯苓、牡丹皮利湿泄浊。诸药合用，共奏助阳化水、滋阴生气之效。

【临床应用】本方被广泛用于肾阳不足、气化不利引起的多种疾病，范围涉及心血管系统疾病、呼吸系统疾病、消化系统疾病、泌尿系统疾病、内分泌系统疾病、生殖系统疾病及骨骼疾病。主症多见腰酸痛或腰膝酸软，稍劳即加重，畏寒肢冷，小便不利，但溲不黄、不热，或夜尿频多，面色㿠白，舌淡有齿痕，苔白润，脉沉迟或弱。

4. 虚劳不眠

【原文】虚劳虚烦不得眠，酸枣仁汤主之。（17）

酸枣仁汤方

酸枣仁二升，甘草一两，知母二两，茯苓二两，芎䓖二两（《深师》有生姜二两）。

上五味，以水八升，煮酸枣仁，得六升，内诸药，煮取三升，分温三服。

【提要】本条论述虚劳阴血亏虚失眠的证治。

【释义】肝阴不足，虚热内生则魂不归肝，心血亏虚则神难守舍，虚热扰及心神，故虚烦失眠。证属心肝阴血亏虚，心神失养。治以酸枣仁汤养阴清热，宁心安神。方中酸枣仁养肝阴，益心血；与甘草酸甘合用，以增养阴之力；知母清虚热；川芎理血疏肝；茯苓宁心安神。诸药合用，共奏养阴清热、宁心安神之效。

【临床应用】本方多用于肝阴不足、心血亏虚、虚热内扰引起的失眠、盗汗、眩晕、惊悸等，主要涉及与失眠、精神障碍相关的疾病，如更年期综合征、脑出血急性期狂躁型精神障碍、焦虑性神经症、抑郁症、神经衰弱、神经官能症等疾病符合上述病机者。

5. 虚劳干血

【原文】五劳虚极羸瘦，腹满不能饮食，食伤，忧伤，饮伤，房室伤，饥伤，劳伤，经络营卫气伤，内有干血，肌肤甲错，两目暗黑。缓中补虚，大黄䗪虫丸主之。（18）

大黄䗪虫丸方

大黄（蒸）十分，黄芩二两，甘草三两，桃仁一升，杏仁一升，芍药四两，干地黄十两，干漆一两，虻虫一升，水蛭百枚，蛴螬一升，䗪虫半升。

上十二味，末之，炼蜜和丸，小豆大，酒饮服五丸，日三服。

【提要】本条论述虚劳兼干血的证治。

【释义】五劳乃五脏之劳损，食伤、忧伤、饮伤、房室伤、饥伤、劳伤述其因，经络营卫气伤，内有干血言其果，而虚极羸瘦、腹满不能饮食、肌肤甲错、两目暗黑乃具体见症。缓中补虚是治则，强调缓消瘀血，寓补于消。

【临床应用】大黄䗪虫丸的临床运用范围正如教材所述，除"腹满不能饮食"外，尚有口干口苦、便秘，属阴虚而阳热旺盛者；除有"肌肤甲错，两目暗黑"为瘀血特征外，尚有少腹胀且有包块，按之痛而不移，或刺痛，或但欲漱水而不咽，舌质紫暗、有瘀点，脉沉涩有力或弦涩。该方现已研制为成药，广泛用于临床。凡阴虚而瘀热盛者，久服有效。除教材所述，尚可用于原发性肝癌，瘀血性经闭，下肢血栓闭塞性脉管炎，血鼓证，黑热病，小儿疳积、疳眼，阑尾脓肿等。

第二十二章 肺痿肺痈咳嗽上气病脉证治第七 ▷▷▷

一、肺痿病

（一）成因、脉症与鉴别

【原文】问曰：热在上焦者，因咳为肺痿。肺痿之病，何从得之？师曰：或从汗出，或从呕吐，或从消渴，小便利数，或从便难，又被快药下利，重亡津液，故得之。曰：寸口脉数，其人咳，口中反有浊唾涎沫者何？师曰：为肺痿之病。若口中辟辟燥，咳即胸中隐隐痛，脉反滑数，此为肺痈，咳唾脓血。脉数虚者为肺痿，数实者为肺痈。（1）

【提要】本条论述肺痿的成因和肺痿、肺痈的主症及鉴别。

【释义】肺为娇脏，不耐寒热。若上焦有热，肺易受热而伤，出现咳嗽症状。久而久之，发展为肺痿。肺痿的发生有的因发汗过多，有的因呕吐过度，有的因消渴、小便频数。消渴是以多饮、多食、多尿而人消瘦为典型症状的一类疾病。因大便难解，误用峻猛药泻下，导致身体津液严重丢失，从而损伤肺之津液，形成肺痿。寸口脉可以反映上焦的情况。寸口脉数，表明其人很热，反有浊唾涎沫，这就是肺痿的表现。一般肺热阴伤咳嗽多为干咳少痰，但却出现口中常吐出稠痰或清稀痰的情况，故曰"反"。"反"强调的是非常态表现。浊唾浓稠的痰偏热，而涎沫清晰的痰偏寒。无论偏寒还是偏热，都是虚证。如果口中有燥而咳，并且一咳胸部就隐隐作痛，且脉象"反滑数"，则为肺痈。由此可知，肺痈乃实热证。肺痈有痰，而且是浓稠黄痰，甚至咯脓血。脉滑，是讲有浓痰且热的脉象则滑而数。数虚就是虚热，因为津液不够，故而虚。虚产生的热就是肺痿，是虚热。所以脉数虚者为肺痿，脉数实者为肺痈，这是从脉象论述肺痿与肺痈的不同。

（二）证治

1.肺中虚冷

【原文】肺痿吐涎沫而不咳者，其人不渴，必遗尿，小便数，所以然者，以上虚不能制下故也。此为肺中冷，必眩，多涎唾，甘草干姜汤以温之。若服汤已渴者，属消渴。（5）

甘草干姜汤方

甘草（炙）四两，干姜（炮）二两。

上㕮咀，以水三升，煮取一升五合，去滓，分温再服。

【提要】本条论述虚寒肺痿的论治。

【释义】肺痿有虚寒、虚热之分。肺主气，布散津液。虚寒肺痿主要为肺中冷，肺气虚寒。形成的原因是咳逆日久，耗损肺气，致肺气虚寒而痿；亦可见于阳虚之人，肺气不足，或肺阴虚内热，失治误治，久治不愈，阴损及阳，致肺阳不足。吐涎沫而不咳是虚寒肺痿的主症。患者常常有低微"呃"声而非咳，吐出白色涎沫，此为肺阳虚、不布津液所致。其人不渴，为肺气虚寒，津液不化，而变为寒痰冷饮。肺主治节，在上肺气虚寒，不能制约在下之膀胱，故必遗尿、小便频数。患者表现为小便次数多，但量少，这是肺的寒证，乃"上虚不能制下故也"。此为肺中冷。肺中冷的时候会头目昏眩，此乃上焦阳虚，清阳不升，另外口吐涎沫也多。总之，其病机为肺虚寒。虚则补之，治当温补，方用甘草干姜汤。

【临床应用】甘草干姜汤中干姜炮用，成为苦温炮姜，而暖肺祛寒。可用于虚寒性吐血、鼻衄，血色暗而稀。陈修园谓"温摄法、草姜调"。

【医案举例】患儿，男，10岁，1981年11月6日初诊。9月中旬发热恶寒，咳嗽气促，曾使用抗生素、解热药及清肺丸治疗。药后热退，然咳嗽不已，咳即遗溺，夜间尿床（1～3次），倦怠欲睡。继服清肺丸近1个月，咳有增无减。现面色苍白，咳溺，痰稀、量较多，小便频数，饮食尚可，大便正常，舌淡，苔白滑，脉沉细无力、右寸脉沉。此乃久咳耗伤肺气，过服苦寒，损伤脾气，肺脾虚寒，膀胱失约而致溲频遗溺。此《金匮要略》上虚不能制下之故。治宜温补脾肺，以制下元。拟甘草干姜汤加味。炙甘草10g，炮干姜6g，茯苓4g。服药两剂，咳溺除，舌淡红，苔白，脉沉弱较前有力，继用3剂而愈。［胡学曾. 仲景甘草干姜汤运用一得. 天津中医，1986（4）：14–15.］

二、肺痈病

（一）病因病机

【原文】问曰：病咳逆，脉之，何以知此为肺痈？当有脓血，吐之则死，其脉何类？师曰：寸口脉微而数，微则为风，数则为热；微则汗出，数则恶寒。风中于卫，呼气不入；热过于营，吸而不出。风伤皮毛，热伤血脉。风舍于肺，其人则咳，口干喘满，咽燥不渴，多唾浊沫，时时振寒。热之所过，血为之凝滞，蓄结痈脓，吐如米粥。始萌可救，脓成则死。（2）

【提要】本条论述肺痈之病因、病机、脉证和预后。

【释义】肺痈由外感风热毒邪所致。初起风热之邪侵犯肌表，出现寸口脉浮数、汗出、发热恶寒之表证，为"风伤皮毛""风中于卫"阶段。此阶段病证轻浅，邪气可随呼气排出，稍治即愈，为表证期。热毒之邪只有过营入深，随呼吸进入于肺，内舍肺脏，伤及血脉，方可形成肺痈。其表现为咳嗽、气喘、胸满、口干咽燥、多唾稠痰、时时振寒、发热、脉滑数或数实。此为成痈期。热毒炽盛，血因之凝滞，热盛肉腐，蓄结成痈脓。痈脓破溃，可吐出大量脓痰，状如黄色米粥，有腥臭之味。此为溃脓期。此时胸痛、时时振寒的症状依然存在，脉象多滑数。肺痈开始时治疗较易，化脓后病情较重，治疗较难，甚至死亡，提示应趁早防治。"死"字不可拘泥，应当活看。

【临床应用】肺痈初起多有恶寒发热表证，但病机上与伤寒太阳表证有所不同，此由风邪热毒犯肺、阻遏营卫所致，只有病邪外祛，营卫畅行后，寒热才能退尽。故肺痈初期服解表药而热不退者，应迅即转予清肺泄热，以免延误病机。

（二）证治

1. 邪实壅滞

【原文】肺痈，喘不得卧，葶苈大枣泻肺汤主之。（11）

葶苈大枣泻肺汤方

葶苈（熬令黄色，捣丸如弹子大），大枣十二枚。

上先以水三升，煮枣取二升，去枣，内葶苈，煮取一升，顿服。

【提要】本条论述痰涎壅滞的肺痈证治。

【释义】呼吸困难而难以平卧，由痰涎过多，壅塞于肺所致，用葶苈大枣泻肺汤开闭泻肺。

【临床应用】本方适用于肺痈实证初期，症见风热痰浊壅闭肺家气分，汗出，咳唾浊沫，口干喘满，咽燥不渴，时时振寒，脉浮数。中期开始化脓，邪实证明显、正气不甚虚者，亦可用之。若痈脓已溃，吐如米粥，咳唾脓血，正气虚者则不宜。现代临床报道，葶苈子能治大叶性肺炎、小叶性肺炎、急性支气管炎、肺脓肿、慢性肺心病、胸腔积液并发心衰、百日咳痉咳期。

【医案举例】方某，男，16岁，患上呼吸道感染数月，经中西医诊治，静滴，服药，病暂好转。2014年1月就诊前1个月，咳喘加重，头痛头昏，鼻塞，无汗；记忆力减退，常感胸部闷胀。诊见咳喘不断，有痰声，但咳痰困难，面色无华，形体微胖，舌质红，苔白厚，脉弦数。证属风热壅肺，治宜泻肺平喘。方以葶苈大枣泻肺汤加味。葶苈子30g，大枣50g，麻黄9g（打碎），杏仁20g，黄芩30g，桑白皮20g，生甘草10g。连服3剂后，咳喘即减，汗出、头痛、头晕、鼻塞消除。连服5剂，诸症悉除。后以玉屏风散加减调理1个月。随访至今，未复发。[唐才东.葶苈大枣泻肺汤加味治疗咳喘.四川中医，2016，34（1）：111.]

2. 瘀热蕴肺

【原文】《千金》苇茎汤：治咳有微热，烦满，胸中甲错，是为肺痈。

苇茎汤方

苇茎二升，薏苡仁半升，桃仁五十枚，瓜瓣半升。

上四味，以水一斗，先煮苇茎得五升，去滓，内诸药，煮取二升，服一升，再服，当吐如脓。

【提要】本条论述肺痈的证治。

【释义】《千金》苇茎汤为治疗肺痈的代表方，提示清热解毒、活血排脓之法可用于肺痈的酿脓期和溃脓期。

【临床应用】本方治疗肺痈，若脓未成，可加鱼腥草、蒲公英、紫花地丁、金银花、连翘等清热解毒之品，促其消散；若脓已成，可加桔梗、甘草、贝母等，以增强化痰排脓之效。

3. 血腐脓溃

【原文】咳而胸满，振寒脉数，咽干不渴，时出浊唾腥臭，久久吐脓如米粥者，为肺痈，桔梗汤主之。

桔梗汤方亦治血痹。

桔梗一两，甘草二两。

上二味，以水三升，煮取一升，分温再服，则吐脓血也。

【提要】本条论述肺痈溃脓的证治。

【释义】邪热壅肺，正邪相争而见振寒脉数。热入血分，故口渴、咽干较前有减；热毒内盛，腐溃血脉成脓，故时出浊唾腥臭、久久吐脓如米粥，治以桔梗汤解毒排脓。

【临床应用】后世治喉痹、咽喉不利、喉头结核等多种喉科疾病均以此为主方。急性气管炎初期，外邪阻滞肺窍的音哑，可加蝉衣、胖大海、前胡、荆芥驱邪宣肺。

【医案举例】某男，17岁。憎寒发热1周，咳嗽胸闷不畅，咳少量白色黏痰。白细胞24500/mm³，中性粒细胞85%。X线胸透左下肺脓疡。经住院治疗8天，使用大量抗生素发热不退，遂邀中医诊治。病属肺痈血腐脓溃证，治宜排脓解毒，方用桔梗汤。桔梗60g，生甘草30g。1剂，水煎服。药后咳嗽增剧，翌晨吐出大量脓痰，夹有腥臭。上方继进2剂，排出多量脓痰，发热下降。减桔梗为20g，生甘草10g，加南沙参以益其气阴，加金银花、鱼腥草以加强清热解毒排脓之功，加生薏苡仁、栝楼皮以增强化湿祛痰之效。服至10余剂，药尽热退，精神佳，饮食增。胸透复查，脓疡消散吸收，血象正常。[吴传铎.桔梗汤治疗肺痈的临床体会.江苏中医杂志，1981（3）：35.]

三、咳嗽上气病

（一）辨证与预后

【原文】上气，面浮肿，肩息，其脉浮大，不治。又加利尤甚。（3）

上气，喘而躁者，属肺胀，欲作风水，发汗则愈。（4）

【提要】以上两条论述咳嗽上气的虚与实。

【释义】上气、面浮肿、肩息，既可见于虚证也可见于实证。第3条言其虚喘者，辨证关键在于"其脉浮大"。此处脉浮大是浮大而无根，为虚阳外越之候；兼喘则是肾气虚衰，不能摄纳，病情危重，往往预后不良，故曰不治；由于元气无根，升而不降，故上气；肾阳衰微，水气上溢，故面浮肿；肾虚不能纳气归元，呼吸极度困难，故肩息；若再见下利，则阳脱于上，阴竭于下，阴阳离决，病情尤为险恶。

第4条言喘而肺胀者，由外感实邪，内有水饮，兼夹郁热，外内合邪，令肺气胀满，冲逆于上所致。肺失宣降，故喘；水气夹热上冲，故躁；肺气壅闭，不能通调水道，水溢肌表，加之风激水泛，有发风水之势，故欲作风水。此时当发汗，使水饮和外邪从汗而解，肺气宣降复常，诸症自愈。

【临床应用】临床咳嗽上气的虚实辨证，宜脉症合参。气粗声高，以呼出为快，脉浮大有力者，多为实证；气怯声低，但得长引一息为快，脉浮大无根者，多为虚证。实证应宣肺祛邪、降气平喘，虚证应温肾纳气。实证病程一般较短，容易治愈；虚证病程一般较长，宜慢慢调理。

（二）证治

1. 寒饮郁肺

【原文】咳而上气，喉中水鸡声，射干麻黄汤主之。（6）

射干麻黄汤方

射干十三枚（一法三两），麻黄四两，生姜四两，细辛、紫菀、款冬花各三两，五味子半升，大枣七枚，半夏八枚（一法半升，大者，洗）。

上九味，以水一斗二升，先煮麻黄两沸，去上沫，内诸药，煮取三升，分温三服。

【提要】本条论述寒饮郁肺的证治。

【释义】"咳而上气"，亦即咳嗽气喘。《素问·脏气法时论》云："肺病者，喘咳逆气。"咳而上气主要与肺有关。"咳而上气，喉中水鸡声"，即哮喘病；寒饮郁肺，肺气不宣，则"咳而上气"；痰阻气道，气触其痰，故"喉中水鸡声"；"肺病令人上气，兼胸膈痰饮，气机壅滞，喘息不调，致咽喉有声，如水鸡之鸣也"，此当属"肺胀"，寒饮郁肺之常见症，药用射干麻黄汤，散寒宣肺，降逆化痰。

【临床应用】本方乃治哮证之祖方。凡寒饮郁肺的病机，主症见喉中痰鸣、胸中满闷、咳喘、痰白质稀、苔白滑或白腻、脉浮紧或浮弦等之哮喘、久咳、百日咳均可投本方。

【医案举例】冯某，自去年初冬始病咳逆，倚息，吐涎沫，自以为痰饮。今诊得两脉浮弦而大，舌苔腻，喘息时胸部兼作水鸡之声。肺气不得流畅，当无可疑。昔人以麻黄为定喘要药，今拟用射干麻黄汤。射干四钱，净麻黄三钱，款冬花三钱，紫菀三钱，北细辛二钱，制半夏三钱，五味子二钱，生姜三片，红枣七枚，生远志四钱，桔梗五钱。愈。（曹颖甫.经方实验录.上海：上海科学技术出版社，1979.）

2. 痰浊壅肺

【原文】咳逆上气，时时吐浊，但坐不得眠，皂荚丸主之。（7）

皂荚丸方

皂荚八两（刮去皮，用酥炙）。

上一味，末之，蜜丸梧子大，以枣膏和汤服三丸，日三夜一服。

【提要】本条论述痰浊壅肺的咳喘证治。

【释义】"时时"乃频频之意，"浊"为稠痰之称。咳逆上气，痰浊壅塞，肺失清肃，气机不利，故为之。"时时吐浊"乃稠黏之痰不随上气而出。"但坐不得眠"，喘咳之，吐出浊痰咳应缓解，此仍但坐不得眠，乃肃降无权，胸中壅塞之气过盛，膈上胶固之痰难拔。虽时吐出，亦微不足道，卧则气逆更重，故"但坐不得眠"，属痰浊壅肺。

【临床应用】皂荚丸临床用于痰涎壅盛，形气俱实的中风、痰饮、喉风。慢性支气管炎、支气管扩张、蓄脓症，症见胶痰如漆、黏稠咳吐不出者，本方可作为暂时急救用之。

【医案举例】余尝自病痰饮，喘咳吐浊，痛连胸胁，以皂荚大者四枚炙末，盛碗中，调赤砂糖间日一服，连服四次，下利，日二三度，痰涎与粪俱下，有时竟全是痰液，病愈后，体亦大亏。于是知皂荚之攻消甚猛，全赖枣膏调剂也。夫甘遂之破水饮，葶苈之泻肺胀，与皂荚之消饮痰，可称鼎足而三。唯近人不察，恒视若鸩毒，弃良药而不用，伊谁之过欤？（曹颖甫.经方实验录.上海：上海科学技术出版社，1979.）

3. 饮热郁肺

【原文】咳而上气，此为肺胀，其人喘，目如脱状，脉浮大者，越婢加半夏汤主之。（13）

越婢加半夏汤方

麻黄六两，石膏半斤，生姜三两，大枣十五枚，甘草二两，半夏半升。

上六味，以水六升，先煮麻黄，去上沫，内诸药，煮取三升，分温三服。

【提要】本条论述饮热迫肺的肺胀证治。

【释义】本证为饮热壅肺，热甚于饮。其症以咳喘为主，且喘重于咳。因热壅饮聚，憋气严重，致使眼球胀凸，犹如脱出之状。此实证之咳喘，故脉必浮大有力。治以越婢加半夏汤，清热蠲饮，降肺平喘。本方以越婢汤发越水气，兼清里热，加半夏以散水降逆。

【临床应用】临床用于饮热壅肺之咳喘、水肿等症，效果甚佳。本方与射干麻黄汤均可用于内外合邪、水饮郁肺的喘咳证治，然本方适用于热与饮合之肺胀，射干麻黄汤适用于寒与饮合之冷哮。本方与厚朴麻黄汤均可用于水饮夹热的肺胀咳喘证治，但本方之热与外感风热有关，其热较重；厚朴麻黄汤之热是水饮日久所化之郁热，其热较微。两方均见浮脉，但本方为表证之候，厚朴麻黄汤乃饮邪上迫而甚于上之候。

【医案举例】苏某，男，76岁，2001年7月20日初诊。患咳喘病40余年，此次因外感风热而使病情加重。症见咳嗽，痰黄质稠，喘促气粗，倚坐不得平卧，口干、口渴，便干，无发热。舌红少津，苔黄腻，脉滑数。予西药抗炎、平喘为主治疗20余天，症状无缓解。此乃痰热郁肺之肺胀，越婢加半夏汤加减。麻黄10g，生石膏50g，半夏10g，生姜10g，生甘草5g，红枣4枚，天花粉15g，知母15g。加减服10余剂而愈。[蔡丽威，于殿宏，于敏，等.越婢加半夏汤治愈肺胀两则.吉林中医药，2002（5）：55.]

4. 寒饮夹热

（1）寒饮夹热上迫于肺

【原文】咳而脉浮者，厚朴麻黄汤主之。（8）

厚朴麻黄汤方

厚朴五两，麻黄四两，石膏如鸡子大，杏仁半升，半夏半升，干姜二两，细辛二两，小麦一升，五味子半升。

上九味，以水一斗二升，先煮小麦熟，去滓，内诸药，煮取三升，温服一升，日三服。

【提要】本条论述以脉象分咳喘的病证及治法。

【释义】脉象浮又分主表和病在上逆浮，故病邪近于表，又邪盛于上，为寒饮蕴肺，久郁化热，上迫于肺，肺气不宣。脉浮多主表，脉沉多主里。此咳而脉浮，不是主表证，而是主饮热迫肺，病偏于表，邪盛于上，以胸膈为主。治用厚朴麻黄汤，重在宣肺化饮。

【临床应用】本证可见咳喘、胸满、烦躁、咽喉不利、痰声辘辘、但头汗出、倚息不能平卧、舌苔滑、脉浮等。病因病机为寒饮夹热，上迫于肺，邪盛于上而近于表。

（2）水饮夹热内结胸胁

【原文】脉沉者，泽漆汤主之。（9）

泽漆汤方

半夏半升，紫参（一作紫菀）五两，泽漆（以东流水五斗，煮取一斗五升）三斤，生姜五两，白前五两，甘草、黄芩、人参、桂枝各三两。

上九味，㕮咀，内泽漆汁中，煮取五升，温服五合，至夜尽。

【提要】本条论述以脉象分咳喘的病证及治法。

【释义】脉沉多主里，咳而脉沉，其病在里。水饮内停，上迫于肺，故喘咳；外溢于表，故身肿。泽漆汤重在逐水通阳，止咳平喘。方中泽漆消痰逐水；紫参利大小便而逐水；半夏、生姜、桂枝散水通阳降逆；人参、甘草益气健脾，以扶正；白前降气祛痰；饮邪内结，郁久化热，故用黄芩清泄郁热。诸药合用，共奏逐邪安正之功。

【临床应用】泽漆汤可用于肺气肿、肺心病、细菌性胸膜炎、结核性胸膜炎、胸腔积液及肺部癌肿等。

（3）表寒里饮夹热

【原文】肺胀，咳而上气，烦躁而喘，脉浮者，心下有水，小青龙加石膏汤主之。（14）

小青龙加石膏汤方《千金》证治同，外更加胁下痛引缺盆。

麻黄、芍药、桂枝、细辛、甘草、干姜各三两，五味子、半夏各半升，石膏二两。

上九味，以水一斗，先煮麻黄，去上沫，内诸药，煮取三升。强人服一升，羸者减之，日三服，小儿服四合。

【提要】本条论述表寒里饮夹热的肺胀证治。

【释义】素有停饮，复感外寒，内外合邪而成肺胀，症见咳喘不止；热郁于内，则见烦躁。心下有水乃病机。小青龙汤为宣肺散寒、温肺化饮的代表方，加石膏以清郁热。

【临床应用】小青龙加石膏汤可用于支气管哮喘，证属寒饮郁热犯肺、喘促气逆、喉中痰鸣者，以及急性支气管炎早中期表现为寒热相兼者。

【医案举例】孙某，女，46岁。时值炎夏，夜开空调，当风取凉，患咳嗽气喘甚剧。西医用进口抗肺炎之药，不见效果，又延中医治疗亦不能止。请刘老会诊。患者咳逆倚息，两眉紧锁，显有心烦之象。舌红绛，苔水滑，脉浮弦、按之则大。诊为外寒里饮蕴肺。麻黄4g，桂枝6g，干姜6g，细辛3g，五味子6g，白芍6g，炙甘草4g，半夏12g，生石膏20g。两剂，水煎服。方证相合，仅两剂，喘止人安，能伏枕而眠。（陈明．刘渡舟临证验案精选．北京：学苑出版社，1996．）

5. 肺胃阴虚气逆

【原文】火逆上气，咽喉不利，止逆下气者，麦门冬汤主之。

麦门冬汤方

麦门冬七升，半夏一升，人参三两，甘草二两，粳米三合，大枣十二枚。

上六味，以水一斗二升，煮取六升，温服一升，日三夜一服。

【提要】本条论述虚热肺痿的证治。

【释义】"火逆"指病机。肺胃阴虚，虚以上逆。津伤则阴虚，阴虚则火旺，火旺必然上逆。津伤以肺胃最为常见。咳逆上气之症，必当有其类证。肺胃之气以下为顺，令阳伤火，必发上逆湿证。前言"重亡津液""热在上焦"，肺胃津伤，故火上逆。肺津伤，胃亦津伤。"上气"指病属火逆上气的咳喘，症见上气咳喘，咽喉不利。此肺胃津伤，虚火上炎，津不上承所致。测其症当有舌红、少苔、脉细数等。其标在肺，上逆，咽喉不利。其本在胃，胃阴不足，则肺津不传，肺胃阴伤，虚火上逆。治以清虚热，养肺胃之阴，止逆下气。

【临床应用】麦门冬汤临床上可用于劳嗽不愈，大病瘥后咽燥虚喘，老慢支咳逆上气，肺结核，喉头结核，虚热喉痹，久病气液不足咽中有痰涎。

第二十三章 奔豚气病脉证治第八 ▷▷▷

一、成因与主症

【原文】师曰：病有奔豚，有吐脓，有惊怖，有火邪，此四部病，皆从惊发得之。师曰：奔豚病，从少腹起，上冲咽喉，发作欲死，复还止，皆从惊恐得之。（1）

【提要】本条论述奔豚气病的病因和主症。

【释义】奔豚气病从惊发，由惊恐得之。而吐脓、惊恐、火邪三者此处未作展开。奔豚之发，自觉有气从少腹起，上冲咽喉（或心胸）。发作之时，痛苦难忍，故曰"发作欲死"，但缓解后如常人，故又有"复还止"之说。

【临床应用】本病主因与七情过极有关，故防治本病时，应注意调适情志。

二、证治

1. 肝郁化热

【原文】奔豚，气上冲胸，腹痛，往来寒热，奔豚汤主之。（2）

奔豚汤方

甘草、芎䓖、当归各二两，半夏四两，黄芩二两，生葛五两，芍药二两，生姜四两，甘李根白皮一升。

上九味，以水二斗，煮取五升，温服一升，日三夜一服。

【提要】本条论述肝郁化热的奔豚证治。

【释义】肝郁易化热，气火易上逆，气滞则血凝，故见腹痛，肝胆之气不和则寒热往来，用奔豚汤行气活血清热，和胃降逆。

【临床应用】奔豚汤为肝血虚，火气上逆侵犯胆经形成奔豚气的治法，为柴胡桂枝汤合四物汤去柴、桂加减而成，实为太阳少阳合病治法，因虚热上逆，故去柴、桂。

2. 阳虚寒逆

【原文】发汗后，烧针令其汗，针处被寒，核起而赤者，必发奔豚，气从少腹上至心，灸其核上各一壮，与桂枝加桂汤主之。（3）

桂枝加桂汤方

桂枝五两，芍药三两，甘草（炙）二两，生姜三两，大枣十二枚。

上五味，以水七升，微火煮取三升，去滓，温服一升。

【提要】本条论述误汗后阳虚寒逆奔豚的证治。

【释义】汗后伤阳，又烧针复发其汗，阳气大伤，卫外不固，外寒乘虚从针孔而入，致局部血行瘀滞，故见核起而红。汗损心阳，心火不能下济肾水，阴寒之气上逆，引动冲气，故发奔豚气病。当内外并治，外用灸法以温经散寒，即灸其核上各一壮；内服桂枝加桂汤以助阳散寒，平冲降逆。

【临床应用】本方适宜阳虚寒逆、引发冲气上逆的奔豚气病，可用于符合该病机的神经官能症、膈肌痉挛、硬皮病、雷诺病、冻疮及某些心脏病有奔豚气症状者。

【医案举例】林某，女，48 岁，2019 年 5 月 27 日初诊。以"气从少腹上冲胸部 1周"为主诉。患者因"膜性肾病Ⅱ期"长期在我科门诊治疗，现处于小剂量激素维持治疗阶段，因肝气不疏、心肾阳虚常服中药调理，肾病较稳定。既往有阵发性室上性心动过速史，近期因发作较频繁于 2019 年 5 月 20 日在外院行射频消融术，因自主神经损伤出现心动过缓。虽安装了心脏起搏器，但自此出现气上冲胸，小腹胀满，冒冷汗，难以入睡，痛苦万分，大便偏硬，小便尚调，舌质淡晦，苔白，脉细。中医诊断奔豚病，病机肾脏寒气上冲。予桂枝加桂汤化裁。桂枝 20g，白芍 15g，红枣 10g，柴胡 10g，煅龙骨、煅牡蛎各 25g，炙甘草 5g，生姜 3 片。7 剂，水煎，日 1 剂。药后自觉气上冲胸大减，继服上方 7 剂。药后症状消失，随访未见复发。［王少芬，许正锦 . 内科杂病验案 4则 . 光明中医，2020，35（18）：2928-2930. ］

3. 阳虚饮动

【原文】发汗后，脐下悸者，欲作奔豚，茯苓桂枝甘草大枣汤主之。（4）

茯苓桂枝甘草大枣汤方

茯苓半斤，甘草（炙）二两，大枣十五枚，桂枝四两。

上四味，以甘澜水一斗，先煮茯苓，减二升，内诸药，煮取三升，去滓，温服一升，日三服。甘澜水法：取水二斗，置大盆内，以杓扬之，水上有珠子五六千颗相逐，取用之。

【提要】本条论述误汗后阳虚饮动欲作奔豚的证治。

【释义】病者下焦素有水饮内停，气化不利，复因发汗过多伤及心阳，致水饮内动，遂自觉脐下筑筑跳动，有发生奔豚的趋势，故曰"欲作奔豚"。治以茯苓桂枝甘草大枣汤温阳利水，降逆平冲。方中以茯苓、桂枝为主，通阳化饮，以防冲逆；甘草、大枣培土制水；此外，茯苓、桂枝合用还能交通心肾，治疗动悸；甘澜水其性行而不滞，此处用之避免助水饮之邪。

【临床应用】本方适用于阳虚寒饮内动的奔豚气病，其主症有脐下悸动、小便不利、脉沉或弦、舌淡苔白滑等。本方可用于具有上述证机的胃肠神经官能症、慢性胃炎、胃酸过多、癔病、更年期综合征等。

第二十四章 胸痹心痛短气病脉证治第九 ▷▷▷

一、病因病机

【原文】师曰：夫脉当取太过不及，阳微阴弦，即胸痹而痛，所以然者，责其极虚也。今阳虚知在上焦，所以胸痹、心痛者，以其阴弦故也。（1）

【提要】本条论述胸痹、心痛的病因病机。

【释义】诊脉当注意太过与不及，诸病皆然。"阳微阴弦"，阳微提示胸阳不振，阴弦提示阴寒之邪偏盛，阳虚而阴盛，则阴寒之邪上踞阳位。胸痹心痛的病机应该从正虚邪盛两个方面加以认识。

【原文】平人无寒热，短气不足以息者，实也。（2）

【提要】本条论述因邪实致胸痹短气的病机。

【释义】某些胸痹心痛病者，在邪轻病微未发作时，虽形似常人，但可在不感受外邪、无恶寒发热表证的情况下，突然发生胸膈痞塞、呼吸气短甚至呼吸困难等症状，这是痰浊、水饮等阴寒邪气壅滞胸中、阻碍气机升降所致，故曰"实也"。

【临床应用】胸痹、心痛属本虚标实、阳虚阴盛之证，在平时未发病时，从缓治本，以扶阳气之虚为主；而发作之后，则从急治标，以祛阴邪之盛为重。

二、胸痹证治

1. 主症

【原文】胸痹之病，喘息咳唾，胸背痛，短气，寸口脉沉而迟，关上小紧数，栝楼薤白白酒汤主之。（3）

栝楼薤白白酒汤方

栝楼实（捣）一枚，薤白半升，白酒七升。

上三味，同煮，取二升，分温再服。

【提要】本条论述胸痹的典型证治。

【释义】胸阳不振而痰饮等阴寒之邪内阻，主要可见喘息咳唾，胸背痛，短气。寸口脉象的沉迟提示胸阳不振，关上小紧数提示阴寒之邪上乘。治疗用栝楼薤白白酒汤宣痹通阳。

【临床应用】现代常将西医学之冠心病心绞痛归属于本条所论"胸痹"范畴，而因本方为辛温通阳的代表方，故凡冠心病心绞痛属痰气阻塞、胸阳不宣者，多以此为基础加减治疗。

【医案举例】 李某，男，70 岁，2002 年 10 月 20 日就诊。主诉左胸及背部不适，有室性期前收缩，舌紫暗，苔少略黄，脉弦细略数，时现结脉。平时咳嗽、痰多，小腹发凉。曾服用血府逐瘀汤、六味地黄汤和炙甘草汤治疗，效果不佳。辨证：胸阳不振，痰瘀交阻。治以宣痹通阳，涤痰宽胸，给服栝楼薤白白酒汤加味。栝楼实 40g，薤白 15g，桂枝 10g，黄酒 100mL。每日 1 剂，水煎，分 3 次温服。服药 1 周，期前收缩减少。服药两周后诸症减除，咳嗽明显减轻，咳痰减少；腹部凉冷感消失。[芦剑峰 . 经方应用 4 则 . 河北中医杂志，2004，26（2）：122.]

2. 重症

【原文】 胸痹不得卧，心痛彻背者，栝楼薤白半夏汤主之。（4）

栝楼薤白半夏汤方

栝楼实（捣）一枚，薤白三两，半夏半斤，白酒一斗。

上四味，同煮，取四升，温服一升，日三服。

【提要】 本条论述胸痹痰涎加重的证治。

【释义】 由于痰饮壅塞较盛，故症情也较前条为甚，治疗在前方的基础上加半夏，加重化痰蠲饮的力量。

【临床应用】 本方为治胸痹常用方，主治痰饮壅盛，胸阳痹阻导致的胸闷或胸背痛、短气、喘息、咳唾痰涎，甚至不能平卧者。亦常用于符合上述病机的心绞痛、慢性胃炎、胸膜炎等。

【医案举例】 蓝某，女，42 岁，2009 年 3 月 28 日初诊。诊见憋气，胸痛，大便黏，纳呆，舌淡红，苔厚腻，脉滑。诊为胸痹。证属胸阳不通，痰气壅滞。大便黏、纳呆、舌淡红、苔厚腻、脉滑为痰气壅滞所致之象，憋气、胸痛为胸中阳气不通所致。治宜温通胸阳，豁痰开结。拟栝楼薤白半夏汤合丹参饮加减。栝楼实 30g，薤白 15g，半夏 20g，丹参 30g，檀香 10g，砂仁 6g，桔梗 15g。7 剂，水煎服，日 1 剂，饭后温服两次，连服 7 日。二诊诸症较前减轻。效不更方，守方继服 7 日。三诊告病已痊愈。嘱避寒暑，适饮食，调情志。随访 1 年，未见复发。[李树茂，何璇，裘东，等 . 栗锦迁教授诊疗胸痹常用方 . 内蒙古中医药，2018，37（6）：34-35.]

3. 虚实异治证

【原文】 胸痹心中痞，留气结在胸，胸满，胁下逆抢心，枳实薤白桂枝汤主之，人参汤亦主之。（5）

枳实薤白桂枝汤方

枳实四枚，厚朴四两，薤白半斤，桂枝一两，栝楼实（捣）一枚。

上五味，以水五升，先煮枳实、厚朴，取二升，去滓，内诸药，煮数沸，分温三服。

人参汤方

人参、甘草、干姜、白术各三两。

上四味，以水八升，煮取三升，温服一升，日三服。

【提要】本条论述胸痹的虚实异治。

【释义】阴寒痰浊偏盛，气滞于胸，当见前述胸满痛等症，另外又见心中痞，胁下逆抢心，说明症情又有进展，治疗在栝楼、薤白的基础上，再加枳实、厚朴行气消痞除满，桂枝通阳降逆。

【临床应用】枳实薤白桂枝汤用治冠心病心绞痛；心源性哮喘、心功能代偿不全因痰饮凝聚、胸阳痹阻者；慢性胃炎、胃神经官能症、胆道蛔虫症属痰饮水气互结胸胁胆胃实证者。人参汤用治肺心病、急慢性结肠炎、慢性痢疾、慢性胃炎、脾虚唾涎、虚寒血证、急性心肌梗死有休克、虚寒性胸痛、肋间神经痛。凡属阳气虚弱者，可用人参汤补气助阳。

4. 轻证

【原文】胸痹，胸中气塞，短气，茯苓杏仁甘草汤主之，橘枳姜汤亦主之。(6)

茯苓杏仁甘草汤方

茯苓三两，杏仁五十个，甘草一两。

上三味，以水一斗，煮取五升，温服一升，日三服。不瘥，更服。

橘枳姜汤方

橘皮一斤，枳实三两，生姜半斤。

上三味，以水五升，煮取二升，分温再服。《肘后》《千金》云：治胸痹，胸中愊愊如满，噎塞习习如痒，喉中涩燥，唾沫。

【提要】本条论述胸痹轻证的证治。

【释义】本条虽冠以胸痹病名，但见症以胸中气塞和短气为主，病机虽同属饮阻气滞，但治疗上有偏于饮停和偏于气滞的不同，所以一证出二方，宣肺化饮用茯苓杏仁甘草汤，行气散结用橘枳姜汤。

【临床应用】茯苓杏仁甘草汤临床应用的主症为短气，胸中痹而不胀，咳唾涎沫、量多，痰液稀薄，胸闷水肿，心悸，小便不利，舌淡苔滑，脉缓滑。赵锡武用此汤利水，开肺气，效良。汗多，用炒杏仁；发汗用生杏仁；水饮重者，合用葶苈大枣泻肺汤。

橘枳姜汤的临床应用见"气塞"，胸膈痞塞胀满而短气，久嗽，或西医所谓支气管炎，自觉"胸中有气上冲咽喉，呼呼作响""胃脘胸胁及背部隐隐作痛"或呕吐气逆、脉弦；特别是胃部痞满气滞者，简便有效。

三、心痛证治

1. 寒饮上逆

【原文】心中痞，诸逆心悬痛，桂枝生姜枳实汤主之。(8)

桂枝生姜枳实汤方

桂枝、生姜各三两，枳实五枚。

上三味，以水六升，煮取三升，分温三服。

【提要】本条论述寒饮上逆的心痛证治。

【释义】饮聚而气滞，故心中痞，气机逆乱，则心痛如悬。治疗用桂枝生姜枳实汤行气通阳，散寒化饮。

【临床应用】胸痹心痛短气病篇三用枳实（枳实薤白桂枝汤、橘枳姜汤、桂枝生姜枳实汤）的重要意义是治"心中痞""逆抢心""心悬痛""胸中气塞"诸症，提示枳实对心血管系统疾病有特殊的作用。现代研究认为，枳实对心源性休克的治疗是有利的，既有较强而持久的升压作用，无呼吸抑制现象；又可使心脏收缩加强，心输出量增加；还能增加脑、肾冠脉血流量，降低其阻力，与去甲肾上腺素比较，出现节律紊乱的机会较少。

2. 阴寒痼结

【原文】心痛彻背，背痛彻心，乌头赤石脂丸主之。（9）

乌头赤石脂丸方

蜀椒一两（一法二分），乌头（炮）一分，附子（炮，一法一分）半两，干姜一两（一法一分），赤石脂一两（一法二分）。

上五味，末之，蜜丸如梧子大，先食服一丸，日三服。不知，稍加服。

【提要】本条论述阴寒痼结的心痛证治。

【释义】阴寒内盛而盘踞阳位，阳气被遏而欲伸不能，由此引起了心背相互贯彻的剧痛，治疗以乌头、附子、蜀椒、干姜，一派辛热之品，峻逐阴寒而缓急止痛。

【临床应用】乌头赤石脂丸现代用治冠心病心绞痛属胸痹阳虚痛甚者，亦可用于胃肠阴寒极盛之腹痛或胃脘疼痛剧烈者，如胆道蛔虫、溃疡病出血等。

【医案举例】男，67 岁。1998 年 2 月 15 日确诊为原发性肺癌。胸痛、短气、咯血时作，其时痛彻胸背，短气欲绝，面色青白，唇甲青紫，冷汗淋漓，手足冰凉，咳痰中夹有血丝或血块，苔垢腻，舌紫，脉迟弦紧。X 线胸片、胸部 CT 片示左下、左中肺各见有 3cm×4cm 大小的圆形肿块，肋膈角消失。辨证：阳虚邪痹，痰瘀毒结。拟温阳散结、除痹止痛为法。薏苡仁 30g，熟附子 6g，制川乌、制草乌各 6g，赤石脂 30g，川椒目 6g，炮姜炭 10g，桂枝 10g，茯苓 12g，薤白 10g，细辛 6g。5 剂。药后发作时疼痛减轻，杜冷丁用量改为 1 次 25mg。［魏道祥 . 胸痹方治疗咳喘证验案 . 山东中医杂志，2002（8）：504–505.］

第二十五章 腹满寒疝宿食病脉证治第十 ▷▷▷

一、腹满

（一）辨证与治则

1. 虚寒证

【原文】趺阳脉微弦，法当腹满，不满者必便难，两胠疼痛，此虚寒从下上也，以温药服之。（1）

【提要】本条论述虚寒性腹满的病因、辨证与治法。

【释义】趺阳脉微为中阳不足，脉弦属肝，主寒主痛。脾胃虚寒，下焦肝寒之气上犯，致中气痞塞，当有腹满。假如腹不满，则当见大便难、两胠部疼痛。这是脾胃虚寒，运化无权，肝寒上逆，气滞胁下所致。上述脉症，总属虚寒，故当用温药治之。

【临床应用】本条证因齐备，治宜疏泄温化，可酌选暖肝煎。

【原文】腹满时减，复如故，此为寒，当与温药。（3）

【提要】本条论述虚寒腹满的辨证与治疗。

【释义】腹满乃脾胃虚寒、运化功能减退所致。《素问·异法方异论》云："脏寒生满病。"《伤寒论·太阴病》提到，腹中寒邪，得阳气则暂时散开而时减。"复如故"，由于脾阳虚，阳仍不能胜阴。黄元御云："……阳有时而减，故减；阴有时而胜，故复。然阴易胜而阳难复，是以减不逾，而旋即如故。"此为寒，点明"腹满时减，复如故"乃虚寒所致，当与温药治疗。

【临床应用】临床辨证时，详问腹满的部位、范围、持续时间等，有助于辨别腹满的虚实。

2. 实热证

【原文】病者腹满，按之不痛为虚，痛者为实，可下之。舌黄未下者，下之黄自去。（2）

【提要】本条论述腹满的虚实鉴别及实证的治法。

【释义】按之疼痛与否可作为虚实鉴别的参考，实者多与有形积滞停于胃肠有关，故可用下法消除，但攻下之际又当结合舌象的变化作出正确判断，如苔黄且燥者，可用承气汤泄热攻下。

3. 寒实可下证

【原文】其脉数而紧乃弦，状如弓弦，按之不移。脉数弦者，当下其寒；脉紧大而迟者，必心下坚；脉大而紧者，阳中有阴，可下之。（20）

【提要】本条论述寒实可下证的脉象与治法。

【释义】脉数而紧乃弦，是以紧数的脉象形容弦脉，此"数"并非指脉的至数，是喻脉有急迫之象，紧则言脉有力。紧数相合，是形容脉来状如弓弦，按之不移，为阴寒内结之征。数、大之脉皆属阳脉，主邪盛；弦、紧、迟则为阴脉。数弦脉为里有寒实内结，故当下之；脉紧大而迟者，亦为寒实凝滞胃肠，故心下坚满；脉大而紧，是阴寒实邪阻遏了阳气，故言"阳中有阴"。上述病证，皆可用温下法治之。

【临床应用】对本条所述之寒实证，后世医家认为可用大黄附子汤治疗，可参。

（二）证治

1. 里实兼表寒

【原文】病腹满，发热十日，脉浮而数，饮食如故，厚朴七物汤主之。（9）

厚朴七物汤方

厚朴半斤，甘草、大黄各三两，大枣十枚，枳实五枚，桂枝二两，生姜五两。

上七味，以水一斗，煮取四升，温服八合，日三服。呕者加半夏五合，下利去大黄，寒多者加生姜至半斤。

【提要】本条论述腹满里实兼表寒的证治。

【释义】腹满、发热并见，又有脉浮，乃属表里同病；先有表，后有里，知病趋向于里发展。因其脉转数，知里证已加重成实化热。饮食如故，知胃气无大伤。以方测证，尚有大便秘结、苔黄等。方后加减，示医者要随症之变化，灵活加减。

【临床应用】外有风寒，内有实热，根据体质之虚实，实热有在胃在肠之不同，以及程度之轻重。应本着两解表里之原则，选择用药。表实重者，可用麻黄、桂枝；表虚者，可用桂枝、芍药；里热在胃、在气分，可用生石膏、知母；里实，热在大肠，可用大黄、枳实、厚朴，甚至加用玄明粉。如在里，属肺胃气分郁热，并胃肠结实，在用表药的同时，可生石膏、杏仁、大黄、玄明粉并用，以清解肺气郁热、胃肠实热。若在表，为风热，麻、桂可换成薄荷、连翘。芍药之用，可视具体情况，腹不满者，可以不去。

【医案举例】王某，女，7 岁，2013 年 4 月 1 日就诊。主诉感冒、咳嗽两天。因受风而致咳嗽，干咳无痰，鼻塞流清涕，恶风，伴脘腹胀满疼痛，拒按，大便质干、日一行，纳寐可，小便调。舌红，苔白根厚腻，脉浮滑数。证属里实已成，复感外邪。治以表里双解，方用厚朴七物汤加味。厚朴 6g，枳实 6g，熟大黄 3g（后下），桂枝 6g，甘草 6g，白芍 6g，杏仁 9g，紫菀 9g，百部 9g，生姜 4 片，大枣 5 枚。［闫早兴 . 活用经方治疗腹胀 . 中国中医药报，2016-11-03（004）.］

2. 里实兼少阳证

【原文】按之心下满痛者，此为实也，当下之，宜大柴胡汤。（12）

大柴胡汤方

柴胡半斤，黄芩三两，芍药三两，半夏（洗）半升，枳实（炙）四枚，大黄二两，大枣十二枚，生姜五两。

上八味，以水一斗二升，煮取六升，去滓，再煎，温服一升，日三服。

【提要】本条论述里实兼少阳证的心下满痛证治。

【释义】"心下"一般指胃而言。本条"心下胀满而痛"，用大柴胡汤治之，知"心下"二字范围广泛，病位在胸腹，连及于胁。病在少阳、阳明二经。胆胃不降，腑气壅滞，治宜和解少阳，攻下阳明。

【临床应用】本方可用治急性胆囊炎、胆结石、胆道蛔虫、急性肝炎、肝脓疡、急性胰腺炎诸热性病。主症为往来寒热、胸胁胀满疼痛，或右上腹胀满疼痛、口干口苦、大便秘结、舌苔黄、脉弦数等。

3. 里实胀重于积

【原文】痛而闭者，厚朴三物汤主之。（11）

厚朴三物汤方

厚朴八两，大黄四两，枳实五枚。

上三味，以水一斗二升，先煮二味，取五升，内大黄，煮取三升，温服一升。以利为度。

【提要】本条论述胀重于积的腹满证治。

【释义】"痛而闭"，指腹部胀满疼痛而大便秘结不通。以方测证，乃实热内结，积滞于内，六腑之气不行。治宜行气破结，泄热导滞。

【临床应用】对腹胀满属大肠实热者，多首选厚朴三物汤为主方，不加减即可治之。若实热明显，大便干结甚者，可加玄明粉；大便黏滞，大肠湿热重者，可加木香、黄连，即香连丸，木香一般5g即可，10g则香气过重。如腹部术后，属肠粘连者，可加桃仁、川芎、当归等活血理气之品。

4. 里实积胀俱重

【原文】腹满不减，减不足言，当须下之，宜大承气汤。（13）

大承气汤方

大黄（酒洗）四两，厚朴（去皮，炙）半斤，枳实（炙）五枚，芒硝三合。

上四味，以水一斗，先煮二物，取五升，去滓，内大黄，煮取二升，内芒硝，更上微火一二沸，分温再服，得下，余勿服。

【提要】本条论述腹满积胀俱重的诊治。

【释义】腹满有虚实之分。此条为里热实证，壅滞腑气，故"腹满不减，减不足言"。治疗当须下之，攻逐实邪。辨此虚实，还须参合腹诊、舌诊，并结合全身症状进行分析，方可得出正确的结论。

【临床应用】大承气汤治大肠实热，自不待言。南京张谷才教授认为，"肠梗阻有时要用大陷胸汤为主方"。因肠梗阻不但有大便燥屎不通，燥屎之上的肠腔中多有积液。大陷胸汤由大黄、芒硝、甘遂组成，用甘遂3g冲服，有利于攻下，去其燥屎与积饮。

5. 雷鸣切痛

【原文】腹中寒气，雷鸣切痛，胸胁逆满，呕吐，附子粳米汤主之。（10）

附子粳米汤方

附子（炮）一枚，半夏半升，甘草一两，大枣十枚，粳米半升。

上五味，以水八升，煮米熟，汤成，去滓，温服一升，日三服。

【提要】本条论述脾胃虚寒、水湿内停的腹痛证治。

【释义】腹中寒气，寒气凝滞在腹，腹中为病位。寒气攻逐，水湿不化，走于肠间则雷鸣；寒主收引，阳气不通则切痛。正如《灵枢·五邪》所云："邪在脾胃……阳气不足，阴气有余，则寒中肠鸣腹痛。"寒气阻滞，逆于阳位则胸胁逆满；胃气上则呕吐。正如《素问·举痛论》所云："寒气客于肠胃，厥逆上出，故痛而呕也。"病机为阳虚寒盛，阴浊上逆，治宜温阳散寒，化饮降逆。

【临床应用】对附子粳米汤之用，不必介意乌头与半夏相反的问题。下部肠有寒饮，可加茯苓；寒气盛者，可加细辛，仿赤丸之用药；小肠寒气盛者，可加台乌药、炒小茴香，仿天台乌药散之用药。

6. 寒气厥逆

【原文】寒气厥逆，赤丸主之。（16）

赤丸方

茯苓四两，乌头（炮）二两，半夏（洗）四两（一方用桂），细辛一两（《千金》作人参）。

上四味，末之，内真朱为色，炼蜜丸，如麻子大，先食酒饮下三丸，日再夜一服；不知，稍增之，以知为度。

【提要】本条论述寒饮上逆腹痛的证治。

【释义】原文叙证简略，宜结合方药测证。方中乌头、细辛通阳散寒止痛；茯苓、半夏化饮降逆止呕；朱砂镇逆宁心。可知本证为脾肾阳虚、水饮内盛、寒气夹水饮上逆所致，故有腹痛、腹满、呕吐、心下或脐下悸动、手足逆冷等症。治以赤丸散寒止痛，逐饮降逆。

【临床应用】本方适用于脾肾阳虚、寒气夹饮上逆引起的腹痛厥逆病证。主症为腹痛剧烈、四肢厥冷、呕吐、心悸、头眩、舌淡、苔白滑、脉沉弦或沉滑。具备上述证机的胸痹、哮喘、阴缩等可用本方。

7. 脾胃虚寒

【原文】心胸中大寒痛，呕不能饮食，腹中寒，上冲皮起，出见有头足，上下痛不可触近者，大建中汤主之。（14）

大建中汤方

蜀椒（去汗）二合，干姜四两，人参二两。

上三味，以水四升，煮取二升，去滓，内胶饴一升，微火煎取一升半，分温再服。如一炊顷，可饮粥二升，后更服，当一日食糜，温覆之。

【提要】本条论述脾胃虚寒腹痛的证治。

【释义】心胸中大寒痛，病位心胸，也包括腹部。病因寒邪，"大寒痛"，主痛证，疼痛剧烈。"呕不能饮食"，因寒气上冲，胃气随之上逆，故不能纳谷。"腹中寒"为里有寒邪，点明病因。"上冲皮起，出见有头足"，乃阴寒内盛，寒气攻冲，扭结。"上下痛"，乃寒气上下攻冲。"不可触近"，形容痛剧，怕他人触及。但重按之，反而见轻。病机为腹中寒邪，寒气盛极，脾胃阳虚。治以温散寒邪，扶助中阳，大建中汤主之。

【临床应用】本方主治脾胃阳虚、中焦寒甚导致的腹满痛，主症可见腹痛腹满、痛势剧烈。其病位较广，腹部可见移动性包块、呕吐等。具备上述证机的胃肠痉挛、消化性溃疡、便秘、慢性胰腺炎急性发作、蛔虫症等可用本方治疗。

8. 寒实内结

【原文】胁下偏痛，发热，其脉紧弦，此寒也，以温药下之，宜大黄附子汤。(15)

大黄附子汤方

大黄三两，附子（炮）三枚，细辛二两。

上三味，以水五升，煮取二升，分温三服。若强人，煮取二升半，分温三服。服后如人行四五里，进一服。

【提要】本条论述寒实内结的证治。

【释义】本证以胁下腹痛、大便不通、脉紧弦为主症。积滞内停，气滞不运，故腹痛；阴寒之气上乘，结于胁下，偏于一处，故胁下痛；寒实内结，腑气不通，故大便不行。若伴有恶寒肢冷、舌苔黏腻等，为寒实内结。本证预后以服大黄附子汤后大便是否通利为标志。但此与寒下之大承气汤证不同，彼为正盛邪实，属实热里证；此为寒实内结，阳气已虚，属正虚邪实。服温下剂后，如大便通利，则邪去正复，转危为安；若服温下剂后仍大便不通，有呕吐、肢冷、脉细，说明虽温不能已其寒，虽下不能去其结，正愈虚，邪愈甚，病势趋于恶化。

【临床应用】大黄附子汤是温下的祖方，如属中气虚寒者，可加干姜、人参、甘草，即《备急千金要方》温脾汤之意；如气滞不通，可加厚朴，即许学士《普济本事方》温脾汤之意；如兼阴血不足者，可加当归、肉苁蓉，即景岳济川煎之意也。

二、寒疝

1. 阳虚痼结证

【原文】腹痛，脉弦而紧，弦则卫气不行，即恶寒，紧则不欲食，邪正相搏，即为寒疝。寒疝绕脐痛，若发则自汗出，手足厥冷，其脉沉紧张者，大乌头煎主之。(17)

乌头煎方

乌头大者（熬，去皮，不㕮咀）五枚。

上以水三升，煮取一升，去滓，内蜜二升，煎令水气尽，取二升，强人服七合，弱人服五合。不瘥，明日更服，不可一日再服。

【提要】本条论寒疝的病机与证治。

【释义】正如巢元方《诸病源候论·寒疝腹痛候》说："此由阴气积于内，寒气结搏而不散，脏腑虚弱，故风邪冷气与正气相击，则腹痛里急，故云寒疝腹痛也。"论寒疝发作时的表现：寒疝绕脐痛，寒疝的主症是绕脐痛。寒疝为发作性腹痛。其病多在肠，故一般又名小肠气。因其犯寒辄发，故称寒疝。寒疝之痛，往往牵引阴囊睾丸，因此阴囊睾丸之本病，一般亦混称为小肠气，故书多名㿗。《金匮要略》所说的阴狐疝亦是，不是本篇所说的寒疝。"弦"为寒疝的主脉。本条脉象是"弦而紧"，如从脉象来推测病机，则"弦紧"较"微弦"为重，如此"沉弦"则更重。本病发作时多见唇青面白、舌淡苔白等症状。

【临床应用】本方适用于阴寒痼结引起的脘腹痛、头痛、肢体关节痛。其主症可见发作性脐腹剧痛，畏寒，手足厥冷，不欲饮食，甚者冷汗出、唇青面白，脉沉紧或沉伏。具备上述证机的胃肠神经官能症、胃肠痉挛、风湿性关节炎等可用本方治疗。

【医案举例】《建殊录》云：一男子年七十余，自壮年患疝瘕，十日五日必一发，壬午秋大发，脚挛急，阴卵偏大欲入腹，绞痛不可忍。先生诊之，作大乌头煎饮之。须臾，目眩气绝，又顷之，心腹鸣动，吐出水数升，即复故，尔后不复发。（陆渊雷.金匮要略今释.北京：人民卫生出版社，1955.）

2. 血虚内寒

【原文】寒疝腹中痛，及胁痛里急者，当归生姜羊肉汤主之。（18）

当归生姜羊肉汤方

当归三两，生姜五两，羊肉一斤。

上三味，以水八升，煮取三升，温服七合，日三服。若寒多者，加生姜成一斤；痛多而呕者，加橘皮二两、白术一两。加生姜者，亦加水五升，煮取三升二合，服之。

【提要】本条论述寒疝属于血虚的证治。

【释义】此证与上证同属寒疝，但虚实轻重有别：前者沉寒痼冷，为寒盛，属实证，其病较重；后者血虚多寒，偏重于血虚，其病较轻。前者之痛绕脐，后者之痛在胁腹；前者以散寒为主，用大乌头煎；后者以补虚为要，用当归生姜羊肉汤。

【临床应用】本方适用于血虚有寒的腹痛，主症为胁腹隐痛且拘急不舒，喜温喜按，面白少华，舌淡，苔白，润脉细。对于符合上述证机的产后腹痛、虚劳病、白细胞减少症、十二指肠球部溃疡等，可用本方治疗。

【医案举例】张仲景治寒疝，用生姜羊肉汤服之，无不应验。有一妇人，产当寒月，寒气入产门，脐下胀满，手不敢犯，此寒疝也。医将治之以抵当汤，谓其有瘀血。尝教之曰：非其治也！可服张仲景羊肉汤。服遂愈。（寇宗奭.本草衍义.上海：商务印书馆，1959.）

3. 寒疝兼表

【原文】寒疝腹中痛，逆冷，手足不仁，若身疼痛，灸刺诸药不能治，抵当乌头桂枝汤主之。（19）

乌头桂枝汤方

乌头。

上一味，以蜜二斤，煎减半，去滓，以桂枝汤五合解之，令得一升后，初服二合；不知，即服三合；又不知，复加至五合。其知者，如醉状，得吐者，为中病。

桂枝汤方

桂枝（去皮）三两，芍药三两，甘草（炙）二两，生姜三两，大枣十二枚。

上五味，锉，以水七升，微火煮取三升，去滓。

【提要】本条论述寒疝兼有表证的治疗。

【释义】腹中痛，为寒疝的主要症状。"逆冷，手足不仁"，乃阳气大衰，营卫受阻。"若身疼痛"，即寒邪在表，营卫不和，为内外皆寒，表里俱病。若纯于解表，则卫阳愈虚，徒温其里，则表寒不去。灸刺两法，难奏其功。只有乌头桂枝汤表里同治，才能独胜其任。

【临床应用】本方适宜于阳虚寒盛、内外俱寒引起的寒疝腹痛。症见腹中痛，手足逆冷，且麻木不仁，身体疼痛，舌淡，苔白润，脉弦紧，亦可治疗符合上述证机的类风湿性关节炎、痛风、坐骨神经痛等骨关节疾病。

三、宿食

1. 宿食在下

【原文】问曰：人病有宿食，何以别之？师曰：寸口脉浮而大，按之反涩，尺中亦微而涩，故知有宿食，大承气汤主之。（21）

【提要】本条论述宿食的脉因证治。

【释义】宿食病多因饮食不节、停滞不化所致。由于宿食内结，气塞于上，故寸口脉呈现浮大有力的脉象。若食滞久郁，糟粕停于大肠，下焦气血不得宣通，则不仅寸口重按可见涩脉，而且尺脉重按亦沉滞有力。治疗应急予攻之，否则食积难除，故用大承气汤荡涤宿食。本条寸口脉浮而大与虚劳病之"脉大为劳"有相似之处，但实质不同。本条之浮大按之有力，且见反涩，为食阻气滞所致的实证；虚劳之"大而浮"为阴虚不能敛阳，虚阳浮越于外，脉大而按之无力，应予以鉴别。

【原文】脉数而滑者，实也，此有宿食，下之愈，宜大承气汤。（22）

【提要】本条论述宿食病的脉因证治。

【释义】脉数为胃肠有热，脉滑为宿食新停。此为宿食初滞，胃肠气机壅滞不甚，可用大承气汤荡涤肠胃积热食滞。

【临床应用】本条为宿食热结之候，应有脐腹胀痛之主症，方可用大承气汤。如热结稍轻者，可用调胃承气汤加山楂、神曲之类，以泄热导滞消食。如舌脉无热象，可用保和丸加减，以消食导滞。

【原文】下利不欲食者，有宿食也，当下之，宜大承气汤。（23）

大承气汤方见前痉病中。

【提要】本条论述宿食下利的证治。

【释义】宿食病见到下利，本可使食浊积滞从下而去，但仍不欲食，是宿食尚未悉去，故恶食。可用大承气汤因势利导，使积滞从下全部排出。

【临床应用】病下利而用大承气汤，属通因通用。根据《伤寒论》精神，必须具备以下条件：脐腹四周按之坚硬有块者；脉沉实或迟而滑，或滑而疾者；下利纯水而无粪，其气极臭秽不可近者；有谵语或兴奋症状者。

2. 宿食在上

【原文】宿食在上脘，当吐之，宜瓜蒂散。（24）

瓜蒂散方

瓜蒂（熬黄）一分，赤小豆（煮）一分。

上二味，杵为散，以香豉七合煮取汁，和散一钱匕，温服之。不吐者，少加之，以快吐为度而止。亡血及虚者不可与之。

【提要】本条论述宿食在上脘的治疗。

【释义】宿食停积于胃上脘，有胸脘痞闷，泛泛欲吐之症，是正气驱邪外出的表现，应当根据《素问·阴阳应象大论》"其高者，因而越之"的精神，因势利导，用瓜蒂散以吐之。瓜蒂味苦，赤小豆味酸，合之能酸苦涌泄，涌吐胸中实邪；佐以香豉汁，以开郁结，和胃气。

【临床应用】本方可用于宿食、痰涎壅塞于上引起的胸膈胀满等症，其病势迫于胸咽，有泛泛欲吐之势者。

【医案举例】陈某，女，19岁，1972年4月就诊。其父代曰：平素健康，3个月前因与同学发生口角，从此夜间失眠，头痛多梦，郁郁寡欢，沉默少言。曾服镇静药无效。近日病情逐渐加重，饮食减少，啼哭不休，甚则狂笑失约、语无伦次等。诊见精神痴呆，发育正常，营养尚可，舌质红，苔白腻，脉象弦滑。证属痰气郁结所致，治宜瓜蒂散吐之。瓜蒂散3g，空心服。服药1.5小时后，呕吐加剧，吐出顽痰约一大碗，同时腹泻多次，排出黏液若干。自诉胸中爽快，纳谷较香，能正确回答问题，脉以平缓。据此以解郁散结、涤痰清热着眼，选温胆汤加黄连、郁金同用。共服六贴，速告痊愈。后随访，健康如常。[王长江.瓜蒂散临床运用体会.中医函授通讯，1983（3）：32.]

第二十六章 五脏风寒积聚病脉证并治第十一 ▷▷▷

一、肝着

【原文】肝着，其人常欲蹈其胸上，先未苦时，但欲饮热，旋覆花汤主之。（臣亿等校诸本，旋覆花汤方皆同）（7）

旋覆花汤方

旋覆花三两，葱十四茎，新绛少许。

上三味，以水三升，煮取一升，顿服之。

【提要】本条论述肝着病的证治。

【释义】肝之经脉布于两胁而络于胸部，邪入于肝则疏泄失职，其经脉气血郁滞，着而不行，故称"肝着"。肝脉布胁、络胸，经脉气血郁滞，则病人常欲捶按、揉摩胸部，借以舒展气机。其症可见胸胁痞闷不舒，甚或胀痛、刺痛，常欲揉按捶打。"先未苦时，但欲饮热"，是说本病初起病在气，热饮可使气机通利。及其既成，则经脉凝瘀，虽热饮亦无益。病属气滞血瘀，瘀滞肝经。治则行气散结，活血通络，药用旋覆花汤。

【临床应用】旋覆花汤除治肝着胸胁痛外，凡肋间神经痛、肺癌、结核性胸膜炎、跌打损伤、肋骨骨折、胸部术后等所致的胸胁痛，皆可用本方治疗。

二、肾着

【原文】肾着之病，其人身体重，腰中冷，如坐水中，形如水状，反不渴，小便自利，饮食如故，病属下焦，身劳汗出，衣里冷湿，久久得之，腰以下冷痛，腹重如带五千钱，甘姜苓术汤主之。

甘姜苓术汤方

甘草二两，白术二两，干姜四两，茯苓四两。

上四味，以水五升，煮取三升，分温三服，腰中即温。

【提要】本条论述肾着病的成因及论治。

【释义】身劳汗出，衣里冷湿，未及时更换，则汗留为湿。痹着于腰部，久而久之，可见腰以下冷、痛、重等症状。小便自利与饮食如故，提示寒湿仅滞于外，药用甘姜苓术汤温中散寒，健脾化湿。

【临床应用】本方临床常用于呕吐腹泻、老年人小便失禁、阳痿、遗尿、妇女腰冷带下、妊娠下肢浮肿及闭塞性静脉炎、坐骨神经痛等证属脾阳不足而有寒湿者。

【**医案举例**】患者，男，57 岁，2013 年 6 月 10 日初诊。有多年风湿病史，近来加重。诊见全身肌肉及下肢关节重痛，手足不温，怕冷，阳痿多年，汗出，大便溏泻、日 3 次，舌质淡，苔白腻，脉沉弱。中医诊断：痹证（寒湿阻滞、阳虚不温证）。治当温阳散寒，益气固表。予甘姜苓术汤合防己黄芪汤加味。白术 24g，干姜 12g，茯苓 12g，防己 6g，炙甘草 3g，黄芪 10g，生川乌 6g，生半夏 12g，红参 10g，炙甘草 6g。6 剂，第 1 次煎 50 分钟，第 2 次煎 30 分钟，合并药液，每日 1 剂，每天分 3 服。二诊全身肌肉及下肢关节重痛缓解，因食多腐，加生山楂 24g，6 剂。三诊饮食好转，大便成形、日 1 次，继服 6 剂。四诊全身肌肉、下肢关节重痛基本消除，继服 6 剂。五诊诸症缓解，为巩固疗效，变汤剂为丸剂，每次 6g，每日分 3 次服。治疗 3 个月，诸症悉除。随访 1 年，一切尚好。［王付 . 甘姜苓术汤方证探索与实践 . 中华中医药杂志，2016，31（2）：535–538.］

第二十七章 痰饮咳嗽病脉证并治第十二 ▷▷▷

一、成因与脉症

【原文】夫病人饮水多，必暴喘满。凡食少饮多，水停心下。甚者则悸，微者短气。脉双弦者寒也，皆大下后善虚，脉偏弦者饮也。（12）

【提要】本条论述痰饮病的成因和脉症。

【释义】病人饮水过多，脾胃运化不及，可致津聚成饮。若上逆犯肺，肺失宣降，可突发喘满。此与《伤寒论·辨太阳病脉证并治》第75条"发汗后，饮水多必喘"相似。凡食少者，必脾胃素虚，运化不健。若"饮多"，更妨碍脾胃运化，致水谷不能化生精微，反滞留成饮，停于心下。重则凌心致悸，轻则妨碍呼吸之气而短气。

【临床应用】脾虚易致饮停，防治痰饮病，尤须顾护脾胃。

二、分类

1. 四饮脉症

【原文】问曰：夫饮有四，何谓也？师曰：有痰饮，有悬饮，有溢饮，有支饮。（1）

问曰：四饮何以为异？师曰：其人素盛今瘦，水走肠间，沥沥有声，谓之痰饮。饮后水流在胁下，咳唾引痛，谓之悬饮。饮水流行，归于四肢，当汗出而不汗出，身体疼痛重，谓之溢饮。咳逆倚息，短气不得卧，其形如肿，谓之支饮。（2）

【提要】本条论述饮证的分类及其主症。

【释义】四饮主要根据饮停的部位而异。痰饮为水饮聚于胃肠间，水饮流动，沥沥有声，脾虚而水谷不化精微，故病人素盛今瘦。悬饮为饮停胸胁，肝肺失于升降，则咳嗽并牵引胁下作痛。溢饮为水饮溢于四肢，肺失于宣，脾失于运，故见身痛、无汗、肢肿等症。支饮为饮停胸膈，凌心射肺，故咳喘气逆，倚息难以平卧，且有身肿。原文中对于四饮的分类与主症的叙述，成为后世临床证治的主要依据。

【临床应用】临床辨治饮证，需注意饮停部位。

2. 支饮

【原文】肺饮不弦，但苦喘短气。（13）

支饮亦喘而不能卧，加短气，其脉平也。（14）

【提要】以上两条论述支饮轻证的脉症。

【释义】肺饮似应归属支饮，水饮犯肺，气逆不降，故苦于喘促短气，其脉可不弦。支饮为饮停胸膈，妨碍肺气肃降，故喘促短气，不能平卧，可见脉平不弦。

3. 留饮

【原文】夫心下有留饮，其人背寒冷如手大。(8)

留饮者，胁下痛引缺盆，咳嗽则辄已(一作转甚)。(9)

胸中有留饮，其人短气而渴，四肢历节痛，脉沉者，有留饮。(10)

【提要】以上三条论述留饮的证候。

【释义】留饮，即水饮久留不去者。饮留部位不同，见症各异。饮留心下，阻遏阳气，使之不能通达背部，且饮邪又流注于背俞穴，遂致背冷如手大。饮留胁下，郁遏气机，肝络失和，则胁下痛引缺盆；咳嗽时振动病所，故痛尤甚。饮留胸中，妨碍呼吸之气，则短气，气不布津故渴。饮留四肢筋脉骨节，阻滞气血流通，故四肢历节痛，其脉沉。

【临床应用】饮停致背寒冷如手大，应与外感风寒之背恶寒区别。临床治疗该症可酌选苓桂术甘汤。

4. 伏饮

【原文】膈上病痰，满喘咳吐，发则寒热，背痛腰疼，目泣自出，其人振振身瞤剧，必有伏饮。(11)

【提要】本条论述伏饮发作的症状。

【释义】本条论伏饮是外寒引动内饮，深思之，发作于外寒，只是诱因，但饮久阳虚，易招外寒，方是本证的实质。平时当见胸满、咳喘而痰多，遇寒发作时则见恶寒发热、身痛、咳甚则涕泪皆出，全身震颤动摇不止。此为四饮中的支饮，治疗可以小青龙汤为参考。

【临床应用】本条病情与哮喘病颇相似，其治疗宜据发作后与未发前分别立法选方。

三、治则

【原文】病痰饮者，当以温药和之。(15)

【提要】本条论述广义痰饮的治疗大法。

【释义】饮为阴邪，最易伤人阳气，反之，阳解运化，饮亦自除。治当"温药和之"。"温"具有振奋阳气、开发腠理、通行水道之义。"和"是指使用温药时，不可刚燥，应以温运为主。因痰饮属标实之病，用药如过于刚燥则必然伤心，偏于温补则反助邪为疟，故以"和"为原则。不可一时温补，当温阳化气，行消利导。

【临床应用】"温药和之"是痰饮病治本之法。若出现饮邪壅盛或饮郁化热等标急时，不可拘泥"温药"而畏用寒凉，篇中所用石膏、大黄、木防己、葶苈子、甘遂、大戟等，皆为治痰饮不避寒药的范例。

四、证治

(一) 痰饮

1. 饮停心下

【原文】心下有痰饮，胸胁支满，目眩，苓桂术甘汤主之。(16)

苓桂术甘汤方

茯苓四两，桂枝三两，白术三两，甘草二两。

上四味，以水六升，煮取三升，分温三服，小便则利。

【提要】本条论述脾阳虚饮停心下的证治。

【释义】心下有痰饮，胃中有停饮。胸胁支满，阻碍三焦气机升降。脾失运化，旁及胁，影响肝经之转运。目眩，饮阻于中，清阳不升。治以健脾化气利水，方用苓桂术甘汤。

【临床应用】苓桂术甘汤治胃寒，吐涎沫，呕吐，可加姜、半夏，以增强温胃散寒、化饮降逆的作用，仲景有半夏干姜散之用；治眩冒，可加泽泻、半夏，以泻饮降浊，泽泻汤及多种含半夏汤方有用；治痰饮惊悸，可加龙骨、牡蛎、远志，桂枝去芍药加蜀漆牡蛎龙骨汤有例；治胸痹，可加栝楼、薤白、半夏，栝楼薤白半夏汤有例；并脾气虚寒腹胀者，加厚朴、生姜、半夏、人参，厚朴生姜半夏甘草人参汤有例；并胃气胀满者，加橘皮、枳实、生姜，橘枳姜汤、茯苓饮有例。温中焦常以补肾火为法，换一种思维，温心肺之阳，丽照当空，可使中焦大地湿漫之气得以温化，此亦火能生土之意，张锡纯之理饮汤（苓桂术甘汤加干姜、橘皮、厚朴、白芍）即是。其中桂枝温心阳，干姜温肺阳，当理解为温上焦心肺之阳的运用。

【医案举例】张锡纯总论喘证治法：若其充塞于胸膈胃府之间，不为痰而为饮，且为寒饮者，其人或有时喘，有时不喘，或感受寒凉病即反复者，此上焦之阳分虚也，宜治以《金匮》苓桂术甘汤，加干姜三钱，浓朴、陈皮各钱半，俾其药之热力能胜其寒，其饮自化而下行，从水道出矣。又有不但上焦之阳分甚虚，并其气分亦甚虚，致寒饮充塞于胸中作喘者，其脉不但弦细，且甚微弱，宜于前方中加生箭芪五钱，方中干姜改用五钱。壬戌秋，严某为其友问二十六七年寒饮结胸，时发大喘，极畏寒凉，曾为开去此方（方中生箭芪用一两，干姜用八钱，非极虚寒之证不可用此重剂），连服十余剂痊愈。方中所以重用黄芪者，以其能补益胸中大气。俾大气壮旺，自能运化寒饮下行也。（张锡纯.医学衷中参西录（合订本）.石家庄：河北人民出版社，1977.）

2. 阳虚微饮短气

【原文】夫短气有微饮，当从小便去之，苓桂术甘汤主之（方见上）。

肾气丸亦主之（方见脚气中）。（17）

【提要】本条论述微饮的论治。

【释义】"微饮"即痰饮之轻微者，亦即第12条所谓"微者短之"之证。何以"短气"？水饮停留，气机升降阻滞，则短气。微饮之病，外证不甚明显，似属轻微，但水饮内阻，阳气不化，其本在于脾、肾。不过水饮之停，原因亦有不同偏重。若由中阳不运，水停心下，则其本在脾。以方测证，还可见到心下悸、目眩、胸胁支满等症。治当健脾利水，药用茯苓术甘汤。若下焦阳虚，水气不化，以致水泛心下，则其本在肾。除短气、小便不利外，当有畏寒足冷、小腹拘急、腰痛等症。治当温肾化气利水，药用肾气丸。"当以小便去之"，一则说明本证有"小便不利"，再则说明行小便是水饮排出的通道，是治小便的重要方法。

【临床应用】微饮短气，可见于痰饮病初期或治疗后的缓解期。以上两方既可用作慢性支气管炎或哮喘病的善后方，也可预防其反复发作。

3. 下焦饮逆

【原文】假令瘦人脐下有悸，吐涎沫而癫眩，此水也，五苓散主之。（31）

五苓散方

泽泻一两一分，猪苓（去皮）三分，茯苓三分，白术三分，桂枝（去皮）二分。

上五味，为末，白饮服方寸匕，日三服，多饮暖水，汗出愈。

【提要】本条论述下焦饮逆的证治。

【释义】"瘦人"即第2条所云"素盛今瘦之人"。"脐下有悸"乃饮停下焦，不得以小便排出，与正气相持所致。水动于下，则脐下悸动冲逆。"吐涎沫"为饮聚下焦，气化不行，小便不利，水无出路，逆而上行。"癫眩"为水饮内阻，清阳不升，浊阳上犯。"此水也"，是对以上主症的病因概括。以药测证，当有少腹满、小便不利等症。病机为饮蓄下焦。治当化气利水，以小便去之。

【临床应用】治疗水饮上犯眩晕，可加重泽泻用量，并加天麻、代赭石；治尿毒症、厌食、呕吐、小便不利等，可加制附子、生姜、枳实，或与真武汤合用；治心下悸、呕吐，可与小半夏加茯苓汤合用；治湿胜濡泻，重用白术，加苍术、干姜、藿香、厚朴、车前子、山药等。

【医案举例】李某，女，52岁。自述反复盗汗两月余，前医予当归六黄汤、知柏地黄汤等治疗无效。症见夜间盗汗，全身湿透，身体困重，口渴不欲饮，睡眠不安，大便不成形，小便量少，舌体胖大，苔腻，脉濡。诊断：盗汗。辨证：气化不利，水湿内停。选用五苓散加减。桂枝、茯苓、白术、泽泻、猪苓各10g，龙骨（先煎）、牡蛎（先煎）、浮小麦各30g。5剂。水煎，分服。二诊盗汗好转，尿量增加，身体轻松，大便转成形。上方加麻黄根、糯稻根各10g，再进7剂。三诊盗汗基本消失，睡眠仍欠佳，大小便无殊，舌质淡红，苔薄白，脉缓。守方加酸枣仁15g，夜交藤20g，继续巩固治疗。随访半年，未见复发。［余晓清. 经方治疗汗证验案举隅. 浙江中医杂志，2020，55（3）：226.］

4. 饮逆致呕

【原文】先渴后呕，为水停心下，此属饮家，小半夏加茯苓汤主之。（41）

小半夏加茯苓汤方

半夏一升，生姜半斤，茯苓三两（一法四两）。

上三味，以水七升，煮取一升五合，分温再服。

【提要】本条论述水饮上逆致呕的证治。

【释义】胃以和降为顺，胃气不降，上逆则为呕吐，这是一般病理。本条呕吐，且与心下痞并见，乃饮停于胃、上逆于膈所致。猝呕吐，水饮上逆，影响胃气和降。心下痞，饮邪停积，气机不畅。眩，浊阴之邪，上犯蒙闭清阳。悸，水饮上凌于心。呕吐、眩悸皆为水逆于胃之象，故用半夏、生姜降逆止呕。散水饮于胃，加茯苓以利水，止眩悸。水祛则诸症自除。

【临床应用】小半夏汤广泛用于治疗呕吐。若汤水不进，饮水即吐者，当用小半夏加茯苓汤。生姜要加重用量，茯苓要用至30g以上，必要时加代赭石，并要先小服一两口，稍停再服，小量频服，直至服之不吐，方能多服。头眩，加天麻、代赭石；心下悸者，重用茯苓，并加桂枝；肺饮咳喘者，可加麻黄、葶苈子；水饮凌心者，可加远志、生龙骨、生牡蛎。

【医案举例】刘某，女，53 岁。患者因"子宫内膜样腺癌（Ⅱ期）合并透明细胞癌"于 2010 年 6 月 25 日在全麻下行经腹全子宫切除术＋双侧附件切除术＋骨盆漏斗韧带高位结扎术＋盆腔淋巴结清扫术＋大网膜和阑尾切除术。术后常规补液抗感染治疗。术后第 5 天述饭后恶心，无呕吐、口苦，口干不欲饮，上半身怕冷，有时心慌，纳食少，夜眠欠安，大便成形、质黏、日 1 次，舌暗红，苔白厚腐、边有齿痕，脉沉涩尺弱。中医辨证：脾虚胃滞，湿热蕴结。予小半夏加茯苓汤合连苏饮。清半夏 15g，茯苓 30g，黄连 15g，苏梗 12g，藿梗 12g，炒酸枣仁 30g，五味子 15g，炙黄芪 30g，桂枝 15g，升麻 6g，知母 30g，三七粉 6g（冲）。服 1 剂后，饭后心慌、恶心消失，口苦减轻，纳食正常。6 剂后诸症消失，按时拆线出院。［刘新敏，夏文艳，姜羡华．经方治疗妇科病验案举隅．光明中医，2012，27（3）：558-559．］

5. 留饮欲去

【原文】病者脉伏，其人欲自利，利反快，虽利，心下续坚满，此为留饮欲去故也，甘遂半夏汤主之。（18）

甘遂半夏汤方

甘遂（大者）三枚，半夏（以水一升，煮取半升，去滓）十二枚，芍药五枚，甘草（炙，一本作无）如指大一枚。

上四味，以水二升，煮取半升，去滓，以蜜半升，和药汁煎取八合，顿服之。

【提要】本条论述留饮的证治。

【释义】水饮留而不去，谓之留饮。尺脉重按压筋骨部分始得，谓之伏脉。病者脉伏，水饮停留，阳气不通，故脉伏。"脉伏"，留饮之证。"其人欲自利，未经攻下"，自然下利，谓之"自利"。"利反快"，饮邪部分排除（泄），故病者感到舒适畅快。"虽利，心下续坚满"，留饮盘结心下，根深蒂固，虽有部分去，但心下仍留伏。心下续坚满，此为留饮欲去故也，据"欲自利"测知，"欲自利"是正气胜邪，留饮有欲去之势。既然留饮有欲去之势，故应因势利导攻之。

【临床应用】本方主治饮邪久留，邪实正未虚的顽症，以久泻伴脘腹坚满、泻后反觉畅快、苔白滑或白腻、脉沉伏为主症。所治疾病包括肾积水、尿毒症水肿、肝硬化腹水、肺心病腹水、肝癌、心包积液、脑积液伴癫痫等。

【医案举例】1987 年 3 月，其徒亲引岳父向某来诊，心下包块大如鸡卵，坚硬如石，推之不移，并伴见形体消瘦、神倦肢软。某医院诊为原发性肝左叶巨块型肝癌，未做特殊治疗。半月后复诊，收入院予中西医结合治疗。诊见肿块增大若拳，形瘦神萎，食锐减，腹皮急，按之濡，如囊裹水，舌瘀红，苔白黄，脉弦滑数。为痰瘀搏结，正虚邪实。治以逐痰祛瘀，补气健脾。方选《金匮要略》甘遂半夏汤加味治疗。半夏、五灵脂、枳实各 12g，白芍 18g，白蜜、红参、白术各 15g，甘遂、甘草各 5g。每天 1 剂，水煎，间断口服。兼用甘遂末加麸醋适量调匀，外敷肿块。经治 7 月余，病势得以遏制，肿块无明显增大，最终存活期近 9 个月。［张安富，朱明刚，邓福，等．夏斌主任治疗疑难病案 2 则．新中医，2013，45（10）：169-170．］

6. 痰饮水走肠间

【原文】腹满，口舌干燥，此肠间有水气，己椒苈黄丸主之。（29）

己椒苈黄丸方

防己、椒目、葶苈（熬）、大黄各一两。

上四味，末之，蜜丸如梧子大，先食饮服一丸，日三服，稍增，口中有津液。渴者，加芒硝半两。

【提要】本条论述痰饮水走肠间的证治。

【释义】腹满，乃肠间有水饮，气机阻滞。口舌干燥，乃饮邪内结，阳气被阻，气不化水，津液不能上承。此肠间有水气，是对腹满、口舌干燥的解释，说明病位及病理。以药测证，尚有浮肿、小便不利、大便不行等腑气壅塞的实证。治法攻遂分消水饮。方药己椒苈黄丸。

【临床应用】本方用途广泛，凡饮邪内聚、壅滞不通之实证，如西医学的肺心病、心肌炎、胸膜炎、哮喘皆可随症加减。另外，肝硬化腹水、血吸虫病腹水、慢性肾炎浮肿也可用之。黄疸，加茵陈、蒲公英；小便不利，加车前子、茯苓；血瘀，加桃仁、水蛭、赤芍；气喘，加厚朴、香附；腹水多，加马鞭草、半边莲、牵牛子。

（二）悬饮

【原文】病悬饮者，十枣汤主之。（22）

十枣汤方

芫花（熬）、甘遂、大戟各等份。

上三味，捣筛，以水一升五合，先煮肥大枣十枚，取八合，去滓，内药末。强人服一钱匕，羸人服半钱，平旦温服之；不下者，明日更加半钱。得快下后，糜粥自养。

【提要】本条论述悬饮的治法。

【释义】十枣汤为治悬饮的主要方剂。饮邪既已结聚于胸胁，故治当破积逐水，用十枣汤，直达水饮窠囊而攻之。

【临床应用】治胸水难除，抽后又长，利尿药无效者，可用十枣汤。肺癌胸水用之，可加马鞭草、石上柏；并胸痛者，加茜草、三七粉、制没药；属肺之积证，加桃仁、莪术。肝硬化、肝癌、胰腺癌、卵巢癌等腹水鼓胀者亦多用之，可加实脾消积、行气利水之药，如白术、枳实、郁金、牵牛、莪术、三棱等。甘遂要研末冲服，量控制在3g以内；人们常以为京大戟毒性小，实际上红芽大戟更为安全；芫花看似如小的金银花，用之不是太烈，但毒性在三者之中最大。三味研末，用十个大枣煎汤送服，同时多另置汤药，以整体治疗。

【医案举例】宋某，男，18岁。7天前感冒，形寒发热（39℃），流涕，稍咳，痰少，咽喉不适，声音嘶哑，呼吸时胸痛，服退热剂体温不退。右胸前区第四肋以下，语颤减弱或消失，叩诊呈浊音，听诊呼吸音减弱或消失。透视右侧第三肋以下胸腔积液。中医诊断：悬饮。西医诊断：渗出性胸膜炎。治则：逐水祛饮法。方药：十枣汤。大戟、芫花、甘遂等份研末装胶囊，大枣5～10枚煎汤。6天为1个疗程。第1天服五分，以后每天增加一分，至一钱为止。清晨空腹用大枣汤吞服上药。1个疗程后，诸症消失，X线透视积液消失。休息3个月复查亦为阴性。[钟梅泉.十枣汤治疗渗出性胸膜炎疗效初步的观察.中医杂志，1959，（3）：45.]

（三）溢饮

【原文】病溢饮者，当发其汗，大青龙汤主之，小青龙汤亦主之。（23）

大青龙汤方

麻黄（去节）六两，桂枝（去皮）二两，甘草（炙）二两，杏仁（去皮尖）四十个，生姜（切）三两，大枣十二枚，石膏（碎）如鸡子大。

上七味，以水九升，先煮麻黄，减二升，去上沫，内诸药，煮取三升，去滓，温服一升，取微似汗。汗多者，温粉粉之。

小青龙汤方

麻黄（去节）三两，芍药三两，五味子半升，干姜三两，甘草（炙）三两，细辛三两，桂枝（去皮）三两，半夏（洗）半升。

上八味，以水一斗，先煮麻黄，减二升，去上沫，内诸药，煮取三升，去滓，温服一升。

【提要】本条论述溢饮的治法。

【释义】"饮水流行，归于四肢，当汗出而不汗出，身体疼痛，谓之溢饮"。溢饮的病机是水饮外溢肌表，当汗出不汗出。因肌表之饮邪不能以汗孔排泄，故身体疼重。从病之所起"当汗出而不汗出"可以看出，治当"发其汗"，使饮邪以汗而解。大青龙汤治溢饮邪盛于表而兼有郁热者，即表寒里热。除身痛重表现外，尚可见脉浮紧、发热恶寒、不汗出而喘、烦躁而渴等。故用本方散寒化饮，清热除烦。小青龙汤治表寒里饮，除身痛重，尚可减轻恶寒、发热、胸痞干呕、咳喘等症。

【临床应用】大青龙汤发散之力峻，适宜于风寒束表、内有郁热所致的恶寒发热、不汗出而烦躁、身体疼重，脉浮紧等证候，以及符合上述证机的无汗证及感染性疾病。小青龙汤适宜于寒饮蕴肺、风寒在表导致的咳喘、痰白质稀、身痛重、无汗、恶寒发热、舌淡红、苔白滑、脉弦紧或浮紧等证候，以及具备上述证机的急性或慢性支气管炎、支气管哮喘、咳嗽变异性哮喘等。

【医案举例】于某，男，52岁。素患哮喘，入冬天寒，发作尤甚。三日来形寒发热，无汗，咳喘更剧，咳痰清稀不爽，喉间有水鸡声，面目浮肿，四肢沉重，舌红，苔薄白，脉浮滑而数。诊为外寒里热夹饮，逆射于肺，旁流四末。治以《金匮》大青龙法。净麻黄一钱，川桂枝一钱半，生石膏一两，大杏仁三钱，生甘草一钱，生姜衣五分，桑白皮二钱，干蟾皮二钱，竹沥、半夏各两钱，杜苏子三钱，大红枣五枚。连服3剂，获汗，喘咳均减，浮肿亦退，仍痰多，喉间辘辘。原方加甜葶苈一钱，再服3剂。药后脉滑，苔薄黄，舌质仍红，咳嗽已爽利，喘息渐平，痰转稠黄，此表寒已解、痰热恋肺未净。原方去桂枝、生姜衣，再服3剂，后痊愈出院。[李钟贵.痰饮病六例治法介绍.江苏中医，1964（11）：13.]

（四）支饮

1. 隔间支饮

【原文】膈间支饮，其人喘满，心下痞坚，面色黧黑，其脉沉紧，得之数十日，医吐下之不愈，木防己汤主之。虚者即愈，实者三日复发，复与不愈者，宜木防己汤去石膏加茯苓芒硝汤主之。（24）

木防己汤方

木防己三两，石膏（鸡子大）十二枚，桂枝二两，人参四两。

上四味，以水六升，煮取二升，分温再服。

木防己去石膏加茯苓芒硝汤方

木防己二两，桂枝二两，人参四两，芒硝三合，茯苓四两。

上五味，以水六升，煮取二升，去滓，内芒硝，再微煎，分温再服，微利则愈。

【提要】本条论述膈间支饮的证治。

【释义】胸膈之间饮停而凌心射肺，见症以喘满为主。饮聚不散，心下可见痞坚；营卫郁滞日久，则面色黧黑，脉象沉紧。医者用吐下之法未能取得满意疗效，可用木防己汤利水通阳，补虚清热，寒热并投，虚实兼顾。药后若心下痞坚变为柔软者，预后较好。若痞坚依旧者，症情可能再度加剧，可用木防己汤去石膏加茯苓芒硝汤，以增强通利的力量。

【临床应用】治胸膈支饮咳喘，用木防己加茯苓芒硝汤疗效较好。方中石膏不必除，也不必担心其性寒。石膏可以降饮，茯苓、芒硝可增强化胸膈支饮的作用。胸膈支饮多有胸满咳喘，胸中如物压塞，面色暗滞，表情抑郁。它与结胸不同，结胸以胸闷压沉、胸痛为主；胸膈支饮以胸满咳喘为主。

2. 支饮冒眩

【原文】心下有支饮，其人苦冒眩，泽泻汤主之。（25）

泽泻汤方

泽泻五两，白术二两。

上两味，以水二升，煮取一升，分温再服。

【提要】本条论述支饮冒眩的治法。

【释义】狭义的痰饮，病变在肠胃，本文虽云"支饮"，其实以"心下"及方剂看乃痰饮之轻症。头目晕眩为痰饮病者常见之症。本条饮停心下，清阳不升，浊阴上冒，主要症状为头目眩晕。

【临床应用】本方适用于饮邪蕴肺、壅滞肠腑所致实证，主症有胸满、咳喘、痰多、便秘、腹满、苔腻、脉弦滑有力，可用于急性支气管炎、慢性支气管炎并感染、胸膜炎、心包炎等疾病。

【医案举例】朱某，男，50岁，因病退休在家，患病已两载，百般治疗无效。所患之病为头目冒眩，终日昏昏沉沉，如在云雾之中，且两眼懒睁，两手发颤，不能握笔写字，颇以为苦，切脉弦而软，舌肥大异常，苔呈白滑而根部略腻。辨为泽泻汤冒眩证。因心下有支饮，心阳被遏，不能上煦于心，故见头昏目眩；正虚有饮，阳不充于筋脉，则两手发颤；阳气被遏，饮邪上冒，所以精神不振，懒于睁眼。至于舌大脉弦，无非是支饮之象。治法渗利饮邪，兼崇脾气方药。泽泻24g，白术12g。服一煎，因未见任何反应，患者乃语其家属曰"此方仅两味药，吾早已虑其无效，今果然矣"。孰料服第二煎，覆杯未久，顿觉周身与前身后背絷絷汗出，以手拭而有黏感。此时身体变爽，如释重负，头清目亮，冒眩立减。又服两剂，继续又出小汗，病从此告愈。［刘渡舟.谈谈《金匮》泽泻汤证.中医杂志，1980，21（9）：17.］

3. 支饮腹满

【原文】支饮胸满者，厚朴大黄汤主之。（26）

厚朴大黄汤方

厚朴一尺，大黄六两，枳实四枚。

上三味，以水五升，煮取二升，分温再服。

【提要】本条论述支饮胸满兼腑实的证治。

【释义】饮停胸膈，阻滞气机，故胸满。治用涤饮通腑、行气导滞的厚朴大黄汤，表明该证属于饮邪壅肺，腑气不通。推之，尚应见咳喘、痰多、便秘等症。方以厚朴行滞除满，下气平喘；大黄荡实通腑；枳实破结逐饮。

【临床应用】本方适用于饮邪蕴肺、壅滞肠腑所致实证，主症有胸满、咳喘、痰多、便秘腹满、苔腻、脉弦滑有力，可用于急性支气管炎、慢性支气管炎并感染、胸膜炎、心包炎等疾病。

4. 支饮壅肺

【原文】支饮不得息，葶苈大枣泻肺汤主之（方见肺痈篇中）。（27）

【提要】本条论述支饮壅肺的证治。

【释义】不得息，即呼吸困难，为饮阻胸中、肺气不降所致，此属水饮壅肺的支饮急证，当用葶苈大枣泻肺汤开泄肺气，利水逐饮。

【临床应用】本方适宜于水饮邪实壅肺凌心证，其主症有咳喘气急、呼吸困难、胸闷、浊痰或稀痰量多、苔腻或滑、脉弦滑，可用于各种原因引起的胸腔积液、心力衰竭、支气管哮喘等。

【医案举例】靖某，女，36岁。因咳喘十余日，当地卫生院治疗无效而就诊。现低烧，气喘，不能平卧，活动后加重，胸胁痛，右肺为甚，咳白色黏痰，纳差，舌淡红，苔薄稍黄，脉细数。右肺中下部呼吸音消失，叩诊浊音。胸部 X 线透视提示右胸腔中等量积液。证属悬饮。治以泻肺逐水，降气平喘。处以葶苈大枣泻肺汤加味。葶苈子30g，云苓皮30g，车前子30g，丹参20g，炙桑皮30g，延胡索12g，郁金20g，大枣6枚。6剂，水煎服，日1剂。药后小便量多，咳喘渐止，胸痛减轻。上方加薏苡仁30g，党参15g，地骨皮5g，继服12剂。药后诸症消失，精神、饮食转佳。复查右胸腔积液吸收。原方合四君子汤加减，继服7天后痊愈出院。[田发启，孙中元，朱文元. 葶苈大枣泻肺汤治疗喘症验案举隅. 黑龙江中医药，2003（4）：37–38.]

5. 支饮呕吐

【原文】呕家本渴，渴者为欲解，今反不渴，心下有支饮故也，小半夏汤主之（《千金》云：小半夏加茯苓汤）。（28）

小半夏汤方

半夏一升，生姜半斤。

上二味，以水七升，煮取一升半，分温再服。

【提要】本条论述心下饮逆致呕的预后及治疗。

【释义】"呕家"指水饮致呕者，若见口渴，是饮邪随呕尽去，胃阳渐复，为病欲解之征；呕后不渴，为心下仍有饮，故以小半夏汤温化寒饮，降逆止呕。方中半夏、生姜温化水饮，降逆止呕；生姜并制半夏之毒。两药"用水七升，煮取一升半"，寓久煎浓取，以减半夏毒并增强药效。

【临床应用】小半夏汤为治呕祖方、专方，主治饮停心下、胃气上逆导致的呕吐，其脉症特点是呕吐痰涎或清水，口淡，不渴，苔白滑或白腻，脉弦或滑，可用于多种疾病出现的呕吐，如肿瘤化疗药物引起的呕吐、急性胃肠炎、梅尼埃病等，其辨证为水饮所致者疗效最好。

【医案举例】张某，女，69岁，2008年5月13日初诊。素有胃炎病史，食欲不振。因摔倒致一侧下肢疼痛，自行服用布洛芬缓释胶囊（芬必得）300mg止痛，出现呃逆，呕吐不能饮食，甚则水入即吐。治疗20日，仍呃逆，不能饮食，水入即吐，并自觉胃中灼热感，可闻及振水声，无矢气。予小半夏汤。姜半夏30g，生姜15g。日1剂，水煎，12小时内分4～5次少量频服。当日下午服药后，晚上则呕吐止，并闻及矢气声，能进食。次日晨进食米粥未吐，而后服阿胶又引发呕吐。停服阿胶，再进上方，吐止未复发。[班光国.吕志杰教授运用经方小剂验案举隅.河北中医，2008，30（10）：1015.]

【原文】卒呕吐，心下痞，膈间有水，眩悸者，小半夏加茯苓汤主之。（30）

小半夏加茯苓汤方

半夏一升，生姜半斤，茯苓三两（一法四两）。

上三味，以水七升，煮取一升五合，分温再服。

【提要】本条论述饮邪致呕兼眩悸的证治。

【释义】"膈间有水"已明示病因与病位，虽水在膈，实波及胸与胃。因偶触寒邪，膈间水饮随胃气上逆则突然呕吐；水饮内停，饮阻气滞则心下痞；水饮上泛，清阳不升则头目昏愦；水气凌心则心悸。治疗用小半夏加茯苓汤温饮降逆，宁心镇悸。

第二十八章 消渴小便不利淋病脉证并治第十三 ▷▷▷

一、消渴

（一）消渴属虚劳

【原文】寸口脉浮而迟，浮即为虚，迟即为劳；虚则卫气不足，劳则营气竭。趺阳脉浮而数，浮即为气，数即为消谷而大坚（一作紧）。气盛则溲数，溲数即坚，坚数相搏，即为消渴。（2）

【提要】本条论述消渴分属虚劳和胃热的病机。

【释义】消渴病虽可见热证实证的一面，但究其成因，乃内伤积渐而病，正气已伤。故这里的浮脉，当浮而无力，为阳虚气浮之征，故曰"浮即为虚""虚则卫气不足"；迟乃营血不足、血脉不充之象，故曰"迟即为劳""劳则荣气竭"。可见劳伤营血，阴血虚少，阳气浮动，燥热内生，可导致消渴病。

趺阳脉主候胃气盛衰，今见浮数，是胃气亢盛，胃热有余；胃热盛则消谷善饥；热盛津伤，则大便干结；中焦有热，津液转输不利，偏渗膀胱，则小便频数。"坚数相搏，即为消渴"概括了消渴病的形成机理，即胃热亢盛，致肠燥便坚，溲数津亏；而津亏肠燥，阳亢无制，则胃热更炽；二者相互影响，遂形成消渴病。

【临床应用】仲景将消渴病归属虚劳范畴，揭示了消渴病的本质属性。当今临床实践中，很难遇到典型的"三消"病人，而大多都是没有明显症状表现的血糖、尿糖增高的"指标"患者和各种疾病交织的慢性病患者，认识消渴病的这一本质，对于其治疗具有重要意义。

（二）证治

1. 肺胃热盛，津气两伤

【原文】渴欲饮水，口干舌燥者，白虎加人参汤主之。方见中暍中。（12）

【提要】本条论述肺胃热盛、津气两伤元消渴的证治。

【释义】热盛阴伤，不能布津，故渴欲饮水；气虚不能化津，津亏无以上承，虽饮水也不能润其燥，故口干舌燥。其病机为肺胃热盛，气津两伤。治宜清热润燥，益气生津，方用白虎加人参汤。方中石膏、知母清肺胃之热，粳米、甘草益胃和中，人参益气生津。诸药合用，共奏清热润燥、益气生津之功。

【临床应用】本方适用于肺胃热盛、津气两伤的消渴病，其主症可见渴饮不解、消谷善饥、小便频数，舌红，苔薄乏津，脉数。此外，多种急性发热性疾病、中暑、夏季热、尿崩症、风湿热等符合上述证机者可选用本方。

2. 肾气亏虚

【原文】男子消渴，小便反多，以饮一斗，小便一斗，肾气丸主之。方见脚气中（3）

【提要】本条论述下消的证治。

【释义】本条首言"男子"意在强调本证与房劳伤肾、精气亏损有关，非但男子，女子亦然。肾气亏虚，既不能蒸腾津液以上润，又不能化气以摄水，因而饮一斗，小便一斗，故用肾气丸补益肾气之虚。该方滋阴补阳，温化肾气，以恢复其蒸津化气之功，则消渴病解。

【临床应用】本方适宜于肾气不足的消渴病，其主症除多尿、多饮外，常见腰酸足肿，阳痿，羸瘦，渴喜热饮，小便清长，脉沉细无力、尺部尤弱，舌淡苔少乏津等。

【医案举例】患者，男，52 岁，2003 年 7 月 6 日初诊。患糖尿病两年，多饮多尿，体倦乏力，日益消瘦，服降糖药及控制食量好转。近两个月来，体倦乏力加重，腰膝酸软，小便频数、混浊如膏，面色黧黑，舌质淡，苔薄白，脉尺沉细。空腹血糖8.1mmol/L，餐后血糖 13.5mmol/L。诊断：下消（阴阳两虚型）。治以温阳滋肾。熟地黄 25g，山茱萸 12g，山药 12g，枸杞子 12g，茯苓 9g，泽泻 9g，肉桂 6g，附子5g。每日 1 剂，水煎，早晚分服，10 天为 1 个疗程。嘱控制食量，停服西药。两个疗程后，诸症明显改善。改服金匮肾气丸，每服两丸，日服两次。两个月后，复查血糖、尿糖均正常。［芮建宏. 金匮肾气丸加减临床运用举隅. 中国中医药信息杂志，2006（1）：84.］

二、小便不利

（一）证治

1. 膀胱气化不利

【原文】脉浮，小便不利，微热消渴者，宜利小便发汗，五苓散主之。方见上。（4）渴欲饮水，水入则吐者，名曰水逆，五苓散主之（5）

【提要】此两条论述水停气不化津致小便不利和水逆的证治。

【释义】以上两证均属膀胱气化失常，小便不利是其主症，第 5 条未言小便不利是省文。第 4 条是发汗后，表邪未解，循经入腑，膀胱气化失职。脉浮微热，为有表证；水停于下，津液不得输布，故口渴欲饮；膀胱气化失司，故小便不利。第 5 条为先因膀胱气化失常，水蓄下焦，进而逆犯中焦。气不布津，故渴欲饮水；水停于胃，胃失和降，拒不受纳，故水入则吐，但吐后仍然渴饮。两证发病虽有不同，然下焦蓄水、小便不利则一。故治皆当化气行水，利小便，使水去气行，津液得布。方用五苓散。方中泽泻、茯苓、猪苓淡渗利水；白术健脾利水；桂枝通阳化气，兼能解表。

【临床应用】五苓散对急性或慢性肾炎、胃肠炎、泌尿系感染、外伤性尿潴留、尿崩症、早期肾功能不全等属膀胱气化不利的病证有较好疗效。

2. 上燥下寒水停

【原文】小便不利者，有水气，其人若渴，栝楼瞿麦丸主之。（10）

栝楼瞿麦丸方

栝楼根二两，茯苓、薯蓣各三两，附子（炮）一枚，瞿麦一两。

上五味，末之，炼蜜丸，梧子大，饮服三丸，日三服。不知，增至七八丸，以小便利、腹中温为知。

【提要】本条论述上燥下寒水停、小便不利的证治。

【释义】肾阳虚，不能化气行水，故小便不利；下焦阳虚，气不化水，津不上承，则出现上焦燥象，故其人口渴。在上口渴多饮，在下小便不利，必致水液潴留而发生水肿，故云"有水气"。本证病机为肾阳不足，水气内停，下寒上燥。方后注"腹中温为知"，说明肾阳虚、下焦虚寒是本病的关键。治当温阳化气，利水润燥。方用栝楼瞿麦丸。方中栝楼根生津润燥以治其渴；瞿麦、茯苓淡渗行水，以利小便；薯蓣固护脾阴，使利水而不伤脾之阴液；附子温肾化气，使津液上承，则肺之肃降复常，上焦燥热自解。肾阳得温，小便通利，则下寒自除。

【临床应用】凡属上部燥热口渴，下部肾阳虚，水气不行，小便不利，或伴下肢水肿者，皆可用栝楼瞿麦丸随症化裁。符合上述证机的癃闭、急慢性尿路感染、慢性肾功能不全等可酌选本方。

【医案举例】余某，72 岁，患小便点滴不通，曾用八正、五苓及西药利尿、导尿诸法均不效，患者拒绝手术。诊见口渴甚而不欲饮，以水果自舐之，小便点滴不通，少腹胀急难忍，手足微凉，舌质胖有齿痕，苔黄腻偏干，脉沉细而数。诊为高年癃闭。投栝楼瞿麦丸，加车前子、牛膝、天花粉 12g，瞿麦 10g，茯苓 12g，山药 12g，牛膝 12g，车前子 12g（包），熟附子 10g。药服 1 剂，小便渐通，胀急略减。再服 3 剂，病去若失。[程昭寰.谈《金匮》栝楼瞿麦丸证.山东中医杂志，1983（2）：8.]

三、淋病

（一）主症

【原文】淋之为病，小便如粟状，小腹弦急，痛引脐中。（7）

【提要】本条论述淋病的症状。

【释义】淋病是以小便淋沥涩痛为主症的病证。膀胱热盛，煎熬津液，炼结成石，故小便中有结石，如粟米之状；粟状物阻滞膀胱或尿道，则小便涩而难出；膀胱居于小腹，因砂石停积，阻滞气机，故小腹拘急疼痛并牵引脐部。

【临床应用】本条未出方药，临证可依病机借用小便不利诸方施治。

（二）治禁

【原文】淋家不可发汗，发汗则必便血。（9）

【提要】本条论述淋家治禁。

【释义】淋病多因膀胱蓄积有热，久患淋病，必伤阴液。故淋家虽感外邪，亦不可轻易发汗。若误发其汗，则会更伤阴液，令邪热更炽。热伤膀胱血络，就会引起尿血。

第二十九章　水气病脉证并治第十四 ▷▷▷

一、分类与辨证

1. 四水与黄汗

【原文】师曰：病有风水，有皮水，有正水，有石水，有黄汗。风水，其脉自浮，外证骨节疼痛，恶风；皮水，其脉亦浮，外证胕肿，按之没指，不恶风，其腹如鼓，不渴，当发其汗；正水，其脉沉迟，外证自喘；石水，其脉自沉，外证腹满不喘；黄汗，其脉沉迟，身发热，胸满，四肢、头面肿，久不愈，必致痈脓。（1）

【提要】本条论述风水、皮水、正水、石水及黄汗的主要脉证，以便鉴别。同时论述相关病证的治法及预后。

【释义】风水起于外邪袭表犯肺，肺气失宣，通调失司，以致水湿泛溢肌表，故风水初起有明显的脉浮、恶风、骨节疼痛等表证。皮水与肺脾二脏密切相关，为肺失宣肃、脾失运化所致水停肌肤，外症可见肢体肿甚，按之没指。不恶风说明无表证，据此可与风水相鉴别；其腹如故而不满，说明水湿尚未壅聚成盛，发汗可使水从肌表而走，属因势利导之法。正水由于脾肾阳虚，水气内停，并可上逆犯肺，故见腹满、浮肿、气喘、脉沉迟，其病位主要在肾，可波及肺。石水则因肾阳衰微、寒水凝结在下所致，外症可见腹满、少腹硬满如石、不喘、脉沉，病位主要在肾。黄汗乃水湿浸淫肌腠、湿郁化热、湿热熏蒸、营卫失调所致，外症可见汗出色黄沾衣、四肢、头面肿，身热，胸满，脉沉迟，病位在肌腠、营卫，与肺脾有关。黄汗若病久不愈，可转化为痈脓。

2. 五脏水

【原文】心水者，其身肿而少气，不得卧，烦而躁，其人阴肿。（13）

【提要】本条论述心水病证。

【释义】心阳虚衰，水气内盛，泛溢肌肤，故见身肿；阳虚水湿之邪阻碍气机，故少气；水气凌心，心阳被遏，卧则水气上逆更甚，故躁烦不得卧。前阴为肾脉所过，肾脉出肺而络于心，心阳虚不能下交于肾，肾水失约，溢于前阴，故前阴肿。

【原文】肝水者，其腹大，不能自转侧，胁下腹痛，时时津液微生，小便续通。（14）

【提要】本条论述肝水病证。

【释义】肝失疏泄，乘犯脾土，脾失运化，水湿内停，故见腹大，难以转侧；水阻气机，肝络不和，故胁下腹痛；肝失条达，气机不畅，影响三焦水液代谢，故见"时时津液微生，小便续通"。

【原文】肺水者，其身肿，小便难，时时鸭溏。（15）

【提要】本条论述肺水病证。

【释义】肺为水之上源，若通调水道失司，水液无法下注膀胱，则身肿，小便难；肺气宣降失常，大肠传导失司，故见大便溏泻，水粪混杂而下。

【原文】脾水者，其腹大，四肢苦重，津液不生，但苦少气，小便难。（16）

【提要】本条论述脾水病证。

【释义】脾居腹中，主四肢，脾运失司，水湿泛溢，则腹大，四肢重肿；脾虚无法布散津液，气血生化乏源，故少气、小便难。

【原文】肾水者，其腹大，脐肿，腰痛，不得溺，阴下湿如牛鼻上汗，其足逆冷，面反瘦。（17）

【提要】本条论述肾水病证。

【释义】肾阳虚，不能化气行水，水聚下焦，且反侮脾土，故见腹大、脐肿；腰为肾之府，肾虚水停，膀胱气化不利，故腰痛、不得溺；水气浸淫前阴，故阴下潮湿如牛鼻上汗；肾阳虚衰，不能温煦四肢，故两足逆冷；肾为五脏先天之本，久病肾虚，则五脏气血不荣于面，可见面瘦。

【临床应用】五脏水是病及五脏而出现水气内停的各种证候，虽与五脏各自的位置及生理功能相关，但并非水气直接入侵五脏。临床上，病及五脏而患水气者，一般表现较重。从病位看，心肺属阳，位于上。心肺病水，均有身肿重、烦不得卧等症；肝、脾、肾皆属阴，位于下，且偏里，此三脏病水气均有腹大。同时也应注意其与风水、皮水的不同。另外，肾水重症亦可见面部及周身浮肿而不显瘦，故不可拘泥于条文。

二、病因病机

1. 风气相搏

【原文】脉浮而洪，浮则为风，洪则为气，风气相搏，风强则为瘾疹，身体为痒，痒为泄风，久为痂癞；气强则为水，难以俯仰。风气相击，身体洪肿，汗出乃愈。恶风则虚，此为风水。不恶风者，小便通利，上焦有寒，其口多涎，此为黄汗。（2）

【提要】本条论述风水的形成机理及风水与黄汗的鉴别。

【释义】风水的形成是由于风邪与水气相结合与卫气相争于肌表所致。其转归有二：一为风邪胜于水气，风邪湿热侵入营血，则发为瘾疹；身体皮肤发痒，因风邪有外泄之势，故称"泄风"。瘙痒日久，搔破结痂，便形成"痂癞"。二为水气胜于风邪，风为水搏，水为风激而泛溢肌肤为肿，甚则肿满喘促，难以俯仰。此为风水，发汗乃愈。风水与黄汗同是水气为病，然风水有明显的恶风表现，其恶风可因风邪外袭，表卫被遏，亦可是卫气亏虚，表卫不固，故曰"恶风而虚"。而黄汗则不恶风，小便通利，是因水湿郁遏肌腠营卫，偏于上焦，津停而液聚，故其口多涎。

2. 肺失通调，肾虚水泛

【原文】寸口脉弦而紧，弦则卫气不行，即恶寒，水不沾流，走于肠间。少阴脉紧

而沉，紧则为痛，沉则为水，小便即难。（9）

【提要】本条以脉象论病，强调肺肾两脏与水气病的关系。

【释义】寸口脉主肺，寒气外束，卫阳被遏，故恶寒、脉弦而紧。肺为水之上源，肺气不宣，通调失司，水液不能下输膀胱，留滞于肠间，故发为水气病。少阴脉主肾，肾阳虚衰，寒从内生，故脉紧而沉、身体疼痛；肾阳不足，无法温煦膀胱化气行水，故身肿、小便难。

【临床应用】本条从寸口和少阴之脉辨水气病发生的原因。如外感而病水，当固护肺卫，可选防己黄芪汤加减；若内伤而病水，当温肾阳以化气利水，可用八味肾气丸加减。

3.脾肾阳虚

【原文】问曰：病下利后，渴饮水，小便不利，腹满阴肿者，何也？答曰：此法当病水，若小便自利及出汗者，自当愈。（12）

【提要】本条论述下利后所致水肿及自愈的机理。

【释义】由于下利日久，脾肾阳气虚损，气化失司，故见渴欲饮水、小便不利、腹满、阴肿，此时可致水气病发生。若小便通利且有汗出，此为阳气未衰，脾肾气化功能尚存，水湿邪气外有出路，故可自愈。

4.肺脾肾三焦功能失常

【原文】师曰：寸口脉沉而迟，沉则为水，迟则为寒，寒水相搏。趺阳脉伏，水谷不化，脾气衰则鹜溏，胃气衰则身肿。少阳脉卑，少阴脉细，男子则小便不利，妇人则经水不通。经为血，血不利则为水，名曰血分。（19）

【提要】本条以脉论病，论述肺、脾、肾、三焦与水气为病的关系，以及由血而病水的机理。

【释义】沉主水，迟主寒，寸口脉沉迟并见，为水寒相合之象。肺失宣肃，通调失职，故发为水肿。趺阳脉主胃，此脉伏而不起为脾胃衰弱之象，水谷运化失职，故见大便稀溏如鸭便；土不制水，故水湿泛溢为肿。少阳脉主三焦，脉见沉弱无力，说明三焦气化失常，决渎失司，水液不循常道故为肿。少阴脉主肾与胞宫，脉细说明肾虚血少，故在男子则见小便不利，水气内阻而发为肿；在女子则见经水不通，阻碍水气运行，最终因血凝致水停。因此肿发于经闭之后，与血关系密切，故称为血分。

【临床应用】临床上，据"血不利则为水"这一理论，以活血化瘀利水为法，可治疗因血行不畅或血瘀所致水湿停聚之疾患。

三、治法

1.利小便、发汗

【原文】师曰：诸有水者，腰以下肿，当利小便；腰以上肿，当发汗乃愈。（18）

【提要】本条论述水气病发汗和利小便的治疗方法。

【释义】一般的水气病患者，如果腰部以下肿，说明水湿之邪在下在里，当用利小便之法，使水湿从尿液而出；如果腰部以上肿，则说明水湿之邪在上在表，当用发汗之法，使水湿随汗液而走，如此水肿可愈。

【临床应用】临床上应分清水气病的虚实寒热，上下分利之法只可用于阳证、实证，不可单独用于阴证、虚证。如心脾俱虚，或虚中夹瘀之证，虽肿势在下，而不可单纯利水，宜补益心脾，佐以化瘀；如肾阳虚，肿势在上，可用温阳化气法。此外，在两法的应用过程中，当注意应用的先后次序，两法亦可配合使用，以提高疗效。

2. 攻下逐水

【原文】夫人病水，目下有卧蚕，面目鲜泽，脉伏，其人消渴。病水腹大，小便不利，其脉沉绝者，有水，可下之。（11）

【提要】本条论述水气病可用攻下逐水法的适应脉证。

【释义】如果水气病患者目胞、面部浮肿，鲜泽光亮，提示水盛而困脾土，脾失健运，水湿泛溢肌肤；脉伏说明水气盛，遏阻脉道较重；水盛气阻，气不化津，津不上承，故见口渴引饮；随着水湿的积聚，气化不利进一步加重，故见腹部胀大有水、小便不利、脉沉绝。对此水势甚重者，可用攻下逐水之法。

【临床应用】临床常将气化功能正常与否作为水气病形成和自愈的关键。例如肺、脾、肾三脏气化功能紊乱，渴饮而水无出路故而病水，且不渴饮亦可病水。只要气化功能正常，即便一时渴饮也不会病水，即便暂时病水，亦可自愈。

四、证治

（一）风水

1. 表虚

【原文】风水，脉浮，身重，汗出恶风者，防己黄芪汤主之。腹痛者加芍药。（22）
防己黄芪汤方见湿病中。

【提要】本条论述风水表虚的证治及临证药物加减。

【释义】风水起于风邪袭表，症见脉浮；水泛肌表，见身重；因表虚不固而有汗出恶风。所以治疗以防己黄芪汤益气固表，利水除湿。如有腹痛，可加芍药。

【临床应用】本方适用于卫表气虚不固、风水相搏引起的水气病，其主症有头面、四肢浮肿，身重，汗出恶风，脉浮等。符合上述证机的急性、慢性肾炎，病后、产后水肿等均可用本方治疗。

【医案举例】傅某，男，40岁，1973年6月25日就诊。患风水证，久而不愈。下肢沉重，胫部浮肿，累及足跟痛，汗出恶风，舌淡白、有齿痕，脉浮虚数。尿蛋白（++++），红细胞（+），白细胞（+）。诊断：风水（慢性肾炎）。下肢沉重乃寒湿下注，浮肿为水湿停滞，汗出恶风乃卫气虚，风伤肌腠，脉浮虚数乃患病日久，体虚、表虚、脉亦虚之征。方选防己黄芪汤。汉防己18g，生黄芪24g，生白术9g，炙甘草9g，生姜9g，大枣（擘）4枚。水煎服，嘱长期坚持服用。患者坚持服药10个月，尿蛋白（+）。又持续服两个月，蛋白尿基本消失，诸症痊愈。（中医研究院.岳美中医案集.北京：人民卫生出版社，1978.）

2. 夹热

【原文】风水恶风，一身悉肿，脉浮不渴，续自汗出，无大热，越婢汤主之。（23）

越婢汤方

麻黄六两，石膏半斤，生姜三两，大枣十五枚，甘草二两。

上五味，以水六升，先煮麻黄，去上沫，内诸药，煮取三升，分温三服。恶风者，加附子（炮）一枚；风水，加术四两。（《古今录验》）

【提要】本条论述风水夹热的证治。

【释义】风水为病，因风而起，初病在表，故见恶风、脉浮等症；水为风所激而泛溢周身，故见周身浮肿；口渴提示有化热趋势；续自汗出而无大热，说明风性开泄且表郁有热，热迫津泄，故见汗出；热随汗出，故无大热，然内之郁热并未尽去。方用越婢汤发越水气，清热散邪。方中重用麻黄，配以生姜发越宣散，石膏清解郁热，大枣、甘草和中调药。"恶风者，加附子"。此处恶风是指因发散太过，损伤卫阳，致恶风加重或不解，故以附子温经助阳；"加术"是指风水，水湿过盛者，宜加白术健脾除湿，与麻黄相配，并行表里之湿，可增强利水消肿的效果。

【临床应用】越婢汤适用于风水相搏、内有郁热导致的风水，其主症为恶风、一身悉肿、口渴、续自汗出、表无大热、舌苔薄白或黄白相间而润、脉浮数或弦滑等。可用于急性肾小球肾炎、肾病综合征等符合上述证机者。

（二）皮水

1. 夹热

【原文】里水者，一身面目黄肿，其脉沉，小便不利，故令病水。假如小便自利，此亡津液，故令渴也，越婢加术汤主之。方见中风。（5）

【提要】本条论述皮水夹热的脉证及治疗。

【释义】皮水之为病，与肺失通调、脾失健运密切相关。肺气不宣，水道不通，脾失健运水湿，故面目、周身肿甚，脉沉，小便不利。病属水湿内停，郁而化热，故治以越婢加术汤发汗利水，兼清里热。"假如小便自利，此亡津液，故令渴也"，强调如果小便自利而渴，此时津液已伤，不宜再发汗利水。

【临床应用】越婢加术汤主治水气内停、郁而化热导致的水气病，主症可见周身、面目肿甚，小便不利，自汗出，口渴，舌边尖红，脉沉等。凡具备上述证机的急性肾小球肾炎、慢性肾炎急性发作、风湿性关节炎、类风湿关节炎、蔬菜日光性皮炎等病证均可用本方治疗。

【医案举例】陈某，女，16岁。月经来潮时受湿，经后周身浮肿。医院诊为急性肾小球肾炎，治疗无效。症见头面及四肢肿大如水泡，周身皮肤光泽、按之凹陷，小便短涩，大便不畅，一身沉重，精神萎靡，嗜睡，气促，纳差，舌质润，苔薄白，脉浮数。病属皮水夹热兼脾虚湿盛证。治以发汗散水，兼清郁热。方用越婢加术汤原方。麻黄、石膏、白术、甘草、生姜、大枣。3剂，水煎服。服完两剂，身微汗，小便略畅；服完3剂，微微汗出，小便畅通，浮肿全消，思食。面苍白，精神略差，脉缓，处以六君子汤加当归、黄芪，调理脾胃，和其营血。药后康复如常。（湖南省中医药研究所 . 湖南老中医医案选 · 第一辑 . 长沙：湖南科学技术出版社，1980.）

2. 表实

【原文】里水，越婢加术汤主之，甘草麻黄汤亦主之。（25）

越婢加术汤方见上。于内加白术四两，又见脚气中。

甘草麻黄汤方

甘草二两，麻黄四两。

上二味，以水五升，先煮麻黄，去上沫，内甘草，煮取三升，温服一升，重覆汗出，不汗，再服。慎风寒。

【提要】本条论述皮水表实证的治疗。

【释义】皮水夹热者，方用越婢加术汤，详见条文五。皮水如果里热不明显，而表实无汗者，方用甘草麻黄汤发汗，使水随汗而走。方中麻黄宣肺，发汗，利水；甘草健脾，和中，调药。

【临床应用】甘草麻黄汤适用于内无郁热、脾失健运、肺失通调之皮水表实证，常以身肿无汗、无内热、咳喘、小便不利作为选方指征。越婢加术汤适用于汗出夹热之皮水表实证，应予以区分。

3. 气虚阳郁

【原文】皮水为病，四肢肿，水气在皮肤中，四肢聂聂动者，防己茯苓汤主之。（24）

防己茯苓汤方

防己三两，黄芪三两，桂枝三两，茯苓六两，甘草二两。

上五味，以水六升，煮取二升，分温三服。

【提要】本条论述皮水气虚阳郁的证治。

【释义】皮水与脾的关系密切，脾主四肢，脾虚失运，水湿停于皮下，故见四肢浮肿；卫阳被郁于四肢而不得通行，故肿处肌肤有轻微颤动。此属水气过盛而郁阳于内，治以防己茯苓汤通阳化气，分消水湿。方中防己除湿，桂枝通阳，黄芪益气，甘草调中。防己与黄芪相配，气行于表而祛湿，桂枝与茯苓相配，通阳化气利水。诸药合用，使水湿由表里分消。

【临床应用】本方主治脾肺气虚、水湿内停、阳郁于内导致的水气病，其主症为四肢浮肿，可伴肿处局部轻微颤动，小便不利，或兼乏力等。可用本方治疗具备上述证机的急、慢性肾炎，肾病综合征，特发性水肿，营养不良性水肿等病。

（三）黄汗

1. 卫郁营热，表虚湿遏

【原文】问曰：黄汗之为病，身体肿（一作重），发热汗出而渴，状如风水，汗沾衣，色正黄如柏汁，脉自沉，何从得之？师曰：以汗出入水中浴，水从汗孔入得之，宜芪芍桂酒汤主之。（28）

黄芪芍药桂枝苦酒汤方

黄芪五两，芍药三两，桂枝三两。

上三味，以苦酒一升，水七升，相和，煮取三升，温服一升。当心烦，服至六七日乃解。若心烦不止者，以苦酒阻故也。一方用美酒醯代苦酒。

【提要】本条论述黄汗的病机与证治。

【释义】黄汗为病，身体浮肿，发热汗出而渴，其症状与风水相类。但是黄汗的特征是其汗液沾湿内衣，颜色正黄，像黄柏汁，且脉象沉。其形成原因是汗出入水中，水湿之邪从汗孔浸淫肌腠，水湿内蕴，阻遏阳气，导致营卫不畅，卫郁不能行水，水湿滞留于肌腠间，则身体肿；营郁化热，湿热交蒸而成黄汗。治宜用黄芪芍药桂枝苦酒汤固表祛湿，调和营卫，兼泄营热。方中重用黄芪益气实卫，走表祛湿，桂枝、芍药调和营卫，苦酒（即米醋）泄营中郁热。需要注意的是，该方药性偏于酸敛，初服药时，邪气暂无出路，病人可能感觉心烦；待服药六七天后，营卫调和，营热外泄，则心烦自解。

【临床应用】本方主治表虚湿遏，卫郁营热导致的黄汗病，主症为汗出色黄沾衣，发热，口渴，身肿，脉沉。可用于符合上述证机的慢性肾小球肾炎、甲状腺功能亢进、内分泌紊乱等不明原因的浮肿以及急性黄疸型肝炎见黄汗者。

2. 气虚湿盛阳郁

【原文】黄汗之病，两胫自冷；假令发热，此属历节。食已汗出，又身常暮盗汗出者，此劳气也。若汗出已反发热者，久久其身必甲错；发热不止者，必生恶疮。若身重，汗出已辄轻者，久久必身瞤，瞤即胸中痛，又从腰以上必汗出，下无汗，腰髋弛痛，如有物在皮中状，剧者不能食，身疼重，烦躁，小便不利，此为黄汗，桂枝加黄芪汤主之。（29）

桂枝加黄芪汤方

桂枝、芍药各三两，甘草二两，生姜三两，大枣十二枚，黄芪二两。

上六味，以水八升，煮取三升，温服一升，须臾，饮热稀粥一升余，以助药力，温服取微汗；若不汗，更服。

【提要】本条论述黄汗病与历节病、劳气病的鉴别，以及黄汗气虚湿盛阳郁证的证治。

【释义】"黄汗之病"到"此属历节"，将黄汗与历节加以鉴别。既曰"黄汗为病"，则应见汗出色黄沾衣、身热、身体肿重等，并见两小腿冷，这是水湿之邪流于下，阻遏阳气所致；假如两小腿发热，此为历节病，乃湿热下注关节所致。

"食已汗出"到"必生恶疮"，论述了劳气汗出与黄汗的不同。劳气属虚劳，其汗出特点是食后汗出或寐时盗汗，此为荣气内虚，卫气不足，每于食后水谷之气不能内守，故汗出，夜寐时，卫入营出遂发盗汗。汗后如果发热，日久营卫枯燥，皮肤则会出现甲错；如果虚热长期不退，熏蒸肌肤日久则会发为恶疮。

"若身重"至"桂枝加黄芪汤主之"，论述了黄汗重症的证治。水湿内阻导致身重，若湿随汗出，则身体会感觉轻快，但是汗出耗气，日久阳气亦虚，故可见肌肉瞤动；胸阳不足则胸中作痛；又因上焦阳虚，卫表不固，下焦水湿邪盛，故而腰以上多汗，腰以下汗出不多，并觉腰髋部肌肉弛缓无力疼痛；湿郁皮肤与卫气相搏，故"如有物在皮中"。若病情加重，内伤脾胃，湿困肌肉，则身体疼重，不欲饮食；水湿郁遏，阳气不宣则烦躁，影响膀胱气化则小便不利。上述皆为黄汗日久出现的变证，主要由营卫失调、气虚湿盛阳郁引起，故用桂枝加黄芪汤调和营卫、通阳散湿。方中取桂枝汤解肌调和营卫，黄芪益气走表祛湿，以助桂枝汤益气和营卫，使阳郁得解。方后有云"饮热稀粥"，旨在助药力以取微汗，使水湿之邪随汗而出。

【临床应用】本方适用于营卫失调、气虚湿盛阳郁所致的黄汗，主症为汗出色黄染衣、两胫冷、身疼重、腰以上汗出、腰以下少汗或无汗、腰髋弛痛、不能食、烦躁、小便不利等。亦可用于符合上述证机的黄疸病、自主神经功能失调、白细胞减少症等。

（四）气分病

1. 阳虚阴凝

【原文】气分，心下坚，大如盘，边如旋杯，水饮所作，桂枝去芍药加麻辛附子汤主之。（31）

桂枝去芍药加麻黄细辛附子汤方

桂枝、生姜各三两，甘草二两，大枣十二枚，麻黄、细辛各二两，附子（炮）一枚。

上七味，以水七升，煮麻黄，去上沫，内诸药，煮取二升，分温三服。当汗出，如虫行皮中，即愈。

【提要】本条论述阳虚寒饮结于气分的证治。

【释义】由于阳虚阴凝，大气不转，水饮停聚，导致气分病，症见心下痞结而坚，以手触之，状如盘大，中高边低，外坚而内空。治以桂枝去芍药加麻黄细辛附子汤温通阳气，散寒化饮。本方即桂枝汤去酸寒阴柔之芍药，加辛散温通的麻黄、细辛、附子所组成。方中桂枝、甘草温振心阳；附子、细辛温肾散陈寒；麻黄、细辛、生姜辛散温通化饮；大枣、甘草补脾益气。诸药合用，共奏温阳散寒、宣通气机、温化水饮之功。药后阳气通行，推动阴凝之邪，故可见"如虫行皮中"状。

【临床应用】本方主治阳虚阴凝，水饮内结引起的气分病，主症为心下坚满、按之有形、如盘如杯、手足逆冷、腹满肠鸣、骨节疼痛或四肢不仁、恶寒身冷等。可用于符合上述证机的慢性气管炎、肝硬化腹水、肝肾综合征、充血性心衰等。

2. 脾虚气滞

【原文】心下坚，大如盘，边如旋盘，水饮所作，枳术汤主之。（32）

枳术汤方

枳实七枚，白术二两。

上二味，以水五升，煮取三升，分温三服。腹中软，即当散也。

【提要】本条论述脾虚气滞，水饮结于气分的证治。

【释义】此处未见"气分"二字，属省文笔法。由于脾虚气滞，转输失职，以致水饮内聚，痞结心下，故见心下坚，边如圆盘，并有痞胀脘痛等。治以枳术汤行气散结，健脾化饮。方中枳实行气散结消痞，白术健脾燥湿化饮。

【临床应用】本方适用于脾虚气滞、水饮痞结于心下导致的气分病，主症为心下坚满或硬、大如盘、边如旋盘，脘腹部痞满而胀，或伴纳呆、便溏等。可用于具有上述证机的胃溃疡、慢性胃炎、胃下垂、消化不良、脱肛等疾病。

【医案举例】患者，男，41 岁，1989 年 10 月 2 日就诊。自述 8 个月前因饮酒过量致心口下巴掌大一块撑闷难忍。初得病时饭后胀甚，饮食减少二三成尚可忍耐，渐至终日胀满，虽饮食减少五六成仍胀满不减。坐卧加剧，寝食不安，因胀满畏食，近十余日每餐只敢喝稀粥一小碗。得病以来，曾服香砂养胃丸、沉香导滞丸等，偶有小效，药尽则病变如初。病人素体健壮，无胀满吞酸宿疾。望之病位正在"心下"，按之坚满，深触无物，压痛轻微，大便偏干，小便正常，舌质红，舌苔白腻罩滑，脉象沉弦。诊为酒湿伤中，水饮蓄胃，正与《金匮》枳术汤证合。处方：枳实 24g，白术 12g。两剂，水煎，饭前服。嘱患者不要因方小而怀疑疗效。第 8 日复诊，患者情绪极为兴奋，言心口撑胀完全消失，自觉心胸空豁，胃饥欲食。胃脘部按之已无坚满之感，嘱以饮食调理，未再予药。几年来未见复发。［齐群长 . 经方验案二则 . 天津中医，1995，(2)：37.］

五、预后

【原文】脉得诸沉，当责有水，身体肿重。水病脉出者，死。(10)

【提要】本条论述水气病的症状及预后。

【释义】水气为病，脉以沉为主，这是由于水气停滞，阳气受阻不能外达。然而阴寒内盛亦多沉脉，当以"身体肿重"区别之。脉出说明虽浮而躁盛，按之无根，轻取有脉，重按则散。此为阴盛格阳，真气涣散于外。水气病患者一般脉沉，若水肿未消，突然脉浮而无根，脉与证悖，提示预后不良。

【临床应用】临床上若水气病患者肿未消而出现脉浮无根，与证不符的情况，应提高警惕。

第三十章　黄疸病脉证并治第十五 ▷▷▷

一、分类与主症

（一）谷疸、女劳疸、酒疸

【原文】趺阳脉紧而数，数则为热，热则消谷，紧则为寒，食即为满。尺脉浮为伤肾，趺阳脉紧为伤脾。风寒相搏，食谷即眩，谷气不消，胃中苦浊，浊气下流，小便不通，阴被其寒，热流膀胱，身体尽黄，名曰谷疸。

额上黑，微汗出，手足中热，薄暮即发，膀胱急，小便自利，名曰女劳疸，腹如水状不治。

心中懊侬而热，不能食，时欲吐，名曰酒疸。（2）

夫病酒黄疸，必小便不利，其候心中热，足下热，是其证也。（4）

【提要】以上论述黄疸的病机、分类及主症。

【释义】趺阳脉候脾胃之气，趺阳脉紧，主脾阳虚而寒湿内生，输化失职，若勉强进食则致腹满，故曰"紧则为寒，食即为满"；趺阳脉数，主胃热亢盛，热盛则"消谷"而善饥。"风寒相搏"中，"风"与首条"寸口脉浮"所主之"风"相同，即"热"之互辞；"寒"则泛指阴邪，如寒湿之邪等。胃热与脾寒相合，蕴积于脾胃，进食后加重其湿热，其气上熏而清阳不升，致"食谷即眩"；食物虽被腐熟，但脾不能转输而成"浊气"，留滞于胃则变生湿热；湿热之邪下注，致膀胱气化不利，故小便不通。"阴"指太阴脾。太阴寒湿夹胃中，湿热流注下焦，壅塞肾、膀胱及三焦水道，湿热不能从小便外出，而蕴结膀胱。湿热蕴蒸，内迫血分，则身体尽黄。此因饮食不洁所致，故称谷疸。"尺脉浮为伤肾，趺阳脉紧为伤脾"乃插笔，提示女劳疸与谷疸之不同。女劳疸因房劳过度，肾阴亏耗，阳浮于外，故"尺脉浮"；谷疸因脾阳虚，寒邪内生，故"趺阳脉紧"，两者有别。

前额乃心所辖，由于肾阴亏损，水不济火，心火迫津外泄，肾色上泛，则"额上黑，微汗出"；肾阴虚，其虚热既循足少阴肾经下注至涌泉穴及其周围，又随手厥阴心包经上行至劳宫穴及其附近，故"手足中热"；肾阴虚火旺，薄暮经气流注于肾经，两阳相合，阴不胜阳，故"薄暮即发"；虚热内迫膀胱，则见小腹拘急；肾气亏虚，固摄无权则小便自利。因系房劳伤肾所致，故称女劳疸。若肾病反侮及脾，脾肾两败，腹部胀大则难治。

酒性湿热，长期大量饮酒，酒热蕴积于胃，上熏于心，故有心中烦郁难堪、卧起不安、莫可名状等感觉。湿热蕴积脾胃，升清降浊失常，故不能食，若勉强进食则加重胃之热邪，致胃气上逆而欲吐。湿热蕴蒸，入于血分，瘀热以行，形成黄疸。因系饮酒太过所致，故名酒疸。

酒热湿毒积胃，导致肝胆疏泄失常，三焦膀胱水道不畅，故"必小便不利"而色黄。心中热与上述同理。酒热随胃经下注，则足下即足背发热，与女劳疸之足心热不同。

二、病因病机

（一）湿热发黄

【原文】寸口脉浮而缓，浮则为风，缓则为痹，痹非中风。四肢苦烦，脾色必黄，瘀热以行。（1）

【提要】本条总论湿热黄疸的病机。

【释义】"寸口脉浮而缓"，寸口脉浮意指阳热邪气外熏，因风为阳邪，此以风指代阳热，故言"浮则为风"；缓脉主湿而应于脾，湿邪呆滞，故脉道不利而见缓脉。脉浮缓并见，说明湿与热相合，闭阻于脾，影响脾之转输，故曰"痹"。"痹非中风"为仲景自注，强调"痹"为湿热闭阻于脾，并非太阳中风表证，更非经脉痹阻的中风病。湿热困脾，则四肢疲乏困顿、重滞不舒，故曰"四肢苦烦"。此为湿热黄疸常见之临床症状。"脾色必黄，瘀热以行"，强调黄疸病位在脾，发病与血分相关。湿热蕴郁于脾，不能外泄下行，由气分入于血分，血行不畅，湿热蕴蒸，脾色外现于体表，故发为黄疸。若湿热不入于血分则不能发黄，故湿热是否入于血分是黄疸形成的关键病机。

【临床应用】本条所论对黄疸的治疗有重要的指导意义。肝胆病治疗名家关幼波在本条的启发下提出，阳黄的治疗以清热利湿为常法，重视疏肝利水之惯例。以治中焦为要害，突出活血、解毒、化痰。

（二）寒湿发黄

【原文】阳明病，脉迟者，食难用饱，饱则发烦头眩，小便必难，此欲作谷疸。虽下之，腹满如故，所以然者，脉迟故也。（3）

【提要】本条论述寒湿之邪欲作谷疸的病机。

【释义】"实则阳明，虚则太阴"，从条文23可知，谷疸属于阳明实证，多系实热或湿热为病，其脉当数。今脉见迟象，显系脾胃虚寒证。胃阳虚不能受纳腐熟，脾阳虚则不能运化，故纳差食少，难以饱食；若饱食则食从寒化，增加中焦之寒湿，子病累母则心烦；阻滞清阳则头眩；输化失职则小便亦难，寒湿无从排泄，久之则可形成谷疸。若寒热不辨，误投苦寒攻下之品，必重伤中阳而腹满不减，原因是误下前即脾胃虚寒。

（三）辨湿热与寒湿发黄

【原文】脉沉，渴欲饮水，小便不利者，皆发黄。（9）

【提要】本条论述湿热发黄的脉症。

【释义】脉沉主湿热郁滞在里；湿热消耗津液，故"渴欲饮水"。因湿热郁滞，脾失输化，故小便不利而湿无由排泄，日久湿热波及血分而成黄疸。此近似于后世之阳黄。

三、证治

（一）谷疸

【原文】谷疸之为病，寒热不食，食即头眩，心胸不安，久久发黄为谷疸，茵陈蒿

汤主之。（13）

茵陈蒿汤方

茵陈蒿六两，栀子十四枚，大黄二两。

上三味，以水一斗，先煮茵陈，减六升，内二味，煮取三升，去滓，分温三服。小便当利，尿如皂角汁状，色正赤，一宿腹减，黄从小便去也。

【提要】本条论述谷疸的证治。

【释义】饮食不节，湿热蕴积脾胃，导致营卫生化之源壅滞而形寒发热，但此"寒热"与外感表证之寒热不同；湿热困阻脾胃，运化失司，则不能饮食。若勉强进食则脾胃湿热更盛，上熏则头眩、心胸不安，日久湿热波及血分则发为谷疸。治以茵陈蒿汤，以清利湿热，活血退黄。方中茵陈蒿清热利湿退黄；栀子清热除烦，泄三焦湿热而退黄；大黄泄热逐瘀，通利大便。三药合用，祛邪以复脾运之功，使湿热从前阴而出，故方后言"小便当利，尿如皂角汁状，色正赤，一宿腹减，黄从小便去也"。此反证本条当具腹满、小便不利等症。

【临床应用】本方适用于湿热内蕴的阳黄证，其主症为身目发黄如橘子色，腹满而痛，口渴欲饮，发烦，食则头昏目眩，小便短黄不利，大便秘结或黏腻不爽，舌红苔黄腻，脉滑数。本方可用于符合上述证机的下列疾病，如急性黄疸型肝炎、重症肝炎、肝硬化、肝癌、钩端螺旋体病、胆道蛔虫症、胆囊炎、胆石症、妊娠合并肝内胆汁淤积症等。

（二）酒疸

1. 治法

【原文】酒黄疸者，或无热，靖言了了，腹满欲吐，鼻燥，其脉浮者，先吐之；沉弦者，先下之。（5）

酒疸，心中热，欲呕者，吐之愈。（6）

【提要】此两条论述酒疸的症状和治法。

【释义】酒疸患者，湿热内蕴，其病势有在上、在中、在下之异。胃中湿热上熏，则见欲吐、鼻燥；湿热下注，则见腹满；病势在中，而尚未扰及心神，故神情安静，语言不乱。酒疸之治，应因势利导，可吐可下。若脉浮，示湿热上熏，当因其势而吐之；若脉沉弦，示湿热下注，当因其势而竭之。

欲呕乃正气驱酒毒湿热外达之征；心中热系湿热酒毒熏蒸于胃之象，故因其欲呕之势而尽涌吐之，绝其病根，以免上熏或下注。

【临床应用】临床上如鼻燥脉浮而欲吐者，是湿热内蕴于胃，病势趋于上部，可用瓜蒂散吐之；如腹满脉沉弦者，为湿热内结于肠胃，病势趋于下部，可用栀子大黄汤下之。

2. 证治

【原文】酒黄疸，心中懊侬或热痛，栀子大黄汤主之。（15）

栀子大黄汤方

栀子十四枚，大黄一两，枳实五枚，豉一升。

上四味，以水六升，煮取二升，分温三服。

【释义】本条论述酒疸热重于湿的证治。酒疸，若酒热特盛，不但心中懊恼而热，因热壅气滞，可发展为胸脘疼痛，此乃酒疸实热瘀结之重症。治以栀子大黄汤，清心除烦，上下分消。方中栀子清热利湿除烦；大黄泄热逐瘀；大黄与枳实相合，使部分酒毒湿热从二便而出；栀子与淡豆豉相伍，使部分酒热经口鼻而散。

栀子大黄汤与茵陈蒿汤皆可治湿热蕴结之阳黄证，均用大黄和栀子。两者不同点在于病位病机，栀子大黄汤为胃热上熏心包而热偏盛，故以清泄心胃实热为主；茵陈蒿汤是腹中三焦湿热俱盛，故其方长于利湿泄热通便。

【临床应用】本方适用于湿热黄疸热重于湿，病位偏于中上二焦者，其主症除"心中懊恼或热痛"外，还当有不能食、小便不利、足下热、腹满欲吐、鼻燥等。临床主要用于治疗热重湿轻之肝胆疾患或心经郁热者，如急性黄疸性肝炎、急性胆囊炎等疾病。

（三）黄疸

1. 湿重于热

【原文】黄疸病，茵陈五苓散主之（一本云茵陈汤及五苓散并主之）。（18）

茵陈五苓散方

茵陈蒿末十分，五苓散五分（方见痰饮中）。

上二物和，先食饮方寸匕，日三服。

【提要】本条论述湿重于热的黄疸证治。

【释义】茵陈五苓散即五苓散加茵陈。以方测证，本条为湿重于热之黄疸，可见形寒发热、纳呆呕恶、小便不利、腹胀便溏、不渴、四肢困倦及苔腻等，故用茵陈五苓散利湿清热退黄。方中茵陈利湿清热退黄；五苓散通阳化气利小便。两者相合，可使湿热之邪从小便而出，正合"诸病黄家，但利其小便"的主旨。

【临床应用】本方适用于湿重于热的黄疸，其主症可见身黄如橘子色、小便不利、呕恶纳呆、腹胀体倦、苔腻淡黄等。可用于符合上述证机的急性黄疸性肝炎、肝硬化、多种心脏病心力衰竭而见黄疸者。

2. 热盛里实

【原文】黄疸腹满，小便不利而赤，自汗出，此为表和里实，当下之，宜大黄硝石汤。（19）

大黄硝石汤方

大黄、黄柏、硝石各四两，栀子十五枚。

上四味，以水六升，煮取二升，去滓，内硝，更煮取一升，顿服。

【提要】本条论述热盛里实的黄疸证治。

【释义】黄疸病因里热蕴结成实，壅滞气机，则腹满；湿热郁阻，气化失司，故小便不利而赤；热盛于湿，迫津外出，故自汗出。"此为表和里实"，示人此汗出非表虚所致，乃里热成实，故应用下法攻泄湿热，方用大黄硝石汤。方中大黄、硝石通腑泄热，攻下瘀热结滞；栀子清利三焦之湿热；黄柏清泄里热，并能除湿。方后注强调"顿服"，以速取攻泄湿热之效。

【临床应用】本方适用于湿热黄疸中热盛里实者，其主症除身目黄如橘子色、小便黄赤不利、自汗出外，必有腹部胀满拒按、大便不通、脉滑数有力等。可用于符合上述证机的急性传染性肝炎、黄疸出血型钩端螺旋体病等。

（四）女劳疸

【原文】黄家日晡所发热，而反恶寒，此为女劳得之。膀胱急，少腹满，身尽黄，额上黑，足下热，因作黑疸。其腹胀如水状，大便必黑，时溏，此女劳之病，非水也。腹满者难治，硝石矾石散主之。（14）

硝石矾石散方

硝石、矾石（烧）等份。

上二味，为散，以大麦粥汁和服方寸匕，日三服。病随大小便去，小便正黄，大便正黑，是其候也。

【提要】本条论述女劳疸转变为黑疸兼瘀血的证治。

【释义】"黄家"为久患黄疸之人，"黄家"如属于湿热郁结阳明，因阳明经旺于申酉，此时正邪相争，故傍晚时分发热或发热加重。但实热不应恶寒，现"反恶寒"，故知非阳明热证，乃女劳疸阴虚及阳所致。"日晡所发热"为肾阴虚阳亢所致；"恶寒"则因瘀血湿浊蕴结在肾，导致肾阳气化不利，影响太阳膀胱表气卫外而致。"膀胱急""额上黑""足下热"均为肾阴虚阳亢所致；血瘀热结，扰及下焦，故"少腹满""腹胀如水状"，因为瘀热所致，故曰"非水也"；瘀血下行，兼湿邪陷于大肠，则"大便必黑，时溏"。因肾阴亏虚，血瘀热结兼湿浊，其发展趋势有成黑疸之可能，故以硝石矾石散治之。硝石矾石散乃倒装笔法，应承"非水也"之后。"腹满者难治"为脾肾衰败之候，故难治。此句置其前，强调不可掉以轻心。方中硝石即火硝，味苦咸，性寒，能入血分，消瘀活血；矾石入气分，化湿兼活血；以大麦粥调服，使邪去而不伤正。诸药合用，共奏消瘀退黄、化湿散结之功，可使病邪从前后二阴分消而去，故方后云："病随大小便去，小便正黄，大便正黑，是其候也。"

【临床应用】本方适用于湿热瘀血互结的黑疸，其主症可见膀胱急，额上黑，足下热，手足中热，少腹满，大便黑，时溏等。

（五）黄疸兼证与变证

1. 兼表虚证

【原文】诸病黄家，但利其小便；假令脉浮，当以汗解之，宜桂枝加黄芪汤主之（方见水气病中）。（16）

【提要】本条论述黄疸的治疗大法及黄疸兼表虚证的证治。

【释义】由于"黄家所得，从湿得之"，无论湿热发黄或寒湿发黄或湿瘀发黄，总离不开一个"湿"字。湿邪往往贯穿黄疸始终，利小便可使湿邪从小便外泄，有利于黄疸消退，故言"诸病黄家，但利其小便"。若黄疸初期见表虚证，脉浮，自汗，恶风，或恶寒者，为卫表气虚，湿郁于表，营卫不和。此时不可拘泥于利小便法，仍当发汗解表，调和营卫，扶正祛邪，以桂枝加黄芪汤治之。方中桂枝汤发汗解肌，调和营卫，加黄芪固表除湿，助正托邪。

【临床应用】本方适用于黄疸初起伴恶寒发热、脉浮，属表虚而内热不重者。若表实而内有湿热者，可用《伤寒论》麻黄连翘赤小豆汤。本方还可用于表虚之人外感汗多、湿疹、中耳炎等。

2. 兼少阳证

【原文】诸黄，腹痛而呕者，宜柴胡汤（必小柴胡汤，方见呕吐中）。（21）

【提要】本条论述黄疸兼少阳证的证治。

【释义】"诸黄"概指湿热发黄而言。若少阳胆经正气有虚，则中焦脾胃之湿热甚至于寒皆可趁虚反侮之，致胆经之气不利，而见胁下腹痛、呕吐甚或往来寒热等症。因其反侮之势，治宜柴胡汤和解少阳，扶正达邪退黄。"宜柴胡汤"条文未明言小柴胡汤还是大柴胡汤，虽然原文后注"必小柴胡汤"，但此语应为后世所加。故临证时，应通过辨证确定是用大柴胡汤还是小柴胡汤，不能拘泥原文后所注。

【临床应用】如黄疸初期或恢复期湿热不甚，以少阳枢机不利，胃气上逆为主者，用小柴胡汤和解少阳，疏肝和胃为宜；若表现以腹满便秘等阳明里实热证突出，则当用大柴胡汤通下里实，和解少阳。

（六）虚黄

【原文】男子黄，小便自利，当与虚劳小建中汤（方见虚劳中）。（22）

【提要】本条论述脾胃虚弱萎黄的证治。

【释义】条首虽曰"男子黄"，但本证并非只见于男子，女性亦可见之。"小便自利"为鉴别谷疸、酒疸和女劳疸之关键。谷疸、酒疸为湿热瘀结，故小便不利；女劳疸为肾阴虚瘀结，小便自利而兼有额黑、手足中热等症。本条所言之黄为萎黄，不论男女老少，女性经病、产后、大失血之后，气血虚损等均可引起。故治以小建中汤，建立中气，补益气血，使纳谷增加，则萎黄自愈。

【临床应用】小建中汤适用于脾胃虚弱，气血亏虚，肌肤失养所致的萎黄，其主症为皮肤发黄而无光泽，伴气短懒言、倦怠少食、舌淡苔薄等。本方亦可用于符合上述证机的溶血性黄疸及黄疸性肝炎恢复期。

四、预后

【原文】酒疸下之，久久为黑疸，目青面黑，心中如啖蒜齑状，大便正黑，皮肤爪之不仁，其脉浮弱，虽黑微黄，故知之。（7）

【提要】本条论述酒疸误下变为黑疸的证候。

【释义】从本篇条文5可知，酒疸若腹满、脉沉弦即可下，若不具可下之征而下之，或具可下之征而大下、久下之，必损伤脾、胃、肠之气而成黑疸。脾胃之气受伤则"目青面黑"；脾失统摄，阴血溢于肠，故"大便正黑"；脾不主肌肉则"爪之不仁"；误下伤阴，虚热内生，与酒热、瘀血相合，故"心中如啖蒜齑状"；脉浮弱为阴虚阳浮、正气亏虚之征；面目虽黑，然黑中带黄，因黄乃脾色，此由酒疸误下所致也，不同于女劳疸之纯黑。

【临床应用】喻昌曰："酒疸之黑，女劳疸之黑，殊不相同。女劳疸之黑，为肾气所发。酒疸之黑，乃营血腐败之色。黄者，水谷之精气，为湿热瘀血而下行，其光体之色转为晦暗。"其说可参。

第三十一章 惊悸吐衄下血胸满瘀血病脉证治第十六 ▷▷▷

一、吐衄下血

（一）证治

1. 虚寒吐血

【原文】吐血不止者，柏叶汤主之。（14）

柏叶汤方

柏叶、干姜各三两，艾三把。

上三味，以水五升，取马通汁一升，合煮取一升，分温再服。

【提要】本条论述虚寒吐血的证治。

【释义】吐血日久不止，如为中气虚寒、血不归经所致，治以柏叶汤。方取柏叶之清降，折其逆上之势而收敛止血；干姜辛热，温阳守中；艾叶苦辛温，温经止血；马通汁微温，引血下行以止血。四药合用，共奏温中止血之效。

【临床应用】柏叶汤为治疗虚寒吐血之方，其主症除见吐血不止外，当见面色萎黄或苍白、血色淡红或暗红、神疲体倦、舌淡苔白、脉虚无力等。临床可用于衄血、咳血或下血等。符合上述证机的胃溃疡出血、肺结核咯血亦可用之。马通汁即马粪加水过滤取汁而成，临床常以童便代之。

【医案举例】袁某，女，60岁。断续咯血30年。初时数年一发，后渐频繁，至近半年来每日咯血多次，痰唾均混鲜红血液。咯血前左胁肋痛，咳嗽，心悸气憋，头昏欲仆。CT提示左下肺点状影，性质待定；血常规及B超检查等无异常发现。患者口腔及咽喉无充血、水肿；舌苔薄黄，脉迟细（右三部尤迟细）。诊断为阳络受伤之咯血证，方予柏叶汤合归脾汤加味。侧柏叶20g，干姜10g，艾叶10g，炒白术10g，黄芪30g，白参10g，当归10g，茯苓10g，龙眼肉10g，大枣20g，白及10g，仙鹤草30g，阿胶（炸）10g，山药30g。服药3剂，咯血大减。续用3剂，吐血止，余症均大减。[刘方柏.论冷僻经方的临床唤醒.上海中医药杂志，2011，45（1）：29-32.]

2. 热盛吐衄

【原文】心气不足，吐血、衄血，泻心汤主之。（17）

泻心汤方亦治霍乱。

大黄二两，黄连、黄芩各一两。

上三味，以水三升，煮取一升，顿服。

【提要】本条论述热盛吐衄的证治。

【释义】心藏神，主血脉，若心火亢盛，扰乱心神于内，迫血妄行于上，故见心烦不安、吐血、衄血，治以泻心汤，清热泻火而止血。方中黄连长于清心胃之火，黄芩泻上焦之火，大黄苦寒降泄。三药合用，直折其热，使火降则血亦自止。

【临床应用】本方适用于火热充斥，迫血妄行的吐血、衄血、便血、尿血等多种出血证。泻心汤对符合上述证机的上消化道出血其效尤佳。本方还可异病同治，用于胃脘痞塞、胃脘痛，以及糜烂性胃炎等多种疾病属火热炽盛者。

【医案举例】吴某，女，26岁。月经非期而至，二十余日淋沥不断。既往有此病史，经妇科检查诊为功能失调性子宫出血。今又复发且重，用中西药止血、固涩等药治疗1周，血仍不止，拟行刮宫术，患者拒绝，就诊于中医。询之血色鲜红，量多如崩而腹无所苦。饮啖如常，唯觉口苦烦渴，口气臭秽。舌红，苔黄，脉滑数。患者务农，饮食倍常而大便秘结，发病时当炎夏。药用大黄、黄连、黄芩、栀子各10g，生地榆15g，鲜荷叶1张。1剂血止大半，3剂血净而安。［周德荣．大黄黄连泻心汤临床治验．河南中医，1998，18（4）：210–211.］

3. 虚寒便血

【原文】下血，先便后血，此远血也，黄土汤主之。（15）

黄土汤方亦主吐血、衄血。

甘草、干地黄、白术、附子（炮）、阿胶、黄芩各三两，灶心黄土半斤。

上七味，以水八升，煮取三升，分温二服。

【提要】本条论述虚寒便血的证治。

【释义】下血，指大便出血。先见大便，便后出血，出血部位来自直肠以上，距肛门较远，故称为远血。病由中焦虚寒、脾失统摄而血渗于下所致，治宜黄土汤温脾摄血。方中灶心黄土又名伏龙肝，温中涩肠止血；配以附子、白术、甘草温阳散寒，健脾以摄血；地黄、阿胶滋阴养血以止血；黄芩反佐，苦寒坚阴止血，并制白术、附子，以防温燥动血。诸药刚柔相济，温阳不伤阴，滋阴不损阳，共奏温中止血之功。

【临床应用】本方适用于脾气虚寒，不能统血所致的便血，其主症是血色紫黯，并伴腹痛、喜温喜按，面色无华，神疲懒言，四肢不温，舌淡，脉细虚无力等。临床上黄土汤可治疗符合上述证机的各种出血证，如吐血、衄血、崩漏等。

4. 湿热便血

【原文】下血，先血后便，此近血也，赤小豆当归散主之。方见狐惑中。（16）

【提要】本条论述湿热便血的证治。

【释义】便血在先，大便在后，出血部位距肛门较近，故称为近血。其病机多因湿热蕴结大肠、灼伤阴络、迫血下行所致。治宜赤小豆当归散清热利湿，活血止血。

【临床应用】本条所论近血，即后世所称"肠风下血"及"脏毒"，其中包括痔疾、肛裂、肛周脓肿等病。本方适用于湿热蕴阻大肠所致者，其主症为所下之血色鲜红或有黏液，并伴有大便不畅、苔黄腻等，属于下焦湿热的便血证。

【医案举例】向某，女，21岁，1984年6月3日就诊。半年前患便后下血、量不多。

近 20 天便血增多，经多方面检查病因未明，服补中益气汤加阿胶、地榆炭 4 剂，便后鲜血直流，每次 20～30mL，便干不利，肛门热胀，口苦干，舌红、苔黄滑，脉滑数。证属湿热蕴肠，络伤血溢。治宜清热利湿，和营解毒，佐以止血。用赤豆当归散加味。赤小豆 20g，当归、薏苡仁、金银花、藕节各 15g，柏叶炭 9g，大黄炭 6g。服 7 剂，便血止。1 年后随访未复发。[彭述宪 . 赤豆当归散临床运用 . 湖南中医杂志，1993(3)：7-8.]

二、瘀血

【原文】病人胸满，唇痿舌青，口燥，但欲漱水，不欲咽，无寒热，脉微大来迟，腹不满，其人言我满，为有瘀血。(10)

【提要】本条论述瘀血的脉证。

【释义】瘀血阻滞，气机痞塞，故胸部满闷；瘀血内阻，新血不生，血不外荣，故唇痿舌青；血瘀津液不布，不能上濡，故口燥，但病由瘀血，并非津亏，故虽口燥却只欲漱水而不欲咽；此非外感为患，故无寒热之表证。脉微大来迟，谓脉体虽大，但脉势不足，往来涩滞迟缓，为瘀血阻滞之象。腹满为病人自觉症状，由于瘀血内结，影响气机运行不畅，而非宿食、水饮留于肠胃，故患者自觉腹部胀满，而察其外形并无胀满之征。

【临床应用】唇痿舌青和口燥，但欲漱水，不欲咽，是辨别瘀血的两大指征，特别是舌质紫黯或舌边尖有青紫色瘀斑，有明确的诊断价值。此外，胸腹胀满尚可见刺痛、拒按，脉微大来迟即指脉象涩滞迟缓。这些均为辨瘀血证的重要依据。

【原文】病者如热状，烦满，口干燥而渴，其脉反无热，此为阴伏，是瘀血也，当下之。(11)

【提要】本条论述瘀血化热的脉证及其治法。

【释义】患者自觉发热，心烦胸满，口干燥而渴，但诊其脉却并无热象，说明热不在气分，乃深伏于血分，是瘀血阻滞日久、郁而化热伏于阴分所致，血属阴，故曰"阴伏"。其治当以攻下瘀血为主，使瘀血去，郁热解，则诸症自除。

【临床应用】本条瘀血化热证的辨证要点为如热状、烦满、口干燥而渴。此外，脉涩或舌有瘀斑等为瘀血症状。临证当根据瘀血病情的寒热、轻重、缓急及部位不同，分别采用化瘀或逐瘀等不同方法治疗，不可拘泥于下法。

第三十二章　呕吐哕下利病脉证治第十七 ▷▷▷

一、呕吐

（一）成因与脉症

1. 饮邪致呕

【原文】先呕却渴者，此为欲解；先渴却呕者，为水停心下，此属饮家；呕家本渴，今反不渴者，以心下有支饮故也，此属支饮。（2）

【提要】本条论述胃有停饮可致呕的辨证。

【释义】水停心下，或心下有支饮，是指呕吐的成因为饮停心下。此处支饮二字，概括了饮邪支撑于心下的病机。原文从先呕后渴、先渴后呕和呕而不渴三种情况对水饮呕吐进行辨证。其中先呕却渴，为病将愈之象，因心下水饮随呕吐而排出，胃阳渐复，故欲饮水，且饮后不吐。先渴后呕是胃有停饮之征，因水饮内停，气化受阻，津不上承，故口渴欲饮。饮水之入，得不到输化，反助停饮，必上泛而呕吐，故"此属饮家"。另外，呕吐易于伤津，所以呕者往往见口渴，若呕吐后口不渴，则多是水饮内停心下之故。

【临床应用】当呕吐伴口渴时，应注意辨别二者出现的先后以及渴饮后是否再呕，从而大致判断饮邪呕吐是否向愈。

2. 虚寒胃反

【原文】问曰：病人脉数，数为热，当消谷引食，而反吐者，何也？师曰：以发其汗，令阳微，膈气虚，脉乃数，数为客热，不能消谷，胃中虚冷故也。脉弦者，虚也，胃气无余，朝食暮吐，变为胃反。寒在于上，医反下之，今脉反弦，故名曰虚。（3）

【提要】本条论述误汗损伤胃阳致虚寒胃反的病机。

【释义】脉数一般主热证，若胃有邪热，当消谷引食，今脉数却反见呕吐，不能消谷，是因误汗伤其胃阳，以致胃中虚冷，不能腐熟运化水谷。宗气积于胸中，来源于胃中水谷之气。若误汗损伤胃阳，必然使胸中宗气不足，故曰"令阳微，膈气虚"。这里的脉数乃胃气虚寒、虚阳浮越所产生的一种假热，故曰"客热"，其脉数必为虚数。弦脉主寒，正如《痰饮病》第12条所说："脉双弦者，寒也，皆大下后善虚。"此属里虚寒，故必为不任重按之虚弦。由于胃气虚寒，虚阳浮越而脉数，医者误认为实热，反用苦寒药攻下，复损胃阳，致胃阳更虚，自然不能腐熟水谷，故发为"朝食暮吐"的胃反病。

3. 胃反病机与脉症

【原文】寸口脉微而数，微则无气，无气则营虚，营虚则血不足，血不足则胸

中冷。（4）

【提要】本条论述胃反气血俱虚、胸中寒冷的病机。

【释义】"脉微而数"揭示的机理与上条相同。由于胃中虚冷不能消谷，气血化生之源不足，致气血俱虚，故曰"微则无气"。"无气"，即气虚。人体营卫气血是相互资生的，营以气为主，气虚则营虚；营为血之源，营虚则血不足。气血不足则宗气不足而胸中寒冷。

【原文】趺阳脉浮而涩，浮则为虚，涩则伤脾，脾伤则不磨，朝食暮吐，暮食朝吐，宿谷不化，名曰胃反。脉紧而涩，其病难治。（5）

【提要】本条续论脾胃虚寒胃反的病机、脉症及预后。

【释义】趺阳脉候中焦脾胃，浮脉为阳候胃，涩脉为阴候脾。趺阳脉浮而涩，说明胃阳不足，脾阴亏虚。胃寒不能蒸腐水谷，脾燥难以运化水谷精微，水谷不消，逆而反出，故症见朝食暮吐、暮食朝吐、宿谷不化。胃反若见脉紧而涩，紧为寒盛，涩则津亏，是阳虚而寒、津亏而燥之证，上吐下秘是其常见证候。此时温阳则伤阴，滋阴则伤阳，病情深重，故难治。

（二）治则与禁忌

【原文】夫呕家有痈脓，不可治呕，脓尽自愈。（1）

病人欲吐者，不可下之。（6）

【提要】此两条论述呕吐的治疗禁忌。

【释义】呕吐的原因很多，不可见呕止呕，应当审证求因。条文1为痈脓致呕，通过呕吐可使痈脓外排，此乃正气逐邪外出的反映。故而不仅不可止呕，还应采取积极的治疗措施，排脓解毒，驱邪外出，促使"脓尽自愈"。条文6病人欲吐，是由于病邪在上，正气有驱邪外出之势。治当因势利导，顺其病势，以驱除邪气。若误用下法，则逆其病势，反易使邪气内陷，正气受损，加重病情。所以说"病人欲吐，不可下之"。

【临床应用】呕吐虽能损伤正气，但也可能是正气驱邪外出、排出体内有害物质，如痈脓、宿食、毒物等的反应。对于后者，切不可一味降逆止呕。

（三）证治

1.寒证

（1）肝胃虚寒

【原文】呕而胸满者，吴茱萸汤主之。（8）

吴茱萸汤方

吴茱萸一升，人参三两，生姜六两，大枣十二枚。

上四味，以水五升，煮取三升，温服七合，日三服。

干呕，吐涎沫，头痛者，吴茱萸汤主之。方见上。（9）

【提要】此两条论述肝胃虚寒、寒饮上逆之呕吐的证治。

【释义】第8条因胃阳不足，寒饮内阻，胃失和降，胸阳被郁，故呕而胸满。第9条的干呕、吐涎沫、头痛为胃虚停饮、肝失疏泄、肝气夹阴寒之邪循经上逆所致，故均以茱萸汤散寒降逆，温中补虚。方中吴茱萸暖肝温胃，散寒止痛，降逆止呕；生姜温胃散寒化饮；人参、大枣益气补虚。

【临床应用】本方适宜于肝胃虚寒，浊阴上逆引起的以心下痞满、嘈杂吞酸、干呕、吐涎沫、头痛、肢冷、舌苔白腻、脉弦等为主症者。如急性胃肠炎、慢性胃炎、消化性溃疡、慢性胆囊炎等符合上述证机者，可用本方治疗。

（2）阴盛格阳

【原文】呕而脉弱，小便复利，身有微热，见厥者，难治，四逆汤主之。（14）

四逆汤方

附子（生用）一枚，干姜一两半，甘草（炙）二两。

上三味，以水三升，煮取一升二合，去滓，分温再服。强人可大附子一枚，干姜三两。

【提要】本条论述阴盛格阳呕吐的证治。

【释义】病因脾肾阳虚，胃气上逆，故呕而脉弱；阴盛于下，肾气不固，故小便自利；阴盛于内，格阳于外，则身微热；阳衰不暖四末，故四肢冷。此为阴盛阳衰的危重症，大有阳气欲脱之势，故曰"难治"。治宜四逆汤回阳救逆，散寒消阴。方中附子温肾暖胃，干姜温中散寒，炙甘草益气安中，并制姜、附之燥烈，使厥回呕止，则诸症自愈。

【临床应用】凡呕吐或吐泻致阳气虚脱的危急重症，宜以四逆汤或四逆汤加人参急救回阳，如低血容量性休克、心力衰竭等属心肾阳气虚脱者。

（3）虚寒胃反

【原文】胃反呕吐者，大半夏汤主之。《千金》云治胃反不受食，食入即吐。《外台》云治呕，心下痞硬者。（16）

大半夏汤方

半夏（洗完用）二升，人参三两，白蜜一升。

上三味，以水一斗二升，和蜜扬之二百四十遍，煮取二升半，温服一升，余分再服。

【提要】本条论述虚寒性胃反呕吐的治法。

【释义】"胃反呕吐"，即第5条所论"朝食暮吐，暮食朝吐，宿谷不化"的胃反病。病属脾胃虚寒，不能腐熟、运化水谷，阴津亏损。治用大半夏汤。方中重用半夏和胃降逆，以治其标；人参益气补虚；白蜜养血润燥，以治其本。诸药合用，共奏和胃降逆、补虚润燥之功。

【临床应用】本方证的病机关键是脾胃虚寒，胃气上逆，肠道燥结，故除呕吐外，尚可见心下痞硬、神疲乏力、形体消瘦、便如羊屎等。临床对神经性呕吐、急性胃炎、胃及十二指肠溃疡等病符合上述证机者，可用本方治疗。

2. 热证

（1）热郁少阳

【原文】呕而发热者，小柴胡汤主之。（15）

小柴胡汤方

柴胡半斤，黄芩三两，人参三两，甘草三两，半夏半斤，生姜三两，大枣十二枚。

上七味，以水一斗二升，煮取六升，去滓，再煎取三升，温服一升，日三服。

【提要】本条论述热郁少阳呕吐的证治。

【释义】呕而发热是邪在少阳之证，邪热迫胃，导致胃气上逆则呕吐；发热当为往来寒热，并可伴见胸胁苦满、口苦咽干等症。治以小柴胡汤和解少阳，降逆止呕。方中柴胡、黄芩和枢机，解郁热；半夏、生姜降逆止呕；人参、甘草、大枣补虚安中。

【临床应用】本方应用相当广泛，既可用于外感热病，也可用于内伤杂病及外科、儿科、妇科等疾病。如临床常用于治疗肝炎、胆囊炎、胃炎、肾盂肾炎等属热郁少阳者，亦可治疗多种发热疾病，如流行性感冒、上呼吸道炎等。

【医案举例】许某，男，39 岁，2018 年 10 月 8 日初诊。呕吐 3 日，日均 10 次以上。患者自觉时而发热，时而恶寒，伴胸胁、腹部胀闷不适，纳差，寐尚可，二便调。舌红，苔白腻，脉弦细。诊断为呕吐病，属少阳证，予小柴胡汤治疗。药用颗粒剂，柴胡、黄芩、党参、半夏、生姜、大枣各 10g，炙甘草 6g。3 剂，每日 1 剂，分早晚温水冲服。二诊呕吐止，偶有腹胀，余症皆除。[郑袆，章浩军 . 章浩军运用小柴胡汤辨治脾胃病经验简介 . 山西中医，2021，37（4）：9-10.]

（2）胃肠实热

【原文】食已即吐者，大黄甘草汤主之。《外台》方，又治吐水。（17）

大黄甘草汤方

大黄四两，甘草一两。

上两味，以水三升，煮取一升，分温再服。

【提要】本条论述胃肠实热呕吐的证治。

【释义】"食已即吐"是食入于胃，旋即尽吐而出。病由实热壅滞胃肠，腑气不通，胃热上冲而致。其在下则肠失传导而便秘，在上则胃不能受纳水谷，并有火邪上逆，故食已即吐。治用大黄甘草汤泄热通腑，使实热去，大便通，胃气和，则呕吐自止。方中大黄荡涤肠胃，推陈出新；甘草和胃安中，俾攻下泻火而不伤胃。

【临床应用】本方主治实热壅阻胃肠的呕吐，除食已即吐外，尚可见胃脘灼热或疼痛拒按、口苦口臭、大便不通、小便短黄、舌红苔黄、脉滑有力等症，亦可用于急性胃炎、急性胆囊炎、急性胰腺炎等病证出现上述证机者。

（3）脾寒胃热

【原文】呕而肠鸣，心下痞者，半夏泻心汤主之。（10）

半夏泻心汤方

半夏（洗）半升，黄芩、干姜、人参各三两，黄连一两，大枣十二枚，甘草（炙）三两。

上七味，以水一斗，煮取六升，去滓，再煮取三升，温服一升，日三服。

【提要】本条论述脾寒胃热呕吐的证治。

【释义】病由脾寒胃热互结中焦、脾胃升降失调、气机阻滞所致。胃气上逆则呕；脾虚不运，湿浊内停，则肠鸣、泄泻；中焦气机阻滞，则心下痞。方用半夏泻心汤开结消痞，和胃降逆。方中半夏、干姜辛温散寒降逆，温运止呕；黄芩、黄连苦寒泄热，散结消痞；人参、甘草、大枣补益中气之虚。诸药合用，共奏辛开苦降、调和肠胃之功。

【临床应用】半夏泻心汤主治脾寒胃热之痞证，其主症除见呕吐肠鸣、心下痞外，常伴见舌质淡胖、苔薄黄而润或薄白而润、脉濡缓等。临床常用于治疗急性或慢性胃炎、胃及十二指肠溃疡等病出现脾寒胃热证者。

3. 饮证

（1）寒饮呕吐

【原文】诸呕吐，谷不得下者，小半夏汤主之。方见痰饮中。（12）

【提要】本条论述寒饮呕吐的证治。

【释义】诸呕吐是指各种原因的呕吐，病机皆为胃失和降，胃气上逆。然从小半夏汤测之，本证当属胃寒停饮所致。因寒饮上逆，胃失和降，所以呕吐不止，谷不得下。故治以散寒化饮，和胃止呕。方中半夏开饮结而降逆气，生姜散寒和胃以止呕吐。

【临床应用】小半夏汤被后世誉为止呕祖方，临床凡寒、热、虚、实所致的各种呕吐均可使用，多用于急慢性胃炎、幽门不全梗阻等属寒饮停胃者。

【医案举例】吴某，男，80岁，2009年10月8日初诊。6个月前开始咳嗽，活动后气促，间断性咯血，身体消瘦，CT检查诊断为原发性支气管肺癌（中央型），右肺不张，纵隔淋巴瘤。入院前4天感到吞咽困难，梗阻难下或食后即吐。考虑癌肿侵犯或压迫食管的肺外胸内扩展症状，给予对症支持治疗，同时肌注胃复安镇吐。住院5天，呕吐无好转，遂用小半夏汤加味。生半夏9g，生姜9g，人参12g。水煎，取汁50mL，分两次服，每日1剂。服药3剂后，梗阻缓解，进食后未再呕吐，住院12天要求出院。带小半夏加人参汤续服。（魏长江.小半夏汤止呕临床体会.实用中医药杂志，2012，28（8）：692.）

（2）阳虚停饮

【原文】干呕，吐逆，吐涎沫，半夏干姜散主之。（20）

半夏干姜散方

半夏、干姜各等份。

上两味，杵为散，取方寸匕，浆水一升半，煎取七合，顿服之。

【提要】本条论述中阳不足、寒饮内盛之呕逆的证治。

【释义】因中阳不足，胃寒气逆，则干呕、吐逆；寒饮不化，聚而为痰，随胃气上逆，故口吐涎沫。治用半夏干姜散，温中散寒，化饮降逆。方中半夏辛燥以降逆止呕，干姜辛热以温胃散寒。二味相伍，既温胃止呕，又温肺化饮。配浆水之甘酸，以助半夏干姜散而安中。"顿服"者，意在集中药力取效迅速。

【临床应用】本方主治阳虚停饮导致的呕吐及多唾症，其主症除呕吐涎沫外，尚有胃脘冷痛、呕吐物及口气清冷、口淡、喜热饮热食、舌淡苔滑、脉沉迟等。

（3）饮结胸胃

【原文】病人胸中似喘不喘，似呕不呕，似哕不哕，彻心中愦愦然无奈者，生姜半夏汤主之。（21）

生姜半夏汤方

半夏半斤，生姜汁一升。

上两味，以水三升，煮半夏，取二升，内生姜汁，煮取一升半，小冷，分四服，日三夜一服。止，停后服。

【提要】本条论述寒饮搏结胸胃的证治。

【释义】胸为气海,是清气出入升降之道路,且内居心肺,下临脾胃。寒饮搏结胸胃,胸阳阻滞,气机不能正常升降出入,故似喘不喘;饮扰于胃,则似呕不呕,似哕不哕。病势有欲出而不能,欲降而不得,以致心胸中苦闷不堪,无可奈何。治以生姜半夏汤宣散寒饮,舒展阳气。方中重用生姜汁辛散寒饮,通阳开结,配半夏化饮降逆。姜汁辛烈,用量且大,为防突进热药,拒而不纳,故需小冷服。此即"治寒以热,凉而行之"的反佐之法。"分四服"意在量少频服,以发挥药力的持续作用,并防药量过大而致呕吐。

【临床应用】本方适宜于寒饮搏结胸胃、气机郁阻者,可用于上述病机导致的呕吐。

【医案举例】患者,男,19岁。嗜饮啤酒,四季皆如。一日饮冷啤过量,又食水果甚多,出现胃胀恶心,但无痛感,口吐清水,胃酸上溢,心中荡漾难忍,舌苔无变化,脉现沉滑。证属寒饮积胃,胃失和降。处以生姜半夏汤加干姜。两剂而安,嘱其饭时可食生姜丝少许,永保胃安。(陈锐 . 生姜半夏汤临床新用 . 中国社区医师,2011,27(40):13.)

(4)饮阻气逆

【原文】胃反,吐而渴欲饮水者,茯苓泽泻汤主之。(18)

茯苓泽泻汤方《外台》云治消渴脉绝,胃反吐食之。有小麦一升。

茯苓半斤,泽泻四两,甘草二两,桂枝二两,白术三两,生姜四两。

上六味,以水一斗,煮取三升,内泽泻,再煮取二升半,温服八合,日三服。

【提要】本条论述脾虚饮停呕渴并见的证治。

【释义】此胃反为反复呕吐之意,与虚寒胃反名同而实异。本病因脾虚饮停于胃,气逆不降而致呕吐;水饮内停,气不化津,故渴欲饮水;呕吐伤津,水入助饮,必愈呕愈渴,愈饮愈呕,遂成停饮胃反之症。治以茯苓泽泻汤健脾温胃,化饮降逆。方中茯苓、泽泻淡渗利水,桂枝通阳,生姜温胃降逆,白术、甘草健脾补中。

【临床应用】本方适宜于脾虚饮阻气逆引起的呕吐,主症为呕吐清涎,呕后口渴,以愈呕愈渴、愈饮愈呕、反复不止为特点。临床可治疗符合上述证机的急性胃炎、胃窦炎等。

二、哕

(一)治则

【原文】哕而腹满,视其前后,知何部不利,利之即愈。(7)

【提要】本条论述哕而腹满的辨证与治法。

【释义】哕而腹满者,是由于病阻于下而气逆于上。其腹满为本,呃逆为标。辨证当视大小便何部不利。如大便不通者,多系糟粕内积,胃肠实热,浊气不降而上逆,治当通利大便,使糟粕下泄,胃气得降,呃逆则愈。若小便不利者,多由水湿停聚于内,阻滞气机,湿浊上逆,治当利其小便,俾湿去气行,胃气和降,呃逆自解。

【临床应用】原文未出方,临证时,通大便可酌用承气辈之类,利小便可选用五苓散类方。此治法同样适用于干呕或呕吐并见腹满的实证。

（二）证治

1. 胃寒气逆

【原文】干呕哕，若手足厥者，橘皮汤主之。（22）

橘皮汤方

橘皮四两，生姜半斤。

上两味，以水七升，煮取三升，温服一升，下咽即愈。

【提要】本条论述胃寒气逆干呕而哕的证治。

【释义】胃寒气逆，失于和降，故干呕而哕；寒气闭阻于胃，中阳被郁，阳气不达四末，故手足厥冷。治用橘皮汤通阳和胃。方中橘皮理气和胃降逆，生姜散寒通阳止呕哕。因病情轻浅易治，故方后云"下咽即愈"。

【临床应用】本方主治胃寒气逆所致呃逆、呕吐证，凡食凉物或偶受风冷出现呃逆者，亦可用本方。

2. 胃虚有热

【原文】哕逆者，橘皮竹茹汤主之。（23）

橘皮竹茹汤方

橘皮二升，竹茹二升，大枣三十个，生姜半斤，甘草五两，人参一两。

上六味，以水一斗，煮取三升，温服一升，日三服。

【提要】本条论述胃虚有热呕逆的治法。

【释义】原文叙证简略，以方测证，可知本条所论呃逆是胃中虚热、气逆上冲所致，当伴有虚烦不安、少气、口干、手足心热、脉虚数等症。橘皮竹茹汤能补虚清热，和胃降逆。方中橘皮、生姜理气和胃，降逆止哕；竹茹清热安中；人参、甘草、大枣补虚。

【临床应用】本方主治胃虚夹热之哕逆，可用于反流性胃炎、膈肌痉挛、神经性呕吐、妊娠呕吐等病具备上述证机者。

【医案举例】冯某，女，48 岁，1986 年 10 月 5 日初诊。外感后低热不退 3 个多月，食少乏味，大便数日一行，神疲，虚乏，少寐，动则微喘，口干欲得凉润。一日因食凉物而致呃逆不止。曾用丁香柿蒂汤治疗，效不佳。脉细略数，舌红少苔。分析病机乃胃阴不足为本，食凉只是诱因，寒热相激，升降相悖，故发呃逆。用橘皮竹茹汤治之。处方：鲜橘皮 90g，竹茹 12g，太子参 15g，生甘草 15g，生姜 24g，大枣 15 枚。3 剂，日 1 剂，水煎两遍合汁约 400mL，从早至晚分 4 ～ 5 次温服之。服药 3 剂，不仅呃逆止，食欲亦增。守方服 5 剂，低热渐趋正常，体温由午后 37.8℃左右降至 37℃以下，其他症状均好转。（吕志杰 . 金匮杂病论治全书 . 北京：中医古籍出版社，1995.）

三、下利

（一）治法与禁忌

【原文】下利气者，当利其小便。（31）

【提要】本条论述气滞湿困下利气的治法。

【释义】下利气指泄泻与矢气并见，病由肠道湿阻气滞所致。因气随利出，频频不已，故称气利。除大便溏泄而矢气外，可伴肠鸣腹胀、小便不利等症。治用利小便法，以分利肠中湿邪，使小便利，湿邪祛，气机通畅，则下利已，矢气除。

【临床应用】该法可用五苓散。

【原文】下利清谷，不可攻其表，汗出必胀满。（33）

【提要】本条论述虚寒下利的治禁。

【释义】下利清谷是因脾肾阳衰、阴寒内盛所致，在里虚急重的情况下，即使有表邪未解，亦应急当温里，不可径用汗法攻表。若误攻其表，必汗出而阳气更虚，阴寒更盛，反致腹部胀满的变证，即《内经》所谓"脏寒生满病"之义。

（二）证治

1. 寒证

（1）虚寒下利兼表

【原文】下利腹胀满，身体疼痛者，先温其里，乃攻其表，温里宜四逆汤，攻表宜桂枝汤。（36）

四逆汤方见上。

桂枝汤方

桂枝（去皮）三两，芍药三两，甘草（炙）二两，生姜三两，大枣十二枚。

上五味，㕮咀，以水七升，微火煮取三升，去滓，适寒温服一升，服已，须臾，啜稀粥一升，以助药力，温覆令一时许，遍身漐漐微似有汗者，益佳，不可令如水淋漓。若一服汗出病瘥，停后服。

【提要】本条论述虚寒下利兼表证的证治。

【释义】脾肾阳虚，阴寒内盛，运化失司，故下利清谷不止、腹胀满；风寒外邪滞于表，故身体疼痛。本证为表里同病，以里虚证为急为重，故应先救里而后治表。救里用四逆汤温里回阳，待阳回利止，再用桂枝汤解表散寒，调和营卫。

【临床应用】四逆汤可用于心肌梗死、心力衰竭、急慢性胃肠炎吐泻过多，或急性病大汗出而见虚脱等属脾肾阳虚之证。桂枝汤应用广泛，凡属卫阳不足，营卫失调，均可化裁运用。

（2）寒厥下利

【原文】下利清谷，里寒外热，汗出而厥者，通脉四逆汤主之。（45）

通脉四逆汤方

附子大者（生用）一枚，干姜三两（强人可四两），甘草（炙）二两。

上三味，以水三升，煮取一升二合，去滓，分温再服。

【提要】本条论述寒厥下利、阴盛格阳的证治。

【释义】脾肾阳虚，阴寒内盛，水谷不消，故下利清谷；阴盛于内，格阳于外，故身有微热、汗出或面赤如妆，此为真寒假热之象。由于下利甚，阴从下竭，外热汗出，则阳从外脱，阴阳之气不相顺接，故汗出而四肢厥逆。因证情危重，当急以通脉四逆汤回阳救逆。本方即四逆汤倍干姜之量，增附子之量，以增强其回阳救逆之功。

【临床应用】该方临床可用于久患下利清谷，并见精神倦怠萎靡，形寒畏冷，面赤如妆，冷汗质黏，腹隐痛，喜温暖，脉微欲绝等症者，如肠伤寒后期并发肠出血症。

2. 热证

（1）热利下重

【原文】热利下重者，白头翁汤主之。（43）

白头翁汤方

白头翁二两，黄连、黄柏、秦皮各三两。

上四味，以水七升，煮取二升，去滓，温服一升；不愈，更服。

【提要】本条论述湿热痢疾的证治。

【释义】热利即湿热下利。下重指里急后重，滞下不爽。病机为湿热蕴结大肠，蒸腐血络，气机阻滞。症见下利脓血秽黏热臭，血色鲜红，腹痛下坠，常伴发热、口渴、心烦，舌红，苔黄，脉数等。治以白头翁汤清热燥湿，凉血止利。方中白头翁清热凉血，秦皮泄热涩肠，黄连、黄柏清热燥湿，坚阴厚肠以止利。

【临床应用】白头翁汤为治疗热痢之主方，除用于肠道湿热胶结的急慢性菌痢外，亦可治疗符合上述病机的急性泌尿系感染、溃疡性结肠炎等。

【医案举例】孙某，男，53 岁，2006 年 11 月 10 日来诊。主诉脓血便 3 天，腹痛，里急后重，口干渴，舌质红，苔黄少津，脉滑数。便常规黏液（＋），红细胞（＋＋），白细胞（＋），吞噬细胞 4 ～ 5 个 /HP。中医辨证属热毒下利。治宜清热凉血止痢。方用白头翁汤加味。秦皮 12g，白头翁 12g，黄柏 10g，黄连 10g，赤芍 15g，当归 10g，大黄 6g，甘草 6g，荆芥 10g。4 剂。药后诸症消失，大便检查正常。[曹青山，杜丽荣．菌痢治验 3 则．吉林中医药，2008（2）：133.]

（2）实热下利

【原文】下利，三部脉皆平，按之心下坚者，急下之，宜大承气汤。（37）

【提要】本条论述实热下利的证治。

【释义】下利有虚实之分，治法有攻补之异，需凭脉辨证。虽下利，但诊得寸关尺三部脉皆平不虚，且脘腹满痛，按之坚硬，可知是有形之实滞内结肠腑。此正盛邪实，当用大承气汤急下其实，此亦"通因通用"之法。

【原文】下利脉迟而滑者，实也，利未欲止，急下之，宜大承气汤。（38）

【提要】本条续论下利当下的脉象。

【释义】下利脉迟为邪实内阻，气滞不行；脉滑主胃肠内有积滞；下利不止，是邪未去之征。故当因势利导，急用大承气汤通腑去实。

【原文】下利脉反滑者，当有所去，下乃愈，宜大承气汤。（39）

【提要】本条再论下利脉反滑的治法。

【释义】下利日久常易伤阳伤阴，脉应细弱，今反见滑象，是宿食积滞不消、邪气未尽之故，故云"当有所去"，宜用大承气汤急去未尽之邪，邪实一去，利即自愈。

第三十三章 疮痈肠痈浸淫病脉证并治第十八 ▷▷▷

一、肠痈

（一）脓已成证治

【原文】肠痈之为病，其身甲错，腹皮急，按之濡，如肿状，腹无积聚，身无热，脉数，此为腹内有痈脓，薏苡附子败酱散主之。（3）

薏苡附子败酱散方

薏苡仁十分，附子二分，败酱五分。

上三味，杵为末，取方寸匕，以水二升，煎减半，顿服，小便当下。

【提要】本条论述肠痈脓已成的证治。

【释义】肠痈失治或误治，以致热毒结聚，肉腐化脓，郁遏阳气，其局部表现为腹皮紧张拘急，按之濡软如肿状，此与腹内"积聚"坚硬者不同。由于热毒聚于局部而影响血分，故全身发热不明显而脉数。至于"其身甲错"，则为营血内耗，不能营养肌肤所致。治以薏苡附子败酱散。方中重用薏苡仁排脓消痈利肠；败酱清热解毒，祛瘀排脓；轻用附子为佐者，辛散温通，振奋阳气以行滞散结。

【临床应用】本方适用于肠痈脓成，热毒不盛，兼阳气不足者，可用于符合上述证机的慢性阑尾炎、阑尾周围脓肿、肺脓肿等病。

（二）脓未成证治

【原文】肠痈者，少腹肿痞，按之即痛如淋，小便自调，时时发热，自汗出，复恶寒。其脉迟紧者，脓未成，可下之，当有血。脉洪数者，脓已成，不可下也。大黄牡丹汤主之。（4）

大黄牡丹汤方

大黄四两，牡丹一两，桃仁五十个，瓜子半升，芒硝三合。

上五味，以水六升，煮取一升，去滓，内芒硝，再煎沸，顿服之，有脓当下；如无脓，当下血。

【提要】本条论述肠痈脓未成的证治。

【释义】肠痈之病，由于营血瘀结于肠中，经脉不通，故少腹肿痞，按之即疼痛加剧，亦如淋病样感觉，少腹拘急，痛引脐中，故而拒按；因病在肠而不在膀胱，故小便正常；正邪相争于里，营卫失调于表，故时时发热、恶寒、自汗出；"其脉迟紧"，表明热毒壅聚，营卫瘀结，脓尚未成。此时当急用攻下法，以清热逐瘀，解毒消痈，使脓毒污血从大便泄出，故曰"可下之，当有血"。治用大黄牡丹汤。方中大黄、芒硝荡涤实热，宣通壅滞；牡丹皮、桃仁凉血逐瘀；瓜子排脓消痈。本方中大黄与他药同煎，后下芒硝，并取大黄逐瘀之功。若热盛肉腐，痈脓已成，脉洪数者，则不可下也。

【临床应用】本方主治肠痈热毒蕴蓄、营血瘀结、尚未成脓的里热实证，可用于符合上述证机的急性阑尾炎、阑尾周围脓肿等疾病。

【医案举例】张某，女，34岁，曾反复右下腹疼痛4年余，此次因与他人发生口角后，不思饮食，出现右下腹疼痛，呈间歇性，遂到我院普外科就诊。查体：36.7℃，全腹软，麦氏点压痛（＋）。辅助检查：血常规无明显异常，下腹部彩超示阑尾稍增粗，余未见异常。症见右下腹闷痛不适，胸闷嗳气，恶心欲呕，饮食欠佳，大便难排，小便黄，苔薄黄有瘀点，脉弦紧。诊断：肠痈。辨证：瘀滞型，治以行气活血、通腑泄热为主，方药以大黄牡丹汤加减。生大黄6g，牡丹皮9g，桃仁12g，冬瓜子20g，芒硝9g，柴胡12g，芍药12g，甘草3g。6剂，水煎100mL，每日两次。药后诸症消失，病告痊愈。（孔志鹏.魏开建教授运用大黄牡丹汤加减治疗慢性阑尾炎临床经验.亚太传统医药，2017，13（16）：83-84.）

二、金疮

（一）证治

【原文】病金疮，王不留行散主之。（6）

王不留行散方

王不留行（八月八日采）十分，蒴藋细叶（七月七日采）十分，桑东南根白皮（三月三日采）十分，甘草十八分，川椒（除目及闭口，去汗）三分，黄芩二分，干姜二分，芍药二分，厚朴二分。

上九味，桑根皮以上三味，烧灰存性，勿令灰过；各别杵筛，合治之为散，服方寸匕。小疮即粉之，大疮但服之，产后亦可服。如风寒，桑东根勿取之。前三物皆阴干百日。

【提要】本条论述金疮的治疗。

【释义】金疮是指被刀斧等金属器械所致的创伤，亦属外科疾患。由于经脉肌肤创伤，局部气血瘀滞，故用王不留行散消瘀止血镇痛。治疗后，营卫通行，则肌肤得其营养，金疮自能向愈。方中王不留行祛瘀活血，"主金疮，止血逐痛"，为主药；蒴藋行血通经，消瘀化凝；桑白皮续绝脉，愈伤口，三味烧灰存性，取入血止血之意；黄芩清热解毒；芍药敛阴养血，活血止痛；川椒、干姜祛风散寒，温通气血；厚朴燥湿利气行滞，三药合用，以防风、寒、湿浸渍金疮局部；甘草解毒生肌，调和诸药。此方寒温相配，气血兼顾，既可外用，亦可内服。"小疮即粉之"，指损伤不大，外敷可也；"大疮"则须内服；"产后亦可服"，取其行瘀止血、行气活血之功。风寒去桑皮，是嫌其过于寒凉之故。

【临床应用】王不留行散可用于治疗各种机械创伤导致的皮肉筋脉破损、流血不止或术后伤口久不愈合等属于瘀血阻滞者。

【医案举例】钟某，女，53岁，1997年3月17日初诊。半年前因颈椎增生而行手术，术后颈部有一小创口至今未愈合，多次局部用药及服药，效果不佳。诊见伤口处有渗出物，颜色暗红，时流黄水，局部疼痛，夜间加重，舌苔正常，脉细。诊为术后伤口久不愈合。证属金疮瘀毒，腐灼血脉。治宜化瘀敛疮，排脓托毒。方以王不留行散加味。王不留行、蒴藋细叶、桑白皮各30g，花椒9g，黄芩、甘草、干姜、厚朴、白芍各6g，当归、牡丹皮各12g，黄芪18g，皂角刺10g。5剂，每天1剂，水煎两次兑匀，分3次服。服10剂，伤口转为嫩红色，渗出物消失，局部轻痒。守方续服16剂，伤口愈合。［王成宝.王不留行散临床应用举隅.新中医，2007（5）：72.］

【原文】

排脓散方

枳实十六枚，芍药六分，桔梗二分。

上三味，杵为散，取鸡子黄一枚，以药散与鸡黄相等，揉和令相得，饮和服之，日一服。

排脓汤方

甘草二两，桔梗三两，生姜一两，大枣十枚。

上四味，以水三升，煮取一升，温服五合，日再服。

【提要】本条论述金疮成脓的治法。

【释义】本方未列主治证，但方名排脓散，当有排脓之功。观其用药，乃枳实芍药散加桔梗所成。枳实芍药散主治产后腹痛，方后又云"并主痈脓"，可知本方确能用于各种痈脓之证。方中枳实行气导滞为君，《神农本草经》谓其有"长肌肉"之功；臣以芍药养血活血；佐以桔梗理气排脓；更加鸡子黄益脾养血。全方以理气活血为主，兼可养血生肌。盖气行则血活，血行则脓消；养血则生肌，新肉生则腐肉去。腐去脓消，疮痈自愈。

【临床应用】以上两方，一散一汤，虽未载主治，但均为排脓而设，排脓散以治肠痈、胃痈为主，排脓汤以治肺痈为主。

三、浸淫疮

（一）证治

【原文】浸淫疮，黄连粉主之。方未见。（8）

【提要】本条论述浸淫疮的治法。

【释义】黄连粉方虽未见，但以黄连为主药是无疑的。《素问·至真要大论》云："诸痛痒疮，皆属于心。"本病多由湿热火毒所致，遂以黄连粉泻心火，解热毒，燥湿浊，内服、外用皆可，使邪祛毒消，疮即可愈。

【临床应用】本方可治疗湿疹、脂溢性皮炎、单纯疱疹、带状疱疹、毛囊炎等病属湿热火毒炽盛者。

第三十四章 妇人妊娠病脉证并治第二十 ▷▷▷

一、妊娠诊断与调治

【原文】师曰：妇人得平脉，阴脉小弱，其人渴，不能食，无寒热，名妊娠，桂枝汤主之（方见下利中）。于法六十日当有此证，设有医治逆者，却一月加吐下者，则绝之。（1）

【提要】本条论述妊娠的诊断及恶阻轻证的调治。

【释义】凡值生育年龄的已婚妇女，停经以后，出现平和之脉，且尺脉较关脉稍见小弱，并伴呕吐、不能食等症，而无外感寒热之象，这是早期妊娠的表现，后世称为恶阻，属于妊娠期的生理性变化，一般多在 12 周左右自然消失，此即《素问·腹中论》所说的"身有病而无邪脉"。妇人妊娠两个月左右，尺脉多见滑象，即《素问·阴阳别论》所谓"阴搏阳别，谓之有子"。今阴脉小弱，乃胎元初结，经血归胞养胎，胎气未盛，阴血相对不足，故尺脉未滑反见小弱，寸关则见无病平脉。这种妊娠初期的生理变化，可引起体内阴阳气血一时失调。冲脉之气上逆犯胃，胃气上逆故不能食、呕吐。此为妊娠呕吐轻症，治宜桂枝汤调和阴阳，温胃降逆，使脾胃调和，则恶阻可愈。因妊娠反应多发生在怀孕两个月左右，故原文说："于法六十日当有此证。"本证大多可自行缓解，纵有少数较重者，用药调治，亦可获愈。但是在此期间如若误治，致使该反应延续至妊娠 3 个月还未愈，并新增呕吐与腹泻者，则应暂停服药，采用饮食调养为主或随证施治，以绝病根，否则有可能损伤胎气，导致流产，故言："却一月加吐下者，则绝之。"

【临床应用】本方适用于脾胃虚弱、阴阳失调的妊娠呕吐轻症，符合上述证机的妊娠呕吐、妊娠癃闭、乳汁自溢等可用本方。

【医案举例】患者，女，29 岁，怀孕两月余，症状为恶心、呕吐，乘车症状加重。怀孕期间虽不建议服用药物，然患者担心反复呕吐引发营养不良，进而影响到胎儿发育，遂就诊。对患者病证观察发现，其体形偏瘦，经询问，平时脾胃偏弱，进食过量则呕吐，大便长期不成形，舌苔白腻。证属胃失和降，卫气上逆。采用桂枝汤合二陈汤化裁，以茯苓、白术、苏梗、生姜健脾胃，用以化痰止呕。服 10 剂后，症状明显减轻，自觉能耐受，故未继续服用。嘱患者常以热粥滋养脾胃，后得知停药 1 周后，恶心、呕吐症状消失。［黄上宁.桂枝汤临床应用心得.深圳中西医结合杂志，2016，26（2）：197-198.］

二、胎、癥鉴别与治疗

【原文】妇人宿有癥病，经断未及三月，而得漏下不止，胎动在脐上者，为癥痼害。妊娠六月动者，前三月经水利时，胎也。下血者，后断三月衃也。所以血不止者，其癥不去故也，当下其癥，桂枝茯苓丸主之。（2）

桂枝茯苓丸方

桂枝、茯苓、牡丹（去心）、桃仁（去皮尖，熬）、芍药各等份。

上五味，末之，炼蜜和丸，如兔屎大，每日食前服一丸。不知，加至三丸。

【提要】本条论述癥病与妊娠的鉴别及癥病的证治。

【释义】妇人素有癥病，现停经未及三月，忽又漏下不止，并觉脐上似有胎动，此乃癥病阻碍气机，气行不畅所致，而非胎动。因一般胎动俱在受孕后四个月才出现，且此时部位在脐下，所以说"为癥痼害"。经停6个月，自觉胎动，且经停前3个月月经正常，此后胞宫又按月逐渐增大，按之柔软不痛者，这才是有胎孕。若前3个月，经水失常，后3个月又停经，胞宫亦未按月长大，复见漏下不止，此乃癥病。今下血不止，是瘀血内阻，血不归经所致。治当化瘀消癥，瘀去血方止。方中桂枝温通血脉，芍药和营调血脉，牡丹、桃仁化瘀消癥，茯苓健脾渗湿。瘀积有形，非旦夕可除，用蜜为丸长期服用，并从小剂量开始服，以缓攻其癥，亦示祛邪要注意少伤或不伤胎之意，攻邪而不伤正。

【临床应用】本方可治子宫肌瘤、卵巢囊肿、慢性盆腔炎、痛经等病机与瘀阻湿滞有关的病证。

三、证治

（一）腹痛

1.阳虚寒盛

【原文】妇人怀娠六七月，脉弦发热，其胎愈胀，腹痛恶寒者，少腹如扇，所以然者，子脏开故也，当以附子汤温其脏。方未见。（3）

【提要】本条论述妊娠阳虚寒盛腹痛的证治。

【释义】妊娠六七个月，出现脉弦发热，腹痛恶寒，并自觉胎胀加重，少腹作冷，有如被扇冷风之感，此因阳虚不能温煦胞宫，子宫不能司闭藏之职所致，阳虚阴盛，寒凝气滞，故觉胎胀；弦脉主寒、主痛，故见腹痛恶寒；发热非外感，而是虚阳外浮的假热。故以附子汤温阳散寒，暖宫安胎。原方未见，但后世医家多主张用《伤寒论》附子汤（炮附子二枚，茯苓、芍药各三两，白术四两，人参二两）。

【临床应用】本方适用于阳虚寒盛的妊娠腹痛，其主症为妊娠六七月后，腹痛，伴少腹阵阵作冷、腹胀、畏寒肢冷、舌淡、苔白润、脉弦无力或沉迟无力等，可用于具备上述证机的妊娠腹痛、子肿、先兆流产等病证。

2.肝脾失调

【原文】妇人怀妊，腹中㿗痛，当归芍药散主之（5）

当归芍药散方

当归三两，芍药一斤，茯苓四两，白术四两，泽泻半斤，芎䓖半斤（一作三两）。

上六味，杵为散，取方寸匕，酒和，日三服。

【提要】本条论述妊娠肝脾不和腹痛的证治。

【释义】妇人妊娠后，气血归胞养胎，故可见全身气血相对不足。肝血不足，则血行迟滞；脾气不足，则湿由内生。肝脾不和，湿停血滞，故腹中拘急，绵绵作痛。此外，尚可见小便不利、足跗浮肿、头昏、面唇少华等症。当归芍药散养血调肝，健脾利湿。方中重用芍药养血柔肝，缓急止痛，佐以归、芎调肝和血，更配以茯苓、白术、泽泻健脾利湿，使肝血足而气条达，脾运健而湿邪除，肝脾调和，则诸症自愈。

【临床应用】本方适用于肝脾不调、气郁血滞湿阻导致的妊娠腹痛、妇人杂病腹痛、痛经等。

【医案举例】尹某，女，58岁，2014年5月18日初诊。因1周前赴宴时饮食不节，逐渐出现腹痛，呈持续性胀痛，得矢气后可缓解，夜间疼痛明显，口干渴，纳眠差，小便调，大便秘结，舌红，苔黄腻，脉滑。中医诊断：腹痛。证属脾虚气滞，湿浊中阻。方选当归芍药散加减。当归20g，白芍15g，茯苓20g，白术30g，泽泻15g，川芎15g，木香10g，槟榔20g，厚朴15g，延胡索20g。5剂，水煎，温服，日3次。复诊：腹痛明显减轻，腹胀感稍减，大便仍不畅，口干明显。原方加大黄6g，甘草5g，再进5剂，服法同前。三诊诉诸症俱除，仅遗纳食不佳。调整方剂为香砂六君子汤加减。炒白术15g，茯苓15g，党参15g，甘草10g，陈皮10g，法半夏15g，木香15g，砂仁10g。守此方5剂，嘱近期清淡饮食，避免暴饮暴食。随访1个月，体健如前。[徐永爱.当归芍药散临证运用举隅.中国民族民间医药，2020，29（9）：70-71，73.]

（二）胞阻

【原文】师曰：妇人有漏下者，有半产后因续下血都不绝者，有妊娠下血者，假令妊娠腹中痛，为胞阻，胶艾汤主之。（4）

芎归胶艾汤方一方加干姜一两。胡氏治妇人胞动，无干姜。

芎䓖、阿胶、甘草各二两，艾叶、当归各三两，芍药四两，干地黄六两。

上七味，以水五升，清酒三升，合煮取三升，去滓，内胶，令消尽，温服一升，日三服。不瘥，更作。

【提要】本条论述冲任虚寒所致妇人三种下血的证治。

【释义】妇人下血之证，常见3种情况：一为经水淋沥不断的漏下；二为半产后下血不止；三为妊娠胞阻下血。妇人此3种下血，病因虽不同，然病机均属冲任脉虚，阴气不能内守。冲为血海，任主胞胎，冲任虚损，不能约制经血，故漏下、月经过多或半产下血不止；冲任不固，胎失所系，故妊娠下血，腹中疼痛。三者均可用胶艾汤调补冲任，固经养血。方中阿胶养血止血，艾叶温经暖宫止血，二药合用，调经安胎，为治崩漏之要药；干地黄、芍药、当归、川芎养血和血；甘草调和诸药，清酒以行药力。诸药合用，既和血止血，又暖宫调经，并能安胎。

【临床应用】本方适用于冲任虚损、血虚兼寒的妇人下血证，可治疗符合上述证机的崩漏、产后恶露不绝、胎漏、滑胎等多种妇科出血病证。

【医案举例】杨某，女，33 岁，2016 年 3 月初诊。诉停经四十余日，始有纳呆，胃脘胀满，恶心呕吐。诊为早妊恶阻。近两日因事繁劳累致阴道出血，少腹坠痛，且阵发性加重。腰酸腿软，头晕耳鸣，口干，小便短黄，大便不畅。诊见面色萎黄，形体消瘦，精神倦怠。舌红，苔白欠润，脉滑细数。此属早孕胎动下血，系肾气不足、无以固胎，脾虚不足、化源不足，血虚内热、冲任不固所致。治当补肾健脾，养血清热，止血安胎。方以胶艾汤加减。桑寄生 12g，菟丝子 15g，川续断 6g，炒白芍 12g，阿胶 12g，当归 10g，生地黄 15g，焦术 18g，黄芩 9g，黑艾叶 6g，黑杜仲 10g，甘草 3g。3 剂，水煎服。药后阴道出血止，腰酸、腹痛、头晕、口干减轻，舌红，苔薄白，脉细滑。原方加山茱萸 12g，生黄芪 15g，麦冬 9g。继服 3 剂。药后诸症悉平。嘱加强营养，静养调理。[王金亮 . 胶艾汤治妊娠胎动下血 . 中国中医药报，2017-07-21（005）.]

（三）恶阻

【原文】妊娠呕吐不止，干姜人参半夏丸主之。（6）

干姜人参半夏丸方

干姜、人参各一两，半夏二两。

上三味，末之，以生姜汁糊为丸，如梧子大，饮服十丸，日三服。

【提要】本条论述恶阻重症的治疗。

【释义】恶阻是妇人妊娠常有的反应，多由胃虚气逆所致。但妊娠反应多持续时间不长，一般可不药而愈。本证呕吐不止，为妊娠反应较重，而且持续时间长，一般药物又不易治愈，故宗"有故无殒"之意，用干姜人参半夏丸治疗。以方测证，可知本证病机乃胃虚寒饮，浊气上逆，胃失和降，故治以温中补虚，蠲饮降逆。方中干姜温中散寒，人参扶正补虚，半夏、生姜汁蠲饮降逆，和胃止呕。以丸药服之，便于受纳，取和缓补益之效。

【临床应用】本方适用于脾胃虚弱、寒饮上逆的恶阻重症，主症当有妊娠呕吐不止、频繁剧烈，呕吐物为清水或涎沫，食不下，口淡乏味，舌淡苔白滑等。符合上述证机的妊娠恶阻及内科杂病的腹痛、呕吐、痞证、眩晕等病均可使用本方治疗。

【医案举例】患者，女，25 岁，妊娠 3 个月。初为不欲饮食，渐则恶心、呕吐不止，稍食即吐，时吐痰涎宿食，食道及胃腺烧灼感，舌淡，苔白兼浮黄，脉略数。此乃胃土虚弱，兼有化热之象。处方：干姜、陈皮、生姜、大枣各 10g，清半夏、竹茹各 30g，太子参 20g。5 剂，每日 1 剂，水煎，频服。药后恶心、呕吐减其六七，能进饮食。守上方继服 5 剂，后以健脾和胃之剂收功。[姜华清，孙玉信 . 孙玉信运用干姜人参半夏丸治疗寒性呕哕经验 . 中国民间疗法，2020，28（1）：17-19.]

（四）小便难

【原文】妊娠小便难，饮食如故，当归贝母苦参丸主之。（7）

当归贝母苦参丸方，男子加滑石半两。

当归、贝母、苦参各四两。

上三味，末之，炼蜜丸，如小豆大，饮服三丸，加至十丸。

【提要】本条论述妊娠血虚热郁、小便不利的证治。

【释义】妊娠但见小便难而饮食如常，可知病在下焦，不在中焦。此由怀孕之后血虚有热，气郁化燥，兼膀胱湿热，气化不利而致。治以当归贝母苦参丸养血开郁，清热除湿。方中当归养血润燥；贝母利气解郁，兼清水之上源；苦参利湿除热。合而用之，俾血得濡养，郁结解除，湿热得清，则小便自能畅利。

【临床应用】本方可用于妊娠膀胱炎、慢性支气管炎、肾盂肾炎等属血虚气郁，兼膀胱湿热之证。

（五）水肿

【原文】妊娠有水气，身重，小便不利，洒淅恶寒，起即头眩，葵子茯苓散主之。（8）

葵子茯苓散方

葵子一斤，茯苓三两。

上两味，杵为散，饮服方寸匕，日三服，小便利则愈。

【提要】本条论述妊娠水气的证治。

【释义】妊娠水气即后世所称"子肿"。本证因胎气影响、膀胱气化被阻、水湿停聚所致。水盛身肿，故身重；水停而卫气不行，故洒淅恶寒；水阻清阳，清阳不升，故头眩。本病关键是气化不行，小便不利，故以葵子茯苓散利水通阳为治。方中葵子滑利通窍，茯苓淡渗利水，使小便通利而水湿去，阳气自通，诸症遂除，故方后云"小便利则愈"。

【临床应用】本方适用于水湿内盛、气化受阻的妊娠水肿实证。该法为治标的权宜之法，不宜长期使用。若孕妇素体虚弱或有滑胎史者不宜。

【医案举例】蒋某，32岁，1996年3月18日上午9：20时，产房特邀会诊。患者系经产妇，今产后2时许，胞衣未能娩出，阴道出血量很少，有时甚至不见出血，腹部显觉增大，按压腹部或子宫部位，有大量血块或血液涌出，血色淡红，小腹微胀，面色㿠白，头晕心悸，神疲气短，汗出肢冷。舌质淡，苔薄白，脉虚弱而涩。处方：炒冬葵子（杵碎）、云茯苓各30g，红参片、明附片（先煎）各10g，炙黄芪60g，炙甘草6g。1剂，煎两服，上午11：40时服头煎，药后自觉头晕心悸、神疲气短、汗出肢冷好转，下午4：30时服二煎，下午6：10时胞衣自下，出血量约50mL。为善后起见，又继服两剂而康复。[周德清，王乃汉.葵子茯苓散在产后病中的活用实例.浙江中医杂志，1997（7）：309.]

第三十五章　妇人产后病脉证治第二十一 ▷▷▷

一、产后三病

（一）成因

【原文】问曰：新产妇人有三病，一者病痉，二者病郁冒，三者大便难，何谓也？师曰：新产血虚、多出汗、喜中风，故令病痉；亡血复汗，寒多，故令郁冒；亡津液，胃燥，故大便难。（1）

【提要】本条论述新产妇人常见的三病及病机。

【释义】产后痉病多因生产时失血过多，筋脉失养，加之气虚不固，汗多腠理空虚，感受风邪，致使筋脉拘急不舒而发，主要表现为肢体痉挛、抽搐。郁冒，指郁闷昏冒，症见郁闷、眩晕、昏瞀，或有表证，是因产后失血，复被发汗，腠理不固，寒邪乘袭，郁闭于外，气逆上冲所致。大便难指大便秘结或排解费力，是因产后失血、津液重伤、肠道失濡所致。

（二）证治

1. 郁冒便难并见

【原文】产妇郁冒，其脉微弱，呕不能食，大便反坚，但头汗出，所以然者，血虚而厥，厥而必冒。冒家欲解，必大汗出。以血虚下厥，孤阳上出，故头汗出。所以产妇喜汗出者，亡阴血虚，阳气独盛，故当汗出，阴阳乃复。大便坚，呕不能食，小柴胡汤主之。方见呕吐中。（2）

【提要】本条论述产妇郁冒兼大便难的病机和证治。

【释义】产妇郁冒除头眩目瞀、郁闷不舒外，尚伴有脉微弱、呕不能食、大便坚、但头汗出等症状。

产后亡阴血虚，阳气独盛，故通过汗出损阳，使阴阳平衡，因此，此处汗出乃产后机体自身调节的一个外在表现。今产妇由周身汗出变为"但头汗出"，并见郁冒主症，其病必由感受寒邪（即上条之寒多），使表气郁闭而里气不宣，导致偏盛之阳气上逆，出现郁冒与但头汗出等症，故云"血虚而厥，厥而必冒""血虚下厥，孤阳上出，故头汗出"。所以，郁冒欲解，必待外邪去，使表气和而周身汗出，则里气畅而气不上逆，郁冒自愈。故云"冒家欲解，必大汗出"，此"大汗出"是与"但头汗出"相对而言的，实指周身汗出，非大汗淋漓之谓。

表闭里郁，气机上逆，胃失和降则呕不能食；血虚肠燥则大便难；正虚血亏则脉微弱。故治用小柴胡汤扶正驱邪，和利枢机，使外邪得去，里气宣通，阴阳调和，诸症悉去。

【临床应用】本方适宜于产后正气不足、外邪乘袭、气机上逆的郁冒，主症可见头昏目眩，郁闷不舒，但头汗出，呕不能食，大便坚，舌淡红，苔薄白润，脉虚缓等。

2. 胃肠实热

【原文】病解能食，七八日更发热者，此为胃实，大承气汤主之。方见痉病中。（3）

【提要】本条论述郁冒病解后转为胃实的证治。

【释义】上证服小柴胡汤后，表和汗出，郁冒得解，不呕能食。但因疾病初愈，未至强盛，新病易起。今新病以大承气汤主之，知其七八日更发热为胃家实之阳明实证。

【临床应用】大承气汤用于产后，必须具备实热内结胃肠的病机，且能胜任攻下者。其主症应见能食、发热、腹满腹痛拒按、大便秘结、舌红苔黄燥、脉象沉滑有力等"胃实"之状。

二、产后腹痛

（一）血虚里寒

【原文】产后腹中疞痛，当归生姜羊肉汤主之；并治腹中寒疝，虚劳不足。（4）
当归生姜羊肉汤方见寒疝中。

【提要】本条论述产后血虚里寒的腹痛证治。

【释义】当归生姜羊肉汤具有补虚养血、散寒止痛之功，本证以此方主治，可知其腹痛属血虚里寒。

【临床应用】本方适用于产后血虚里寒的腹痛，主症为腹中拘急、绵绵作痛、喜温喜按、舌淡、苔薄润、脉弦细或沉细。凡符合上述证机的痛经、月经后期、月经量少、不孕症等均可使用本方，并可用于血虚有寒之人的食疗方。

（二）气血郁滞

【原文】产后腹痛，烦满不得卧，枳实芍药散主之。（5）

枳实芍药散方

枳实（烧令黑，勿太过）、芍药各等份。

上两味，杵为散，服方寸匕，日三服，并主痈脓，以麦粥下之。

【提要】本条论述气血郁滞的产后腹痛证治。

【释义】本条腹痛以烦满不得卧为特点，当属实证，乃气滞血郁所致，且气滞重于积滞，故胀满疼痛较甚，以致难以安卧，或伴恶露量少不畅。治用枳实芍药散行气散结，和血止痛。方中枳实破气散结，炒黑并能行血中之气；芍药和血止痛；大麦粥和胃安中。

【临床应用】本方适用于产后气血郁滞，且气郁重于血滞之腹痛，其主症为腹部胀满疼痛，多为胀甚于痛，难以安卧，或伴恶露量少、脘痞不食、胸胁满闷等。本方可用于符合上述证机的胃痛、腹痛等。

【医案举例】杨某，女，27岁，1981年4月15日诊。产后7天，恶露已尽，小腹隐痛，经大队医生治疗无效。现小腹疼痛剧烈，面色苍白带青，痛苦面容，烦躁满闷，不能睡卧，拒按，舌质淡紫，苔薄白，脉沉弦，此乃气血壅结。治以破气散结，和血止痛。投枳实芍药散。枳实（烧黑）、芍药各12g。水煎服。当晚即安，1剂而愈。［尹光侯.枳实芍药散治疗产后腹痛.四川中医，1986（11）：38.］

（三）瘀血内结

【原文】师曰：产妇腹痛，法当以枳实芍药散，假令不愈者，此为腹中有干血着脐下，宜下瘀血汤主之。亦主经水不利。（6）

下瘀血汤方

大黄二两，桃仁二十枚，䗪虫（熬，去足）二十枚。

上三味，末之，炼蜜和为四丸，以酒一升，煎一丸，取八合，顿服之。新血下如豚肝。

【提要】本条论述瘀血内结的产后腹痛证治。

【释义】产后脐下小腹或少腹疼痛拒按，或呈刺痛，恶露紫黯有块、量少不行，甚或恶露不下，曾用枳实芍药散治之不愈，知其是有干血停积，病重药轻，当改用下瘀血汤破血逐瘀。方中大黄荡逐瘀血，桃仁活血化瘀，䗪虫逐瘀破结，三味相合，破血之力颇猛。用蜜为丸，是缓其性而不使骤发，酒煎是取其引入血分。服药后如见恶露下如豚肝，是瘀血下行的验兆。

【临床应用】下瘀血汤可用于乙型肝炎、肝硬化、前列腺增生等瘀血内结之证。

（四）实热瘀结

【原文】产后七八日，无太阳证，少腹坚痛，此恶露不尽。不大便，烦躁发热，切脉微实，再倍发热，日晡时烦躁者，不食，食则谵语，至夜即愈，宜大承气汤主之。热在里，结在膀胱。方见痉病中。（7）

【提要】本条论述实热瘀结产后腹痛的证治。

【释义】产后少腹坚痛，并见恶露不下，无恶寒发热太阳表证，可知属瘀血内结。本条可与前条之下瘀血汤攻下瘀血相参，但其并见不大便，不能食，食则谵语，发热烦躁，日晡尤甚，脉微实，再倍发热之里热实证。不能食、不大便、腹中痛是阳明腑实，腑气不通之故；因日晡为阳明所主，故再倍发热、日晡时烦躁尤甚，说明其阳明里热盛；食则谵语，主里热炽盛，内扰神明；脉微实主邪气盛，正未虚。故知本证为"热在里，结在膀胱"之实热瘀结证，治疗以攻下瘀热为法，可予大承气汤。方中用大黄既能荡涤实热，也可攻逐瘀血。

三、产后中风

(一) 太阳中风

【原文】产后风，续之数十日不解，头微痛，恶寒，时时有热，心下闷，干呕汗出，虽久，阳旦证续在耳，可与阳旦汤。即桂枝汤，方见下利中。(8)

【提要】本条论述产后中风营卫不和的证治。

【释义】产后体虚，复感风寒外邪，正气虽不能驱邪外出，但邪亦不甚，故持续数十日病尚在表，其头微痛、恶寒、时发热、胸脘闷、干呕、汗出等太阳中风表证仍在，故用桂枝汤解表驱邪，调和营卫。

【临床应用】本方适宜产后体虚，风邪外袭，致营卫不和的中风证，其主症有头微痛、恶寒、时时发热、自汗出、心下闷、干呕、苔薄白润、脉浮缓等。

(二) 阳虚中风

【原文】产后，中风发热，面正赤，喘而头痛，竹叶汤主之。(9)

竹叶汤方

竹叶一把，葛根三两，防风、桔梗、桂枝、人参、甘草各一两，附子 (炮) 一枚，大枣十五枚，生姜五两。

上十味，以水一斗，煮取二升半，分温三服，温覆使汗出。颈项强，用大附子一枚，破之如豆大，煎药汤去沫。呕者，加半夏半升，洗。

【提要】本条论述产后中风兼阳虚的证治。

【释义】产后正虚，风邪袭表，成正虚邪实之候。其中发热头痛，为中风之征；面红耳赤、气喘乃元阳不固，虚阳上浮，兼有卫气闭郁、肺气不降之象。另外尚可见恶寒无汗、身疼乏力、四肢欠温、舌质淡红、舌苔薄白、脉浮无力等脉症。治用竹叶汤扶正祛邪，表里同治。方中竹叶、葛根、防风、桔梗、桂枝疏解外邪，其中竹叶《名医别录》云"主胸中痰热，咳逆止气"，此处并有降逆之意；人参、附子温阳益气；甘草、生姜、大枣调和营卫。

【临床应用】本方可治疗产后发热、妊娠发热、产后缺乳、带下等属阳虚血弱、风邪外袭、虚阳浮越者。

四、虚热烦呕

【原文】妇人乳中虚，烦乱呕逆，安中益气，竹皮大丸主之。(10)

竹皮大丸方

生竹茹二分，石膏二分，桂枝一分，甘草七分，白薇一分。

上五味，末之，枣肉和丸，弹子大，以饮服一丸，日三夜二服。有热者倍白薇，烦喘者加柏实一分。

【提要】本条论述产后中虚内热、胃失和降的证治。

【释义】生子曰"乳"，乳中虚指新产妇人正气亏虚之病机。以方测证，其虚主要表现为气虚阴血不足。产后血虚阴亏，虚热内扰心神，则心中烦乱；热邪犯胃，胃气失和，则呕逆不安。治用竹皮大丸清热降逆，安中益气。方中重用甘草为君，功能益气安中；与桂枝相配，可辛甘化气；竹茹、石膏清胃热以止呕逆；白薇退虚热；枣肉助甘草健脾益气又养血，亦可调和诸药。

【临床应用】本方适宜气阴不足、虚热内扰、胃失和降引起的产后心烦、呕逆证，兼见食欲不振、神疲乏力、低热留恋、舌红苔少、脉滑数无力等。可用治符合上述证机的妊娠呕吐、神经性呕吐反流性食管炎、更年期综合征等。

【医案举例】王某，女，34岁，2013年3月15日初诊。曾1年6次发作乳房疼痛，发热，静点消炎药后可好转，亦曾口服疏肝理气、清热解毒汤药，但反复发作，如今已停止哺乳半年，今又觉乳中不适。刻诊：乳中烦，欲疼痛，乳腺彩超检查示双侧乳腺未见异常。《金匮要略·妇人产后病脉证并治》云"妇人乳中虚，烦乱呕逆，安中益气，竹皮大丸主之"，正合此症。处方：竹茹6g，石膏9g，桂枝6g，甘草3g，生姜3片。3剂，水煎两次，早晚饭后温服。药后症状消失，未再反复。[侯红霞.竹皮大丸治乳中烦.中国中医药报，2015–08–27（004）.]

五、产后下利

【原文】产后下利虚极，白头翁加甘草阿胶汤主之。（11）

白头翁加甘草阿胶汤方

白头翁二两，黄连、柏皮、秦皮各三两，甘草二两，阿胶二两。

上六味，以水七升，煮取二升半，内胶令消尽，分温三服。

【提要】本条论述产后热痢伤阴的证治。

【释义】下痢以白头翁汤为主方，可知其痢由湿热下注所致，其症以便下脓血、腹痛即便、里急后重、肛门灼热、身热口渴、舌红苔黄为特点；"虚极"主要指产后阴血不足，可见面黄乏力、虚烦不寐、脉象虚数等。治用白头翁加甘草阿胶汤清热利湿，养血和中。方中以白头翁汤清利湿热，阿胶补益阴血，甘草益气和中。

【临床应用】本方适用于湿热下痢兼气血不足者，其主症可见便下脓血、赤多白少，里急后重，肛门灼热，身热口渴，少气神疲，舌红苔黄，脉虚数等。可用于符合上述证机的产后下痢、久痢伤阴、阿米巴痢疾、急性坏死性肠炎等病证。

【医案举例】一女华侨，30岁，1974年患利下赤白，每天20多次，诸治痢西药遍用无效，疑为恶性病，先后去广州、北京治疗7个多月，仍每天脓血便10多次，所喜胃纳始终未败。余据其下利便脓血已7个多月，故予白头翁加甘草阿胶汤。白头翁12g，川黄连5g，川柏9g，秦皮12g，炙甘草6g，阿胶12g，7剂。另以苦参子肉5粒，用龙眼肉裹吞，连服3天。药后大便次数渐稀，尽7剂后，每天大便仅三四次，脓血极少。续服原方7剂，虽每天仍然大便两三次，但已无脓血。后以归芍六君加味，调理月余恢复正常。[郑敬贤.白头翁加甘草阿胶汤的验证.北京中医，1985（4）：18.]

第三十六章　妇人杂病脉证并治第二十二 ▷▷▷

一、妇人杂病总纲

【原文】妇人之病，因虚、积冷、结气，为诸经水断绝。至有历年，血寒积结，胞门寒伤，经络凝坚。在上呕吐涎唾，久成肺痈，形体损分。在中盘结，绕脐寒疝；或两胁疼痛，与脏相连；或结热中，痛在关元，脉数无疮，肌若鱼鳞，时着男子，非止女身。在下未多，经候不匀，冷阴掣痛，少腹恶寒；或引腰脊，下根气街，气冲急痛，膝胫疼烦，奄忽眩冒，状如厥癫；或有忧惨，悲伤多嗔，此皆带下，非有鬼神。久则羸瘦，脉虚多寒。三十六病，千变万端；审脉阴阳，虚实紧弦，行其针药，治危得安；其虽同病，脉各异源，子当辨记，勿谓不然。(8)

【提要】本条为妇人杂病的辨治总纲。

【释义】本条概括论述了妇人杂病的病因病机、证候变化及其论治原则。在生理条件下，妇人应气血充盈，气机调和，血脉通畅，则月事应时而下。若三者中之一有所异常，皆能导致经血不调，甚或经水断绝等妇人杂病。因此，虚、积冷、结气为妇人杂病的三个主要原因。其中，"虚"指气血虚少，气虚则不能生血摄血，血少则不足以营养冲任；"积冷"即寒冷久积，多因阳气虚衰，温煦功能减弱，寒邪凝结不散所致；"结气"乃气机郁结，多由情志刺激所致。以上三大病因所致的"为诸经水断绝"虽仅就月经病而言，然日久必然损耗气血，营卫不畅，因此气滞血凝，其所造成的病变可涉及上、中、下三焦。

虚、积冷、结气若影响上、中、下三焦可引起多种疾病，并相互影响。在上焦多涉及于肺，咳吐涎沫，损伤肺络而成肺痈，若日久不愈正气虚衰，则形体消瘦。在中焦则肝脾受病，若素体阳虚则病从寒化，症见两胁疼痛和绕脐疝痛；素体阳旺则病从热化，可见脐下关元穴处疼痛，此为热灼血瘀，不通则痛。瘀血内阻，新血不得外荣肌肤，故见肌肤状如鳞甲、干燥等证候。以上病变男女均可出现，故曰"时着男子，非止女身"。虚、积冷、结气影响下焦则多产生妇女经带诸病，如月经失调，前阴掣痛，或少腹恶寒，甚至牵及腰背；或下连气街，冲气急痛，同时伴有两腿膝胫疼烦等症。虚、冷、结气还可致气机疏泄、条达失常，由此而产生眩冒、昏厥癫狂、忧伤恼怒等情志方面的疾患，非鬼神作怪。

二、杂病证治

（一）热入血室

【原文】妇人中风，七八日续来寒热，发作有时，经水适断，此为热入血室，其血必结，故使如疟状，发作有时，小柴胡汤主之。方见呕吐中。(1)

妇人伤寒发热，经水适来，昼日明了，暮则谵语，如见鬼状者，此为热入血室，治之无犯胃气及上二焦，必自愈。（2）

妇人中风，发热恶寒，经水适来，得之七八日，热除脉迟，身凉和，胸胁满，如结胸状，谵语者，此为热入血室也，当刺期门，随其实而取之。（3）

阳明病，下血谵语者，此为热入血室，但头汗出，当刺期门，随其实而泻之，濈然汗出者愈。（4）

【提要】以上四条论述热入血室的证治。

【释义】妇人中风七八日，发热恶寒当去，仍发热恶寒，且发作有时如疟状，若适值经期，经行中断，则为外邪乘行经血室空虚内陷，与经血互结。其病机属正虚邪结，枢机不利，治当以小柴胡汤清里透外散结，扶正达邪，使枢机得转，血室之热外泄。

妇人外感发热过程中适值经期，邪热乘虚内陷，血热相搏于血室，可见谵语如见鬼状之症。血室、夜暮属阴，故谵语发于暮间而昼日明了。此症不同于阳明腑实证之谵语，又非邪犯心包、热扰心神之谵语，故治疗上不可用汗、吐、下之法攻伐胃气及上焦清气。但清其血室之热，其病自愈。

谵语是热入血室的主症之一，当注意与阳明谵语、热陷心包之谵语区别。热入血室之谵语以昼日明了，暮则谵语为特点，其热多往来寒热，治宜清其血室之热；阳明谵语，热在阳明气分，其证发热谵语而不恶寒，日晡剧，至夜愈，治以泄热攻下；热陷心包之谵语每见于高热重病危证中，常伴昏迷，甚至循衣摸床，撮空理线，直视喘促等动风、精竭、气脱之象，临证时当注意辨证，以免误治。

妇人患太阳中风时，适逢行经，七八日后，症由发热恶寒转至热除身凉，脉由浮转至迟缓，脉症合参，当属表邪已解病愈之象。此时见胸胁满如结胸状及谵语诸症，可知表证虽解然病未愈，邪热乘血室空虚而内陷，与血相结形成热入血室证。血室为肝所主，肝脉络胁布胸，郁热循经，故胸胁满如结胸状，治疗上当取肝之募穴期门，以泄肝经、血室之郁热，使邪有出路。

妇人患阳明病虽不逢经期，但由于冲脉隶属于阳明，若阳明里热太盛，邪热亦可循经侵入血室，热迫血行致下血；热扰神魂则谵语；热蒸于上，迫津外泄则但头汗出。治疗上仍刺肝之募穴期门以泄其热，刺后经络疏通，正胜邪却，周身汗出则病愈。

【临床应用】针刺期门或用小柴胡汤均是泄血室之热的具体应用。同时还应根据热入血室的不同表现、症情轻重，分别而治。

（二）梅核气

【原文】妇人咽中如有炙脔，半夏厚朴汤主之。（5）

半夏厚朴汤方《千金》作胸满，心下坚，咽中怗怗，如有炙脔，吐之不出，吞之不下。

半夏一升，厚朴三两，茯苓四两，生姜五两，干苏叶二两。

上五味，以水七升，煮取四升，分温四服，日三夜一服。

【提要】本条论述气郁痰凝梅核气的证治。

【释义】咽中如有炙脔，即咽中阻塞如有异物感，但饮食吞咽无碍，也无疼痛，即后世所称梅核气。半夏厚朴汤方中半夏、厚朴、生姜辛以散结，苦以降逆，茯苓下气化痰降逆；苏叶芳香宣气解郁。诸药合用，开结化痰，顺气降逆。以方测证，病机属痰气交阻上逆于咽喉。本病的形成多与情志不遂有关，气机不畅，气郁则肺不布津，聚而为痰；或情志抑郁不舒，偶感寒邪，与痰凝聚，上逆于咽喉之间，气与痰搏结而成。故用半夏厚朴汤辛开苦降，解郁化痰，使气顺痰消，则咽中炙脔感可除。

【临床应用】本方可用治符合上述证机的慢性咽喉炎、慢性支气管炎等。

【医案举例】患者，女，40岁，2016年12月5日就诊。主诉自觉咽干，咽中如有物咽之不下，咳之不出十余日。曾就诊于某医院，诊断为慢性咽炎，给予阿莫西林胶囊、清喉利咽颗粒口服4天，无效。现饮食、睡眠皆可，舌尖略红，苔淡白，脉弦滑。中医诊断梅核气，证属气滞痰郁。治以疏肝理气，化痰软坚。方用半夏厚朴汤合柴胡疏肝散加减。法半夏12g，厚朴10g，茯苓10g，柴胡5g，香附12g，郁金10g，陈皮10g，瓜蒌10g，桔梗10g，夏枯草15g，玄参10g，3剂。水煎服，每日1剂，早晚各服1次。服完第1剂即感咽部舒适，服3剂后按原方又服2剂，服后即瘥。［李晓莲.医案3则有感.中国民间疗法，2018，26（10）：55.］

（三）脏躁

【原文】妇人脏躁，喜悲伤欲哭，象如神灵所作，数欠伸，甘麦大枣汤主之。（6）

甘草小麦大枣汤方

甘草三两，小麦一升，大枣十枚。

上三味，以水六升，煮取三升，温分三服，亦补脾气。

【提要】本条论述脏躁的证治。

【释义】脏躁主要表现为精神失常，症如"喜悲伤欲哭"，以哭笑无常、喜怒不节、语言不能自主、频作伸欠、神疲乏力等为主症，由于发作无常，故曰"象如神灵所作"。甘麦大枣汤补益心脾，功兼两脏。方中小麦养心安神，甘草、大枣甘润补中。以方测证，本病脏阴不足、虚热内扰是病机关键。

【临床应用】甘麦大枣汤常用于治疗神经、精神疾患属心脾两虚者，如癔症、神经衰弱、更年期综合征等疾病具有本方证病机者。本方常与养阴安神、化痰解郁之方合用，以增强疗效。该方尚可用作大病后气阴两伤的辅助饮食疗法。

【医案举例】曹某，女，48岁，2017年5月18日初诊。主诉自汗两年余，加重6个月。平素恶寒、易感冒，心烦急躁、易紧张，晨起口干苦、眼干涩、反酸呃逆，大便时干时稀，月经调，舌暗、有齿痕，苔白，脉弦。诊断：脏躁兼自汗。处以甘麦大枣汤合玉屏风散加减。小麦60g，大枣30g，炙甘草10g，生黄芪40g，防风12g，炒白术10g，柴胡15g，黄芩12g，茯苓15g，当归10g，桂枝12g，白芍12g，生龙骨30g（先煎），煅牡蛎30g（先煎），煅赭石30g（先煎），海螵蛸30g（先煎）。14剂，日1剂，水煎，早晚分服。嘱加强运动，劳逸结合。复诊诉情绪可以自制，仍自汗，睡觉易醒，二便可，舌红、有齿痕，苔薄白，脉弦细。上方改小麦为浮小麦，加党参15g。14剂，煎服法同前。1个月后电话随访，药后诸症消失。［畅苏瑞，李浩.李浩治疗更年期情志异常用药经验.中医药通报，2020，19（3）：16-19.］

（四）月经病

1. 虚寒夹瘀

【原文】问曰：妇人年五十，所病下利数十日不止，暮即发热，少腹里急，腹满，手掌烦热，唇口干燥，何也？师曰：此病属带下。何以故？曾经半产，瘀血在少腹不去。何以知之？其证唇口干燥，故知之。当以温经汤主之。（9）

温经汤方

吴茱萸三两，当归、芎藭、芍药各二两，人参、桂枝、阿胶、牡丹皮（去心）、生姜、甘草各二两，半夏半升，麦门冬（去心）一升。

上十二味，以水一斗，煮取三升，分温三服。亦主妇人少腹寒，久不受胎；兼取崩中去血，或月水来过多，及至期不来。

【提要】本条论述妇人冲任虚寒夹瘀致崩漏的证治。

【释义】妇人年五十所，七七之期任脉虚，太冲脉衰，经水当止。今下血数十日不止，乃属崩漏。崩漏证有虚实，年五十所之妇人加之"曾经半产，瘀血在少腹不去"，证属冲任虚寒夹瘀。冲任虚损，气血不畅，瘀血内留，则胞宫失养，故见崩漏下血，并伴少腹里急、腹满，或刺痛、拒按等症。下血数十日不止，耗损阴血，阴血虚则不能济阳，故见暮即发热、手掌烦热等症。瘀血不去则新血不生，阴津不能上承，故见唇口干燥。治用温经汤温养血脉。方中吴茱萸、生姜、桂枝温经散寒，通利血脉；阿胶、川芎、当归、芍药、牡丹皮养血和血行瘀；人参、甘草益气补虚；半夏麦冬润燥相合，养阴和中。诸药合用，能温经散寒，调补冲任，养血行瘀，扶正祛邪，使经寒者得温，气血虚者得补，瘀者得行，则新血自生。本方亦可用治妇人少腹寒、久不受孕，或月经不调属冲任虚寒者。

【临床应用】温经汤适宜于冲任虚寒夹有瘀血的月经病，其主症为少腹里急，腹满或疼痛拒按，崩漏不止或月经后期、量少甚或闭经，经期腹痛，并兼有气血不足症状等。常用治功能失调性子宫出血、子宫内膜增生、子宫内膜异位症等符合上述证机者。

2. 冲任虚寒

【原文】妇人陷经，漏下黑不解，胶姜汤主之。臣亿等校诸本无胶姜汤方，想是前妊娠中胶艾汤。（12）

【提要】本条论述妇人陷经的证治。

【释义】陷经是病名，又概括了病机，其"漏下黑不止"是其主症；经气下陷、气虚不摄为其病机；胶姜汤为其主治之方。以方测证，其漏下色黑乃冲任虚寒不能固摄经血所致，故用温经散寒固冲、养血止血的胶姜汤主治。后世多数医家认为系胶艾汤加干姜。

【临床应用】胶姜汤可治月经不调、崩漏等属经气下陷、气虚不摄的病机者。

3. 瘀血阻络

【原文】寸口脉弦而大，弦则为减，大则为芤，减则为寒，芤则为虚，寒虚相搏，此名曰革，妇人则半产漏下，旋覆花汤主之。（11）

旋覆花汤方见五脏风寒积聚篇。

【提要】本条论述半产漏下的脉证机理与治疗。

【释义】本条原文已见于《血痹虚劳病》篇，相比之下，句首多"寸口"，句末多"旋覆花汤主之"，少"男子亡血失精"句，可见本条复列于此，是专为妇人病而设。旋覆花汤乃疏肝通络之剂，在《五脏风寒积聚病》篇中用治肝经气血郁滞之肝着病，根据异病同治的精神，以方测证、以症推理，本方用于妇人半产漏下亦当属气血郁滞之证。

【临床应用】现代临床多用本方治疗胸膜炎、慢性胆囊炎、梅核气等。一般认为，凡属肝郁血滞、络脉瘀阻而偏寒者均可用本方加减治疗。

【医案举例】陈某，23 岁，1998 年 8 月 12 日诊。妊娠停经两个月，昨因负重突发少腹刺痛而下血，夜难入眠。舌淡，苔薄，脉弦细。曾有流产史。诊为半产漏下，瘀滞为患。方用旋覆花汤加味。旋覆花 12g（布包），青葱管 6 支，蚕茧少许，茜草、五灵脂各 10g（布包）。每日 1 剂，水煎顿服。连服两剂，排下瘀血数块及白色肉样物 1 块，随之痛减血止。续予补气养血之剂善后，月经也如期来潮。［陈传钗，陈珑．旋覆花汤治半产漏下体会．浙江中医杂志，2002（4）：7.］

4. 瘀阻经水

【原文】带下，经水不利，少腹满痛，经一月再见者，土瓜根散主之。（10）

土瓜根散方：阴癫肿亦主之。

土瓜根、芍药、桂枝、䗪虫各三分。

上四味，杵为散，酒服方寸匕，日三服。

【提要】本条论述瘀血内阻致经水不利的证治。

【释义】妇人经行不畅证有虚实，若兼腹部既满且痛，多为气滞血瘀；月经一月两潮，虚实皆可见。本条治用土瓜根散行气通瘀。方中土瓜根苦寒清热，行瘀通经；芍药和营止痛；桂枝温经行血；䗪虫破血攻瘀，加酒以行药势，瘀血去则经水自调。以方测证，当属瘀血内阻之病机，并可伴有少腹按痛，月经量少、色紫有块，舌紫暗，脉涩等症。

【临床应用】土瓜根散适用于瘀血内阻的月经不调。方中之土瓜根即葫芦科植物王瓜的块根，目前临床很少用，常用丹参、桃仁等代之。可用于治疗痛经、闭经、月经不调等属瘀血内阻的病机者。

5. 瘀热内结

【原文】妇人经水不利下，抵当汤主之。亦治男子膀胱满急，有瘀血者。（14）

抵当汤方

水蛭（熬）三十个，虻虫（熬，去翅足）三十个，桃仁（去皮尖）二十个，大黄（酒浸）三两。

上四味，为末，以水五升，煮取三升，去滓，温服一升。

【提要】本条论述经闭不行属瘀热内结的证治。

【释义】原文述证简略，辨证重心在于"经水不利下"，也即先由经行不畅进而经闭不行。抵当汤为攻下瘀血峻剂，方中水蛭、虻虫破血攻瘀，大黄、桃仁活血祛瘀。以方测证，本条"经水不利下"属瘀热内结成实，其症尚有少腹硬满结痛拒按、脉象沉涩等症。故用破血攻瘀之抵当汤，瘀血去，新血生，其经自行。

【临床应用】抵当汤可用治子宫肌瘤、急性盆腔炎、顽固性痛经等属瘀热内结较重者。本方为破血逐瘀峻剂，应用时需注意掌握中病即止，或"不下，更服"。

【医案举例】王某，女，36 岁，2017 年 12 月 13 日初诊。经行腹痛 7 年，平素月经周期 28 天，经色暗、有大血块，经期 5 天。行经时整个小腹胀痛，紧绷感，痛不欲生，伴有头晕，呕逆，全身麻木感，便溏，持续整个月经周期。口服止痛药无效。末次月经 2017 年 11 月 27 日，食眠便可。面色㿠白，舌暗，苔薄白，脉沉弦。西医诊断：顽固性痛经。中医诊断：经行腹痛。辨证：肝郁气滞兼经血不畅。治则：疏肝行气，活血化瘀。处方：柴胡、桃仁、香附各 10g，当归、赤芍各 15g，炒白术、郁金各 12g，延胡索 9g，乌药 10g，茯苓 30g，炙甘草、川楝子、砂仁（后下）各 6g，小茴香 3g。7 剂，每天 1 剂，水煎，早晚温服。连服 12 剂后，12 月 24 日月经来潮，腹痛稍缓解，血块变小，头晕、呕逆及全身不适感减轻。[韩松雪，孙语男. 抵当汤临床应用医案 3 则. 新中医，2020，52（10）：210–211.]

6. 水血互结少腹满

【原文】妇人少腹满如敦状，小便微难而不渴，生后者，此为水与血并结在血室也，大黄甘遂汤主之。（13）

大黄甘遂汤方

大黄四两，甘遂二两，阿胶二两。

上三味，以水三升，煮取一升，顿服之，其血当下。

【提要】本条论述妇人水血并结血室的证治。

【释义】"妇人少腹满如敦状"为其辨证重心，兼小便微难而口不渴，二者相合，多为有形实邪凝结于下焦。方证并析，可知证属水血结于血室，故以大黄甘遂汤破血逐水，水血兼攻。方中大黄攻瘀，甘遂逐水，阿胶滋阴养血以扶正。诸药合用，使水邪瘀热下泄，则少腹满如敦状可解，且又祛邪不伤正。由于方中大黄、甘遂药性峻猛，多易伤正，虽有阿胶养血护正，但仍不可多用，故方后云"顿服之"。

【临床应用】本方可用于产后恶露不下、癃闭等符合上述证机的病证，亦可用于附睾瘀积症。

【医案举例】王某，男，34 岁，1998 年 10 月 6 日初诊。患者 3 天前出现尿急，尿频，尿痛，尿道口有脓性分泌物，自以为是饮酒过多而致，过两天即会自行消退，而症状却逐日加重，尿道烧灼刺痛，排尿不畅，有黄稠脓性分泌物，大便干，舌质红，苔黄厚腻，有不洁性生活史，经检验淋球菌（+），给予大黄甘遂散，每服 1.5g，日服 3 次，另加服本院自制的前列消Ⅱ（龙胆草、土茯苓、栀子、黄芩、蜈蚣、泽泻、生地黄、车前子、木通等），每服 6g，日服 3 次。药后大小便通利、日泻 8～9 次，第 2 天尿道口分泌物几乎消失，尿急、尿频、尿痛缓解，现已无分泌物。大黄甘遂散改每服 1g，日服两次，前列消Ⅱ服法同前。继服 4 天，症状消失，淋菌（-）。随访 1 个月，未复发。[赵健樵. 大黄甘遂汤的临床新用. 陕西中医，2000（1）：33–34.]

（五）带下病

1. 湿热带下

【原文】妇人经水闭不利，脏坚癖不止，中有干血，下白物，矾石丸主之。（15）

矾石丸方

矾石（烧）三分，杏仁一分。

上两味，末之，炼蜜和丸，枣核大，内藏中，剧者再内之。

【提要】本条论述瘀血内阻、湿热带下的外治法。

【释义】"脏坚癖不止，中有干血"，为干血内阻，积久滞而为湿、郁而为热；湿热下注，腐败可成带下。用矾石丸纳入阴中为坐药，除湿热以止带。方中矾石燥湿清热，敛涩止带，解毒杀虫；杏仁、白蜜滋润，以制矾石燥涩之性。润涩相伍，使带下止而不致干涩不适。

【临床应用】矾石丸为湿热带下的外治方，主要治疗妇科炎症，如宫颈炎，霉菌性、滴虫性阴道炎，属于瘀积兼湿热内蕴者，皆可用之。

2. 寒湿带下

【原文】妇人阴寒，温阴中坐药，蛇床子散主之。（20）

蛇床子散方

蛇床子仁。

上一味，末之，以白粉少许，和令相得，如枣大，棉裹内之，自然温。

【提要】本条论述寒湿带下的外治法。

【释义】从条文"温阴中"及方后云"绵裹内之，自然温"可知，病人自觉阴中寒冷甚至连及后阴。蛇床子散方中蛇床子性温，味苦，能暖宫化湿除痒；白粉燥湿除秽杀虫，二药合用，共奏暖宫除湿、杀虫止痒之效。以方测证，可知此由阴寒湿浊之邪凝着下焦所致，当见带下清稀、腰部重坠、阴冷伴瘙痒等症。用蛇床子散为坐药，使药直达病所，以逐阴中寒湿，并能杀虫除痒。

【临床应用】本方适用于寒湿凝滞下焦的带下病，其主症为带下多、质稀色白，可伴阴冷瘙痒等。可用治宫颈糜烂，滴虫性、霉菌性阴道炎，湿疹等属下焦寒湿证者。

（六）腹痛

1. 风冷血滞

【原文】妇人六十二种风，及腹中血气刺痛，红蓝花酒主之。（16）

红蓝花酒方疑非仲景方。

红蓝花一两。

上一味，以酒一大升，煎减半，顿服一半，未止，再服。

【提要】本条论述风血相搏、血凝气滞腹痛的证治。

【释义】妇人六十二种风，泛指一切风邪。风为百病之长，六淫之首，有善行数变、无处不到的特性。若不慎外感风邪，与血气相搏滞于腹中，阻碍气血运行，故见腹中刺痛。此瘀血腹痛，治用红蓝花酒活血化瘀，理气止痛。方中红蓝花辛温活血止痛，以酒辛行气血，使血行流畅，风邪得散，通则不痛。

【临床应用】红蓝花酒既可治瘀血内阻伴有寒象的痛经，也可治疗瘀血内停的产后腹痛及恶露不尽。

【医案举例】汤某，女，26 岁，1982 年 1 月 10 日诊。初产恶露未尽之时过食生冷而发生腹痛已 3 个月。某医处以加味四物汤后，恶露止，腹痛亦减。之后腹痛时作，缠绵不休。昨晚突然腹中刺痛，时而增剧而昏厥，随后经至，排出少量瘀血块，腹痛减轻，手足欠温。刻诊：腹痛连及腰胯部，月经时来忽止，患者形体肥胖，面部色青，舌质紫黯，脉弦涩有力。此为恶血瘀阻。治以活血通经。处方：红花 50g，入酒 60g 煎，分 3 次服。1 剂后，排出大量暗黑色血块，腹痛减轻。改用红花 15g，益母草 30g，入酒 60g 煎。连服 3 剂而愈。随访 1 年，未见异常。［王明宇. 红蓝花酒治疗产后恶露不尽. 四川中医，1986（11）：35.］

2. 肝脾失调

【原文】妇人腹中诸疾痛，当归芍药散主之。（17）

当归芍药散方见前妊娠中。

【提要】本条论述妇人肝脾失调腹痛的治疗。

【释义】前妊娠病篇中，仲景曾用当归芍药散主治肝脾不和、气郁血滞湿阻的妊娠腹痛，此言可治妇人腹中诸疾痛，表明妇人腹痛的原因虽与寒热虚实、气滞血瘀有关，但肝脾失调、气血失和较为多见，故以之为治。

（七）转胞

【原文】问曰：妇人病，饮食如故，烦热不得卧，而反倚息者，何也？师曰：此名转胞不得溺也。以胞系了戾，故致此病，但利小便则愈，宜肾气丸主之。（19）

肾气丸方

干地黄八两，薯蓣四两，山茱萸四两，泽泻三两，茯苓三两，牡丹皮三两，桂枝、附子（炮）各一两。

上八味，末之，炼蜜和丸，梧子大，酒下十五丸，加至二十五丸，日再服。

【提要】本条论述妇人转胞的证治。

【释义】转胞以小便不通、脐下急迫为主症。以方测证，本条的病机为肾气虚，膀胱气化不行。由于病在下焦、中焦无病，故饮食如故；膀胱气化不行故不得尿；小便不利，浊气上逆，肺失宣降，故烦热不得卧而反倚息，治以化气利小便的肾气丸。该方集寒热补泻之药于一体，补阴之虚可以生气，助阳之弱可以化水，阴阳并调，则肾气充，膀胱气化正常，小便不利诸症可解。

【临床应用】肾气丸可治寒湿脚气、虚劳腰痛、痰饮、消渴、妇人转胞等，病证的临床表现虽不尽相同，但证候所反映的病因病机无异，其病位在肾，病性属虚，病因都是肾气不足，病机均为肾气虚衰、气化失司、水失摄纳、小便蓄泄无常，均可用肾气丸。

【医案举例】患者，女，27岁，2000年4月3日初诊。妊娠8个月，胎动正常，但突然小便不利，日趋点滴不通，腹部胀大，胀满不舒，在某医院施以导尿后，腹胀大减，回家后仍时欲小便而不通。诊见腹大如鼓，常感腰腿酸软，畏寒肢冷，舌淡，苔薄白，脉沉迟而虚。诊为转胞。治以补肾助阳，化气行水。方用金匮肾气丸加减。熟地黄15g，山茱萸12g，山药12g，牡丹皮6g，茯苓15g，泽泻20g，桂枝6g，附子3g。每日1剂，水煎，早晚分服。3剂后能自行小便，腹已不胀，但仍腰腿酸软。改服丸药，3天后小便如常。［芮建宏.金匮肾气丸加减临床运用举隅.中国中医药信息杂志，2006（1）：84.］

（八）前阴诸疾

1. 阴疮

【原文】少阴脉滑而数者，阴中即生疮，阴中蚀疮烂者，狼牙汤洗之。（21）

狼牙汤方

狼牙三两。

上一味，以水四升，煮取半升，以棉缠筋如茧，浸汤沥阴中，日四遍。

【提要】本条论述妇人前阴疮蚀的外治法。

【释义】少阴脉候肾，肾主前后二阴，"少阴脉滑而数"乃湿热下注，蕴结不散，聚于肾之窍前阴，热盛肉腐，故令前阴中生疮，久则可致热毒腐蚀而糜烂，出现前阴痒痛、浊带淋沥。治用狼牙汤洗涤阴部，目的在于清热燥湿，杀虫止痒。狼牙草味苦、辛，性寒，有毒，能清热燥湿，以毒攻毒而杀虫，故用之外洗阴部。

【临床应用】狼牙汤中狼牙草市售多缺，后世医家多以狼毒或龙牙草带幼苗的根芽代之。但狼毒有毒，用之宜慎。

【医案举例】王某，36岁，女，1993年10月12日就诊。外阴瘙痒、变白8年余，间断治疗6年多，效果不佳。现感外阴干痒，入夜加剧，阴中灼热疼痛，头晕、口干，杂色带下。妇检外阴皮肤粗糙有大量搔痕，大小阴唇、阴蒂、会阴部变白，阴道分泌物减少。舌红，苔少，脉弦细。投以狼牙汤加味10剂，熏洗。患者半月后复诊，外阴瘙痒干痛明显减轻，外阴皮色恢复正常，不粗糙，小阴唇两侧白色减少。继用上方5剂。1个月后，会阴白斑、阴痒消失，外阴皮肤光滑。[高庆超.狼牙汤加味外治女阴硬化苔癣15例.中医外治杂志，1996（2）：43.]

2. 阴吹

【原文】胃气下泄，阴吹而正喧，此谷气之实也，膏发煎导之。（22）

膏发煎方见黄疸中。

【提要】本条论述阴吹的成因和证治。

【释义】正常情况下，胃肠中浊气当从后阴排出为矢气，而本条之浊气却从前阴排泄连续不断，故曰"阴吹而正喧"。究其原因，乃"胃气下泄""谷气实也"。以方测证，还当有大便燥结、小便不利之症。证属胃肠燥结兼瘀，治用膏发煎化瘀润肠通便。方中猪膏滋润填精，乱发活血化瘀，使大便通畅，浊气下行，则阴吹可止。

【临床应用】临床上阴吹病并不少见，以生育后女性多见，症有轻重，临床上当辨证论治。若属气虚下陷者，多用补中益气汤加减；对胃肠燥结兼瘀者，用猪膏发煎化瘀润肠通便，使浊气下泄归于肠道，则阴吹可愈。

【医案举例】李某，女，39岁，1996年8月产一女婴，女婴近月夭亡。患者过度忧伤，坐卧不安，饮食难进，精神萎靡不振，时悲时喜，自哭自笑，呵欠频作，涕泪并流。偶尔发现前阴如蚁行感，继而前阴出气作声，如矢气状，4～5分钟后诸症悉减，反复发作，且伴大便秘结、数日一行，腹部饱胀。1998年4月来诊。自诉每遇发作需行膝胸卧式方可排气，一日数发，经多方治疗无明显效果。

详审病情，细察脉象后邀妇科会诊。查外阴经产型，阴道松软，宫颈光滑，无着色，无摇举痛，大小正常，附件阴性。此病与《金匮要略·妇人杂病脉症并治篇》"胃气下泻，阴吹而正喧，此谷气之实也，膏发煎导之"证相吻合。故遵古方，以猪油1斤，炼油去渣，乱发如鸡卵大小四团，洗净后，放置油内至发溶化，待温度适宜，分3次口服，每日1次。药后第2日，腹泻如膏脂状，呈白色黏液，自觉上述各症明显减轻，但四肢软弱无力，精神疲乏。服完后，症状完全消失，但觉胸中不畅，善太息。余又以甘麦大枣汤加百合，连服5剂而告痊愈。[王德生，王梦涛.膏发煎治疗阴吹1例.湖北中医杂志，1999（S1）：90.]

第四部分 《温病学》精读

绪论 ▷▷▷

　　温病学是研究温病发生、发展规律及其诊断和防治方法的一门学科，既对指导温病的诊治有较强的临床实践性，又因其卫气营血辨证和三焦辨证体系是中医临床各科的基础之一，而兼具中医基础学科的性质。温病学在中医学中占有重要的地位。

　　温病学的研究对象是外感疾病中具有温热性质的一类疾病，一般称为温病或温热病。温病的发生和流行直接威胁着人们的健康，至今仍为临床医学一大棘手难题。温病学蕴含着历代医家防治温病的丰富学术理论和经验，实践证明，这些理论和经验对于防治多种感染性疾病有着重要的意义。

　　温病学成为一门独立的学科，经历了一个漫长的历史过程。温病始属于伤寒，从某种意义上说，一部温病学发展史就是其在伤寒体系中孕育、发展变革，以至分化区别，从而自成体系的历史。其发展过程，经历了以下几个阶段。

一、萌芽阶段（战国至晋唐时期）

　　这一时期《内经》《难经》《伤寒杂病论》等先后问世，中医学形成了初步的理论体系。《内经》首次提出温病病名，并对温病因、证、脉、治等方面都有论述。从概念上讲，《内经》将温病隶属于伤寒的范畴，即《素问·热论》云："今夫热病者，皆伤寒之类也。"《难经·五十八难》云"伤寒有五：有中风，有伤寒，有湿温，有热病，有温病"，进一步提出了"广义伤寒"和"狭义伤寒"的概念，将温病隶于广义伤寒之中。

　　《伤寒论》在广义伤寒的范畴内论述温病，简明地描述了温病初期热象偏盛的临床特点，所谓"太阳病，发热而渴，不恶寒者为温病"。其六经辨证纲领，对温病卫气营血、三焦辨证纲领的创立具有重要的启迪。

　　《伤寒论》之后至晋唐的一些医学著作，对温病的病因作了进一步的探索，晋唐以前对温病的认识尚处于初级阶段，在概念上将温病隶属于伤寒的范畴，虽有论治温病的一般原则，但方法尚欠具体、全面。因此，这一阶段可以说是温病学的萌芽阶段。

二、成长阶段（宋金元时期）

这一时期的主要特点在于注意到温病与伤寒的区别，认识到用伤寒的治法方药治疗温病的局限性，从而逐步从理论、治法、方药等方面进行变革，创立新说，促进温病逐渐从伤寒体系中分化出来。

在宋代多用《伤寒论》的理论方药通治温病。宋代一些研究《伤寒论》的名家，如韩祗和、庞安时、朱肱等人，在深入研究《伤寒论》和临床实践中深刻体会到温病与伤寒的区别，反对墨守经方不变，提出应当变通《伤寒论》治法以治温病。

金元时期医学领域出现了"百家争鸣"的局面，提出了变革外感热病的理论与治疗的主张，其中重要的代表人物便是金元四大家之一的刘河间。刘氏创新论、立新法、制新方，使温病在摆脱伤寒体系束缚的道路上向前推进了一大步，所以，后世有"伤寒宗仲景，热病崇河间"之说。宋金元时期，温病学在理法方药诸方面都有重大的发展，在不断变革的基础上，逐渐从《伤寒论》体系中分化出来。因此，这一时期可以说是温病学的成长阶段。

三、形成阶段（明清时期）

明清众多的医家在总结、继承前人有关温病的理论和经验的基础上，结合各自的实践体会，对温病学的多个领域进行了开拓性的深入研究，编著了大量有关温病专著，在病因、病机、诊法、辨证论治诸方面形成了较为完善的理论体系，故这一时期可称为温病学的形成阶段。

明代医家吴又可著第一部温病学专著《温疫论》，明确提出温疫与伤寒有"霄壤之隔"，其性质完全不同，对温疫的病因、病机、治疗等提出了许多独特的见解。在清代，由叶天士口授，其门人笔录整理而成的《温热论》，为温病学理论的奠基之作。与叶天士同时代的医家薛生白，从湿热病立论研究温病，所著《湿热病篇》对湿热病的病因、病机、辨证论治作了较全面、系统的论述，进一步充实和丰富了温病学内容。此后，温病学家吴鞠通以《临证指南医案》有关验案为依据，取诸贤精妙，考之《内经》，参以心得，著成《温病条辨》，倡导三焦辨证，使温病学形成了以卫气营血、三焦为核心的辨证论治体系。王孟英则"以轩岐仲景之文为经，叶薛诸家之辨为纬"，旁考他书，参以经验，经纬交错，著成《温热经纬》，系统地构勒出温病学理论体系，对19世纪60年代以前的温病学理论和证治作了较全面的整理，促进了温病学的进一步成熟和发展。至此，温病学在中医热病学方面取得了划时代的成就。

四、近现代研究与发展

从鸦片战争至民国时期，温病学有了新的发展。绍兴名医何廉臣编著《重订广温热论》，将温疫学说与叶天士为代表的温热学说有关的内容相融合，推广用于一切温病。该书理论深透详明，尤其对伏气温病见解独特，各家精论兼备，古今验方验案评述精当，影响甚大。这一时期，全国各地纷纷创办中医学校、国医学院，编写温病学教材，以叶、薛、吴、王诸家学术思想作为主要内容，并将温病学列为中医教育的必修课程，培养了一批中医后继人才，促进了温病学的发展。

在教育方面，1956年高等中医院校建立，温病学被列为中医高等教育的必修课、主干课。原卫生部、国家中医药管理局相继组织编写了多版本不同层次的温病学教材，使温病学的系统性、规范性和科学性逐步提高，确保了温病学教学质量。1978年以来，部分中医药院校先后招收温病学硕士和博士研究生，使学科教育水平向更高层次发展。

第三十七章　温病的概念 ▷▷▷

温病是由温邪引起的以发热为主症，多具有热象偏重、易化燥伤阴等特点的一类急性外感热病。温病的病因是外界的温邪，温邪可通过多种途径侵入人体而导致发病；温病主要的临床表现是发热，各种温病在病变的不同阶段均有不同程度的发热；温病的病理特点是在病变过程中热象偏重，且很容易损伤阴液；温病不是某一种疾病，而是多种疾病的总称，属于外感疾病的范畴。

一、温病的特点

虽然各种温病的致病原因各不相同，发生有异，临床为表现有别，但它们都具有温病的共同特性，具有以下共同特点。

（一）致病因素的特异性

温病之所以有别于风寒类外感疾病和内伤杂病，其根本原因在于病因不同，即温病是由特异的致病因素"温邪"引起。温邪包括风热病邪、暑热病邪、湿热病邪、燥热病邪，以及伏寒化温的温热病邪等，即温邪可兼具风、暑、湿、燥等外感病邪的性质。其特异性体现在：从外侵袭人体，有别于内伤杂病的病因；热性显著，易消耗人体阴液；不同的温邪大多具有特定的侵犯部位等。

（二）传染性、流行性、季节性、地域性

1. 传染性　温病是感染温邪引起的，并可通过各种途径传播给他人，这就是传染性。大多数温病具有程度不等的传染性。关于温病的传染性，历代医学著作中有不少记载，如《素问·刺法论》说："五疫之至，皆相染易，无问大小，病状相似。"巢元方《诸病源候论》中说："人感乖戾之气而生病，则病气转相染易，乃至灭门，延及外人。"其后吴又可《温疫论》进一步指出："邪之所着，有天受，有传染。"可见当时已认识到温病具有传染特性，可通过口鼻或接触等途径传染给其他人，引起人群中的相互传播。

2. 流行性　流行性是指疾病发生后，温病在人群中连续传播、广泛蔓延。由于大多数温病具有传染性，因此，只要具备一定条件，即可在人群中引起程度不等的流行。这种流行，在古代称为"天行""时行"，并认识到温病流行的程度和范围各不相同。如宋代庞安时在《伤寒总病论》中说，"天行之病，大则流毒天下，次则一方，次则一乡，次则偏着一家"，不仅指出了温病流行的程度有大流行、小流行和散发等情况，而且也

说明了不同温病流行也不相同，甚至同一种温病在不同条件下其流行亦有差异。

3. 季节性 指某一温病只发生或好发生于某一季节。大多数温病具有这一特性，因此又称温病为"四时温病"。这主要是一年四季不同的气候变化，可以影响到各种温邪的产生，如春季温暖多风，故多风热病邪为患，侵犯人体则易致风温病；夏季暑热酷烈，故多暑热病邪为患，侵犯人体则易致暑温病。同时，不同季节的不同气候条件也可以影响人体的反应性。如长夏季节，气候炎热，雨湿较盛，湿热影响人体脾胃功能，运化功能呆滞，水谷之湿停聚，此时外在的湿热病邪就容易侵犯脾胃，发生湿温病。

4. 地域性 地域气候特点及自然环境不同，因而对温邪的形成和温病的发生有不同的影响。同时，不同地域的人，体质类型、生活习惯、卫生条件等均有差异，也对不同温邪的感受性、传播、流行等产生影响。这就导致了温病的产生和流行具有地域性特点，即某些温病在某一地域较易发生，而在其他地域则较少见。如江南水乡，河网密布，气候炎热而潮湿，则多见湿热类温病，如叶天士说的"吾吴湿邪害人最广"即指此种情况。

（三）病理演变有一定的规律性

在温邪的作用下，导致卫气营血及三焦所属脏腑的功能失调及实质损害具有规律性的变化。一般而言，前期阶段多以机体功能失常为主，后期阶段则以实质损害主要是阴液的耗损及重要脏器的损害明显。温病病程的发展具有明显的阶段性变化，具有邪在卫分、气分、营分、血分或邪在上焦、中焦、下焦诸阶段的变化。如新感温病，多数是温邪由表及里，由浅入深，病情由轻加重，病变由实转虚，甚者阴竭阳脱而致死亡。

（四）临床表现具有特殊性

温病大多起病急骤，来势较猛，传变较快，变化较多。发热是温病必具之症，而且多数热势较高，不同的温病在不同的病程阶段有其特殊的发热类型。同时，还易内陷生变，导致动血发斑、动风闭窍等危重证候，直接威胁患者生命。病变过程中又易耗伤阴液，病在上焦多伤肺阴，病在中焦多伤胃阴，病变后期多深入下焦损伤肝肾之阴。

以上四个方面是四时温病的共同特点，就某一温病而言，这些特点可显示出程度上的差别及本身固有的特性，因此，不同的温病又各具一定的个性。

二、温病的范围及分类

（一）温病的范围

中医历代文献中对温病的含义认识不同，所指的范围亦有差别。如《难经》提到的温病，是将其与中风、伤寒、热病、湿温并列，归属于广义伤寒之中。又如《类证活人书》中说："春月伤寒谓之温病，冬伤于寒轻者，夏至以前发为温病。"将温病限定于春季发的某种温热病。而《温病条辨·上焦篇》第一条说："温病者，有风温、有温热、有温疫、有温毒、有暑温、有湿温、有秋燥、有冬温、有温疟。"显然《温病条辨》所说的温病包括温疟、温疫、大头瘟、烂喉痧等病，范围比较广，病种也比较多。可见随着时代的演进，对温病的认识不断深化，温病的范围逐渐扩大，病种逐渐分化。现在一般把外感疾病中除风寒性质以外的急性热病都列入温病的范围。温病病种的命名主要是根据发病的季节、四时主气或病候特点而确立的。以季节分类命名的如春温、秋燥、冬温；以四时主气分类命名的如风温、暑温、湿温、秋燥等。此外尚有根据发病特点或流行特点命名的。

结合西医学疾病类别，温病的范围大致可以概括为两大类：一为具有温病特点的急性感染性疾病，常见的病毒性疾病如流行性感冒、麻疹、风疹、流行性腮腺炎、流行性乙型脑炎、流行性出血热、登革热等；常见的细菌性传染病如伤寒、副伤寒、沙门菌属感染、霍乱、猩红热、流行性脑脊髓膜炎等；立克次体病如流行性斑疹伤寒、地方性斑疹伤寒等；螺旋体病中的钩端螺旋体病；原虫病中的疟疾；细菌感染性疾病有大叶性肺炎、急性支气管炎、化脓性扁桃体炎、败血症等。二为具有温病特点的其他发热性疾病，如中暑、热射病、小儿夏季热、急性白血病等。

（二）温病的分类

温病临床分类的主要目的在于执简驭繁，有利于掌握温病的内在规律，有助于区别临床类型，对临床辨证施治有一定的指导意义。

1. 根据病证（或病因）性质分类 即根据临床病证或病因是否兼夹湿邪，把温病分为有热无湿的温热性质温病和有热有湿的湿热性质温病。温热性质温病包括风温、春温、暑温、秋燥等，湿热性质温病包括湿温、暑湿、伏暑等。

2. 根据发病初起的见证分类 即根据温病初起是否有里热见证，把温病分为新感温病和伏气温病两大类。感邪即时而发，病发于表的为新感温病，初起多见表热证，然后由表入里，逐次深入，如风温、秋燥、湿温等。感邪后邪气伏藏，过时而发，病发于里的称为伏气温病，起病初期即以里热证为主，病邪或由里外达，或内陷深入，如春温、伏暑等。

第三十八章 温病的病因与发病 ▷▷▷

温邪是引起温病、导致人体卫气营血和三焦所属脏腑的功能失常及实质损害的一个主要因素。人体感受温邪之后是否发病，还取决于人体正气与邪气双方的力量对比，以及自然因素、社会因素等。掌握温病的常见致病因素和致病特点，以及温病发生的机理和规律，对于温病的辨证论治有重要的指导意义。

一、病因

对温病病因的确认，是按"审证求因"的方法进行的。病邪作用于人体而产生疾病，以证候形式反映出来，外观的证候是致病原因与内在病变的集中体现。因此，通过对证候的辨别以探求出致病原因乃至病机的本质，就是"审证求因"的认识方法。温病属于外感疾病，其发生具有明显的季节性。古代医家根据四季不同的气候变化，联系四时温病的临床特点，认为温病的致病因素主要是四时"六淫"为患，即所谓"外感不外六淫，民病当分四气"，这一认识方法贯穿了天人相应的观念和审证求因的思想。六淫中的风热病邪、暑热病邪、湿热病邪、燥热病邪以及伏寒化温的温热病邪等都统称为温邪。此外，如疠气、温毒病邪等也具有温热性质的特点，故仍属温邪范围。常见温邪的致病特点有以下几方面。

（一）风热病邪

风热病邪是多发生于冬、春季节的一种致病温邪。春季阳气萌动，春阳升发，温暖多风，易产生风热病邪；也可因冬季气候反常、应寒反温，形成风热病邪。由风热病邪引起的温病是风温、冬温。冬温是冬季风温的别称。风热病邪的主要致病特点如下。

1. 多从口鼻而入，首先犯肺 风邪具有升散、疏泄的特性，其侵袭人体多先犯上焦肺系和肌表皮腠，肺卫相通，故风温初期的病变部位多在上焦肺卫，会出现发热、微恶风寒、头痛、少汗、咳嗽、口微渴、苔薄白、舌边尖红、脉浮数等肺卫表热证。

2. 易化燥伤阴 风与热均为阳邪，致病易劫灼津液，多以耗伤肺胃阴津为主。症见干咳不已，或痰少而黏、咽干、口渴、舌红少苔等。

3. 变化迅速 风邪具有善行数变的特点，故风热病邪为病大多来势较急，传变较快，如其初袭肺卫，可旋即逆传心包；如患者抗病力强，或治疗及时，风热病邪不能逆传内陷而较快消退，一般病程不长。

（二）暑热病邪

暑热病邪是由火热之气化生，发生于夏季的一种致病温邪。《说文》称："暑，热也。"又说："喝，伤暑也。"故王孟英说："暑也，热也，喝也，乃夏令一气之名也。"由暑热病邪引起的温病为暑温。暑热病邪的主要致病特点如下。

1. 伤人急速，先犯阳明气分　暑热炎蒸，伤人急速，其侵袭人体往往不分表里渐次，大多初病即入阳明气分，而无卫分过程，即叶天士说："夏暑发自阳明。"症见壮热、大汗出、头晕、面赤、心烦口渴、脉象洪大等。

2. 暑性酷烈，易耗气伤津　暑热病邪属亢盛的火热之气，燔炎酷烈，既易伤津，又易耗气。症见身热、汗出、口渴、齿燥、神倦、脉虚等。津气耗伤过甚，可致津气两脱。

3. 易直中心包，闭窍动风　暑热属火，与心气相通，故暑热病邪可直中心包，闭塞机窍，亦易引动肝风。症见身热、神迷、抽搐等。

4. 易于兼夹湿邪，郁阻气分　夏季炎热，天暑下迫，地湿蒸腾，暑热极盛，湿气较重，暑湿相搏，易于入侵人体而阻于气分。暑热夹湿称为暑湿病邪。暑湿病邪的致病特点有困阻脾胃，弥漫三焦，伤络动血，耗损元气。

需要注意的是，叶天士认为，"长夏受暑，暑必兼湿"。吴鞠通说："热与湿搏而为暑也。"此易引起暑中固有湿气的误解。王孟英指出："不可误以湿热二气并作一气始为暑也。"又说："暑令湿盛，必多兼感，故曰夹……而治暑者，须知其夹湿为多焉。"即暑邪可以兼夹湿邪，也可以不兼夹湿邪。不兼夹湿邪的暑热病邪引起的温病为暑温，暑热夹湿的病邪引起的温病有暑湿和伏暑。

（三）湿热病邪

湿热病邪四季均可产生，以长夏季节为甚。因长夏之季气候炎热，雨水较多，热蒸湿动，故易致湿热为病。由湿热病邪引起的温病为湿温。湿热病邪的致病特点如下。

1. 病变以中焦脾胃为主　阳明胃为水谷之海，太阴脾为湿土之脏，脾胃同属中土，而湿为土之气，湿土之气同类相召，故始虽外受，终趋脾胃，而以脾胃病变为主，即脾失升运，胃失和降。症见脘痞、腹胀、恶心、便溏等。

2. 易困阻清阳，阻滞气机　湿为重浊阴邪，具郁闭之性，初袭人体因湿重热轻而郁遏卫气。症见身热不扬、恶寒、头身重着、神情呆钝、胸闷、脘痞腹胀等。后期阶段，可因湿困伤阳，导致湿盛阳微的病变。

3. 传变较慢，病势缠绵　湿属黏腻阴邪，与阳热之邪相搏，则胶着难解，不易祛除，故湿热病邪致病不似寒邪一表即解，热邪一清而愈。这就是湿热类温病病程较长，传变较慢，缠绵难愈，瘥后易于复发的缘由。

（四）燥热病邪

因为秋令主气，每逢久晴无雨，气候干燥之时，则易燥邪为患。燥邪有两种不同属性，一般晚秋初凉，多为凉燥；早秋承夏，秋阳以曝，则易形成燥热病邪，由燥热病邪引起的温病为温燥，即本书所论之秋燥。燥热病邪的致病特点如下。

1.病变以肺为主 燥为秋令主气，肺属燥金，同气相从，燥热病邪易先侵犯肺经，使肺失清肃。症见发热、微恶风寒、口干鼻燥、咳嗽少痰等。病程中燥热化火而伤肺阴，可见咳嗽气急、胸满胁痛、咽干舌燥等。

2.易致津液干燥 燥胜则干，热盛伤津，燥热病邪易伤肺胃阴津。症见口渴，口鼻及唇咽、皮肤干燥，咳嗽无痰或少痰，大便干结，舌苔少津等。燥热严重者可伤肝肾之阴。

3.易从火化 燥热病邪亢盛时可从火化，上干清窍，出现耳鸣、目赤、龈肿、咽痛等。

（五）温热病邪

对这一病邪的认识源于《素问·生气通天论》"冬伤于寒，春必病温"的论述，认为冬季感受寒邪，当时未发病，寒邪内郁日久化热，至春从内而发为温病。可见，这种"伏寒化温"而形成的病邪，也可视为在春季致病的一种温邪，因其不兼具风、暑、湿、燥等病邪的性质，温热性质显著，故称之为温热病邪。因其致病初期即以里热证为主，故古人将其视为伏气。由温热病邪引起的温病为春温。温热病邪的致病特点如下。

1.邪气内伏，热自里发 内蕴里热或发于气分，或发于营分，初病即见里热炽盛证候，如高热、烦渴、溺黄赤，或斑疹隐隐、神昏等。

2.里热内迫特性显著 郁热内炽，易伤血络，迫血妄行，或阻闭心窍，引动肝风。症见斑疹显露、神昏、痉厥等。

3.易耗伤阴液 内蕴邪热久羁，易劫夺阴津，病程后期多耗伤肝肾之阴，出现身热、颧赤、口燥咽干、脉虚、神倦，或手足蠕动、舌干绛而萎等。

（六）温毒病邪

温毒病邪是指六淫之邪蕴结不解而形成的属性为温热性质的一类致病因素。其致病与时令季节相关，并能引起流行，故又称为温热时毒。温毒病邪包括风热时毒、暑热时毒、湿热时毒、燥热时毒、温热时毒等。温毒病邪的致病特点如下。

1.攻窜流走 温毒病邪可内攻脏腑，如温毒攻肺，可致肺气壅滞，轻则咳喘，重则呼吸急促困难；温毒攻心，阻闭机窍，则神昏谵语，甚则引动肝风，痉厥并见。温毒窜扰肌腠、血络，则见斑疹密布。

2.蕴结壅滞 温毒病邪蕴结于脉络，可导致局部血脉阻滞，毒瘀互结，形成肿毒特征，局部出现红肿疼痛，甚则破溃糜烂，多见于咽喉部位。温毒结于阴器，可致睾丸肿胀疼痛。温毒病邪引起的肌肤斑疹、皮下结节等也与其蕴结壅滞的致病特点有关。

古代所称温毒仍未脱离六淫范围，究其实质仍属温邪化毒，而不是有别于温邪的其他致病因素。温毒致病说的临床意义在于对具有肿毒特征的温病治疗，除按温病的一般辨证论治外，还须注重清热解毒。

（七）疠气

疠气又称戾气，是指致病暴戾，具有强烈传染性的一种致病因素。《说文解字》称："疠，恶疾也。"段玉裁注："训疠疫，古多借厉为疠。"故又称疠气为厉气，或疫疠之气，因其致病暴戾，亦称戾气。吴又可认为，温疫的发生非风、非寒、非暑、非湿所致，而是自然界别有一类物质感染为患，这类物质就是杂气，而疠气则是杂气中为病最严重的一类致病因素。疠气的致病特点如下。

1. 致病力强　致病常常无分老幼，众人触之即病。

2. 传染性强　疠气具有强烈的传染性，易引起蔓延流行。

3. 多从口鼻而入侵袭人体　其感染途径，既有"天受"（空气传播），也有"传染"（接触感染）。

4. 有特异的病变部位　不同的疠气对脏腑经络的侵袭，在病位上有特异性，即吴又可所谓"专入某脏腑经络，专发为某病"。

疠气致病学说是明代医家吴又可根据前人的论述，结合温疫大流行的特点提出的一种学说，其在病因上突破了"百病皆生于六气"的传统观点，较准确地揭示了急性传染病的病因，是温病病因学的一大创见和发展。疠气致病学说的意义主要在于提示了温病具有传染和流行特点。

二、发病

温病发病学主要研究温病发生的机理和规律，包括发病因素、感邪途径及发病类型等。

（一）发病因素

影响温病发生和流行的因素是多方面的，诸如体质因素、自然因素、社会因素等。

1. 体质因素　包括体质类型、正气盛衰以及是否患有其他慢性疾病等。

2. 自然因素　包括气候变化、环境因素、地域因素等。

3. 社会因素　包括经济条件、营养调配、体育锻炼、卫生习惯、卫生设施、防疫制度等。

（二）感邪途径

温邪侵犯人体，因病邪种类不同而感染途径各异，主要有两种途径：一是从皮毛而入，二是从口鼻而入。

（三）发病类型

发病类型是指温病发生后其证候表现的不同类型。温病的病种尽管很多，但是根据其发后的初起临床表现，则可将温病分为病发于表和病发于里两大类型，此即前人所说的新感温病和伏邪温病。

1. 新感温病　新感温病，简称"新感"，是指感受当令病邪即时而发的一类温病。其临床特点主要为初起病多在表，一般无里热证，发病以发热、恶寒、无汗或少汗、头痛、咳嗽、苔薄白，脉浮数等卫表证候为主。新感温病一般较伏邪温病病情轻，病程短。其病机传变，总的趋向是由表入里，由浅入深。由于体质因素不同，抗病力有差异，以及感邪轻重有区别，故温邪有不传变而自行消退者，有以卫气营血呈渐进性深入者，有自肺卫内陷心营者，各有不同。初起治疗，以解表透邪为基本大法。新感温病的代表性病种有风温、秋燥。新感温病中的暑温初起即见气分证候，而无卫分表证，属于特殊规律。

2. 伏邪温病　伏邪温病又称伏气温病，简称"伏邪"。伏邪温病是指感邪后未即时发病，邪气伏藏，逾时而发的温病。阴精不足的体质易患伏邪温病，即所谓"藏于精者，春不病温"。伏邪温病的临床特点为病发初期即显现出一派里热证候，若无外感引发，一般无表证。以高热、烦躁、口渴、尿赤、舌红等里热内郁证候为主要表现。伏邪温病亦有初起兼见表证而呈表里同病的，习称"新感引动伏邪"。伏邪温病病情较重，病程较长。其传变既可里热外达，亦可进一步内陷深入。若伏邪不能外达，或透邪不尽则病情反复，变证迭起，病难速愈，古代医家比喻抽丝剥茧，层出不穷。伏邪温病的主要病种有春温、伏暑等。

第三十九章 温病的辨证 ▷▷▷

温病辨证的主要目的在于指导治疗，为此，其辨证必须具备两大要素：其一，要将千差万别、纷繁复杂的临床症状进行归类而加以区别，归纳出若干证候，某一证候有其相应的病理基础，根据这一病理变化确定相应的治法。其二，温病为急性外感热病，从"病"的角度看，各个证候是"病"这个整体的组成部分，各个证候间存在着密切的有机联系。从病变过程看，各证候有先后阶段的不同；从病变部位看，各证候有浅深层次的区别；从病情看，各证候有轻重程度的差异。把握这些联系，可以发挥治疗上的协同配合和知传防变的作用。以卫气营血和三焦辨证理论为指导的温病辨证，正是以卫、气、营、血及上、中、下焦所属脏腑的证候特点作为辨证纲领，对临床表现产生的原因进行分析，判断其病变的部位、层次、性质，证候类型，邪正消长，以及病程阶段、发展趋势、传变规律。这一过程就是所谓的卫气营血辨证和三焦辨证。因此，只有掌握卫气营血和三焦所属脏腑具有的特定生理功能，以及在温邪作用下产生的病理变化和证候特征，才能对温病进行正确的辨证论治。

一、卫气营血辨证

卫气营血辨证理论由清代温病学家叶天士创立。叶氏依据温病病机演变的规律性，病程发展的阶段性特点，结合《内经》及历代医家有关营卫气血的论述和自己的实践体会，将营卫气血理论引申发挥，形成了卫气营血辨证学说，以阐明温病病变的浅深层次，病变过程的先后阶段，确定证候类型及病变性质，指导温病的治疗。

（一）卫气营血的证候与病理

1. 卫分证 是指温邪初犯人体肌表，引起卫气功能失调而出现的证候类型。其主要临床表现为发热，微恶风寒，头痛，无汗或少汗，咳嗽，口微渴，舌苔薄白，舌边尖红赤，脉浮数。不同性质的温邪（如风热病邪、燥热病邪、湿热病邪等），入侵卫分所产生的临床特点尚有差异。卫分证的病理特点为温邪犯表，肺卫失宣。辨证要点为发热、微恶风寒、口微渴。

2. 气分证 是指温邪入里，未传入营血分，影响人体气的生理功能所出现的一类证候类型。其涉及范围较广，包括肺、胃、脾、肠、胆、膜原、胸膈等。因此，气分证的临床表现随病变部位、证候类型的不同而有差异。气分证症状虽然复杂多样，但有其共同特点，多见壮热、不恶寒、反恶热、汗多、口渴喜饮、尿赤、舌红、苔黄、脉数有力等临床表现。气分证的病理特点为邪入气分，热炽津伤。辨证要点为但发热，不恶寒，口渴，苔黄。

3. 营分证 是指温邪深入营分，劫灼营阴，扰神窜络而出现的证候类型。其主要临床表现为身热夜甚，口干不甚渴饮，心烦不寐，时有谵语，斑疹隐隐，舌质红绛，脉细数。营分证的病理特点为营热阴伤，扰神窜络。辨证要点为身热夜甚，心烦，谵语，舌质红绛。

4.血分证 是指温邪深入血分，引起耗血动血，瘀热互结所出现的证候类型。其主要临床表现为身热夜甚，躁扰不安，或神昏谵狂，吐血，衄血，便血，尿血，斑疹密布，舌质深绛。血分证的病理特点为动血耗血，瘀热内阻。其辨证要点为身灼热夜甚，多部位急性出血，斑疹密布，舌质深绛。

（二）卫气营血证候的相互传变

温病发生后，病情常常处于不断变化的状态，也就是传变。卫气营血理论可以用来分析这一变化的主要规律。温病总的趋势一般不外由表入里、由浅入深，即多数温病由卫分证开始，再气分、营分、血分传变。温病是否发生证候传变以及传变的方式，受多种因素的影响：一是感受病邪的性质不同，传变方式有异；二是感受温邪的强弱不等，对传变也有影响；三是不同类型的体质，亦影响传变；四是治疗对传变的影响。

二、三焦辨证

三焦辨证为清代温病学家吴鞠通所倡导。吴氏以三焦为纲，病名为目，将温邪作用于三焦所属脏腑导致功能失调，以及实质损害所产生的复杂纷繁的临床症状归纳为证候类型，从而确定病变部位及其浅深层次，确定病变类型及证候性质，为确立治疗原则提供依据。

三焦辨证与脏腑辨证，在辨别脏腑病机变化、确定病变部位、病变性质和证候类型等方面具有相似之处，但三焦辨证还能用于说明温病的发生、发展及传变规律，预测疾病的发展趋向，判断温病的预后。

（一）三焦的证候与病理

1.邪在上焦 主要包括手太阴肺和手厥阴心包的病变，常见证候类型有以下几类。

（1）邪袭肺卫 病理特点为卫受邪郁，肺气失宣。辨证要点为发热，微恶风寒，咳嗽。

（2）邪热壅肺 病理特点为邪热壅肺，肺气闭郁。辨证要点为身热，咳喘，苔黄。

（3）湿热阻肺 病理特点为卫受湿遏，肺气失宣。辨证要点为恶寒，身热不扬，胸闷，咳嗽，苔白腻。

（4）邪陷心包 病理特点为温邪内陷，阻闭包络。辨证要点为神昏，肢厥，舌绛。

（5）湿蒙心包 病理特点为气分湿热酿蒸痰浊，蒙闭心包。辨证要点为神志时清时昧，舌苔垢腻。

2.邪在中焦 邪入中焦一般为温病的中期或极期阶段，病变部位主要包括足阳明胃、手阳明大肠、足太阴脾等，常见的证候类型有以下几类。

（1）阳明热炽 病理特点为邪热入胃，里热蒸迫。辨证要点为壮热，大汗，渴饮，脉洪大而数。

（2）阳明热结 病理特点为邪热结聚与糟粕相搏，耗伤阴液，肠道传导失司。辨证要点为潮热，便秘，苔焦燥，脉沉实有力。

（3）湿热中阻 病理特点为湿热病邪困阻中焦脾胃。辨证要点为身热不扬，脘痞，呕恶，苔腻。

（4）湿热积滞搏结肠腑　病理特点为湿热与肠道积滞糟粕相搏，肠道传导失司。辨证要点为身热，腹痛，大便溏垢，苔黄腻或黄浊。

3. 邪在下焦　温邪深入下焦，一般为温病的后期阶段，多呈邪少虚多之候，主要病变部位包括足少阴肾和足厥阴肝。常见的证候类型有以下几类。

（1）肾精耗损　病理特点为温邪深入下焦，耗伤肾精，脏腑失于濡养。辨证要点为手足心热甚于手足背，口干咽燥，舌绛不鲜、干枯而萎，脉虚。

（2）虚风内动　病理特点为肾精耗损，肝失所养，风从内生。辨证要点为手指蠕动，甚或瘛疭，舌干绛而萎，脉虚。

（二）三焦证候的相互传变

三焦所属脏腑的病理变化和证候表现也能反映某些病发于表的温病病程发展的先后阶段。如上焦手太阴肺的病变，多为病程初期阶段；中焦足阳明胃的病变，多为中期或极期阶段；下焦足少阴肾的病变，多为病程后期阶段。吴鞠通说："凡病温者，始于上焦，在手太阴。"又云："上焦病不治，则传中焦，胃与脾也；中焦病不治，即传下焦，肝与肾也。始上焦，终下焦。"指出了温病的始发部位，以及病程发展阶段和传变的一般规律。

温邪始犯上焦手太阴肺，继则传至中焦阳明胃的过程，被称为顺传；温邪自手太阴肺传至手厥阴心包的过程，被称为逆传。如王孟英说："自肺之胃腑，病机欲出而下行，故曰顺。"又云："肺经不解，则传于胃，谓之顺传。不但脏病传腑为顺，而自上及中，顺流而下，其顺也有不待言者，故温热以大便不闭为易治，为邪有出路也。若不下传于胃，而内陷心包，不但以脏传脏，其邪气入营，更进一层矣，故曰逆传。"可见，顺传的特点是温邪以脏传腑，正气逐邪外出，病情趋于缓解，预后较好。逆传的特点是发病急骤，来势凶猛，病情危重，预后较差。

三、卫气营血辨证与三焦辨证的关系

卫气营血病变与三焦所属脏腑病变，既有联系，又有区别。如上焦手太阴肺的某些证候类型相当于邪在卫分，但邪热壅肺而无表证者，属于气分范畴。邪陷上焦心包的病变，属于营分范围，但其病机变化又与营分病变不完全相同，前者为邪热内陷，包络阻闭，扰乱神明，可出现严重的神志异常；后者则是营热阴伤，心神被扰，神志异常不严重。中焦足阳明胃、手阳明大肠、足太阴脾的病变属于气分范围，但气分病变范围不限于这些脏腑，凡邪不在卫分，又未深入营血的病证，皆属于气分范围。下焦肝肾的病变与邪在血分，其病理变化和证候表现明显有别，前者为邪热久羁，深入下焦，耗损肝肾真阴，其证属虚；后者病变不一定涉及下焦，而以血热炽盛、迫血妄行、瘀热互结为主，其证属实，或实中有虚。

卫气营血辨证和三焦辨证都可以分析温病的病理变化，从而明确病变部位，归纳证候类型，掌握病程阶段和传变规律，进而确立治法，指导温病的治疗。两种辨证方法又各有侧重，互有短长。一般而言，卫气营血辨证长于辨析病变的阶段、浅深、轻重，三焦辨证长于辨别病变性质和证候类型，故在临床上，多先以卫气营血辨证确定病变的浅深层次和发展趋势，再用三焦辨证确定病变部位和性质。只有将两种辨证方法相辅运用，经纬交错，才能更全面地指导温病的辨证论治。

第四十章 温病常用诊法 ▷▷▷

温病的常用诊断方法,不外望、闻、问、切四诊范围。由于温病有别于内科杂病,其临床表现有特殊性,如舌苔、舌质、齿龈、斑疹、白㾦、脉象、神色等随病情的发展而有动态变化,故形成了辨舌验齿,辨斑疹、白㾦等独具特色的温病诊断方法。同时,对温病常见主症的辨识也很重要,尤其是发热、口渴、汗出异常、神志异常、痉、厥脱等表现,以及产生机理、属虚属实、辨证意义等。对温病过程中常见的体征和症状变化进行观察、归纳分析,能够为温病卫气营血辨证、三焦辨证和四时温病诊断的确立提供客观依据。因此,温病诊法是辨证施治的重要一环。

一、辨常见症状

温病在发生发展过程中,由于病邪性质、病变阶段和病变部位的变化,以及邪正盛衰的不同,会出现多种症状,同一症状可以有不同的病因、病机,而同一病因、病机又可显现不同的症状。因此,应当认真询问、观察、比较,辨别常见症状的异同,并结合其他四诊资料,综合判断,这些对于正确辨证尤为重要。

(一) 发热

很多因素可以导致发热,而温病的发热是由于感受温邪,导致机体正气抗邪,邪正相争的一种全身性反应,是温病必具的主症。温病发热的一般规律为初起邪在肺卫,邪气未盛,正气未衰,多属实证发热;温病中期,邪在气营血分,邪正交争,虚实错杂,邪实为多;温病后期,邪热久羁,阴液耗损,正虚邪少,多属虚证发热。温病发热的类型可分为以下几种。

1. 发热恶寒 指发热的同时伴有恶寒,但一般发热重而恶寒轻。主要见于温病初期,邪袭肺卫,热郁卫表之证。大多数恶寒发热并见的病证都属表证,即所谓"有一分恶寒,便有一分表证"。

2. 寒热往来 指恶寒和发热交替出现,往来起伏如疟,提示邪在半表半里。主要见于湿热类温病中湿热痰浊郁阻少阳,枢机不利;或邪留三焦,气化失司;或湿热秽浊郁闭膜原。与伤寒少阳病的正气不足,邪郁少阳不尽相同。

3. 壮热 指高热,通体皆热,热势炽盛,但恶热而不恶寒。主要见于温邪由表传里,邪正剧争,里热蒸腾而致。热入阳明,多呈现壮热。

4. 日晡潮热 指热势于下午益甚。日晡,即申时,相当于下午3~5时。多为热结肠腑,阳明腑实所致,伴有腹满便秘。舌苔焦黄等症。湿温病亦可出现午后身热升高的征象，一般为午后湿热交蒸较甚所致，伴见脘腹痞满、舌苔腻等症。

5. 身热不扬　指身热稽留而热象不显，初扪皮肤不觉发热，久扪始感体温升高。可伴见面色淡黄、足冷等症，为湿温初起，邪在卫气，湿中蕴热，热为湿遏之征象。

6. 身热夜甚　指发热入夜尤甚，灼热无汗。为热入营分，邪热炽盛，营阴受损，实中有虚。热入血分，热瘀交结亦见。

7. 夜热早凉　指夜间发热，天明热退身凉而无汗。提示温病后期邪热未净，留伏阴分。

8. 低热　热势低微，持续不退，且见手足心热甚于手足背等症。为温病后期，邪少虚多，肝肾阴虚，内生虚热的表现。

综上所述，温病的卫气营血四个阶段都可见到发热，而发热的性质有实有虚，病位有深有浅。温病初起，热在卫分，属表热证；温病中期，热在气分，属里实热证；热入营血，营阴已伤，实多虚少；温病后期，邪热久羁，耗损肾阴，正虚邪少。

（二）汗出异常

汗液为水谷精微所化生，具有润泽肌肤、调和营卫、驱散邪气、调节体温的作用。感受温邪的病变过程中，导致津液耗损而汗源不足或气机郁闭，腠理开闭失司，均可出现多种汗出异常。临床上汗出的有无、多少、汗出的时间、汗出的部位以及汗出时伴随的全身状况等，对于辨别证候，判断邪热轻重和津液的盛衰，预测转归都有一定意义。正如章虚谷说："测汗出，测之以审津液之存亡，气机之通塞也。"

1. 无汗　多见于温病初起，邪在卫分，为邪郁肌表，闭塞腠理所致，并见发热恶寒、头身疼痛等症。温病邪入营分，热灼营阴，营阴耗损，汗源匮乏也可致无汗，并见灼热烦躁、舌绛、脉细数等症。

2. 时有汗出　指汗出随热势起伏而时有，且为局部汗出。多在热高时而出汗，汗出则热减，继而复热。为感受湿热或暑湿之邪，热蒸湿动，湿遏热伏，气机不畅所致。正如吴鞠通说："若系中风，汗出则身痛解，而热不作矣；今继而复热者，乃湿热相蒸之汗，湿属阴邪，其气留连，不能因汗而退，故继而复热。"

3. 大汗　指全身大量汗出。若气分热炽，迫津外泄，可见壮热、烦渴、脉洪大、苔黄燥等表现。若津气外泄，亡阴脱变，则见骤然大汗，淋漓不止，汗出黏稠，唇干齿槁，舌红无津，神识恍惚，脉散大。若气脱亡阳，可见冷汗淋漓，肢冷肢厥，面色青惨，舌淡无华，神气衰微，脉伏或微细欲绝等症。

4. 战汗　指在温病发展过程中突见肢冷爪青，脉沉伏，全身战栗，继而全身大汗淋漓的表现。多为热邪留连气分日久，邪正相持，正气奋起鼓邪外出的表现。战汗之后，若脉静身凉，为邪随汗出，病情向愈；战汗之后，身热不退，烦躁不安，脉象急疾或神情萎靡，甚至昏迷，为邪盛正衰，病情危重。此外，还有全身战栗而无汗出者，多因正气亏虚，不能托邪外达所致，预后较差。

（三）口渴

口渴是温病常见症状之一，由热邪炽盛，津液耗损或湿滞气机，气不化液，津液不布引起。临床通过对口渴程度、喜饮或不喜饮、渴喜冷饮还是喜热饮以及其他症状的辨别，有助于判断热势的盛衰、津伤的程度以及津液不能上承的原因。

1. 口渴欲饮 为温病热盛津伤的表现。邪在卫分，津伤不甚，表现为口微渴，饮水少量，伴见发热微恶风寒、舌尖红苔薄白、脉浮数；若热入气分，胃津大伤，则口大渴而喜冷饮，伴见壮热、大汗、舌质红、苔黄燥、脉洪大；若肠热下利，津液受伤，则伴见发热、大便频急等。若温病恢复期，肺胃阴液受损则口干而渴，伴见低热、咽干、舌红少苔、脉细数。

2. 口渴不欲饮 多见于湿热病证的气分阶段和温热病证的营血分阶段。若见于湿温病初起，湿邪偏盛时，为湿郁不化，脾气不升，津液不布所致，常伴见身热不扬、胸脘痞闷、舌苔白腻等。若为兼夹痰饮，表现为饮水不多，或饮而不舒，常伴见胸闷、呕恶、苔腻。若在温病热入营分，营阴蒸腾，上潮于口，也表现为口干反不欲饮或不甚渴饮，常伴见身热夜甚、心烦、时有谵语、舌红绛、脉细数等。若瘀热搏结，津液不足和有形瘀滞并存，阻滞气机，津不能上承，则可出现口渴漱水不欲咽，常伴见胸胁或少腹硬满刺痛、舌紫暗或有瘀斑、脉沉涩等。

3. 口苦而渴 为温病邪犯少阳，胆火内炽，津液受伤，常伴见寒热如疟、心烦、苔黄腻、脉弦数等。

（四）神志异常

心藏神主血，营气通于心，故邪热扰心或深入营血，多出现神志异常。常见的神志异常表现包括烦躁不安、神昏谵语、昏聩不语、神志昏蒙、神志如狂、神情呆钝等。

1. 烦躁不安 指心中烦热，坐卧不安，但神志尚清。病机为热扰心神。可见于热在气分证，也可见于热在营血分证，但以营血分为多。温病后期，肾阴已亏，心火炽盛亦可见。

2. 神昏谵语 神昏是指神志昏迷，不能识人，呼之不应。谵语是指语无伦次。神昏与谵语往往并见，故也昏谵并称。温病中的昏谵，多系闭证、实证。若在营血分阶段，邪热夹痰，内闭心包，则神昏谵语，伴见身热肢厥，舌謇不语，舌鲜绛。若营热扰乱心神，则昏谵较轻，神志不完全昏迷，或心中烦躁，伴见灼热、斑疹隐隐、舌红绛。若血热扰动心神，则昏谵狂乱，伴见身体灼热、斑疹密布、全身多部位出血、舌深绛。若在气分阶段，热结肠腑，胃中灼热，上熏神明，则时有神昏谵语，伴见潮热、便秘、舌红苔燥、脉沉实等阳明腑实的征象。若小儿感受风热病邪，肺经郁热，热迫心包，亦可出现时有神昏或谵语，一般伴见发热、咳喘、舌红苔白或黄等症。

3. 昏聩不语 指意识完全丧失，昏迷不语，属于神志异常中最严重者。多为痰热阻闭心包所致。若热闭心包而兼阳气外脱者，多伴见肢体厥冷、面色灰惨、舌质淡白、脉微细欲绝等症。

4. 神志昏蒙 指神志不清，时清时昧，似清似昧，呼之能应，或时有谵语。多为湿热类病证湿热郁蒸于气分，病位重在中焦脾胃，湿热酿痰，蒙蔽清窍所致。伴见身热、胸脘痞满、舌黄腻、脉象濡滑而数。

5. 神志如狂　指昏谵躁扰，狂乱不安。为下焦蓄血，瘀热扰心。多伴见身热、少腹硬满疼痛、大便色黑、舌紫暗等症。

6. 神情呆钝　指神情淡漠，反应迟钝。若为湿热之邪，上蒙清窍，则伴见身热不扬、脘痞胸闷、呕恶不饥、舌苔腻、脉濡缓。若为余热与痰瘀互结，阻遏心窍，则伴见言语不利或默默不语，甚至痴呆或手足拘挛、肢体强直等症。

（五）痉

痉是指肢体拘挛强直或手足抽搐之证，又称"动风"。温病中出现痉，与足厥阴肝经密切相关。因肝为风木之脏，主筋脉，温病中邪热炽盛，风火相扇，或阴精耗损，筋脉失养，均可导致发痉，故临床上痉可分为虚证和实证两种。

1. 实证　指手足抽搐、颈项强直、牙关紧闭、角弓反张、两目上视等表现，来势急剧，抽搐频繁有力。同时可见肢冷、神昏、脉弦数有力等。多为邪热炽盛，热极生风，筋脉受灼而致肝风内动，可见于温病气分、营血分阶段。若并见壮热、口渴、大汗、苔黄或便秘腹满者，为阳明热盛或热结腑实，引动肝风；若并见壮热、咳喘、汗出、苔黄者，为肺（金）受灼，肝（木）失制而风从内生，肝风内动，又称"金囚木旺"；若并见灼热、昏谵、舌绛等，为心营热盛，或血分热盛而引动肝风。

2. 虚证　虚证是指抽搐无力、手指蠕动，或口角震颤、心中憺憺大动等。常伴有低热或五心烦热、口舌干燥、舌绛枯萎、脉细弦数等。为热邪深入肝肾，耗损阴精，水不涵木，筋脉失养，虚风内动。

（六）厥脱

厥脱是温病过程中的危重症之一。厥一般指昏厥和肢厥。前者指突然昏倒，不省人事；后者指四肢逆冷或不温，重者逆冷到膝、肘，轻者到踝、腕。脱证为阴阳耗损至极行将离决的表现。由于脱证常伴有神志异常和四肢厥冷，故合称"厥脱"。在神志异常中对昏厥已作讨论，这里重点讨论肢厥和脱证。

1. 热厥　指胸腹灼热而四肢逆冷或不温，常并见神志异常，或伴大汗、渴饮、尿黄、便秘，或斑疹、出血症，舌红或绛，苔黄燥或少苔，脉沉实或沉伏而数。为热毒炽盛，气机郁滞，阴阳气不相顺接，阳气不能外达四肢所致。

2. 寒厥　指身无发热，通体清冷，面色苍白，大汗淋漓，气短息微，神情萎靡，甚者不识人，舌淡，脉沉细欲绝。为温病后期阳气大伤，无以温煦全身，虚寒内生所致。

3. 亡阴　又称阴竭。指烦躁不安，面色潮红，口咽干燥，尿量短少，舌干红或枯萎无苔，脉细数疾促。多为热毒炽盛，阴津耗竭，不能内守，正气耗散太过，不能固摄于外所致。

4. 亡阳　又称阳竭。指面色苍白，四肢逆冷，汗出不止，气促息微，脉微细欲绝。主要为热毒炽盛，阴精耗竭，阴竭则阳无所附，阳气暴脱所致。

二、辨斑疹、白痦

斑疹、白痦是温病过程中常见的体征。辨识其形态、色泽、疏密、分布等，可以帮助判断病邪的轻重、病位的浅深、病邪的性质、气血津液的盛衰以及证候顺逆,对于临床的辨证与治疗具有重要的意义。

(一)辨斑疹

斑疹均为发于肌表的红色皮疹,其形态不同。在温病发展过程中斑和疹可以并见,故历代医家常举斑赅疹,或统称斑疹。

1. 斑与疹的鉴别

(1)形态 斑为点大成片,有触目之形,无碍手之质,压之不退色;疹为小而琐碎,形如粟米,凸出于皮面,抚之碍手,疹退后常有皮屑脱落。

(2)病机 温病过程中出现斑疹,提示热邪深入营血。斑多为热毒炽盛,郁于阳明,胃热炽盛,内迫血分,灼伤血络,血从肌肉外溢而致;疹为风热伏郁于肺,内窜营分,达于肌肤血络而成。如章虚谷说:"斑从肌肉而出属胃,疹从血络而出属肺。"可见,斑疹在病位上有肺胃之别,在病变上有浅深不同,陆子贤说:"斑为阳明热毒,疹为太阴风热。"

(3)治法 斑宜清胃泄热,凉血化斑;疹宜宣肺达邪,清营透疹。若斑疹并见,治以化斑为主,兼以透疹。斑疹的治疗,一忌妄用辛温发表升提药,恐助热动血;二忌壅补,以免恋邪;三忌在斑疹初透之际,过用寒凉,以使邪热遏伏,发生变症。

2. 斑疹的临床意义 在温病过程中出现斑疹,表明邪热深入营血,但又有外达之机。如叶天士所言"斑疹皆是邪气外露之象",故通过观察其形态、色泽、分布及兼症,可判断病邪的浅深轻重,正气的盛衰,为正确的治疗提供辨证依据,也可帮助判断预后的好坏。

(1)形态 斑疹外发,其形态松浮洋溢,如洒于皮表,多为邪热外达的顺证;若紧束有根,如履透针,如矢贯的,为热毒痼结的逆证,预后多不良。正如余师愚所说:"苟能细心审量神明于松浮、紧束之间,决生死于临证之顷。"

(2)色泽 斑疹红活荣润为顺,是气血流畅、邪热外达的征象。若红如胭脂为血热炽盛;若色紫赤如鸡冠花为热毒深重;若晦暗枯槁则为邪气深入,气血郁滞,正气衰退的危象;若色黑为火毒极盛,病势严重,但黑而光亮,说明气血尚充,治疗有望;若黑而隐隐,四旁赤色,此为火郁于内,气血尚活,亦可救治;若黑而晦暗,则不仅热毒痼结,而且正气衰败,预后不良。总之,斑疹的颜色加重,说明病情加重,正如雷少逸所说:"红轻、紫重、黑危。"另外,若见斑疹色淡红,则多为气血不足,无力透发之象,病情多危重。

(3)分布 指疏密和部位。斑疹发出量少,稀疏均匀,为热毒较轻,邪热有外达之机,预后较好;若发出的数量过多,甚至稠密融合成片,则表明邪热过盛,病情深重,预后不良。叶天士指出,斑疹"宜见不宜见多"。疹的外发部位,一般从胸腹部沿躯干到达四肢,再到手足掌心或骶尾部,并依次消退的为顺证,反之则为逆证。

(4)兼症 斑疹透出后,若身热渐退,脉静身凉,神志转清,呼吸平稳,为外解里和的顺证。若斑疹已出,身热不退,烦躁不安,或斑疹刚出即隐,神昏谵语,是正气内溃的逆证。若斑疹已出，二便不通或腹泻不止，或呼吸急促，鼻扇痰鸣，或痉厥，或体温骤降，大汗淋漓，四肢厥冷等，均为逆证或险重症。

（二）辨白㾦

白㾦是在湿热类温病发展过程中，皮肤上出现的细小白色疱疹，在湿温病、暑湿病、伏暑病中多见。

1. 形态　包括晶㾦和枯㾦两种。前者形如粟米，内含浆液，白色晶莹，表面隆起；后者内无浆液，平塌凹陷，形如糠皮。白㾦一般不融合成片，周围无红晕，摸之碍手，消退时皮屑脱落，无色素沉着、瘢痕形成。

2. 病机　晶㾦主要由于湿热病邪留恋气分，胶结难解，湿热郁蒸肌肤而成。每随发热汗出而透发，但湿性黏腻，热蒸湿动，非一次所能透尽。枯㾦为正不胜邪，津气俱竭而成。

3. 临床意义　白㾦是湿热病证的重要体征。观察白㾦有助于辨别病证的性质及津气盛衰情况。凡出现晶亮，分布均匀，颗粒清晰，透出后热势渐减，神清气爽者，为津气俱足，正能胜邪的佳象；反之，若白㾦色如枯骨，空壳无浆，或透发后身热不退，甚则神昏谵语者为津气俱竭的危象。

4. 治法　晶㾦当清热祛湿，宣畅气机；枯㾦当养阴益气为主，佐以清泄湿热。忌用辛温疏散，或纯用苦寒清里，故吴鞠通说："纯辛走表，纯苦清热，皆在所忌。"

三、辨舌

舌诊是中医的重要诊断方法之一，温病学家对此做出了重大贡献。舌为心之苗，脾之外候，人体有很多经络与之相通，所以感邪的轻重、邪气的性质、病变的浅深、津液的盈亏、病情的顺逆、卫气营血和三焦所属脏腑的功能失常、实质性损害等，均可从舌象的变化中表现出来。

辨舌分为辨舌苔、舌质两部分内容。舌苔主要反映卫分和气分的病变，舌质主要反映营分和血分的病变，临床上应注意将二者相互结合。

（一）舌苔

临床上通过观察舌苔的色泽、厚薄、润燥等变化，辨别病邪在卫在气，病性属湿属热及津伤的程度。

1. 白苔　白苔有薄厚、燥腻之分，主要反映卫分的病变。薄者主表，病多属卫分，病变较为轻浅，多见于温病初期；厚者主里，病多属气分，病变较重，但也见湿温初起湿重于热证。润者津伤不甚，燥者为津液已伤。

（1）舌苔薄白欠润，边尖略红　该舌苔多见于风温初起，为温病热邪初袭，客于肺卫所致。风寒表证也可见薄白苔，但质地润泽，舌淡红。

（2）舌苔薄白而干，舌边尖红　较之薄白欠润更为干燥少津，为温邪未解，肺津已伤。也可见素体阴亏而外感风热，或燥热病邪初犯肺卫。

（3）舌苔薄白而腻　为湿热病邪初犯，郁遏卫气分，多见于湿温初起，卫气同病证。风热夹湿或湿温后期，余湿未尽，邪在肺卫亦可见。

（4）舌苔白厚而腻 为湿阻气分，浊邪上泛。多见于湿温病，邪在气分，湿浊偏重。

（5）舌苔白厚而干燥 为脾湿未化，胃津已伤，津液不能上承；或胃燥肺气受伤不能布化津液。

（6）舌苔白腻而质红绛 为湿遏热伏的征象。一般属于气分病变，邪热入营又兼气分湿邪未化也可见。临床当结合其他表现予以鉴别。

（7）舌质紫绛苔白厚如积粉 为温疫病湿热秽浊极甚，郁闭膜原的征象，证多凶险。

（8）舌苔白厚如碱状（白碱苔） 为温病兼有胃中宿滞，夹秽浊郁伏，多见于湿热类温病。

（9）舌苔白厚质地干硬如砂皮（白砂苔） 为邪热迅速化燥入胃，苔未及转黄而津液被劫。

（10）满舌生有松浮的白衣，或如霉状，或生糜点（白霉苔） 为秽浊之气上泛，胃气衰败，多见于温病后期，预后较差。

2. 黄苔 黄苔多由白苔转化而来，为邪热深入气分的标志之一，有薄厚、燥腻之分。薄者病变较为轻浅，为温邪初入气分；厚者则病变较为深重，一般见于温病中期、极期的气分邪热炽盛之证。润泽者为津伤不甚，干燥者为津液已伤。

（1）舌苔黄白相间 为邪热初传气分，卫分证未罢；邪热入于少阳亦可见到。

（2）舌苔薄黄不燥 为邪热初入气分，热邪未盛，津伤不重。

（3）舌苔薄黄干燥 为气分热盛，津液已伤。

（4）舌苔老黄，焦燥起刺，或中有裂纹 为热结肠腑、阳明腑实的征象。

（5）舌苔黄腻或黄浊 皆为湿热病湿渐化热，蕴蒸气分的征象，多见于湿温病湿热流连气分的邪热偏盛或湿热俱盛证。

3. 灰、黑苔 灰、黑苔一般提示病情趋向严重，分润燥两类，所主病证不同。灰燥苔多从黄苔演化而来，主热盛阴伤；灰而润者，多从白腻或黄腻转化而来，主痰湿或阳虚。灰苔较黑苔色浅，黑苔多在黄苔、灰苔的基础上发展而来。温病过程中的灰、黑苔，多主热证、实证。

（1）舌苔灰、黑厚而焦燥甚至质地苍老 为阳明应下而失下，邪热内结，阴液耗损，病在气分的征象。

（2）舌苔薄黑焦燥，舌质绛而不鲜，舌体枯萎 为温邪深入下焦，耗竭真阴的征象。

（3）舌苔干黑，舌质淡白无华 为气血虚亏，气随血脱的征象，常见于湿温病湿热化燥传入营血，灼伤肠络，大量便血之证。

（4）舌苔灰、黑黏腻 提示温病兼痰湿内阻，为胸膈素有宿痰、复感温邪的征象，多伴发热、胸闷、渴喜热饮等。

（5）舌苔灰黑滑润 为湿温病湿邪从阴化寒变为寒湿证，肾阳衰微时可见，多伴舌淡肢冷、脉细无力等。

（二）舌质

临床上通过观察舌质色泽、荣枯等变化，以辨别温病营血分的病变，以及病势的深浅轻重、邪正的消长。温病的舌质变化主要有红舌、绛舌、紫舌等类型。

1. 红舌　指比正常人舌色稍红的舌质，多为邪热炽盛渐入营分的标志。温邪在卫分，舌红局限在边、尖部位，罩有薄白苔；邪在气分，舌红，多罩黄苔，皆与邪入营分全舌质纯红无苔不同。另有舌色较正常人舌色淡的舌质变化，也归在此类，多见于温病后期气血不足之证。

（1）舌红赤而苔黄燥　为气分热邪炽盛、津液受伤之征象。

（2）舌光红柔嫩，望之似觉潮润，扪之却干燥无津　为邪热乍退而肺胃津液未复，或热久津伤，津液无源上布之征象。

（3）舌尖红赤起刺　多见于红绛舌的早期，为心营之热初起或为心火上炎之征象。

（4）舌红中有裂纹如人字形，或舌红中生有红点　为心营热毒炽盛的征象。

（5）舌淡红无津，色不荣润　为心脾气血不足、气阴两虚之征象，见于温病后期，邪气已退，津亏血伤未复。

2. 绛舌　绛为深红色，多由红舌发展而来。叶天士说："其热传营，舌色必绛。"故绛舌多为邪深入营血分的标志。根据绛舌的色泽浅深，质地的润泽、荣枯，苔垢的有无、厚薄，临床常见类型如下。

（1）舌纯绛鲜泽　为热入心包的典型舌象。

（2）舌绛而干燥　提示邪热入营，营阴受伤。

（3）舌绛而兼黄白苔　为邪热初传营分，气分之邪未尽。

（4）舌绛上罩黏腻苔垢　为热在营血而兼有痰湿秽浊之气。

（5）舌绛光亮如镜（镜面舌）　为温病后期，邪热渐退而胃阴衰亡之征象。

（6）舌绛不鲜，干枯而萎　为邪热久留，肾阴欲竭之象，病情危重。

3. 紫舌　较绛舌更深且暗，或青赤色，多为绛舌的进一步发展而来。热极、阴竭、温邪夹瘀等可致紫舌。

（1）舌紫起刺，状如杨梅（杨梅舌）　为血分热毒极盛，常为动血或动风之先兆。

（2）舌紫晦而干，色如猪肝（猪肝舌）　为肝肾阴竭，预后不良之象。

（3）舌紫而瘀暗，扪之潮湿　为温病兼夹瘀血的征象。其瘀血部位常有固定刺痛。

（4）舌淡紫青滑　为阴寒内盛，血络瘀滞之象。多伴有恶寒、肢冷、脉微细见症。可见于温病后期，阴损及阳，阳气外脱。

（三）舌态

观察舌的形态变化对温病辨证有重要的参考价值，在温病的一些危重症中常见舌形态的异常变化。

1. 舌体肿胀　较正常舌体明显增大。色赤为热毒侵犯心脾，导致络血沸腾，气血壅滞之征象；若兼舌苔黄垢腻，则为湿热蕴毒上泛于舌。

2. 舌体强硬　为气液不足、络脉失养所致，每为动风痉厥之兆。若并见舌苔垢腻，多为湿热痰浊郁于心脾、蒙闭清窍之象。

3. 舌卷囊缩 为热入手足厥阴之危象，可伴见抽搐、昏谵等危重征象。

4. 舌体短缩 多为热盛动风，内夹痰浊，阴液失养之征象。

5. 舌斜舌颤 为热入厥阴肝经，动风发痉之征象。

6. 舌体痿软 为温病后期肝肾阴竭，不能濡养筋脉所致。

（四）温病舌诊注意点

温病的舌象包括舌苔、舌质和舌态三部分，舌诊除了准确掌握以上三部分的征象外，还要辨别其病理变化以及所主病证。临证尤其要注意以下两点。

1. 舌苔、舌质互参 温邪侵犯人体，反映在舌苔和舌质上的邪正状况应该是一致的，但有所侧重，通过舌质的征象，一般可表明邪热的盛衰，预测热邪对气血、脏腑的影响和病位的浅深，判断营血、津液的盛衰；而通过舌苔的征象，一般可表明病邪的性质，判断津液的盈亏以及病变的阶段。如舌红而苔黄燥者，反映热邪炽盛于气分，津液已伤，病位尚不深入。但也有二者变化不一致的情况，如舌质红绛可与白苔并见，其中有舌红绛而苔白滑腻者，为湿浊未化而邪热已入营分，气分之邪未尽之征象。因此，在舌诊时必须把舌苔与舌质的变化结合起来进行综合分析，如此才能得出正确的判断。

2. 注重舌象的动态变化 在温病的发展过程中，不但要对舌苔、舌质、舌态的征象进行综合判断，而且还要观察其动态的变化。舌苔与舌质往往有较快的变化，要有效把握其邪正的进退和气血、津液的盛衰。如舌苔从薄白苔变黄再转为灰黑，表示病邪从表入里，邪势渐甚；如舌苔、舌质由润转燥，提示津液已伤，或湿邪逐渐化燥；如舌苔从厚浊变薄，或由胶滞板结而转浮罩松散状，多为病邪消退之象；如原有舌苔突然退净而光洁如镜，则预示胃阴已经衰亡。如伏气温病初起舌红无苔而渐显舌苔，多为内伏邪热由营血分外转气分之象；如舌质由红绛而突然转为淡红，多为阳气暴脱所致。

四、验齿

验齿是温病诊法中的独特内容。叶天士说："温热之病，看舌之后，亦须验齿。齿为肾之余，龈为胃之络，热邪不燥胃津，必耗肾液。"所以临证通过观察牙齿及牙龈的色泽、润燥等，可帮助判断温病发展过程中邪热轻重、津液存亡等情况。

第四十一章　温病的治疗 ▷▷▷

温病的治疗，是以温病辨证论治理论为指导，根据温病的证候表现，探明致病原因，明确证候性质、病证类型、邪正的消长、有无兼证以及患者体质属性等，然后确立相应的治疗原则和方法，选用适宜的方药，以祛除病邪，扶助正气，调理阴阳，促使患者恢复健康。

一、温病治疗原则

（一）祛除温邪

无论是何种病邪，都可造成人体脏腑功能失调和实质损害。温病的主因是温邪，因此，祛除温邪是治疗温病的关键。

（二）扶助正气

温病的发生发展过程始终是邪正交争、盛衰消长的过程。正胜则邪却，正虚则邪陷。所以在治疗中要时刻权衡感邪的轻重与多少、正气的盛衰与强弱，合理使用祛邪与扶正的方法。

温病的治疗，还要注意辨证与辨病相结合，参考现代临床研究新进展，吸取辨病治疗的新方法，以提高疗效。

二、温病的主要治法

温病的主要治法分为三类：一是祛邪为主的治法，这是温病治法的主要内容，包括泄卫透表法、清解气热法、和解表里法、祛湿清热法、清营凉血法、通下逐邪法等；二是以扶正为主的治法，这是温病后期的主要治法，即滋阴生津法；三是用于急救的治法，包括开窍息风法、固脱救逆法等。以上属于内治法，此外还可配合外治法。

（一）泄卫透表法

泄卫透表法是驱除在表温邪、解除卫分表证的治法，具有疏泄腠理、逐邪外出、泄热解表的作用。适用于温病初起，邪在卫表。根据温病在表之邪有风热、暑湿、湿热、燥热等不同，本法主要可分为以下几种。

1.疏风散热　用辛凉轻透之品，疏散肺卫风热病邪。适用于风温初起，邪在肺卫。症见发热，微恶寒，口微渴，无汗或少汗，舌边尖红，苔薄白。代表方剂如银翘散。

2.解表清暑　用辛温芳化清凉之品，外解肌表之寒束，清化在里之暑湿。适用于夏日暑湿蕴阻于内，寒邪复侵犯于表。症见发热恶寒，头痛无汗，心烦，口渴，脘痞，舌红，苔腻等。代表方剂如新加香薷饮。

3. 宣表化湿　用芳香透泄、宣肺祛湿之品，疏化肌腠湿邪。适用于湿温初起，邪郁肌表，气机失畅。症见恶寒，头重如裹，身体困重，汗出胸痞，苔白腻，脉濡缓等。代表方剂如藿朴夏苓汤。

4. 疏卫润燥　用辛宣凉润之品，解除卫表燥热之邪。适用于秋燥初起，燥热侵袭肺卫。症见发热，微恶风寒、头痛、口鼻咽喉干燥，咳嗽少痰，舌红，苔薄白。代表方剂如桑杏汤。

根据病情的需要，泄卫透表法常与滋阴、益气、化痰、消导、清气、透疹、解毒、凉血等治法配合使用，均须以有助于驱邪外出、解除表证为原则，若配合他法反而妨碍解表，则是本末倒置。

运用泄卫透表法应当注意，温病一般忌用辛温发汗，否则可助热化火，出现发斑、出血、谵妄等，此即吴鞠通所说："温病忌汗，汗之不惟不解，反生他患。"其"客寒包火"证不排除辛温之品的应用，但也只需微辛轻解，待表邪一解，即当清里为主。

（二）清解气热法

清解气热法是清泄气分热邪，解除气分热毒的一种治法，又称"清气法"。本法具有清热除烦、生津止渴的作用，属于八法中的清法。适用于温热病卫分之邪已解，气分里热亢盛，尚未入于营血分者。气分证范围广，清气泄热法的应用较广，主要分为以下几种。

1. 轻清宣气　用轻清之品透泄邪热，宣畅气机。适用于温邪初入气分，热郁胸膈而热势不甚或里热渐退而余热扰于胸膈的证候。症见身热微渴，心中懊侬不舒，舌苔薄黄，脉数。代表方剂如栀子豉汤加竹叶、连翘等。

2. 辛寒清气　用辛寒之品透解邪热，大清气分。适用于阳明气分，邪热炽盛，表里俱热的证候。症见壮热烦渴，汗出，舌苔黄燥，脉洪数。代表方剂如白虎汤。

3. 清热泻火　是用苦寒之品直清里热，泻火解毒。适用于邪热内蕴，郁而化火的证候。症见身热口渴，烦躁不安，口苦咽干，小便黄赤，舌红，苔黄，脉数。代表方剂如黄芩汤或黄连解毒汤。

（三）和解表里法

和解表里法是以和解、疏泄、宣通气机达到外解里和的治法。本法属于八法中的和法。在温病运用中，本法具有清泄少阳、分消走泄、开达膜原的作用。适用于温病邪已离表又尚未入里成结，而是郁滞于少阳或膜原、流连三焦的半表半里证。主要分为以下几种。

1. 清泄少阳　用辛苦芳化之品清泄少阳热邪，兼以化痰和胃。适用于热郁少阳，兼有痰湿犯胃的证候。症见寒热往来、口苦喜呕、胁脘闷痛、烦渴溲赤、舌红、苔黄腻、脉弦数等。代表方如蒿芩清胆汤。

2. 分消走泄　用辛开苦泄之品宣展气机，清化三焦气分痰热或湿热。适用于邪留三焦，气化失司所致的痰热、湿浊阻遏证候。症见寒热起伏，汗出不解，胸痞腹胀，尿短，苔腻。代表方如温胆汤加减，或以叶天士所说的杏、朴、苓之类为基本药。

3. 开达膜原　用辛通苦燥之品疏利透达湿浊之邪。适用于湿热秽浊之邪郁闭膜原的证候。症见寒甚热微，脘痞腹胀，身痛肢重，舌红绛或紫绛，苔白厚浊腻如积粉等。代表方如雷氏宣透膜原法或达原饮。

（四）祛湿清热法

祛湿清热法是驱除三焦湿热的治法。本法具有宣畅气机、运脾和胃、通利水道等化湿泄热的作用。适用于湿热性质的温病。临床根据湿热所在的部位和湿与热的轻重分为以下几种。

1. 宣气化湿　用芳化宣通之品疏通表里气机，透化湿邪。适用于湿温病初起，湿中蕴热，湿遏表里气机的证候。症见身热不扬，午后热甚，或微恶寒，汗出不解，胸闷脘痞，小便短少，舌苔白腻，脉濡缓。代表方如三仁汤。

2. 燥湿泄热　用辛开苦降之品疏通中焦气机，祛除湿热邪气。适用于中焦湿热遏伏，湿渐化热，遏伏中焦的证候。症见身热而汗出不解，口渴不多饮，脘痞腹胀，泛恶欲吐，舌苔黄腻，脉濡数等。代表方如王氏连朴饮、杏仁滑石汤。

3. 分利湿热　用淡渗之品清热渗湿，使湿从小便而出。适用于湿热阻于下焦，膀胱气化失司的证候。症见小便短少，甚则不通，热蒸头胀，渴不多饮，舌苔白腻等。代表方如茯苓皮汤。

（五）清营凉血法

清营凉血法是清解营血之热、消散营血分瘀滞的治法。本法具有清营养阴、凉血解毒、滋养阴液、散血活络的作用，也属于八法中清法的范围。适用于温病热入营血分，营热或血热亢盛的证候。温病的营分证和血分证没有本质的区别，但有证情的轻重和病位的浅深之不同，所以将清营法与凉血法合并论之。该法可分为以下几种。

1. 清营泄热　用甘苦寒合轻清凉透之品，清营养阴，清透热邪外达，以祛除营分邪热。适用于温病的热入营分，郁热阴伤之证。症见身热夜甚，心烦时有谵语，斑疹隐隐，舌质红绛等。代表方如清营汤。

2. 凉血散血　用甘苦寒合活血散瘀之品，清解血热，散瘀宁络，以清散血分瘀热之邪。适用于温病热盛血分、迫血妄行、热瘀交结之证。症见灼热躁扰，甚则昏狂谵妄，斑疹密布，各种出血，舌质紫绛或有瘀斑等。代表方如犀角地黄汤。

3. 气营（血）两清　用清气法或凉血法与清解气热法互相配用，双解气营或气血之邪热。适用于温病气分与营（血）分同病的证候，即气营（血）两燔证。若偏于气营同病，则出血倾向不重。症见壮热口渴，烦扰不寐，舌绛苔黄，代表方如加减玉女煎；若为气血两燔、热毒深重之证，则见壮热躁扰，甚或神昏谵妄，两目昏瞀，口秽喷人，周身骨节痛如被杖，斑疹密布，出血，舌质紫绛，苔黄燥或焦黑，代表方如化斑汤、清瘟败毒饮。

运用本法应注意热在气分而未入营、血分者，不可早用。营分、血分病变兼有湿邪者，应慎用本法，以防本法所用药物寒凉滋腻之弊。

（六）通下逐邪法

通下逐邪法是攻导里实、涤除热结的治法。本法具有通腑泄热、荡涤积滞、通瘀破结、排除邪毒、给邪以出路的作用，属于八法中的下法。主要适用于热邪与有形实邪如燥屎、湿滞、瘀血等互结于肠腑的证候。由于内结实邪的性质、部位的不同，可分为以下几种。

1. 通腑泄热 用苦寒攻下之品泻下阳明实热燥结。适用于热入阳明，内结肠腑之证。症见潮热便秘，或热结旁流，时有谵语，腹部胀满或硬痛拒按，舌苔黄燥或焦黑起刺，脉沉实。代表方如调胃承气汤、大承气汤。

2. 导滞通便 用苦辛和苦寒之品通导肠腑湿热积滞。适用于湿热积滞胶结肠道的证候。症见身热，脘腹痞满，恶心呕逆，便溏不爽、色黄如酱，舌苔黄垢浊腻。代表方如积实导滞汤。

3. 增液通便 用甘寒滋润和苦寒通下之品滋养阴液兼以通下。适用于阳明热结而阴液亏虚之证，即所谓"热结液亏"。症见身热不退，大便秘结，口干唇裂，舌苔焦燥，脉沉细等。代表方如增液承气汤。

4. 通瘀破结 用攻下和活血化瘀之品通泄下焦瘀热互结之邪。适用于温病燥结和瘀血蓄于下焦的证候。症见发热，少腹硬满急痛，小便自利，大便秘结，或神志如狂，舌紫绛或有瘀斑，脉沉实。代表方如桃仁承气汤。

（七）滋阴生津法

滋阴生津法是滋阴养液、补充阴津损耗的治法。本法具有润燥生津、滋养真阴、壮水制火的作用，属于八法中的补法。适用于温病后期邪热渐退，阴液耗伤之证。在温病发生发展过程中，温热邪气自始至终损伤人体的阴液，病到后期尤其突出，阴液的耗损程度与疾病的发展及其预后密切相关，正如古人云："留得一分津液，便有一分生机。"因此，在温病初期就应该时刻顾护阴液，若后期阴液耗伤明显，便要以救阴为务。根据阴液耗伤的程度和脏腑病位的差异，具体分为以下几种。

1. 滋养肺胃 用甘寒清润之品滋养肺胃津液，又称甘寒生津法。适用于温病气分邪热渐退，而肺胃阴液未复，或肺胃阴伤之证。症见干咳少痰或无痰，口干咽燥，或干呕不欲食，舌光红少苔或干。代表方如沙参麦冬汤、益胃汤。

2. 增液润肠 用甘咸寒生津养液之品润肠通便，又称"增水行舟"法。适用于温病气分热邪渐解，津枯肠燥而便秘的证候。症见大便数日不下，口干咽燥，舌红而干。代表方如增液汤。

3. 滋补真阴 用甘酸咸寒之品填补真阴，壮水制火，又称"滋补肝肾"法。适用于温病后期，邪热久羁，真阴耗损，邪少虚多的证候。症见低热不退，手足心热甚于手足背，颧红，口干咽燥、神疲欲寐，或心中憺憺大动，舌绛少苔或干绛枯萎，齿燥，脉虚细或结代等。代表方如加减复脉汤。

（八）开窍息风法

开窍息风法包括开窍与息风两种治法。开窍法是开通窍闭、苏醒神志的治法，具有清泄心包邪热、芳香清化中焦湿热痰浊、醒神利窍的作用。适用于温病邪入心包或痰浊上蒙机窍所引起的神志异常证候。具体应用分为清心开窍法和豁痰开窍法。息风法是平肝息风、解除挛急的治法，具有凉泄肝经邪热、滋养肝肾阴液、控制抽搐的作用。适用于温病热盛动风或阴虚生风的证候。具体应用分为凉肝息风法和滋阴息风法。由于在温病过程中神昏、痉厥经常并见，为热犯手足厥阴所致，因此将开窍法、息风法合并讨论。开窍息风法可分为以下几种。

1. 清心开窍　用辛香透络、清心化痰之品清泄心包痰热，促使神志苏醒。适用于温病痰热内闭心包的证候。症见神昏谵语或昏聩不语，身体灼热，舌謇肢厥，舌质红绛或纯绛鲜泽，脉细数等。代表方如安宫牛黄丸、紫雪丹、至宝丹。

2. 豁痰开窍　用芳香辟秽、化痰清热之品宣通窍闭。适用于湿热郁蒸，酿生痰浊，蒙闭清窍的证候。症见神识昏蒙，时清时昧，时有谵语，舌苔黄腻或白腻，脉濡滑或数。代表方如菖蒲郁金汤、苏合香丸。

3. 凉肝息风　用甘苦和酸寒之品凉肝解痉，透热养阴。适用于温病邪热内炽，肝风内动的证候。症见灼热躁扰，四肢拘急甚则角弓反张，口噤神昏，舌红苔黄，脉弦数。代表方如羚角钩藤汤。

4. 滋阴息风　用咸寒和酸甘之品育阴潜阳，滋水涵木。适用于温病后期热入下焦，日久真阴亏损，肝木失涵，虚风内动的证候。症见低热，手足蠕动，甚则瘛疭，肢厥神疲，舌干绛而萎，脉虚细等。代表方如三甲复脉汤、大定风珠。

热入营分而未至神昏、痉厥者一般不宜早用本法。壮火尚盛，不得用滋阴息风法。用驱风药止痉，尤其是虫类药须防其劫液，用滋阴药须防其敛邪。使用开窍法后神苏即止，不可过用，因辛药易耗气。元气外脱、心神外越的脱证禁用开窍法。

（九）固脱救逆法

固脱救逆法是救治气阴外脱或亡阳厥脱证的治法。本法具有益气敛阴、回阳救逆的作用，属于八法中"补法"的范围。适用于温病中患者正气素虚而邪气太盛，或汗出太过，阴液骤损，阴伤及阳，导致气阴外脱或亡阳厥脱之危急证候。可分为以下两种。

1. 益气敛阴　用甘温、甘酸补气敛阴之品益气生津，敛阴固脱。适用于温病气阴两伤，正气欲脱的证候。症见身热骤降，汗多气短，体倦神疲，舌光少苔，脉散大无力。代表方如生脉散。

2. 回阳固脱　用甘温、辛热益气温阳之品固脱救逆。适用于温病过程中阳气暴脱证。症见四肢逆冷，大汗淋漓，神疲倦卧，面色苍白，舌淡苔润，脉微细欲绝。代表方如参附汤或参附龙牡汤。

本法为急救之法，运用固脱法应注意用药要快速、及时、准确。生脉散、参附汤现已制成相应的注射剂，供静脉滴注，临床可选用。给药次数、间隔时间及用药剂量等都必须适当掌握，并随时注意病情的变化，进行相应调整。另外，一旦阳回脱止，就要注意有无火热复炽、阴气欲竭的现象，并根据具体情况辨证施治。

（十）外治法

外治法是在中医整体观和辨证论治原则的指导下，通过皮肤、诸窍、腧穴等给药方式来治疗温病某些证候的一种方法，具有退热消肿、止痛解毒、醒神开窍等作用。与内治法相比，外治法具有起效快捷、使用方便、安全的特点，尤其对于难以内服药物的昏迷患者或小儿发热患者更为适用。可见，外治法与内治法的作用相辅相成。常用的外治法有以下几种。

1. 洗浴法 常用中药荆芥、薄荷或鲜芫荽等煎水进行全身沐浴或局部浸洗，具有散热、透疹、托毒外出的作用。适用于温病高热，无汗，或疹出不畅、隐而不透。此外，对高热而无恶寒者，还可采用25～35℃ 30%的乙醇擦浴，或用32～34℃温水擦浴，也有明显的散热降温效果。

2. 灌肠法 根据辨证论治所确定的方剂，将药物煎成汤液，用作保留灌肠或直肠点滴以发挥疗效。主治病证比较广泛，尤其适用于较难口服的患者，肠道疾患和肾衰竭患者也有较好效果。

灌肠液过滤去渣，温度保持在38℃左右，患者宜取左卧位，肛管插入20～30cm，将药液灌入，灌肠次数依病情而定。如痢疾病证用白头翁煎汤灌肠。流行性出血热、急性肾衰竭用泻下通瘀合剂进行高位保留灌肠等。

3. 敷药法 用药物制成膏药、擦剂、熨剂等在病变局部或穴位外敷，具有退热和消肿止痛的功效。主治各种温病发热和局部热毒壅滞等病证。如将具有清热、解表、通达阳气的药物研细，常用大黄、山栀、生石膏、葱白等，用米醋或蛋清调成糊状，外敷涌泉穴或手足心处，包扎固定，4～6小时取下，具有迅速降温的作用，适用于壮热、烦渴，甚至神识昏迷的证候；将具有清热解毒、活血散瘀作用的药物研细，和醋或黄酒调敷肿痛之处，具有消肿止痛退热的作用，适用于痄腮、颜面丹毒等局部的肿痛。如用水仙膏外敷（敷后皮肤出现小黄疮者，可改用三黄二香散），用于温毒肿痛。又如温病热盛衄血，可用吴茱萸、大蒜捣烂敷于涌泉穴，以引热下行而止衄；疟疾病用二甘散（甘遂、甘草各等份）外敷神阙穴，或用毛茛捣烂外敷内关等穴。

4. 搐鼻法 把辛窜芳香气味的药物研细，抹入鼻孔少许，通过鼻腔黏膜的吸收，或使患者打喷嚏，达到开窍醒神的目的。适用于温病热入心包或中暑神昏。代表方如朱丹溪的通关散（细辛、皂角按6∶1调配），治疗高热头痛或神昏、呼吸不畅、鼻塞等症。又如用蟾酥、冰片、雄黄各2g，牛黄1g研细，取少许放入鼻孔以取嚏，可治疗中暑昏迷、猝倒、牙关紧闭等症。

5. 吹喉法 把具有清热解毒、去腐生新作用的药物研细，吹于喉部少许，治疗烂喉痧咽喉红肿糜烂，具有解毒消肿、利咽清热的作用。代表方如锡类散。

温病的外治法还有很多，如雾化吸入、熏蒸、吹耳、灸疗、冰敷、拭齿等，这些外治法多数与内服药合并运用，可以起到相得益彰的作用。使用外治法也要注意辨证论治，不可机械搬用。一些外治药物对皮肤、黏膜有一定的刺激性，因此必须掌握一定的药量、治疗时间和使用方法，了解禁忌证。如吹鼻和吹喉的药量不宜过多，以免进入气管；高血压、脑血管意外、癫痫患者不宜使用取嚏法。

温病过程中，有兼夹痰饮、食滞、气郁、瘀血等，故尚应注意兼夹症的治疗。

三、温病瘥后调理

温病瘥后调理是指温病邪气已退，但机体尚未恢复正常状态，或者余热未清，津液尚未恢复，此时应采取一些积极有效的调理措施，促使病体早日康复。瘥后调理包括内容很多，如调节饮食、劳逸结合、调适精神、适避寒热以及药物调理等。药物调节是一个重要环节。以下按温病瘥后的常见临床表现分别论述药物调理方法。

（一）正虚未复

在温病过程中，由于热邪炽盛，耗伤人体津气，加上患病后人体脏腑功能的失调，尤其是脾胃受纳和运化的能力减弱，致使气血津液的生成减少，故经常出现体虚未复的表现。根据虚弱的部位和性质的不同，主要有以下 3 种治法。

1. 补气益津 是用补气生津养阴之品以治疗温病后期气阴两虚者。症见精神委顿，不饥不食，睡眠不酣，口渴咽燥，舌干少津。代表方如薛氏参麦汤、三才汤。

2. 滋养胃肠 是用养阴增液之品以治疗胃肠阴液亏虚者。症见口干咽燥或唇裂，大便秘结，舌光红少苔。代表方如益胃汤、增液汤。

3. 补养气血 是用补益气血的药物以治疗温病后期气血亏虚者。症见面色少华，气弱倦怠，声音低怯，语不接续，舌质淡红，脉弱无力。代表方如八珍汤加减或集灵膏。

（二）余邪未尽

在温病过程中邪热消退后，正气虚衰，体内尚存未尽之余邪，此时需根据正气之强弱及余邪的种类而分别采取各种治法。

1. 清解余热，益气养阴 是用辛凉、甘寒之品治疗温病后期余热未尽、气阴两伤之证。症见低热不退，虚羸少气，口干唇燥，呕恶纳呆，舌光红少苔，脉细数。代表方如竹叶石膏汤。

2. 芳化湿邪，醒胃和中 是用芳香清凉之品化湿清热，恢复胃气，治疗温病后期湿热余邪未尽、胃气未复之证。症见身热已退，脘闷不畅，知饥不食，舌苔薄白微腻。代表方如薛氏五叶芦根汤。

3. 理气化湿，健脾和中 是用理气化湿健脾之品治疗温病后期余湿阻气、脾气虚弱之证。症见胃脘微痞，饮食不香，四肢倦怠，大便溏薄，舌苔薄白而腻，脉虚弱，甚至可见肢体浮肿。代表方如参苓白术散加藿香、佩兰、荷叶、砂仁等。

4. 化湿利水，温补肾阳 是用补肾阳、利水湿之品治疗温病后期阳气虚衰而水湿内停之证。症见形寒肢冷，身疲乏力，心悸眩晕，面浮肢肿，小便短少，舌淡苔白，脉沉细。代表方如真武汤。

（三）复证治法

温病复证是指在温病瘥后，因正气未复，调摄不当而邪热复起，又称"复病"或"病复"。如《重订广温热论》中说："温热复证，有复至再三者，皆由病人不讲卫生，病家不知看护所致。"根据引起复证的不同原因，又可分为以下几种。

1. 劳复证 是指温病瘥后，正气未复，或余热未清，过早劳作重新发热者。根据病情具体分为以下 3 种。

①若属气虚劳复者，症见发热，畏寒怕冷，四肢倦怠，少气懒言，舌淡少苔而润，脉虚，治以益气健脾，甘温除热。代表方如补中益气汤。

②若属阴虚劳复者，症见发热，五心烦热，颧红盗汗，口干舌燥，或心悸失眠，舌红少苔，脉细数，治以养阴清热。代表方如加减复脉汤。

③若属余热劳复者，症见发热，心烦懊恼，胸闷脘痞，或胸胁不舒，口苦咽干，食少纳呆，舌苔薄黄，脉微数，治以清透余热，解郁除烦。代表方如枳实栀子汤。兼呕恶者，加半夏、竹茹；兼舌红、口渴者，加天花粉、石斛、竹叶；兼食滞者，加山楂、麦芽、神曲等。

2. 食复证 是指温病瘥后，脾胃虚弱，余热未尽，暴饮暴食或过食油腻之品而复伤脾胃，导致饮食停滞，余邪复作发热。症见发热头痛，嗳腐吞酸，烦闷呕恶，不欲饮食，甚至烦渴谵语，大便闭结，腹部胀满，舌苔厚腻，脉沉实或滑实。治以消食化滞，和胃理气。代表方如香砂枳术丸，病情较重者可用大柴胡汤等。

3. 感复证 是指温病瘥后，余热未尽，复感新邪，导致病发。症见发热恶风，头痛恶寒；或口渴舌燥，咽痛，咳嗽，舌尖红，苔薄白欠润，脉浮数；或发热恶寒头身痛，舌淡红，苔薄白润，脉浮紧，治以辛凉解表剂或辛温解表剂。

此外，在温病后期，由于感邪过重，邪热侵犯脏腑，引起实质性的损害；或失治误治，调理失当，出现肢体或清窍失灵等症，又称温病遗症，治疗方法可参考有关康复专著。

第四十二章　叶天士《温热论》选读 ▷▷▷

　　《温热论》系清代名医叶桂所著。叶桂（1667—1746 年），字天士，号香岩，晚年号上津老人，江苏吴县（今江苏苏州市）人，祖籍安徽歙县，先世迁吴县阊门外下塘上津桥畔。其祖父和父亲皆精通医术。叶氏少年时，日至学塾读书，晚则由其父讲授岐黄，学习医术。14 岁时，其父去世，其从父门人朱君专心习医。叶氏聪颖勤奋，经常寻师访友，凡闻某医善治某证，即执弟子礼，得其术则更从他师。据传，叶氏在 18 岁时已求教过 17 位老师，即使成名之后，尚从师多人。叶氏一生忙于诊务，著述多由其弟子整理而成，存世的有《临证指南医案》《幼科要略》《叶氏医案存真》《眉寿堂方案选存》《叶天士晚年方案真本》等。

　　本篇著作据唐大烈《吴医汇讲》小引中所记，为"先生游于洞庭山，门人顾景文随之舟中，以当时所语信笔录记"而成。该篇文辞简要，论述精辟，甚切实用，为中医典籍中论述温热病的一部专著，被称为温病学理论的奠基之作。

一、温病大纲

　　【原文】温邪上受，首先犯肺，逆传心包。肺主气属卫，心主血属营，辨营卫气血虽与伤寒同，若论治法则与伤寒大异也。（1）

　　【提要】本条论述温病证治总纲，概括了新感温病的病因、感邪途径、发病部位、传变趋势，指出温病治法与伤寒有别。

　　【释义】"上受"指致病途径，指出温邪的传染途径自口鼻而入，因口鼻全属清窍，高居于阳位，在人体之上部，故称上受。吴又可在《温疫论·原病》说："疫者，感天地之疠气……触之者即病，邪自口鼻而入。"

　　"首先犯肺"是指温热病的传变次第。肺居上焦，开窍于鼻，外合皮毛，与卫气相通，首先犯肺而出现的肺卫表征，属卫分证，主表，是第一阶段。叶氏在《幼科要略》中说："肺位最高，邪必先伤，此手太阴气分先病，失治则入手厥阴心包络，血分亦伤。"

　　温病逆传心包，是温病传变顺逆的概念，最早由吴又可提出，认为出表为顺，内陷为逆。从叶桂《温热论》主旨来看，卫气营血是病邪浅深的标志，温邪由卫而气、而营、而血，由浅入深，逐步分传，称之为顺传。如果病情急重，传变迅速，则不按浅深分传而由肺卫内陷心营，出现逆传现象。王孟英说："邪从气分下行为顺，邪入营分内陷为逆也，苟无其顺，何以为逆。"因此，逆传是一种逆候，反映了疾病的严重程度，是疾病凶险的表现。

【临床应用】温病初起，论治法则与伤寒大异。

其他病变阶段的区别。

1. 温病因多有湿浊兼夹，邪在少阳时多见少阳三焦病变，治以分消上下。伤寒邪在少阳多见足少阳胆经病变，治宜和解表里。

2. 温病里结阳明时，多见湿热积滞，交结胃肠，治以轻法频下。

3. 伤寒里结阳明时，多见实热燥屎结于肠腑，多用急下。

4. 温病后期，多见虚热证（易伤津液），平素要养阴生津，后期滋养肺胃或肝肾之阴。伤寒后期多见虚寒证，易伤阳气，每需补脾肾之阳气。

【医案举例】张某，男，2岁，1959年3月10日因发热3天住某医院。

化验白细胞总数 27400/mm^3，中性粒细胞比例 76%，淋巴细胞比例 24%，体温 39.9℃，听诊两肺水泡音。诊断：腺病毒肺炎。住院后曾用青、链霉素等抗生素药物治疗。会诊时仍高烧无汗，神昏嗜睡，咳嗽微喘，口渴，舌质红，苔微黄，脉浮数。乃风温上受，肺气郁闭，宜辛凉轻剂，宣肺透卫。方用桑菊饮加味。桑叶一钱，菊花二钱，连翘一钱五分，杏仁一钱五分，桔梗五分，甘草五分，牛蒡子一钱五分，薄荷八分，苇根五钱，竹叶二钱，葱白三寸。两剂。

药后得微汗，身热略降，咳嗽有痰，舌质正红，苔薄黄，脉滑数。表闭已开，余热未彻，宜予清疏利痰之剂。苏叶一钱，前胡一钱，桔梗八分，桑皮一钱，黄芩八分，天花粉二钱，竹叶一钱五分，橘红一钱，枇杷叶二钱。一剂。

微汗续出，身热已退，亦不神昏嗜睡，咳嗽不显，唯大便两日未行，舌红减退，苔黄微腻，脉沉数，乃表解里未和之候，原方去苏叶，加枳实一钱，莱菔子一钱，麦芽二钱。

服后体温正常，咳嗽已止，仍未大便，舌中心有腻苔未退，脉滑数。此肺胃未和，拟调和肺胃，利湿消滞。冬瓜仁四钱，杏仁二钱，薏苡仁四钱，苇根五钱，炒枳实一钱五分，莱菔子一钱五分，麦芽二钱，焦山楂二钱，建曲二钱。服两剂，诸症悉平，食、眠、二便俱正常，停药，食养痊愈出院。（蒲辅周. 蒲辅周医案. 北京：人民卫生出版社，2005.）

【原文】大凡看法，卫之后方言气，营之后方言血。在卫汗之可也，到气才宜清气，入营犹可透热转气，如犀角、玄参、羚羊角等物，入血就恐耗血动血，直须凉血散血，如生地、丹皮、阿胶、赤芍等物。否则前后不循缓急之法，虑其动手便错，反致慌张矣。（8）

【提要】本条论述温病的辨治纲领，以及卫气营血的传变规律、病位浅深和各个阶段的治疗大法。

【释义】本条是全篇论温热病的纲领。

叶天士阐释了温病病变的浅深层次特点，指出卫分证是温邪从口鼻而入，邪正交争于肺卫，属表证，病情最浅。如果邪正交争剧烈，病势深入，里热较盛，即属于热在气分，病变部位多在肺、胃与大肠，说明气分病变较深。当疾病介于气分与血分之间时属营分，病变更深，显示正气渐趋虚衰，出现津液损耗，营阴亏乏诸症。营之后是血分，出现邪热内扰心包，或迫血妄行而有出血倾向时，说明热入血分，病情更为严重。

叶天士针对温病浅深层次的传变，提出了不同的治疗原则。

1.“在卫汗之可也” 指出温邪侵犯卫分而出现表征，宜用辛凉清解之汗法，透汗解表，使药达于表而邪热随之外泄，不发汗而达到出汗的目的。本阶段不宜辛温发汗，要以辛凉清透之品解表为主。

2.“到气才可清气” 卫分表邪已解，气分里热炽盛，温邪由卫分进入气分，邪热真正到了气分才可以使用清气的治疗方法。如果邪热仍在肺卫，或刚入气分，表证未解，则不宜使用清气法。究其原因，清气药多为清凉甘寒之品，过度使用寒凉之药会阻遏气机，使表邪不解，反而使病情加重。

3.“入营犹可透热转气” 温邪入营，症见身热夜甚、口渴或不渴、心烦不寐、时有谵语、舌绛而干、脉细数。在本阶段未见动血耗血之象，在治疗上仍可在清营分热的同时，配合清气分热的药物，引邪出气分，从外而解。

4.“入血就恐耗血动血，直须凉血散血” 温邪深入血分，一方面邪热内扰血脉，迫血妄行，出现上下窍出血；另一方面会外溢于皮下发为斑证。在治疗上血热者治以凉血，考虑到过用凉血之品血脉易生瘀滞，所谓血遇寒则凝，因此凉血之中加入活血祛瘀的药物，是防其寒凝；而且活血药物多兼有散热作用，与凉血药合用，效果倍增。

【临床应用】温热病总的治疗原则是“热者寒之”，但是作为温热病发展的不同阶段而应赋予不同的治疗内容，为此叶氏提出了各阶段治疗的原则。

二、邪在肺卫

【原文】盖伤寒之邪留恋在表，然后化热入里，温邪则热变最速，未传心包，邪尚在肺，肺主气，其合皮毛，故云在表。在表初用辛凉轻剂。夹风则加入薄荷、牛蒡之属，夹湿加芦根、滑石之流。或透风于热外，或渗湿于热下，不与热相搏，势必孤矣。（2）

【提要】本条论述伤寒与温病传变的区别，温邪在表及其夹风夹湿的不同治法。

【释义】伤寒是伤于寒，寒为阴邪，化热较慢，所以留恋在表；温病是伤于温，温热为阳邪，化热较快，传变迅速。肺为清虚之脏，主气合皮毛，属表，温热之邪郁遏肺卫，与伤寒一样可同见表证，但由于受邪的性质不同，其传变和治法亦有不同。伤寒之寒邪“留恋在表，然后化热入里”，如在表未化热者，当用辛温散寒法。温病热邪初起即可见热证，当用辛凉轻剂，忌辛温表散。

叶氏对卫分证，提出夹风加薄荷、牛蒡子等；夹湿加芦根、滑石等，即“透风于热外”的辛凉散风法和“渗湿于热下”的甘淡利湿法。“透风于热外”是治疗温热病外有风邪、内有里热的方法。温病表有风邪，又有里热，使用辛凉解表法透达风邪，待里热势孤而再行清里热。“渗湿于热下”是治疗温热夹湿的方法，使用利湿药分利水湿之邪。

【临床应用】伤寒与温病同属外感热病，传变趋向均由表入里，但其病因性质则有寒温之异，传变速度亦有快慢之别，故初起治法截然不同。

三、邪陷营血

【原文】前言辛凉散风，甘淡驱湿，若病仍不解，是渐欲入营也。营分受热，则血液受劫，心神不安，夜甚无寐，或斑点隐隐，即撤去气药。如从风热陷入者，用犀角、竹叶之属；如从湿热陷入者，犀角、花露之品，参入凉血清热方中。若加烦躁，大便不通，金汁亦可加入，老年或平素有寒者，以人中黄代之，急急透斑为要。（4）

【提要】本条论述温邪内传、营血分受热的证治。

【释义】

1. 营血分证的主要病机与症状　心主血脉，血舍神，营与血是人体的精微物质，具有营养机体的作用，当营血耗劫，心神受扰，往往出现心神不安、夜甚无寐等症。营血同行脉中，营分热盛，迫血于肌肤，故见斑点隐隐，另外还会出现舌绛、脉细数等营血分热盛的主要见症，其中绛舌是热入营分的标志。

2. 邪入营血的治疗　以清营凉血为主，不宜过多地使用辛凉散风、甘淡渗湿等清气分药物。夹风热陷入者，多见无苔、烦躁甚，宜清营凉血化湿，在用犀角为主药的同时，应加入竹叶等清热透泄药；夹湿热陷入者，见舌苔腻、烦躁轻，需配花露等清泄芳化的药物。若出现营血分火毒壅盛而内结，见烦躁、大便不通者，宜凉血清热方中加入金汁或人中黄以清火解毒。另外，还需根据证之轻重、体质强弱进行辨证。

【临床应用】营分证的治疗，"撤去气药"，即不用辛凉散风、甘淡驱湿等治疗卫分、气分的药物，予以清营泄热透邪之品，并根据所患病邪性质随症加减。

【医案举例】胡某，男，40岁，1972年2月4日初诊。身热面赤，齿干唇焦，目暝嗜卧，神昏谵语，大便未下，手足抽动，脉数。以清热开窍为主。连翘12g，黄芩9g，焦山栀9g，郁金9g，金银花12g，生甘草4.5g，鲜生地30g，滑石9g，安宫牛黄丸两丸（分两次研送）。两剂。药后身热除，神志已清，大便下1次，抽动亦安，唯小便赤，脉数，唇舌干。以清热解余烬而滋育。处方连翘9g，黄芩9g，鲜生地15g，金银花9g，玄参9g，淡竹叶6g，百合12g，金石斛9g，益元散12g(包煎)。4剂。痊愈。（何任著，浙江中医学院《何任医案选》整理组整理. 何任医案选. 杭州：浙江科学技术出版社，1981.）

四、流连气分

【原文】若其邪始终在气分流连者，可冀其战汗透邪，法宜益胃，令邪与汗并，热达腠开，邪从汗出。解后胃气空虚，当肤冷一昼夜，待气还自温暖如常矣，盖战汗而解，邪退正虚，阳从汗泄，故渐肤冷，未必即成脱证。此时宜令病者，安舒静卧，以养阳气来复，旁人切勿惊惶，频频呼唤，扰其元神，使其烦躁，但诊其脉，若虚软和缓，虽倦卧不语，汗出肤冷，却非脱证；若脉急疾，噪扰不卧，肤冷汗出，便为气脱之证矣。更有邪盛正虚，不能一战而解，停一二日再战汗而愈者，不可不知。（6）

【提要】本条论述温邪流连气分的治法，战汗的形成机理、临床特点、护理措施、预后及与脱证的鉴别等。

【释义】邪始终流连于气分，可冀战汗透邪：所谓邪始终流连于气分，是因温邪由卫入气，既不从外解，也未深传营分，始终在气分流连，说明邪正力量势均力敌，处于相持状态。此时正气未衰，可通过战汗，使气分邪热由汗出而解，促进战汗则"法宜益胃"。说明治战汗宜用清气生津、灌溉汤水法，以宣通气机来开战汗之门户，气机得宣，腠理得开，邪热随汗而解。

【临床应用】温邪流连气分的治法：若邪气始终在气分流连，可战汗透邪，法宜益胃；益胃之法不是战汗疗法，而是为了补充机体作汗之源、防止虚脱的措施之一。具体方法据叶氏所述，"为姜米汤热饮"。《杏轩医案》用生脉散加玉竹、茯神木、甘草。陈光淞《温热论笺正》用生梨浆、五汁饮、西瓜、桂枝的原汤，或米汤开水等都是益胃之法。西医输液法，有时亦因患者的汗源得充而随之汗出，亦所谓新的"益胃"之法。

【医案举例】袁君，庚辰四月患温病，初服药数剂，病未大减，转荐余治。壮热谵语，见人则笑，口渴溺赤，体胖多湿，每日只能进薄粥少许。脉滑数、右部尤甚，舌苔薄黄而干燥无津，盖温病也。热邪蕴伏日久，蓄之久而发之暴，故病危重若是。治当解热为主，佐以豁痰润燥。方用三黄石膏汤合小陷胸汤加减。青子芩10g，焦栀子15g，川母15g，全青蒿10g，川黄连5g，生石膏（研细）50g，梨汁50g，细芽茶一撮，川黄柏5g，瓜仁（杵）20g，青连翘15g。服两日，热未大退，至第3剂后乃战汗而解。但余热未清，前方去石膏、芩、连、瓜蒌等品。焦栀子15g，全青蒿15g，梨汁50g（冲），生苡仁15g，生黄柏5g，川贝母15g，细芽茶1撮，飞滑石30g（包），青连翘15g，天花粉15g，北沙参15g，活水芦根100g。连服数剂，清化余邪，热清胃健而瘥。（何廉臣主编，唐文吉、唐文奇点校.全国名医验案类编.北京：学苑出版社，2018.）

五、邪留三焦

【原文】再论气病有不传血分，而邪留三焦，亦如伤寒中少阳病也。彼则和解表里之半，此则分消上下之势，随证变法，如近时杏、朴、苓等类，或如温胆汤之走泄。因其仍在气分，犹可望其战汗之门户，转疟之机括。（7）

【提要】本条论述邪留三焦的病理变化、治疗与转归。

【释义】三焦是气机升降出入的枢纽，又主通调水道。如果邪留三焦，气机郁滞不宣，水道阻塞，湿邪夹水湿内停，可出现类似伤寒少阳病之寒热往来或起伏、胸满腹胀、呕恶、小便不利等症状。

三焦气郁水停，以"消"法为治。温邪自上而下，阻遏上、中、下三焦气机，治宜分消上下，宣通气机，选方用药以分消走泄，清热利湿的中药为主，如以杏仁开上，厚朴宣中，茯苓导下，或以温胆汤治疗，使邪气得以宣通开泄，汗随邪出，或转为疟状，而逐渐痊愈。

转疟之机括是治疗邪留三焦的一种方法，由于邪留三焦，采用了宣通开泄的治疗措施，促使气机通达，转成如往来寒热之疟状，病情也就逐渐减轻。

【临床应用】在临床上，需注意杏、朴、苓，或温胆汤皆着重在宣气化湿，对于气机不畅、痰湿较重的证候较为适用，如属风热流连气分则不宜。若热象较甚，以清化为法，治以清气泄热，误用分消走泄之品，反致化燥伤津，病情转重。

六、论湿

【原文】 且吾吴湿邪害人最广，如面色白者，须要顾其阳气，湿盛则阳微也，法应清凉，然到十分之六七，既不可过于寒凉，恐成功反弃，何以故耶？湿热一去，阳亦衰微也；面色苍者，须要顾其津液，清凉到十分之六七，往往热减身寒者，不可就云虚寒而投补剂，恐炉烟虽熄，灰中有火也，须细察精详，方少少与之，慎不可直率而往也。又有酒客里湿素盛，外邪入里，里湿为合。在阳旺之躯，胃湿恒多；在阴盛之体，脾湿亦不少，然其化热则一。热病救阴犹易，通阳最难，救阴不在血，而在津与汗，通阳不在温，而在利小便，然较之杂证，则有不同矣。（9）

【提要】 本条论述湿邪致病的特点、与体质的关系和治疗大法。

【释义】 湿为阴邪，其性重浊黏腻，江南地域天气炎热又多阴雨，湿热弥漫，故此地域人士易生湿热病。

湿邪为患与体质有关，若患者感受湿邪，阳气被遏，湿盛阳微就会出现阳气虚的症状，表现为面色㿠白，或四肢乏力、头重胸闷等症，治疗上宜清热利湿兼顾阳气。若素体阴虚而感受湿热邪气，出现面色苍白、形体消瘦者，为阴虚火旺征象，治疗上以清热化湿、兼顾津液为主。如果清凉法应用不当，出现热减身寒者，不可随意投温补之剂，补则虚火复炽，热势重旺。

湿邪有内湿和外湿之分，外湿多为感受时令之湿邪，内湿多因脾胃失运自内而生，表现为体内水湿停滞。叶氏认为，嗜酒之人内湿较盛，复感外湿，与内湿相应酿成湿热病。

体质不同，病情演变也不同。如阳盛之人，里热偏盛，湿邪多从热化而归于阳明胃，病为热重于湿；阴盛之人，多因脾阳虚而湿盛，湿热多从湿化而归于太阴脾，病为湿重于热。

温热病的治疗多使用滋阴之法。因温热阳邪易化燥伤阴，滋阴药又多甘凉养阴救津，是正治法。故叶氏说："热病救阴犹易。"通阳之药不免用温，以温治温，是有矛盾之处，故叶氏"通阳最难"即是此意。叶氏还认为，滋阴的目的不在于滋补阴血，而在于救津养液而复阴；通阳的目的不在于温药温补阳气，而在于化气利湿通小便，使气机宣通，湿邪随小便而出。

七、里结阳明

【原文】 再论三焦不得从外解，必致里结。里结于何？在阳明胃与肠也。亦须用下法，不可以气血之分，谓其不可下也。惟伤寒热邪在里，劫烁津液，下之宜猛；此多湿邪内抟，下之宜轻。伤寒大便溏，为邪已尽，不可再下；湿温病大便溏为邪未尽，必大便硬，乃为无湿，始可再攻也。（10）

【提要】 本条论述三焦之邪里结于阳明的治法，以及湿热病与伤寒运用下法的区别。

【释义】 湿热邪气不能分消走泄，透邪外解，而留于三焦形成里结证。本证与《伤寒论》的阳明腑实证同属可下之症，但《伤寒论》的里结是邪热与胃肠积滞相结合，津液受劫而成阳明腑实证，故下法宜猛，以期急下存阴，选用承气汤之类；而湿温病的里结阳明多因湿邪黏浊凝滞，湿热与积滞胶结于肠腑形成胸闷腹胀，大便不畅、溏而不爽，并非燥屎，故下法宜轻宜缓。此乃伤寒与温病里结阳明的不同之处。

伤寒与温病下后的情况判断：伤寒下后见大便溏，是燥结已除、邪气已去的表现，不可再下，下则损伤胃气；湿温下后便溏，仍说明湿邪未尽，所谓"湿胜则濡泄"，故需一下再下，至大便成形才说明湿邪已尽，不可再攻，所谓"粪燥为无湿矣"。

【医案举例】 刘式聪乃室，年逾四秩，体强，但热不寒，舌黑口渴，两耳无闻，腹痛胸满，大便旬余不解，脉右手沉实。脉证合参，此手足阳明实热证也。口渴舌黑，邪火内焚者，火极似水也。大便闭，耳无闻者，热蒸清窍也。夫胃气以下行为顺，今为邪热蕴结，失其下行之效用，遂致腹痛满闷，病已结热在里，非下夺决无生理，勿守丹溪产后以大补气血为主之诚，宜遵景岳产后有火不得不清、内伤停滞不得不开通之训。俟下后病退，再服调补之剂。此宜急则治标，仿仲景治产后实热例，用大承气汤以夺其邪。下后，即用归、芍、地以养其血，玄、麦、生草以滋其液，治分标本先后，庶无虚虚实实之弊。

处方：生大黄 15g，芒硝 7.5g，川朴 5g，枳实 5g。水六杯，先煮朴，后纳硝、黄，煮取三杯，分两次服，一剂知，即勿服。又方当归身 15g，大生地 20g，生白芍 15g，玄参 15g，麦冬 15g，生甘草 4g。药后一日大便利，耳能闻，舌黑退，胸腹舒，改服次方，旬余就痊。（何廉臣主编；唐文吉，唐文奇点校.全国名医验案类编.北京：学苑出版社，2018.）

第四十三章　薛生白《湿热病篇》选读 ▷▷▷

　　《湿热病篇》薛生白著。约成书于乾隆三十五年（1770年）以前，初刊于道光十一年（1831年）。

　　薛生白（1681—1770年），名雪，字生白，自号一瓢，又号扫叶老人，清代著名医学家，江苏吴县人。薛氏博学多才，工画兰，善拳勇，精于医学，尤其擅长湿热病的治疗。薛氏医学方面的著作有《医经原旨》《扫叶庄医案》等，名传于世影响最大的著作是《湿热病篇》。在文学方面的著作有《吾以吾集》《一瓢诗话》等。

　　《湿热病篇》是论述湿热病的专著，使湿热病证治在温病学中自成体系，丰富充实了温病学说的内容。该篇采用条辨的方式，对湿热病的病因、病机、传变、诊断、治疗等进行了系统而全面的论述。同时还附有暑病、寒湿、下利等病证的辨治内容，以与湿热病作鉴别对比。本篇对诊治湿热病有重要的指导意义，故广为后世所宗，被列为医家必读之书。

一、湿热病提纲

　　【原文】湿热证，始恶寒，后但热不寒，汗出胸痞，舌白，口渴不引饮。（1）

　　【提要】本条论述湿热病的辨证提纲。

　　【释义】湿热病初起，湿邪在表。湿为阴邪，阻遏卫表阳气，故见恶寒；湿邪渐次化热入里，表证解除，湿热蕴蒸气分，故发热而不恶寒；热蒸于湿，故汗出不解。湿为阴浊之邪，一经感受，极易蒙闭清阳，阻遏气机，故湿热病初起即可见胸脘痞闷之症。邪热在内，故感口渴；水湿留中，故虽口渴而饮水不多或不欲饮。

　　湿热病的病因和受邪途径：湿热病邪从肌表或口鼻而入，其中以口鼻受邪者常见，即"湿热之邪从表伤者，十之一二；从口鼻入者，十之八九"。

　　湿热病的病变中心：病变以中焦脾胃为中心。脾胃属土，湿为土之气，同类相从，故脾胃易受湿热入侵。

　　湿热病的病理机转：湿热为病，每随体质而发生变化。若人体阳气旺盛，则随火化而归阳明，病变以胃为重心，症见热重湿轻。若阳气虚，则随湿化而归太阴，病变以脾为重心，症见湿重热轻。中气实者病微，中气虚者病必甚。

　　湿热病与伤寒、温病的区别："湿热病乃太阴阳明同病"，"伤寒伤太阳之表"，"温病乃少阴太阳同病"（即春温）。三者的病机不同，症状亦异。

　　【临床应用】湿热证恶寒往往兼四肢倦怠、肌肉烦痛；而伤寒恶寒重，风温初起微恶风寒，春温初起以里热为主，内伤病是阳虚畏寒。

二、邪在卫表

【原文】湿热证，恶寒无汗，身重头痛，湿在表分，宜藿香、香薷、羌活、苍术皮、薄荷、牛蒡子等味。头不痛者，去羌活。（2）

【提要】本条论述湿伤于肌表、郁遏卫阳阴湿的证治。

【释义】阴湿伤表，卫阳被遏，故恶寒无汗。湿为阴邪，其性重着，气机被湿所困，故见身重头痛。湿重而热不甚，邪在卫表，当用芳香辛散、透表化湿之法治疗，药用藿香、苍术皮、香薷等芳香辛散之品疏表化湿；薄荷、牛蒡子宣透卫表；羌活祛风胜湿。由于羌活主散上部风湿，故头不痛者当去羌活，以免辛温表散过度。

【临床应用】需与伤寒表证鉴别，二者均见恶寒无汗。阴湿伤表表现为身重、苔白腻、脉濡；伤寒表证表现为头身疼痛、苔薄白、脉浮紧。

三、邪在中焦

【原文】湿热证，寒热如疟，湿热阻遏膜原，宜柴胡、厚朴、槟榔、草果、藿香、苍术、半夏、干菖蒲、六一散等味。（8）

【提要】本条论述湿热之邪阻遏膜原的证治。

【释义】膜原为少阳三焦之门户，为半表半里湿热之邪内阻于此，故寒热往来如疟状，又兼有胸闷纳呆、身体困重、舌苔白腻等症。本病邪在半表半里，治疗当疏利透达膜原湿浊之邪，故用柴胡和解少阳；厚朴、半夏、槟榔、草果理脾燥湿，开达膜原；藿香、菖蒲芳香化浊；六一散清利湿热。诸药合用，共奏宣透膜原、辟秽化浊之功。

【临床应用】湿热证可出现寒热往来的症状，似疟疾而非疟疾，其病机是"湿热阻遏膜原"。疟疾发于秋凉之季，因秋凉外束，少阳经气不利，而发为寒热往来。本证发于夏季，因湿热邪气阻遏于膜原半表半里，气机不利，正邪交争，互有进退，而呈寒热往来。

【原文】湿热证，舌根白，舌尖红，湿渐化热，余湿犹滞。宜辛泄佐清热，如蔻仁、半夏、干菖蒲、大豆黄卷、连翘、绿豆衣、六一散等味。（13）

【提要】本条论述湿渐化热而成湿热俱盛的证治。

【释义】舌尖红表明湿渐化热，舌根部布白腻苔乃湿邪征象，表现为湿渐化热、湿热并重的特征，治疗上宜辛泄与清热并施，以蔻仁、半夏、干菖蒲辛开理气化湿；连翘、六一散清利湿热。

【临床应用】薛氏以舌象的变化，作为湿热转化的依据。现代临床也证实，舌苔由腻转腐是湿邪渐化的现象；由滑到燥、由白到黄是热象显露、火升燥化的征象；至于舌尖红，说明湿渐化热。因此，湿热病辨舌色，辨舌苔厚薄，可了解湿热互化的动态变化。

【医案举例】某妇，自诉下利腹痛，脐腹部有冷气感。初辨为下焦有寒，气血不和，用桂枝加芍药汤治之，服药后腹痛反剧，以至于疼痛不可忍耐。里急后重，小便短少黄赤，舌红苔腻，脉弦数，乃知此为厥阴湿热下利。湿热内蕴，热被湿裹，气郁不伸，所以脐腹部位有冷气感。先令服六一散 10g，再服白头翁汤，1 剂即愈。（刘渡舟．经方临证指南．北京：人民卫生出版社，2013.）

四、善后调理

【原文】湿热证，数日后脘中湿闷，知饥不食，湿邪蒙绕三焦，宜藿香叶、薄荷叶、鲜荷叶、枇杷叶、佩兰叶、芦尖、冬瓜仁等味。（9）

【提要】本条论述湿热余邪未清、胃气未醒之证治。

【释义】湿热病后期，湿热大势虽解而余邪未清，湿邪蒙绕三焦，余邪困胃，胃气未醒，脾气不舒，故脘中微闷，虽能知饥而仍不欲食。病偏重于中上二焦，故予"五叶"轻清芳化为主，以解湿热余邪，再加芦尖、冬瓜仁淡渗余湿，使气机畅通，诸症皆愈。

【临床应用】薛氏五叶芦根汤临床上多用于温病后期余邪未净，蒙闭清阳，脾胃失健。症见脘中微闷，知饥不食，身有微热，食少或食入即吐，或大便溏薄，苔薄腻，脉缓。也多用于伤寒、副伤寒、钩端螺旋体病、慢性肾炎、消化性溃疡、胃肠神经官能症、胃黏膜脱垂症、肠结核等。

【医案举例】彭某，女，1 岁，1985 年 5 月 3 日就诊。因断乳后过食糖果、肥甘等食物，渐致食欲减退，躯体羸瘦。经服用胃酶片、干酵母罔效。诊见面色少华，毛发枯槁如稻穗，指纹郁滞。此湿热内蕴清阳、纳化之机未醒之候。治拟清利湿热，醒脾悦胃。处方：佩兰叶 6g，香叶 6g，薄荷叶 3g，鲜荷叶 10g，枇杷叶 3 片（去毛），芦根 6g，冬瓜仁 6g，竹叶卷心 3g。服 4 剂后，食欲好转，再服原方 8 剂，胃纳复常，精神爽朗，诸症悉除。追访至今，未见复发。［周端求．五叶芦根汤为主治疗小儿厌食症 103 例．中国农村医学，1989（6）：35-36.］

第四十四章　吴瑭《温病条辨》选读 ▷▷▷

《温病条辨》，吴瑭著，1798 年著成。

吴瑭（1758—1836 年），字佩珩，号鞠通。清代著名医学家，温病四大家之一，江苏淮阴人。吴氏少习儒学，后因父、侄身亡而发愤习医，专事方术，终成一代医学巨匠。其著作主要有《温病条辨》《医医病书》《吴鞠通医案》等。

《温病条辨》是一部辉煌的温病学著作，是作者汇集历代医家精华，尤其是张仲景和叶天士的学说，结合自己的临床经验而成。

全书共六卷，并卷首一卷，计 265 条，附方 208 首。该书以三焦为纲，病名为目，分别论述了风温、温热、温疫、温毒、冬温、暑温、伏暑、湿温、秋燥、寒湿以及疟、痢、疸、痹等病的证治。书中并附论说若干则，以对三焦分证加以补充。体裁上采用"自条自辨"的写作方法，逐条叙证，便于记诵，又在每条后自加注释，以阐述其未尽之义。

《温病条辨》创立了温病三焦辨治纲领，并将三焦辨证和卫气营血辨证一炉而治，相辅而行，完善了温病的辨证论治体系，丰富了温病的证治内容，详备了温病病证的理、法、方、药，具有很高的理论水平和实用价值。该书刊行后流传甚广，版本甚多，一直被奉为学习温病学的必读之书。

卷一　上焦篇

风温　温热　温疫　温毒　冬瘟

一、银翘散方

【原文】太阴风温、温热、温疫、冬温，初起恶风寒者，桂枝汤主之；但热不恶寒而渴者，辛凉平剂银翘散主之。温毒、暑温、湿温、温疟，不在此例。（上焦篇第 4 条）

按仲景《伤寒论》原文，太阳病（谓如太阳证，即上文头痛、身热、恶风、自汗也），但恶热不恶寒而渴者，名曰温病，桂枝汤主之。盖温病忌汗，最喜解肌，桂枝本为解肌，且桂枝芳香化浊，芍药收阴敛液，甘草败毒和中，姜、枣调和营卫，温病初起，原可用之。此处却变易前法，恶风寒者，主以桂枝，不恶风寒主以辛凉者，非敢擅违古训也。仲景所云不恶风寒者，非全不恶风寒也，其先亦恶风寒，迨既热之后，乃不恶风寒耳，古文简质，且对太阳中风热时亦恶风寒言之，故不暇详耳。盖寒水之病，冬气也，非辛温春夏之气，不足以解之，虽曰温病，既恶风寒，明是温自内发，风寒从外搏，成内热外寒之证，故仍旧用桂枝辛温解肌法，俾得微汗，而寒热之邪皆解矣。温热之邪，春夏气也，不恶风寒，则不兼寒风可知，此非辛凉秋金之气，不足以解之。桂枝辛温，以之治温，是以火济火也，故改从《内经》"风淫于内、治以辛凉、佐以苦甘"法。

桂枝汤方

桂枝六钱，芍药（炒）三钱，炙甘草二钱，生姜三片，大枣（去核）二枚。

煎法服法，必如《伤寒论》原文而后可，不然，不惟失桂枝汤之妙，反生他变，病必不除。

辛凉平剂银翘散方

连翘一两，银花一两，苦桔梗六钱，薄荷六钱，竹叶四钱，生甘草五钱，芥穗四钱，淡豆豉五钱，牛蒡子六钱。

上杵为散，每服六钱，鲜苇根汤煎，香气大出，即取服，勿过煎。肺药取轻清，过煎则味浓而入中焦矣。病重者，约二时一服，日三服，夜一服；轻者，三时一服，日二服，夜一服；病不解者，作再服。盖肺位最高，药过重，则过病所，少用又有病重药轻之患，故从普济消毒饮时时清扬法。今人亦间有用辛凉法者，多不见效，盖病大药轻之故，一不见效，随改弦易辙，转去转远，即不更张，缓缓延至数日后，必成中下焦证矣。胸膈闷者，加藿香三钱，郁金三钱，护膻中；渴甚者，加花粉；项肿咽痛者，加马勃、元参；衄者，去芥穗、豆豉，加白茅根三钱，侧柏炭三钱，栀子炭三钱；咳者，加杏仁利肺气；二三日病犹在肺，热渐入里，加细生地、麦冬保津液；再不解或小便短者，加知母、黄芩、栀子之苦寒，与麦、地之甘寒，合化阴气，而治热淫所胜。

【提要】本条论述温病初起，邪在卫分的证治及治忌。

【释义】风温、温热、温疫、冬温这四种病皆属温热病范畴。初起在手太阴肺卫阶段，如果有恶风寒的症状，用桂枝汤治疗；如果只发热而不恶寒，且口渴者，用辛凉平剂银翘散治疗。温毒、暑温、湿温、温疟这四种温病有其特殊性，故治法与此不同。

【临床应用】银翘散为"辛凉平剂"，是治疗外感风热表证的常用方。临床应用以发热、微恶寒、咽痛、口渴、脉浮数为辨证要点。现代广泛用于急性发热性疾病初起阶段，如感冒、流行性感冒、急性扁桃体炎、上呼吸道感染、肺炎、麻疹、流行性脑膜炎、乙型脑炎、腮腺炎等辨证属温病初起，邪郁肺卫者。皮肤病，如风疹、荨麻疹、疮痈疖肿亦多用之。

【医案举例】郭某，男，2岁3个月，1959年4月10日住某医院。发热13日，高热不退，周身无汗，咳而微烦，舌质微红，苔黄腻，脉数。属表邪未解，肺卫不宣，热不得越。治宜清宣透表，给邪热以出路。苏叶一钱，僵蚕一钱五分，金银花二钱，连翘一钱五分，杏仁一钱，桔梗八分，牛蒡子一钱五分，薏苡仁二钱，淡豆豉四钱，黄芩一钱，竹叶二钱，苇根五钱。一剂。药后微汗而热减，但仍咳嗽，舌苔灰腻，脉沉数。原方去金银花、豆豉，加枳壳一钱再服。药后热全退，咳嗽息，肺水泡音减少，舌苔减为灰薄，脉缓。此风热虽解，肺胃未和，湿热未净，以调和肺胃并通阳利湿为治。连皮茯苓二钱，法半夏一钱五分，陈皮一钱，薏苡仁四钱，桑皮二钱，冬瓜仁三钱，通草一钱，谷麦芽各二钱。服两剂而愈。（蒲辅周.蒲辅周医案.北京：人民卫生出版社，

2005.）

二、桑菊饮方

【原文】太阴风温，但咳，身不甚热，微渴者，辛凉轻剂桑菊饮主之。（上焦篇第6条）

咳，热伤肺络也。身不甚热，病不重也。渴而微，热不甚也。恐病轻药重，故另立轻剂方。

辛凉轻剂桑菊饮方

杏仁二钱，连翘一钱五分，薄荷八分，桑叶二钱五分，菊花一钱，苦梗二钱，甘草八分，苇根二钱。

水二杯，煮取一杯，日二服。二三日不解，气粗似喘，燥在气分者，加石膏、知母；舌绛暮热，甚燥，邪初入营，加元参二钱，犀角一钱；在血分者，去薄荷、苇根，加麦冬、细生地、玉竹、丹皮各二钱；肺热甚加黄芩；渴者加花粉。

【提要】本条论述风热犯肺之咳嗽的证治。

【释义】"但咳"是指以咳为主症。其仅言咳而不言嗽，是指咳而无痰。其"身不甚热，微渴"，可知表热与津伤均不重，仅以咳为主。由其临床表现可以看出，此乃风热外袭，肺失宣降，肺气上逆所致，病变轻浅，故以"辛凉轻剂桑菊饮主之"，取其辛凉轻透，以宣肺止咳。因病轻，故用药亦轻。

【临床应用】桑菊饮是主治风热犯肺之咳嗽证的常用方剂。临床应用以咳嗽、发热不甚、微渴、脉浮数为辨证要点。桑菊饮药轻力薄，邪盛者可仿原方加减。现代常用于感冒、急性支气管炎、上呼吸道感染、肺炎、急性结膜炎、角膜炎等属风热犯肺或肝经风热者。

【医案举例】鲍，暑伤肺络，咳而不止，兼身热口燥。仿吴氏桑菊饮治之。白菊花一钱半，苏薄荷八分，苦杏仁钱半，淡芦根二钱，鲜桑叶五幅，北桔梗八分，连翘壳钱半，生甘草八分，川贝母钱半，鲜竹茹钱半。（阮怀清.阮氏医案.北京：中医古籍出版社，2017.）

三、玉女煎去牛膝熟地加细生地元参方

【原文】太阴温病，气血两燔者，玉女煎去牛膝加元参主之。（上焦篇第10条）

气血两燔，不可专治一边，故选用张景岳气血两治之玉女煎。去牛膝者，牛膝趋下，不合太阴证之用。改熟地为细生地者，亦取其轻而不重，凉而不温之义，且细生地能发血中之表也。加元参者，取其壮水制火，预防咽痛失血等证也。

玉女煎去牛膝熟地加细生地元参方（辛凉合甘寒法）

生石膏一两，知母四钱，元参四钱，细生地六钱，麦冬六钱。

水八杯，煮取三杯，分二次服，渣再煮一盅服。

【提要】本条论述手太阴肺经气血两燔证的治疗。

【释义】"太阴温病，气血两燔"是指温热邪气侵入手太阴气分，并深入发展，深入血分，气热未罢，血热又起，而成气血两燔之证。吴氏仅提出"气血两燔"而未列症状，是省略之笔，应以方测证。其用"玉女煎去牛膝加元参主之"。方中石膏、知母清气分热，玄参、生地黄、麦冬清营养阴。可见，其证当属气营两燔，临床每见高热，口

渴，心烦躁扰，舌红绛苔黄燥，脉数。若属气血两燔、耗血动血之重症，则此方力不能胜。

【临床应用】玉女煎去牛膝熟地加细生地元参方主要用于太阴温病气血两燔证，以烦热干渴、舌红苔黄而干等为辨证要点。

本方系从景岳玉女煎加减而成，临床应用以阴虚而致口疮、消渴、鼻衄等。

【医案举例】乙丑二月二十二日，某。脉不浮而细数，大渴引饮，大汗，里不足之热病也，用玉女煎法。知母四钱，生石膏一两，甘草三钱，麦冬五钱，细生地五钱，粳米一撮，桑叶三钱，煮三杯，分三次服。二十三日，温热，大渴大汗，脉数，昨用玉女煎，诸症俱减。平素有消渴病，用玉女煎大便稀溏，加牡蛎，一面护阴，一面收下。牡蛎一两，生石膏五钱，炙甘草三钱，麦冬五钱，大生地五钱，炒知母二钱，粳米一撮，煮三杯，分三次服。

甲子年三月初六，王，二十六岁。风温脉浮数，邪在上焦……初七日，风温误汗，昨用芳香逐秽，虽见小效，究未能解，今日脉沉数，上行极而下也，渴甚。议气血两燔之玉女煎法，合银翘散加黄连。夜间如有谵语，仍服牛黄丸。生石膏八钱，连翘四钱，知母四钱，生甘草二钱，丹皮五钱，真山连钱半，金银花六钱，细生地六钱，连心麦冬六钱，煮取三碗，分三次服。（吴瑭.吴鞠通医案.2版.北京：中国中医药出版社，2006.）

四、犀角地黄汤

【原文】太阴温病，血从上溢者，犀角地黄汤合银翘散主之。其中焦病者，以中焦法治之。若吐粉红血水者，死不治；血从上溢，脉七八至以上，面反黑者，死不治，可用清络育阴法。（上焦篇第11条）

血从上溢，温邪逼迫血液上走清道，循清窍而出，故以银翘散败温毒，以犀角地黄清血分之伏热，而救水即所以救金也。至粉红水非血非液，实血与液交迫而出，有燎原之势，化源速绝。血从上溢，而脉至七八至，面反黑，火极而似水，反兼胜己之化也，亦燎原之势莫制，下焦津液亏极，不能上济君火，君火反与温热之邪合德，肺金其何以堪，故皆主死。化源绝，乃温病第一死法也。仲子曰：敢问死？孔子曰：未知生，焉知死。瑭以为医者不知死，焉能救生。细按温病死状百端，大纲不越五条。在上焦有二：一曰肺之化源绝者死；二曰心神内闭，内闭外脱者死。在中焦亦有二：一曰阳明太实，土克水者死；二曰脾郁发黄，黄极则诸窍为闭，秽浊塞窍者死。在下焦则无非热邪深入，消铄津液，涸尽而死也。

银翘散（方见上焦篇第4条）已用过表药者，去豆豉、芥穗、薄荷。

【提要】本条论述温热毒邪入血伤络，从口鼻出血的辨证和治法。

【释义】"太阴温病，血从上溢"，是指手太阴肺的气分热邪窜入血分，灼伤血络，迫血妄行，使血不循经，溢出脉外而致出血。其有"太阴温病"气分证，当见身热，咳喘，甚则气急鼻扇。其"血从上溢"，是指口鼻出血，即咳血、咯血、吐血、衄血，可见是热邪损伤肺络。肺热既盛，又致络伤溢血，其证当属气血两燔，以"犀角地黄汤合银翘散主之"。银翘散清透肺热，犀角地黄汤凉血散血，二者相合，共收气血两清之功。"其中焦病者，以中焦法治之"，是指中焦气分热炽，窜入血分而致气血两燔，当清泄中焦气热与凉血散血法同用。"若吐粉红血水者，死不治"，是指所吐不是纯血，而是粉红色血水。此证是经脉内之血与经脉外之液同时外溢，是生化之源败绝之重症，故"死不治"。"血从上溢，脉七八至以上，面反黑者，死不治"，是指上部大量吐血、衄血，脉搏一息七八至以上，数疾之极。如此热邪盛而大出血之重症，面既不红赤又不苍白，而反见黑色，是血热伤阴、面部瘀滞之象。血外溢而内瘀，热邪仍炽，消耗不止，化源欲绝，其证危重，故预后不良，而"死不治"。若勉为一治，"可用清络育阴法"。其"清络"是指清血络中热，即凉血法，其"育阴"即养阴法，实即"凉血散血"法，代表方剂如犀角地黄汤。

【临床应用】犀角地黄汤是治疗温热病热入血分证的常用方，临床应用以各种失血、斑色紫黑、神昏谵语、身热、舌绛为辨证要点。现代常用于重症肝炎、肝昏迷、弥漫性血管内凝血、尿毒症、过敏性紫癜、急性白血病、败血症等属血分热盛者。

【医案举例】汪氏妇，夏月初患齿衄。衄止，旋吐血。血止，鼻又衄，大流三日，诸治不应。诊脉弦搏，知其肺胃火盛，非寒凉折之不可。乃用犀角地黄汤，取鲜地黄绞汁，和童便冲药。外用热酒洗足，独蒜捣涂足心。一昼夜衄仍不止。因忆门人许生曾言，人传止衄奇法：先用粗琴线数尺，两头各系钱百文，悬挂项下，再用手指掐定太溪穴，太溪穴在两足内踝下动脉陷处，神验。外治之法，于病无伤。今既诸治罔效，姑一试之，衄竟止。唯神形疲困，头昏，少寐，思血去过多，真阴必伤，改用麦味地黄汤，加龟甲、石斛、白芍、女贞、沙参、阿胶，旬日霍然。识此以广见闻。（程杏轩．杏轩医案．北京：中国中医药出版社，2009．）

五、清营汤方（暑温）、清宫汤方

【原文】脉虚，夜寐不安，烦渴，舌赤，时有谵语，目常开不闭，或喜闭不开，暑入手厥阴也。手厥阴暑温，清营汤主之；舌白滑者，不可与也。（上焦篇第30条）

夜寐不安，心神虚而阳不得入阴也。烦渴舌赤，心用恣而心体亏也。时有谵语，神明欲乱也。目常开不闭，目为火户，火性急，常欲开以泄其火，且阳不下交于阴也；或喜闭不喜开者，阴为亢阳所损，阴损则恶见阳光也。故以清营汤急清宫中之热，而保离中之虚也。若舌白滑，不惟热重，湿亦重矣。湿重忌柔润药，当于湿温例中求之，故曰不可与清营汤也。

清营汤方（咸寒苦甘法）

犀角三钱，生地五钱，元参三钱，竹叶心一钱，麦冬三钱，丹参二钱，黄连一钱五分，银花三钱，连翘（连心用）二钱。

水八杯，煮取三杯，日三服。

【提要】本条论述暑热入营的主要脉症及辨治方法。

【释义】"脉虚"是不足之脉的统称，具体到本证，当见细数脉。"夜寐不安"与"时有谵语"，原因有二：一是营热扰心，心神外越；二是营阴亏而心神失养。营热愈盛则营阴愈伤，而营阴愈亏则营热愈盛，故营热与阴伤交织而致烦躁不安，入夜尤甚，时有谵语，并见"目常开不闭，或喜闭不开"，而进入神识昏迷状态。"烦渴"是暑热伤津所致，"舌赤"是营阴伤而血液黏稠之征。上述见症，说明暑热邪气深入手厥阴心包，属营分证，治当清营养阴，透热转气，以"清营汤主之"。若见舌苔"白滑者"，说明湿邪亦重，不可过用柔腻滋润之品，故清营汤"不可与也"。

【临床应用】清营汤为治疗热邪初入营分证的常用方，临床应用以身热夜甚、神烦少寐、斑疹隐隐、舌绛而干、脉数为辨证要点。

【医案举例】乙丑七月二十二日，广，二十四岁。六脉洪大之极，左手更甚，目斜视，怒气可畏，两臂两手卷曲而瘛疭，舌斜而不语三四日，面赤身热，舌苔中黄边白，暑入心包胆络，以清心胆之邪为要……二十四日，暑入心胆两经，与清心络之伏热，已见小效，仍用前法而进之。乌犀角五钱，连翘连心四钱，粉丹皮五钱，羚羊角三钱，金银花三钱，茶菊花三钱，细生地五钱，麦冬连心五钱，冬桑叶三钱。煮水四杯，分四次服。（吴瑭.吴鞠通医案.2版.北京：中国中医药出版社，2006.）

【原文】太阴温病，不可发汗，发汗而汗不出者，必发斑疹，汗出过多者，必神昏谵语。发斑者，化斑汤主之；发疹者，银翘散去豆豉，加细生地、丹皮、大青叶，倍元参主之。禁升麻、柴胡、当归、防风、羌活、白芷、葛根、三春柳。神昏谵语者，清宫汤主之，牛黄丸、紫雪丹、局方至宝丹亦主之。（上焦篇第 16 条）

温病忌汗者，病由口鼻而入，邪不在足太阳之表，故不得伤太阳经也。时医不知而误发之，若其人热甚血燥，不能蒸汗，温邪郁于肌表血分，故必发斑疹也。若其表疏，一发而汗出不止。汗为心液，误汗亡阳，心阳伤而神明乱，中无所主，故神昏。心液伤而心血虚，心以阴为体，心阴不能济阳，则心阳独亢。心主言，故谵语不休也。且手经逆传，世罕知之，手太阴病不解，本有必传手厥阴心包之理，况又伤其气血乎！

清宫汤方

元参心三钱，莲子心五分，竹叶卷心二钱，连翘心二钱，犀角尖（磨冲）二钱，连心麦冬三钱。

加减法：热痰盛，加竹沥、梨汁各五匙；咳痰不清，加瓜蒌皮一钱五分；热毒盛，加金汁、人中黄；渐欲神昏，加银花三钱，荷叶二钱，石菖蒲一钱。

【提要】本条论述温病误汗而见斑疹、昏谵的治法及用药禁忌。

【释义】"太阴温病，不可发汗"是强调温病初起，邪在肺卫，应当辛凉轻解，以清透表邪，切不可用辛温解表之剂大发其汗。因风热为阳邪，若误用辛温之品，则不仅助热，且易伤阴耗气，反致引邪深入而生他变。如果误用辛温发汗，但因热邪伤津不能作汗而汗不出者，则辛温之品反鼓动热邪由气分窜入血脉。若热邪灼伤血络，迫血妄行，使血不循经，溢出脉外，瘀于皮下，则发斑。若热邪迫血，使血行于表，瘀于肤表血络之中，则发疹。如果误用辛温发汗后，使腠理开泄，气耗津伤，表失固摄而汗出不止者，则可导致心阳心阴不足而致邪气内陷，逆传心包而神昏谵语。

误汗而致的发斑，治当清热凉血化斑，以"化斑汤主之"。误汗而致的发疹，治当清营透疹，以"银翘散去豆豉，加细生地、牡丹皮、大青叶、倍元参主之"。无论是发斑还是发疹，都应以清热凉血药为主，绝对禁用升提透发之品，如升麻、柴胡、葛根，也禁用辛温发散药物，如当归、防风、羌活、白芷、三春柳（柽柳）等，以防助热动血，加重病情。

误汗而致的逆传心包、神昏谵语，治用清宫汤以清营养阴，同时送服安宫牛黄丸以豁痰开窍。若无安宫牛黄丸，可用紫雪丹或局方至宝丹代替。

【临床应用】清宫汤有清心解毒、养阴生津之效，本方证因热陷心包所致，故用犀角、玄参凉血清心，麦冬养阴清心，连翘、莲子心、竹叶清心解热。方中犀角用尖，其余药物用心，取入心清热之义。病重者需与安宫牛黄丸等合用。

【医案举例】张某，男，62 岁，因突发神昏偏瘫失语入院。两天后出现高热 39.5℃，神志昏迷，时有躁动抽搐，面色潮红，身热灼，痰壅气粗，舌强短缩，舌质红绛，苔黄燥、脉弦滑数。血压 190/110mmHg，双肺满布痰鸣音，听心音被痰鸣遮掩不清，脉率 110 次 / 分。白细胞总数 $20×10^9$/L，中性粒细胞比例 90%，头颅 CT 示左侧基底节出血破入脑室。中医诊断：中风（中脏腑），属阳闭证。西医诊断：脑出血。辨证：邪热炽盛，内陷心包，肝风内动。治则：清心开窍，凉肝息风。清宫汤加减，配合安宫牛黄丸治疗。水牛角 30g（先煎），玄参 15g，竹叶 12g，莲子心 12g，生石膏 30g，赤芍 15g，黄连 6g，胆南星 12g，羚羊角粉 3g（冲），钩藤 30g（后入），全蝎 6g。水煎药液 300mL，分两次鼻饲。安宫牛黄丸 1 粒研碎，日两次，随药汁鼻饲。另外静脉给予液体、维生素、能量维持，20% 甘露醇降颅压。治疗 1 天后，热势稍退，抽搐减轻，病情好转。守方治疗 4 天，体温复常，神志转清醒。白细胞总数降至 $10×10^9$/L，中性粒细胞比例 75%，后改为清热养阴、活血通络善后。[吕少起. 辨证施治中风高热神昏 60 例. 光明中医，2008，23（7）：984-985.]

六、化斑汤方

【原文】太阴温病，不可发汗，发汗而汗不出者，必发斑疹，汗出过多者，必神昏谵语。发斑者，化斑汤主之。（上焦篇第 16 条）

化斑汤方

石膏一两，知母四钱，生甘草三钱，元参三钱，犀角二钱，白粳米一合。

水八杯，煮取三杯，日三服；渣再煮一盅，夜一服。

【提要】本条论述温病误汗而见斑疹的治法。

【释义】"太阴温病，不可发汗"是强调温病初起，邪在肺卫，应当辛凉轻解，以清透表邪，切不可用辛温解表之剂大发其汗。因风热为阳邪，若误用辛温之品，则不仅助热，且易伤阴耗气，反致引邪深入而生他变。如果误用辛温发汗，但因热邪伤津不能作汗而汗不出者，则辛温之品反鼓动热邪由气分窜入血脉。若热邪灼伤血络，迫血妄行，使血不循经，溢出脉外，瘀于皮下，则发斑。若热邪迫血，使血行于表，瘀于肤表血络之中，则发疹。如果误用辛温发汗后，使腠理开泄，气耗津伤，表失固摄而汗出不止者，则可导致心阳心阴不足而致邪气内陷，逆传心包而神昏谵语。误汗而致的发斑，治当清热凉血化斑，以"化斑汤主之"。

【临床应用】化斑汤有清热凉血化斑之功，用于温病热盛之发斑疹。本方证因热入血分动血，血溢肌肤而发斑，故用石膏清热生津，退气分之邪热；犀角清心凉血，以解血分之热毒；玄参凉血解毒养阴。现代用治皮肤病斑疹，如玫瑰糠疹、急性湿疹、药物性皮炎、过敏性紫癜等，也用治流行性结膜炎、中耳炎、扁桃体脓肿、鼻衄等。

【医案举例】杨某，女，68 岁，2009 年 6 月 29 日初诊。患过敏性紫癜 8 年，2009 年 6 月 20 日因感冒紫癜再次复发。症见双下肢、臀部、腹部发生较密集粟米粒、绿豆大小紫红色紫癜，压之不退色，瘙痒，无腹痛、关节痛，纳食欠佳，舌质红，苔薄少，脉弦浮。中医诊断：紫癜。治宜祛风清热，凉血消斑。方选化斑汤加味。生石膏 30g，知母 15g，生薏苡仁 15g，生甘草 15g，玄参 20g，生地黄 12g，茜草 25g，怀牛膝 15g，牡丹皮 15g，赤芍 30g，紫草 25g，白鲜皮 25g，水牛角粉 25g，炒栀子 15g，蛇蜕 6g，白芍 15g，青黛 4g，防风 15g，升麻 4g，银花 20g。7 剂。药后斑疹明显消退，但瘙痒不减。原方加乌梢蛇 8g，蕲蛇 4g，加强祛风止痒之功。7 剂。药后斑疹明显消退，瘙痒明显减轻。继用原方 7 剂，症状完全好转。[路金英，王耀光 . 化斑汤治疗过敏性紫癜验案三则 . 吉林中医药，2010，30（12）：1079.]

七、安宫牛黄丸方

【原文】神昏谵语者，清宫汤主之，牛黄丸、紫雪丹、局方至宝丹亦主之。（上焦篇第 16 条）

安宫牛黄丸方

牛黄一两，郁金一两，犀角一两，黄连一两，朱砂一两，梅片二钱五分，麝香二钱五分，真珠五钱，山栀一两，雄黄一两，金箔衣，黄芩一两。

上为极细末，炼老蜜为丸，每丸一钱，金箔为衣，蜡护。脉虚者人参汤下，脉实者银花、薄荷汤下，每服一丸。兼治飞尸卒厥，五痫中恶，大人、小儿痉厥之因于热者。大人病重体实者，日再服，甚至日三服；小儿服半丸，不知，再服半丸。

【提要】本条论述温病误汗而见昏谵的治法。

【释义】误汗而致的逆传心包、神昏谵语，治用清宫汤以清营养阴，亦可送服安宫牛黄丸以豁痰开窍。若无安宫牛黄丸，可用紫雪丹或局方至宝丹代替。

【临床应用】安宫牛黄丸为治疗热陷心包证的常用方，亦是凉开法的代表方。凡神昏谵语属邪热内陷心包者均可应用。临床应用以高热烦躁、神昏谵语、舌红或绛、苔黄燥、脉数有力为辨证要点。现代常用于流行性乙型脑炎、流行性脑脊髓膜炎、中毒性痢疾、尿毒症、肝昏迷、急性脑血管病、肺性脑病、颅脑外伤、小儿高热惊厥以及感染或中毒引起的高热神昏等属热闭心包者。

【医案举例】中毒性痢疾。康某，男，8 岁，因高热、惊厥、昏迷 1 天就诊。时值秋夏之交，痢疾流行之时，观其高热烦躁，神志不清，四肢拘急，颈项强痉，腹胀痛、拒按，粪便常规示有脓细胞，乃痢毒炽盛，内陷厥阴，闭阻腑气。治当开窍息风、急下存阴并举，以大黄 20g 水煎，化安宫牛黄丸 1 粒鼻饲，半日后泻下秽臭大便 400g，抽搐减轻，体温下降。后减大黄量为 10g，继服安宫牛黄丸，3 天后热退神清。[杨作平 . 安宫牛黄丸急症运用举隅 . 中国中医急症，2009，18（10）：1713-1714.]

八、紫雪丹方

【原文】神昏谵语者，清宫汤主之，牛黄丸、紫雪丹、局方至宝丹亦主之。（上焦篇第 16 条）

紫雪丹方（从《本事方》去黄金）

滑石一斤，石膏一斤，寒水石一斤，磁石（水煮，捣煎去渣入后药）二斤，羚羊角五两，木香五两，犀角五两，沉香五两，丁香一两，升麻一斤，元参一斤，炙甘草半斤。

以上八味，共捣锉，入前药汁中煎，去渣入后药。朴硝、硝石各二斤，提净，入前药汁中，微火煎，不住手将柳木搅，候汁欲凝，再加入后两味。辰砂（研细）三两，麝香（研细）一两二钱，入煎药拌匀。合成退火气，冷水调服一二钱。

【提要】本条论述温病误汗而见昏谵的治法。

【释义】误汗而致的逆传心包、神昏谵语，治用清宫汤以清营养阴，亦可送服安宫牛黄丸以豁痰开窍。若无安宫牛黄丸，可用紫雪丹或局方至宝丹代替。紫雪丹凉肝降火、息风止痉之力较胜，清心宣窍、化痰解毒之力不及安宫牛黄丸。

【临床应用】紫雪丹为治疗热闭心包、热盛动风证的常用方，临床应用以高热烦躁、神昏谵语、痉厥、舌红绛、脉数实为辨证要点。紫雪丹常用于西医学之脑膜炎、流行性乙型脑炎、肝昏迷，以及癫痫、精神失常的治疗。紫雪丹有寒凉清热解毒、芳香宣窍、升降阴阳之功效，因此，临床上也可用于内伤杂病，如肠梗阻、喉痹、鼻咽癌、心绞痛、快速性心律不齐、偏头痛、脑血管痉挛、鼻衄等。

【医案举例】王某，女，3岁8个月。春三月，初日仅喷嚏流涕，微有温热，望能自愈而未治。次日即高热39.7℃，肌肤灼热无汗，烦躁哭吵，便结溺黄。血常规白细胞$12×10^9$/L，中性粒细胞比例64%，淋巴细胞比例36%。应用抗生素和物理降温对症处理不效，入夜体温40℃，时有抽搐惊厥，烦躁谵言，如见鬼神，面色潮红，鼻息气粗，口渴引饮，唇舌焦红，四末欠温。时已卫邪传入气分，有热极风动之势，急须泄热息风。以紫雪丹1/2并温开水灌服，两小时后惊厥平息；续服1/2并温开水灌服，黎明体温渐降。再以生石膏30g（先煎），玄参12g，金银花15g，竹叶6g，煎汤服善后。再次日午后鼻衄少许，大便通，小便清，神清气爽，体温正常，告愈。[罗秀娟.紫雪丹治疗急性热症验案.陕西中医，1999，20（9）：420-421.]

九、至宝丹方

【原文】神昏谵语者，清宫汤主之，牛黄丸、紫雪丹、局方至宝丹亦主之。（上焦篇第16条）

局方至宝丹方

犀角（镑）一两，朱砂（飞）一两，琥珀（研）一两，玳瑁（镑）一两，牛黄五钱，麝香五钱。

以安息重汤炖化，和诸药为丸一百丸，蜡护。

【提要】本条论述温病误汗而见昏谵的治法。

【释义】误汗而致的逆传心包、神昏谵语，治用清宫汤以清营养阴，亦可送服安宫牛黄丸以豁痰开窍。若无安宫牛黄丸，可用紫雪丹或局方至宝丹代替。安宫牛黄丸和局方至宝丹功效大致相似，能清热解毒，镇惊安神，芳香开窍。两药主要成分中，相同者为牛黄、犀角、朱砂、麝香。但安宫牛黄丸中较多苦寒清热药，局方至宝丹中则有较多清心安神药。因此，安宫牛黄丸苦寒清热较胜，临床有轻泻的作用，对于不宜寒凉导下的病例，可以选用局方至宝丹。

【临床应用】至宝丹源于《太平惠民和剂局方》，具有清热解毒、开窍安神之功效，主治温热传里，谵语乱语，神志不清，循衣摸床，高热惊风。现代用于各种败血症、脑炎、中毒性痢疾、小儿肺炎、高热痉厥等的治疗。

【医案举例】林某，男，7个月。1959年4月5日以急性链球菌性脑膜炎合并支气管肺炎住院。应用西药治疗1周，病情无进步。高热持续，抽搐仍频，乃加服局方至宝丹及羚羊粉。3日后热退，当日惊止。续服中药汤剂，两周后痊愈出院。[郭镜影.总结两年来临床应用"安宫牛黄丸"和"局方至宝丹"的经验体会.天津医药，1960（11）：814-816.]

十、普济消毒饮方

【原文】温毒咽痛喉肿，耳前耳后肿，颊肿，面正赤，或喉不痛，但外肿，甚则耳聋，俗名大头温、虾蟆温者，普济消毒饮去柴胡、升麻主之，初起一二日，再去芩、连，三四日加之佳。（上焦篇第18条）

瘟毒者，秽浊也。凡地气之秽，未有不因少阳之气而自能上升者，春夏地气发泄，故多有是证；秋冬地气间有不藏之时，抑或有是证；人身之少阴素虚，不能上济少阳，少阳升腾莫制，亦多成是证；小儿纯阳火多，阴未充长，亦多有是证。咽痛者，经谓"一阴一阳结，谓之喉痹"。盖少阴少阳之脉，皆循喉咙，少阴主君火，少阳主相火，相济为灾也。耳前耳后颊前肿者，皆少阳经脉所过之地，颊车不独为阳明经穴也。面赤者，火色也。甚则耳聋者，两少阳之脉，皆入耳中，火有余则清窍闭也。治法总不能出李东垣普济消毒饮之外。其方之妙，妙在以凉膈散为主，而加化清气之马勃、僵蚕、银花，得轻可去实之妙；再加元参、牛蒡、板蓝根，败毒而利肺气，补肾水以上济邪火；去柴胡、升麻者，以升腾飞越太过之病，不当再用升也，说者谓其引经，亦甚愚矣！凡药不能直至本经者，方用引经药作引，此方皆系轻药，总走上焦，开天气，肃肺气，岂须用升、柴直升经气耶？去黄芩、黄连者，芩、连里药也，病初起未至中焦，不得先用里药，故犯中焦也。

普济消毒饮去升麻柴胡黄芩黄连方

连翘一两，薄荷三钱，马勃四钱，牛蒡子六钱，芥穗三钱，僵蚕五钱，元参一两，银花一两，板蓝根五钱，苦梗一两，甘草五钱。

上共为粗末，每服六钱，重者八钱。鲜苇根汤煎，去渣服，约二时一服，重者一时许一服。

【提要】本条论述温毒病的证治。

【释义】外感风温时毒，侵袭肌表，卫阳被郁，正邪相争，故初起恶寒，发热。继而温毒邪气由表入里，气分热炽，故恶寒罢而热盛。温热毒邪循阳明经、少阳经上攻头面，气血上壅，故"喉肿，耳前耳后肿，颊肿，面正赤"或喉部无肿痛，仅头面部红肿。少阳经循行于耳前后，如果气血壅滞特甚，少阳经气不通，也可导致突发性耳聋。这类病证，俗名"大头温"或"虾蟆温"，即近世所称的丹毒、痄腮一类病变，治当疏风清热，解毒消肿，用李东垣的普济消毒饮。

【临床应用】普济消毒饮为治疗大头瘟的常用方剂。临床应用以头面红肿焮痛、恶寒发热、舌红苔白兼黄、脉浮数为辨证要点。

现代常用于丹毒、腮腺炎、急性扁桃体炎、淋巴结炎伴淋巴管回流障碍等属风热邪毒者。

【医案举例】甲子五月十一日。王，女，二十三岁。温毒颊肿，脉伏而象模糊，此谓阳证阴脉，耳、面、目前后俱肿。其人本有瘰疬，头痛，身痛谵语，肢厥，势甚凶危，议普济消毒饮法。连翘一两五钱，牛蒡子八钱，银花两半，芥穗四钱，苦梗八钱，薄荷三钱，人中黄四钱，马勃五钱，元参八钱，板蓝根三钱。共为粗末，分十二包，一时许服一包，芦根汤煎，去渣服。肿处敷水仙膏，用水仙花根去芦，捣烂敷之，中央留一小口，干则随换，出毒后，敷三黄二香散，方开后。黄连一两，黄柏一两，生大黄一两，乳香五钱，没药五钱。上为极细末，初用细茶汁调敷，干则易之，继用香麻油调敷。十二日脉促，前方内加生石膏三两，知母八钱。十三日于前方内加犀角八钱，雅连三钱，黄芩六钱。十四日于前方内加大黄片五钱。十五日于前方内去大黄，再加生石膏一两。十六日于前方内加金汁半茶杯，分次冲入药。十八日脉出，身壮热，邪机向外也。然其势必凶，当静以镇之，勿事慌张，稍有谵语，即服牛黄清心丸一二丸，其汤药仍用前方。二十日肿消热退，脉亦静，用复脉汤七贴，痊愈。（吴瑭．吴鞠通医案．2版．北京：中国中医药出版社，2006.）

暑温　伏暑

十一、新加香薷饮方

【原文】手太阴暑温，如上条证，但汗不出者，新加香薷饮主之。（上焦篇第24条）

证如上条，指形似伤寒，右脉洪大，左手反小，面赤口渴而言。但以汗不能自出，表实为异，故用香薷饮发暑邪之表也。按香薷辛温芳香，能由肺之经而达其络。鲜扁豆花，凡花皆散，取其芳香而散，且保肺液，以花易豆者，恶其呆滞也。夏日所生之物，多能解暑，惟扁豆花为最。如无花时，用鲜扁豆皮。若再无此，用生扁豆皮。厚朴苦温，能泄食满，厚朴皮也，虽走中焦，究竟肺主皮毛，以皮从皮，不为治上犯中。若黄连、甘草，纯然里药，暑病初起，且不必用，恐引邪深入，故易以连翘、银花，取其辛凉达肺经之表，纯从外走，不必走中也。

温病最忌辛温，暑病不忌者，以暑必兼湿。湿为阴邪，非温不解，故此方香薷、厚朴用辛温，而余则佐以辛凉云。下文湿温论中，不惟不忌辛温，且用辛热也。

新加香薷饮方（辛温复辛凉法）

香薷二钱，银花三钱，鲜扁豆花三钱，厚朴二钱，连翘二钱。

水五杯，煮取二杯。先服一杯，得汗止后服；不汗再服；服尽不汗，再作服。

【提要】本条论述暑热夹湿兼寒的证治。

【释义】"手太阴暑温，如上条证"是指与第22条之证候有相同之处，但不同点在于"汗不出"，故治法不同。本条文字甚简，但以新加香薷饮之方测其证，可知当是外感暑邪夹湿、卫气同病之候，属于暑湿病。湿为阴邪，重浊黏腻，阻滞气机，故初起犯表，使表气郁遏而见恶寒、发热、无汗、头身重痛，是为卫分证。暑湿弥漫熏蒸于里，则口渴、面赤，是为气分证。因暑邪夹湿，则胸脘痞闷、苔腻、脉濡等症亦当并见。治当清暑化湿，卫气同治，以"新加香薷饮主之"。

【临床应用】新加香薷饮具有祛暑解表、清热化湿之功，主要用于暑温初起，复感风寒，出现恶寒发热、无汗、心烦面赤、口渴、舌苔白等症。现代常用于夏季发病的感冒、流行性感冒、急性胃肠炎、细菌性痢疾等，属暑湿兼寒者。

【医案举例】杨顺，受暑夹湿，头痛，口渴便赤，恶心发热，拟新加香薷饮，辛温复辛凉法。小川连、金银花、淡竹叶、紫厚朴、扁豆皮、川香薷、连翘壳、鲜荷叶、藿香梗、益元散。（张士骧.雪雅堂医案.太原：山西科学技术出版社，2010.）

十二、生脉散方

【原文】手太阴暑温，或已经发汗，或未发汗，而汗不止，烦渴而喘，脉洪大有力者，白虎汤主之；脉洪大而芤者，白虎加人参汤主之；身重者，湿也，白虎加苍术汤主之；汗多脉散大，喘喝欲脱者，生脉散主之。（上焦篇第26条）

此条与上文少异者，只已经发汗一句。

生脉散方（酸甘化阴法）

人参三钱，麦冬（不去心）二钱，五味子一钱。

水三杯，煮取八分二杯，分二次服，渣再煎服。脉不敛，再作服，以脉敛为度。

【提要】本条在上条基础上进一步说明暑热与夹湿及虚、实证等的辨治方法。

【释义】"手太阴暑温，或已经发汗，或未发汗，而汗不止"是指暑温初起，无论是否用过发汗解表药物，而见汗出不止。从机理上分析，已经发汗而汗不止者，可能是解表药物的作用；未发汗而汗不止者，则是里热蒸腾所致。但无论是否经过发汗均应辨证论治。"烦渴"是暑热伤津所致。"喘"是暑热迫肺、肺气上逆之征。"脉洪大有力"表明邪气盛而正气不衰，其证属实，治当清泄暑热以保津液，以"白虎汤主之"。若"脉洪大而芤"则表明汗出不止而致气阴两伤，治当清泄暑热与益气养阴并施，以"白虎加人参汤主之"。若兼"身重者"是暑热夹湿弥漫于肌肉，治当清泄暑热，兼以燥湿，以"白虎加苍术汤主之"。若汗多不止、脉象散大无根，是高热大汗而致津气欲脱之兆，急当补气生津，敛阴固脱，以"生脉散主之"。

【临床应用】生脉散有益气生津之效，用于气阴不足，症见汗多、口渴、咽干、喘急欲脱、短气形体倦惰、脉虚无力。现代常用于肺结核、慢性支气管炎、神经衰弱所致咳嗽和心烦失眠，以及心脏病心律不齐属气阴两虚者。

【医案举例】高存之次郎，童时，夏月身热十昼夜，止饮白汤。诸医汗之不解，以麻仁丸下之，热如故。惶急中，仲淳忽至，诊曰此伤暑也。白虎汤是其本方，因误汗下虚甚，加人参三钱。一剂微汗瞑眩，少顷热解。更疏一方，防其疟痢，仍用人参二钱，兼健脾、清暑、导滞之剂。未几疟作，如方饮之，疟止痢又作。存之不得已，于生脉散中加益元散饮之。儿尪羸甚，诸医曰数日后死矣。举家惶急，禳祷纷纭。仲淳复自松陵来，存之语之故。仲淳曰生脉、益元散得之矣。不诊而谛视儿，问糜甘否？曰甘。大呼曰：病去矣。存之且喜且讶，儿旦夕虞不保，兄言何易也？仲淳曰：视儿目光炯炯，且饮食味甘，是精神已旺，胃气转矣。（缪希雍.先醒斋医学广笔记.北京：中医古籍出版社，2000.）

湿温　寒湿

十三、三仁汤方

【原文】头痛恶寒，身重疼痛，舌白不渴，脉弦细而濡，面色淡黄，胸闷不饥，午后身热，状若阴虚，病难速已，名曰湿温。汗之则神昏耳聋，甚则目瞑不欲言，下之则洞泄，润之则病深不解，长夏深秋冬日同法，三仁汤主之。（上焦篇第 43 条）

头痛恶寒，身重疼痛，有似伤寒，脉弦濡，则非伤寒矣。舌白不渴，面色淡黄，则非伤暑之偏于火者矣。胸闷不饥，湿闭清阳道路也。午后身热，状若阴虚，湿为阴邪，阴邪自旺于阴分，故与阴虚同一午后身热也。湿为阴邪，自长夏而来，其来有渐，且其性氤氲黏腻，非若寒邪之一汗而解，温热之一凉则退，故难速已。世医不知其为湿温。见其头痛恶寒、身重疼痛也，以为伤寒而汗之，汗伤心阳，湿随辛温发表之药蒸腾上逆，内蒙心窍则神昏，上蒙清窍则耳聋、目瞑、不言。见其中满不饥，以为停滞而大下之，误下伤阴，而重抑脾阳之升，脾气转陷，湿邪乘势内溃，故洞泄。见其午后身热，以为阴虚而用柔药润之。湿为胶滞阴邪，再加柔润阴药。二阴相合，同气相求，遂有痼结而不可解之势。惟以三仁汤轻开上焦肺气，盖肺主一身之气，气化则湿亦化也。湿气弥漫，本无形质，以重浊滋味之药治之，愈治愈坏。伏暑湿温，吾乡俗名秋呆子，悉以陶氏《六书》法治之，不知从何处学来，医者呆，反名病呆，不亦诬乎！再按：湿温较诸温，病势虽缓而实重，上焦最少，病势不甚显张，中焦病最多，详见中焦篇，以湿为阴邪故也，当于中焦求之。

三仁汤方

杏仁五钱，飞滑石六钱，白通草二钱，白蔻仁二钱，竹叶二钱，厚朴二钱，生薏仁六钱，半夏五钱。

甘澜水八碗，煮取三碗，每服一碗，日三服。

【提要】本条论述湿温初起的证治及治疗禁忌。

【释义】"头痛恶寒，身重疼痛，舌白不渴，脉弦细而濡，面色淡黄，胸闷不饥，午后身热"是湿温病初起、卫气同病的临床表现。湿热邪气侵袭人体，初起多以湿邪为主，先犯上焦。因其湿重于热，湿热裹结，热蕴湿中，湿郁热蒸，故往往弥漫表里，而致卫气同病。"头痛恶寒，身重疼痛"是卫外失司的表现。湿为阴邪，重浊黏腻，阻滞气机，故湿邪在表则卫气宣发受阻而恶寒。气机阻滞，血行不畅，故头痛、身痛。因湿为有形之邪，其性重浊，故除周身疼痛外，更突出的是有沉重感，称为"重痛"，与伤寒初起身痛而不重者不同。湿温初起亦有发热见症，但因热蕴湿中，不得宣扬，故以恶寒为主而发热不显，称为"身热不扬"。因湿阻气机，血不上荣，故虽发热而面不红，反"淡黄"。热蕴湿中，热不外扬，故舌苔白腻。津液未伤，故口"不渴"。湿阻气机，则"脉弦细而濡"。湿邪困阻，气机不畅，脾不健运，故"胸闷不饥"。因午后乃阳明经气主令，阳明为多气多血之经，正气奋起驱邪，正邪激争，故午后身热加重。因其证属湿热裹结，湿不祛则热不除，热不解则湿愈黏，湿热氤氲，难解难分，缠绵淹滞，故"病难速已"，这是湿温病的典型临床表现。

【临床应用】三仁汤能宣畅气机，清利湿热，可使三焦湿热分解，主治属湿温初起，湿重于热之证。临床应用以头痛恶寒、身重疼痛、午后身热、舌白不渴为辨证要点。现代常用于肠伤寒、胃肠炎、肾盂肾炎、布氏杆菌病、肾小球肾炎以及关节炎等属湿重于热者。

【医案举例】王，二十。酒肉之湿助热，内蒸酿痰，阻塞气分，不饥不食，便溺不爽，亦三焦病，先论上焦，莫如治肺，以肺生一身之气也。杏仁、瓜蒌皮、白蔻仁、飞滑石、半夏、厚朴。（李遇春，龙一梅.未刻本叶氏医案.银川：宁夏人民出版社，2008.）

秋燥

十四、桑杏汤方

【原文】秋感燥气，右脉数大，伤手太阴气分者，桑杏汤主之。（上焦篇第54条）

前人有云：六气之中，惟燥不为病，似不尽然。盖以《内经》少秋感于燥一条，故有此议耳。如阳明司天之年，岂无燥金之病乎？大抵春秋二令，气候较夏冬之偏寒偏热为平和，其由于冬夏之伏气为病者多，其由于本气自病者少，其由于伏气而病者重，本气自病者轻耳。其由于本气自病之燥证，初起必在肺卫，故以桑杏汤清气分之燥也。

桑杏汤方（辛凉法）

桑叶一钱，杏仁一钱五分，沙参二钱，象贝一钱，香豉一钱，栀皮一钱，梨皮一钱。

水二杯，煮取一杯，顿服之，重者再作服（轻药不得重用，重用必过病所。再一次煮成三杯，其二三次之气味必变，药之气味俱轻故也）。

【提要】本条论述温燥的证治。

【释义】"秋感燥气"，说明是秋季外感燥邪而发的秋燥病。秋燥有温燥与凉燥之分，由"右脉数大"可知是外感温热燥邪而致的温燥。右手脉候气分，故曰其病变在"手太阴气分"。其治疗以"桑杏汤主之"，其方有宣表润燥之功。以方测证，其病变应是燥热邪气侵袭肺卫，病在卫分而非气分。条文中"手太阴气分"之说，是以气赅卫，即叶天士所谓"肺主气属卫"之论。本条所述症状甚简，但以其脉象及所用方药测其证，方中使用宣表润燥止咳之品，可知应有发热，微恶寒，干咳无痰，口、鼻、唇、咽、舌干燥，舌苔薄白而干等燥热伤津、肺燥气逆之见症。

【临床应用】桑杏汤有清宣燥邪、润肺止咳之功，为治疗温燥伤肺轻证的常用方。临床应用以身热不甚、干咳无痰或痰少而黏、右脉数大为辨证要点。现代常用于上呼吸道感染、急慢性支气管炎、支气管扩张咯血、百日咳等证属外感温燥、邪犯肺卫者。

【医案举例】义桥徐，秋感燥化，头晕而疼，咳逆发热，脉右浮滑、左微劲，舌黄尖红。姑宜辛凉清解。七月初四日，薄荷钱半，冬桑叶三钱，金银花三钱，淡竹叶钱半，连翘三钱，甘菊钱半，焦栀子三钱，象贝三钱，桔梗钱半，前胡钱半，橘红一钱。清煎，二贴。（邵兰荪.重订邵兰荪医案.北京：中国中医药出版社，2019.）

十五、沙参麦冬汤方

【原文】燥伤肺胃阴分，或热或咳者，沙参麦冬汤主之。（上焦篇第 56 条）

此条较上两条，则病深一层矣，故以甘寒救其津液。

沙参麦冬汤（甘寒法）

沙参三钱，玉竹二钱，生甘草一钱，冬桑叶一钱五分，麦冬三钱，生扁豆一钱五分，花粉一钱五分。

水五杯，煮取二杯，日再服。久热久咳者，加地骨皮三钱。

【提要】本条论述温燥伤肺胃阴分的证治。

【释义】"燥伤肺胃阴分"是说病机为燥热邪气损伤肺胃阴液。因病在肺胃，故属气分证，"或热""或咳"是指可能见发热，也可能见干咳，二者均非必见症状。这说明邪气已不盛，而是以肺胃阴液未复为主。即使发热，也不会是高热，而应是低热。其证乃温燥邪气已解，或余邪未尽，而阴液未复的后遗症，故以"沙参麦冬汤主之"，用甘寒养阴之品润燥生津，以复阴液。

【临床应用】沙参麦冬汤方具有养肺胃、化湿邪的作用，是滋养肺胃之阴的经典方剂，用于肺胃阴伤咳嗽、发热等症。现代常用于治疗呼吸系统、消化系统疾病，肿瘤放疗减毒，原发干燥综合征，糖尿病，甲亢，剥脱性唇炎等。

【医案举例】胡六六，脉右劲，因疥疮，频以热汤沐浴。卫疏易伤冷热，皮毛内应乎肺，咳嗽气塞痰多，久则食不甘，便燥结，胃津日耗，不司供肺。况秋冬天降燥气上加，渐致老年痰火之象。此清气热以润燥，理势宜然，倘畏虚日投滞补，益就枯燥矣。霜桑叶、甜杏仁、麦冬、玉竹、白沙参、天花粉、甘蔗浆、甜梨汁，熬膏。（叶天士.临证指南医案.北京：人民卫生出版社，2006.）

十六、翘荷汤方

【原文】燥气化火，清窍不利者，翘荷汤主之。（上焦篇第 57 条）

清窍不利，如耳鸣目赤，龈胀咽痛之类。翘荷汤者，亦清上焦气分之燥热也。

翘荷汤（辛凉法）

薄荷一钱五分，连翘一钱五分，生甘草一钱，黑栀皮一钱五分，桔梗二钱，绿豆皮二钱。

水二杯，煮取一杯，顿服之。日服二剂，甚者日三。

加减法：耳鸣者，加羚羊角、苦丁茶；目赤者，加鲜菊叶、苦丁茶、夏枯草；咽痛者，加牛蒡子、黄芩。

【提要】本条论述燥伤清窍的证治。

【释义】"燥气化火"是指燥热邪气化火。之所以称其"化火"，是因出现"清窍不利"的"火曰炎上"症状。火邪上炎，气血上壅，郁结不散，导致头部官窍不利，故见耳鸣、目赤、齿龈肿痛、咽部肿痛诸症。其治疗当遵《内经》"火郁发之"之法，以"翘荷汤主之"，用轻扬宣透之品，宣郁透邪，发其郁火。

【临床应用】翘荷汤具有清宣燥热之功，主治清窍不利、两耳鸣响、二目发赤、牙龈肿胀、咽中痛等。

【医案举例】某十九，舌白咳嗽，耳胀口干，此燥热上郁，肺气不宣使然，当用辛凉，宜薄滋味。鲜荷叶二钱，连翘壳一钱半，大杏仁三钱，白沙参一钱，飞滑石三钱，冬桑叶一钱（咳嗽）。（叶天士．临证指南医案．北京：人民卫生出版社，2006.）

十七、清燥救肺汤方

【原文】诸气膹郁，诸痿喘呕之因于燥者，喻氏清燥救肺汤主之。（上焦篇第58条）

喻氏云：诸气郁之属于肺者，属于肺之燥也，而古今治气郁之方，用辛香行气，绝无一方治肺之燥者。诸痿喘呕之属于上者，亦属于肺之燥也，而古今治法以痿呕属阳明，以喘属肺，是则呕与痿属之中下，而惟喘属之上矣，所以千百方中亦无一方及于肺之燥也。即喘之属于肺者，非表即下，非行气即泻气，间有一二用润剂者，又不得其肯綮。总之，《内经》六气，脱误秋伤于燥一气，指长夏之湿为秋之燥。后人不敢更端其说，置此一气于不理，即或明知理燥，而用药夹杂，如弋获飞虫，茫无定法示人也。今拟此方，命名清燥救肺汤，大约以胃气为主，胃土为肺金之母也。其天门冬虽能保肺，然味苦而气滞，恐反伤胃阻痰，故不用也；其知母能滋肾水清肺金，亦以苦而不用；至于病寒降火正治之药，尤在所忌，盖肺金自至于燥，所存阴气不过一线耳，倘更以苦寒下其气，伤其胃，其人尚有生理乎？诚仿此增损以救肺燥变生诸证。如沃焦救焚，不厌其频，庶克有济耳。

清燥救肺汤方（辛凉甘润法）

石膏二钱五分，甘草一钱，霜桑叶三钱，人参七分，杏仁（泥）七分，胡麻仁（炒研）一钱，阿胶八分，麦冬（不去心）二钱，枇杷叶（去净毛，炙）六分。

水一碗，煮六分，频频二三次温服。痰多加贝母、栝楼；血枯加生地黄；热甚加犀角、羚羊角，或加牛黄。

【提要】本条论述肺燥津伤的证治。

【释义】《素问·至真要大论》云"诸气膹郁，皆属于肺""诸痿喘呕，皆属于上"。这两句指出，多种喘息气急、气滞胸闷的病变以及痿证、呕逆均与上焦肺的关系十分密切。吴氏在本条中以"因于燥者"一句明确指出，燥热犯肺，损伤肺津可以导致肺燥气逆而喘息气急，气滞胸闷；亦可因肺不布津，筋脉失养，肢体痿废不用而出现痿证。若肺失濡润，亦可导致肺痿。肢痿与肺痿统称"诸痿"。由肺燥而致胃燥，胃气上逆则可见呕逆。上述诸症，病因均为燥热邪气，故均用喻嘉言所创的"清燥救肺汤主之"，以清肺润燥，养阴生津。

【临床应用】清燥救肺汤为治疗温燥伤肺重症的常用方。临床应用以身热、干咳无痰、气逆而喘、舌红少苔、脉虚大而数为辨证要点。现代广泛用于肺炎、支气管哮喘、急性或慢性支气管炎、支气管扩张、肺癌等属燥热犯肺、气阴两伤者。

【医案举例】杨某年近三旬，素有吐血病，遇劳则发，今年五月，因劳役愤怒，血症又作。吐血成碗，发热咳嗽，延医服药，始尚小效，继则大吐不止，服药不效。其戚王姓延予治，问其情形，每日上午四点钟时，即大吐血，咳嗽有痰，心烦口渴，欲饮冷水，自觉胸部烧热，心胸间喜以冷水浸手巾覆之，知饥能食，舌苔薄腻微黄，两手脉数不大，形容消瘦。予谓此暑热伏于肺胃，热迫血而妄行，欲止其血，当先降其热，热降则血安于其位，不治而自止矣，以玉女煎合清燥救肺汤为剂。生石膏四钱，桑叶一钱，干地黄四钱，阿胶三钱，贝母、麦冬、沙参各二钱，杏仁一钱，枇杷叶一片。服后觉凉爽异常，腹中雷鸣，心内空虚，身热亦稍平，上午四时未吐，至午后始吐，咳嗽痰多。原方加竹叶三钱，栝楼根二钱，枣仁、柏子仁各四钱，接服两剂。血几全止矣，唯精神疲惫，时出冷汗，脉息软大无力，舌上无苔，乃热退而元气虚也。况吐血多日，亡血已多，安有不虚之理，易方用生脉散加黄芪、熟地黄、枸杞子、枣仁、阿胶，接服两剂，汗渐少，能进粥两大碗，唯咳嗽痰中带血，嗽甚则抑或吐一二口，但迥非从前之汹涌耳，乃以百合固金汤合千金苇茎汤出入调治。数日后能起床行走，饮食亦大进矣，遂以饮食滋补，兼服琼玉膏而瘳。（袁焯．丛桂草堂医案．上海：上海科学技术出版社，1958．）

卷二　中焦篇

风温　温热　温疫　温毒　冬温

一、减味竹叶石膏方

【原文】阳明温病，脉浮而促者，减味竹叶石膏汤主之。（中焦篇第 2 条）

脉促，谓数而时止，如趋者过急，忽一蹶然，其势甚急，故以辛凉透表重剂，逐邪外出则愈。

减味竹叶石膏汤方（辛凉合甘寒法）

竹叶五钱，石膏八钱，麦冬六钱，甘草三钱。

水八杯，煮取三杯，一时服一杯，约三时令尽。

【提要】本条论述阳明无形热盛而津气已伤的证治。

【释义】"阳明温病"是指第 1 条所述阳明温病的"面目俱赤"等症状皆俱，即吴氏在本篇第 3 条分注中所云："以阳明温病发端者，指首条所列阳明证而言也，后凡言阳明温病者仿此。"脉既不"浮洪躁甚"亦不"沉数有力"，而是"浮而促"。其脉浮说明里热蒸腾，气血涌越，热邪有外达之势。其脉促是指数而时止。其数是因热邪鼓动。其时有一止是津气已伤、脉气不续之兆。治当辛寒清宣透热，以逐邪外出，甘寒生津益气，以扶正敌邪，以减味竹叶石膏汤主之。

【临床应用】本方临床应用以气热的高热、口渴、汗出等热盛津伤症状为主，兼有"心烦"一症。

二、增液汤方

【原文】阳明温病，无上焦证，数日不大便，当下之。若其人阴素虚，不可行承气者，增液汤主之。服增液汤已，周十二时观之，若大便不下者，合调胃承气汤微和之。（中焦篇第 11 条）

此方所以代吴又可承气养荣汤法也。妙在寓泻于补，以补药之体，作泻药之用，既可攻实，又可防虚。余治体虚之温病与前医误伤津液、不大便，半虚半实之证，专以此法救之，无不应手而效。

增液汤方（咸寒苦甘法）

元参一两，麦冬（连心）八钱，细生地八钱。

水八杯，煮取三杯，口干则与饮，令尽，不便，再作服。

【提要】 本条论述阴虚体质患者又有阳明热结腑实之证的治法。

【释义】 "阳明温病，无上焦证，数日不大便，当下之"说明已见可下之征，但因"其人阴素虚"，而阴液亏乏，肠道失润，虚实夹杂，无水舟停，用承气汤攻下，无异于旱地行舟，则虽攻而不下，故"不可行承气"。应当滋阴润燥，增水行舟，以增液汤主之。

服用增液汤后，观察"周十二时"，即一昼夜。若大便仍不下，说明肠液虽增，但推动乏力，故再"合调胃承气汤微和之"，以增其荡涤之动力。吴氏在本条分注中云："妙在寓泻于补，以补药之体，作泻药之用，既可攻实，又可防虚。余治体虚之温病与前医误伤津液、不大便、半虚半实之证，专以此法救之，无不应手而效。"

吴氏治疗温病阳明证的3种下法：一是热结液干的大实证用大承气汤，即"急下存阴"法；二是偏于热结而液不干的"热结旁流"证用调胃承气汤，为通调腑气、除满泄热之法；三是液干多而热结少之证用增液汤，乃"回护其虚、务存津液"法。

【临床应用】 本方主治阳明温病后津液不足之症。临床以口渴、便秘、舌红少津、少苔、脉细为辨证要点。

【医案举例】 李某，男，47岁，1986年11月13日初诊。患者1983年3月以来经常鼻衄，每月2～3次，鼻衄时自用棉花团堵塞鼻孔即可止血。近年来加重，每月发生十多次，甚则洗脸、喷嚏时即鼻衄不止，经用中西药物治疗无效，颇以为苦。昨日晨起洗脸时左侧鼻孔出血不止，用棉团填塞两鼻孔则有时血溢口中，口鼻俱出。患者形体瘦弱，面色无华，平素头晕耳鸣，心悸多梦，腰膝痿软，口燥咽干，大便干结，小便黄赤，舌淡红无苔，脉细无力。辨证为肾阴亏虚，虚火上炎，迫血妄行。治宜滋阴降火，凉血止血。生地黄40g，玄参25g，麦冬30g，水煎服，两剂。患者归家后视药包甚小，将两剂合二并一起煎之，均两次服完，药后鼻衄遂止。心悸头、晕等症减轻，大便通畅，精神转佳。原方继投3剂，药后诸症悉平，鼻衄未发。半年后来医院云病愈后未复发。[孙延昭.增液汤在鼻衄中的运用.黑龙江中医药，1989（1）：44.]

三、益胃汤方

【原文】 阳明温病，下后汗出，当复其阴，益胃汤主之。（中焦篇第12条）

温热本伤阴之病，下后邪解汗出，汗亦津液之化，阴液受伤，不待言矣，故云当复其阴。此阴指胃阴而言。盖十二经皆禀气于胃，胃阴复而气降得食，则十二经之阴皆可复矣。欲复其阴，非甘凉不可。汤名益胃者，胃体阳用阴，取益胃用之义也。下后急议复阴者，恐将来液亏燥起，而成干咳、身热之怯证也。

益胃汤方（甘凉法）

沙参三钱，麦冬五钱，冰糖一钱，细生地五钱，玉竹（炒香）一钱五分。

水五杯，煮取二杯，分二次服；渣，再煮一杯服。

【提要】本条论述下后邪解液伤、调理胃阴的方法。

【释义】"阳明温病，下后汗出"是讲阳明热结腑实之证用承气汤攻下后，其燥结已下，邪气已解，里气已通而汗出。汗乃津液所化生，下后又见汗出则阴伤，故"当复其阴"，以益胃汤甘寒清养之品，滋养胃阴。胃液恢复，则周身之阴可复。

【临床应用】益胃汤方为滋养胃阴的代表方剂，为甘凉滋润之剂，以食欲不振、口干咽燥、舌红少苔、脉细数为证治要点。

【医案举例】文某，男，7 岁，2019 年 8 月 18 日初诊。厌食数月，喜饮水，伴鼻衄，大便偏干，小便短黄，手足心热，舌红少津，苔少，脉细数。中医诊断：厌食症。证属脾胃阴虚，治法养阴益胃。北沙参 15g，麦冬 10g，生地黄 10g，玉竹 10g，焦山楂 10g，炒鸡内金 10g，荷叶 10g，山药 10g，红曲 6g，蜜甘草 5g，芦根 15g，薏苡仁 15g，豆蔻 10g，生白术 15g，当归 10g，白茅根 10g。7 剂，水煎服，1 日 3 次，每次 50mL。药后食欲好转，未诉鼻衄，但见汗出，二便调，舌苔厚腻，再以原意继续调理。北沙参 15g，麦冬 10g，生地黄 10g，玉竹 10g，焦山楂 10g，炒鸡内金 10g，荷叶 10g，红曲 6g，蜜甘草 5g，芦根 20g，薏苡仁 20g，豆蔻 15g，生白术 20g，当归 10g，浮小麦 20g。服法同前。7 剂后病愈，未再来诊。［王鑫.益胃汤加减治疗小儿厌食症临床运用举例.世界最新医学信息文摘，2019，19（86）：201.］

四、银翘汤方

【原文】下后无汗，脉浮者，银翘汤主之；脉浮洪者，白虎汤主之；脉洪而芤者，白虎加人参汤主之。（中焦篇第 13 条）

此下后邪气还表之证也。温病之邪，上行极而下，下行极而上，下后里气得通，欲作汗而未能，以脉浮验之，知不在里而在表。逐邪者，随其性而宣泄之，就其近而引导之，故主以银翘汤，增液为作汗之具，仍以金银花、连翘解毒而轻宣表气，盖亦辛凉合甘寒轻剂法也。若浮而且洪，热气炽甚，津液立见消亡，则非白虎不可。若洪而且芤，金受火克，元气不支，则非加人参不可矣。

银翘汤方（辛凉合甘寒法）

银花五钱，连翘三钱，竹叶二钱，生甘草一钱，麦冬四钱，细生地四钱。

【提要】本条论述用攻下法后，有形热结已去而无形热邪未解之变证的证治。

【释义】"下后无汗，脉浮者"是指下后有形热结虽去，但无形热邪未解。"无汗"是津液已伤，汗无来源。"脉浮"说明无形热邪趋于表，欲从表出，治当因势利导，透邪外达，同时用生津增液之品滋汗托邪，以"银翘汤主之"。若"脉浮洪者"说明下后有形热结虽去，但无形热邪仍盛，里热蒸腾，气血涌越，热邪有外达之势，治当因势利导，清气泄热，达热出表，以"白虎汤主之"。若"脉洪而芤者"，说明无形热邪仍盛而津气已伤，故治当清泄达热与补气生津并施，以"白虎加人参汤主之"。

初犯卫分是里未伤而证实，只宜辛凉宣透。下后余邪郁表是内阴已伤，里通余邪浮于肌表，治应于轻宣表气中助以益阴。银翘汤是变银翘散的辛凉宣透而为辛凉甘寒的宣表益阴方。浮于表者，就其势而逐之。吴鞠通云："增液为作汗之具，仍以银花、连翘解毒，而轻宣表气，盖亦辛凉合甘寒轻剂法也。"银翘汤轻宣表气，清热滋液，用之最宜。郁于经者，随其性而导之。实则白虎汤加减，以清热护津。虚则加人参以扶正。

【临床应用】银翘汤以"下后无汗脉浮"为证。因下后阴液不足、卫表风热余邪未除所致，即吴鞠通所谓"下后邪气还表之证"，故用金银花、连翘辛凉轻宣解表，配伍竹叶清上焦之热，甘草益气清火，麦冬、生地黄滋阴清热，以助在表之邪得汗而解。

【医案举例】董某，女，10岁，2005年5月20日就诊。两个月前曾患感冒，咽痛，发热，扁桃体肿胀发炎，继之头皮起红疹，瘙痒，搔之脱屑，躯干、四肢泛发黄豆大小的红斑丘疹、色鲜红，表面覆有少许银白色鳞屑，刮之易落并见筛状出血，伴尿黄、便秘，舌红苔黄，脉滑数。诊断：银屑病（血热型）。辨证：内有蕴热，郁于血分。治法：清热凉血。银翘汤加减。金银花10g，连翘10g，槐花10g，麦冬10g，生地黄10g，竹叶10g，大青叶10g，丹参10g，鸡血藤10g，山豆根10g。上方连服7剂，皮疹未再新发，原皮损颜色转淡。皮疹均自边缘开始消退，咽喉肿痛消失，二便自调。上方去山豆根、槐花、大青叶，加威灵仙10g，牡丹皮10g。5剂。三诊皮损基本消退，嘱继续服药10剂，以巩固疗效。[李廷保，窦志强，潘利忠.何炳元教授辨治儿童银屑病经验.中医儿科杂志，2006，2（2）：3-5.]

五、护胃承气汤方

【原文】下后数日，热不退，或退不尽，口燥咽干，舌苔干黑，或金黄色，脉沉而有力者，护胃承气汤微和之；脉沉而弱者，增液汤主之。（中焦篇第15条）

温病下后，邪气已净，必然脉静身凉；邪气不净，有延至数日邪气复聚于胃，须再通其里者，甚至屡下而后净者，诚有如吴又可所云。但正气日虚一日，阴津日耗一日，须加意防护其阴，不可稍有鲁莽，是在任其责者临时斟酌尽善耳。吴又可于邪气复聚之证，但主以小承气，本论于此处分别立法。

护胃承气汤方（苦甘法）
生大黄三钱，元参三钱，细生地三钱，丹皮二钱，知母二钱，麦冬（连心）三钱。
水五杯，煮取二杯，先服一杯，得结粪，止后服；不便，再服。

增液汤（方见前）
【提要】本条论述阳明温病用攻下法后邪气复聚、燥屎又结的证治。

【释义】"下后数日，热不退，或退不尽，口燥咽干，舌苔干黑，或金黄色"，说明下后有形热结已去，但无形热邪未除，又延至数日，则热邪继续耗伤津液不止。"脉沉而有力者"，说明津亏肠燥，燥屎又结，治疗仍需通下。但因其证是攻下之后邪气复聚，虽有燥结，但阴伤已甚，故不可纯用苦寒攻下，当攻下与养阴并用，攻补兼施，护阴轻下，以"护胃承气汤微和之"。若"脉沉而弱者"，说明正气大亏，恐攻下更伤其正气，故只能滋阴润下，治以增液润燥，以增液汤主之。

【临床应用】护胃承气汤多用于温病下后数日，热结便秘兼有阴伤，症见潮热不退，或退而不尽，午后热甚，大便干结，口燥咽干，夜寐不安，舌质红，苔干黑，或金黄苍老，脉沉而有力。

【医案举例】男，80岁，1996年5月因便秘3年来诊。有1型糖尿病史7年。症见口干咽燥，多食易饥，时有口苦，脘腹胀满，大便干结难排，3～5日1次，舌暗红而干，苔黄燥，脉沉而有力。空腹血糖14.3mmol/L。诊为消渴便秘，给予护胃承气汤加减，水煎服。生大黄9g，玄参9g，生地黄12g，牡丹皮6g，知母6g，麦冬15g，茵陈 15g。服药 1 剂，排干结大便两次。服药两剂，排稀便两次，脘腹胀满、口干咽燥减轻，无口苦，苔黄消失，大便有排不尽之感。上方减大黄、茵陈，加黄芪 20g 继服。服药 16 剂，诸症皆除，血糖降至正常。嘱其注意饮食调节，将护胃承气汤原方大黄减半，炼蜜为丸，间断服用，至今各项指标均正常。［袁云成 . 浅析消渴便秘辨治 . 吉林中医药，2001，5（2）：1-2.］

六、新加黄龙汤方

【原文】阳明温病，下之不通，其证有五：应下失下，正虚不能运药，不运药者死，新加黄龙汤主之。喘促不宁，痰涎壅滞，右寸实大，肺气不降者，宣白承气汤主之。左尺牢坚，小便赤痛，时烦渴甚，导赤承气汤主之。邪闭心包，神昏舌短，内窍不通，饮不解渴者，牛黄承气汤主之。津液不足，无水舟停者，间服增液，再不下者，增液承气汤主之。（中焦篇第 17 条）

经谓下不通者死，盖下而至于不通，其为危险可知，不忍因其危险难治而遂弃之。兹按温病中下之不通者共有五因：其因正虚不运药者，正气既虚，邪气复实，勉拟黄龙法，以人参补正，以大黄逐邪，以冬、地增液，邪退正存一线，即可以大队补阴而生，此邪正合治法也。其因肺气不降，而里证又实者，必喘促寸实，则以杏仁、石膏宣肺气之痹，以大黄逐肠胃之结。此脏腑合治法也。其因火腑不通，左尺必现牢坚之脉（左尺，小肠脉也，俗候于左寸者非，细考《内经》自知）。小肠热盛，下注膀胱，小便必涓滴，赤且痛也，则以导赤去淡通之阳药，加连、柏之苦通火腑，大黄、芒硝承胃气而通大肠。此二肠同治法也。其因邪闭心包，内窍不通者，前第五条已有先与牛黄丸，再与承气之法。此条系已下而不通，舌短神昏，闭已甚矣。饮不解渴，消亦甚矣。较前条仅仅谵语则更急而又急，立刻有闭脱之虞。阳明大实不通，有消亡肾液之虞，其势不可少缓须臾。则以牛黄丸开手少阴之闭，以承气急泻阳明，救足少阴之消。此两少阴合治法也。再此条亦系三焦俱急，当与前第九条用承气、陷胸合法者参看。其因阳明太热，津液枯燥，水不足以行舟，而结粪不下者，非增液不可。服增液两剂，法当自下。其或脏躁太甚之人，竟有不下者，则以增液合调胃承气汤，缓缓与服，约二时服半杯沃之，此一腑中气血合治法也。

新加黄龙汤（苦甘咸法）

细生地五钱，生甘草二钱，人参（另煎）一钱五分，生大黄三钱，芒硝一钱，元参五钱，麦冬（连心）五钱，当归一钱五分，海参（洗）二条，姜汁六匙。

水八杯，煮取三杯。先用一杯，冲参汁五分，姜汁二匙，顿服之。如腹中有响声，或转矢气者，为欲便也；候一二时不便，再如前法服一杯；候二十四刻不便，再服第三杯。如服一杯即得便，止后服，酌服益胃汤一剂。益胃汤方见前。余参或可加入。

【提要】本条论述阳明温病既有有形热结，又有其他兼证的五种证候及治法。

【释义】"阳明温病，下之不通"，说明证属阳明有形热结，具有大便秘结、腹满痛拒按等可下之征。但攻下之后，燥屎仍然不下，腑气仍然不通，说明病情复杂，必有其他兼夹症，而影响攻下之效果。"应下失下"是讲阳明有形热结之证应及时攻下，以防燥屎热结久踞，消耗正气。应下而未及时攻下，失去时机，则热结伤阴耗气，以致实邪未去而正气大伤，转为热结便秘兼气阴两虚之虚实夹杂证。正气大虚，胃肠之受纳、传导功能低下，不能消化吸收药物，以致"正虚不能运药"，形成虚不受补、实不能攻之势，故称"不运药者死"。其病情危重，虚实夹杂，热结不去则正气被耗，正气不复则推动无力而热结不下，故治当祛邪与扶正并举，攻补兼施，此乃邪正合治法，以新加黄龙汤主之。

【临床应用】新加黄龙汤方症见大便秘结，腹中胀满而硬痛，身疲少气，口干咽燥，唇裂舌焦，舌黄干或焦黑，脉沉弱或沉涩。

【医案举例】刘某，女，64岁，2014年7月14日入院。患者辗转反侧，烦躁不安，呻吟不已，形体消瘦，四肢发冷，腹胀且痛，时而肠鸣，偶见凸起包块蠕动，呕吐频作，阵发性腹痛5天，每天呕吐3～5次、进餐后加重，大便4日未行，矢气全无，可见肠型，舌质红，苔黄褐焦干，脉细弱。腹部X线见多个气液平面，提示肠梗阻。既往2004年和2009年曾两度患此病，在本地医院分别住院1个月和40天，行输液保守疗法而愈。入院诊断：老年性肠梗阻。给予镇吐解痛灌肠输液等支持疗法，4天后未效，第5天加服大承气汤，大黄15g，厚朴10g，枳实12g，芒硝10g。连用两天呕吐如初，大便未解。遂请外科会诊，中医辨证：热结里实，气液两亏。立法益气养阴，泄热通便。生地黄15g，生甘草6g，人参6g（另煎），生大黄12g（后下），芒硝9g，玄参15g，麦冬15g，当归6g，海参两条（洗），姜汁30mL。每日1剂，水煎至400mL，分早晚温服。次日平旦服之，晌午自觉腹气已通。夜间肠鸣音亢进，第2日排出大便，腹痛、呕吐停止。守方服用5剂，痊愈出院。[陆敬宪，管翰粟. 新加黄龙汤治疗老年性肠梗阻临床观察. 亚太传统医药，2015，11（19）：128-129.]

七、宣白承气汤方

【原文】喘促不宁，痰涎壅滞，右寸实大，肺气不降者，宣白承气汤主之。（中焦篇第17条）

宣白承气汤方（苦辛淡法）

生石膏五钱，生大黄三钱，杏仁粉二钱，瓜蒌皮一钱五分。

水五杯，煮取二杯，先服一杯，不知再服。

【提要】本条论述"阳明温病，下之不通"的证治。

【释义】"喘促不宁，痰涎壅滞，右寸实大，肺气不降者"是讲其证不仅大肠有燥屎热结不下，且肺有痰热壅滞，属肺与大肠相表里之脏腑同病。痰热壅肺，肺气不降而上逆，则"喘促不宁，痰涎壅滞"。右手寸脉候肺与大肠，二者同病，邪气炽盛，故"右寸实大"。

肺与大肠经脉络属，互为表里，肺为热壅而失于肃降，则脏气塞而腑气滞，大肠的传导功能自然受到影响。反之，热结于肠，腑气不通，势必上行熏蒸于肺而使肺气壅滞，故治当攻下热结与宣肺化痰并施，此乃"脏腑合治法"，即相表里的脏腑肺与大肠合治。宣白承气汤主之。因按五行归类，肺与白色相应，故"宣白"即宣肺之意。

【临床应用】本方用于痰热阻肺、腑有热结者。除表现为温病阳明证候外，还表现为呼吸迫促、坐卧不宁、痰涎壅滞、胸中痞塞、脉右寸实大等热邪壅滞的脉象和症状。

【医案举例】马某，男，35岁，1983年3月20日因"恶寒发热5天，腹胀腹痛并恶心呕吐3天"入院。体温39.2℃，余（-）。经抗感染、补液及对症治疗，第三日体温降至正常，但腹胀腹痛不减，辗转反侧，不能平卧。诊见腹部膨隆、叩之如鼓，口喘粗气，乏力气短，舌质红，苔灰燥，脉实大。辨证：肺失宣肃，腑气不通。治以宣肺通腑。生大黄9g（后下），玄明粉12g（冲），杏仁10g（杵），瓜蒌皮、甘草各6g，桔梗6g。服药1剂，当晚8时许，腹泻稀水及燥屎数枚，半夜又泻黑色稀水1次，即可平卧。至天明觉遍体轻松，饥饿难忍，得食而安。[徐寿生.宣白承气汤用验三则.四川中医，1990（8）：16.]

八、导赤承气汤方

【原文】左尺牢坚，小便赤痛，时烦渴甚，导赤承气汤主之。（中焦篇第17条）

导赤承气汤方

赤芍三钱，细生地五钱，生大黄三钱，黄连二钱，黄柏二钱，芒硝一钱。

水五杯，煮取二杯，先服一杯，不下再服。

【提要】本条论述"阳明温病，下之不通"的证治。

【释义】"左尺牢坚，小便赤痛，时烦渴甚"是说其证不仅大肠有燥屎热结不下，且有小肠热炽津伤。小肠之热下移膀胱，且阴液已伤，导致膀胱热盛津亏，尿液黏稠，水热互结，甚至热伤血络而致尿中带血，故小便涩滞热痛色赤，即"小便赤痛"。"时烦渴甚"是大小肠热邪炽盛消灼阴液，引水自救之征。

【临床应用】本方用于阳明腑实、小肠热盛证。除表现为大肠热结证外，还有脉象左尺牢而坚实。特别是可见小便色赤刺痛、时时烦渴、口渴之症状，此是心热移于小肠。

【医案举例】祁某，女，34岁，1983年6月25日初诊。违和1周，尿频且急，溺时疼痛，尿色红赤，身热口渴，腹部胀满，大便干结五日未行，苔黄燥，脉弦数、左尺牢坚。尿液检查红细胞（+++），白细胞（+++）。此阳明腑实、小肠热盛之候也。法当通阳明之结，泄小肠之热，仿导赤承气汤意。细生地15g，京赤芍12g，黄连6g，黄柏9g，生大黄9g（后下），芒硝10g（冲），石韦15g，凤尾草30g，白花蛇舌草30g。服两剂后腑通，溲畅，痛解，后以养阴清利剂调治半月，尿常规正常。尿培养两次均无菌生长。[周宁.温病条辨"五承气汤"运用辨析.江苏中医杂志，1987，5（8）：5-7.]

九、牛黄承气汤方

【原文】邪闭心包，神昏舌短，内窍不通，饮不解渴者，牛黄承气汤主之。（中焦篇第17条）

牛黄承气汤

即用前安宫牛黄丸二丸，化开，调生大黄末三钱，先服一半，不知再服。

【提要】本条论述"阳明温病，下之不通"的证治。

【释义】"邪闭心包，神昏，舌短，内窍不通，饮不解渴者"是说其症不仅大肠有燥屎热结不下，而且有痰热蒙闭心包而致的神昏谵语，舌体短缩，语言謇涩。其病变虽在心包，但心包代心受邪。心包闭塞，则心窍亦闭塞不通，心窍为内窍，故称"内窍不通"。"饮不解渴"是因大肠燥热，消灼真阴，导致肾水亏耗、津不上承所致。

【临床应用】本方用于热入心包、阳明腑实证。除具有热入阳明症状外，又可见神志昏迷、舌短燥缩、口渴引饮不休之症。现代常用于急性传染病，如流脑、脑疝、病毒性脑炎、病毒性肝炎等，以及脑血管疾病合并有大便不通者。

【医案举例】管某，男，4 岁，1975 年 7 月 10 日入院。神志不清 3 小时，身体灼热，舌謇肢厥，腹胀便秘，口燥欲饮，体温 40.1℃。实验室检查白细胞 14200，中性粒细胞比例 88%，淋巴细胞比例 12%。脓血便做粪检白细胞（++++），红细胞（++），巨噬细胞（+）。西医诊断为中毒性菌痢。给予补液、抗菌、激素等治疗，中毒症状虽有好转，但余症如故。舌苔黄腻，舌质红绛，脉细数。此乃邪陷心包、腑有热结之候。当此闭脱之际，非凉开攻下不可，苟能神志慧朗，自可化险为夷。牛黄承气汤主之。安宫牛黄丸两丸（化开），生大黄末 9g（调和），频频鼻饲。药后腑垢畅行，均为赤白黏液便，热势挫降，神志清楚，余症亦减，后予清肠化湿之剂而奏全功。[周宁.温病条辨"五承气汤"运用辨析.江苏中医杂志，1987（8）：5-8.]

十、增液承气汤方

【原文】津液不足，无水舟停者，间服增液，再不下者，增液承气汤主之。（中焦篇第 17 条）

增液承气汤

即于增液汤内，加大黄三钱，芒硝一钱五分。

水八杯，煮取三杯，先服一杯，不知再服。

【提要】本条论述"阳明温病，下之不通"的证治。

【释义】"津液不足，无水舟停者"是说大肠燥屎热结消耗阴液，致使阴愈伤而肠愈燥，肠愈燥而阴愈伤。肠燥阴伤，虚实夹杂，无水舟停，单用承气汤攻下，当然"下之不通"，故于攻下之后"间服增液"，以增液汤滋阴润下。若"再不下者"，则增液与攻下同用，攻补兼施，以"增液承气汤主之"，共收增水行舟之效。

由于邪入阳明，热灼津耗，以致大便燥结不通，犹如港内无水，船舶不能行使一样。治法可先用"增水行舟"的增液汤，以滋液通便。如果服后大便仍不解，就用养阴荡结的增液承气汤，以在"一腑"之中进行"气血合治"法。"一腑"是指手阳明大肠腑。"气血合治"之"气"是指阳明气分燥屎热结。"血"是指燥热消耗阴液，致阴血亏损。"一腑中气血合治"，即攻下大肠之热结，滋养大肠之阴液。

【临床应用】本方用于津液不足，兼有腑实的患者。如无腑实证，可选用增液汤。肝郁气滞证可加柴胡、青皮、陈皮、夏枯草、决明子等。脘腹胀满可加莱菔子、火麻仁等。

【医案举例】刘某，女，52 岁，2009 年 10 月 30 日初诊。3 年前开始出现大便干燥、便秘、腹胀，经常用中药番泻叶、决明子等，虽能解一时之苦，但停药后症状又有反复。近半个月来，便秘，腹胀，小便灼痛，舌质红，苔黄。属湿热内结，伤津化燥，致腑气不通。法当泄热通腑，养阴润燥。治以增液承气汤加减。生白术 40g，枳实 15g，厚朴 15g，玄参 20g，当归 12g，火麻仁 30g，生地黄 30g，熟大黄 6g，何首乌 15g，番泻叶 2g，白芍 30g。5 剂，水煎服，1 日 1 剂。药后大便通、每日一行，但仍较干燥。腹胀明显减轻，小便灼痛消失。前方加麦冬 15g，瓜蒌仁 30g，继续 6 剂，巩固疗效。嘱患者培养定时排便习惯。[王辉武，张宗勤.习惯性便秘案.巴渝国医传承——重庆市第四批全国老中医专家学术经验传承文集，2012.]

十一、黄连黄芩汤方

【原文】阳明温病，干呕口苦而渴，尚未可下者，黄连黄芩汤主之。不渴而舌滑者属湿温。（中焦篇第 19 条）

温热，燥病也，其呕由于邪热夹秽，扰乱中宫而然。故以黄连、黄芩彻其热，以芳香蒸变化其浊也。

黄连黄芩汤方（苦寒微辛法）

黄连二钱，黄芩二钱，郁金一钱五分，香豆豉二钱。

水五杯，煮取二杯，分二次服。

【提要】本条论述热犯阳明，邪热阻滞气机而上逆的症状和治法。

【释义】"阳明温病……尚未可下者"说明虽然阳明里热炽盛，但无腹满痛拒按等见症。大便虽不下，却并未燥结成硬，故仍属阳明气分无形热盛。口渴是热伤津液所致，但无汗出，说明里热虽盛，却无蒸腾发越之势，而是热郁于里，邪无出路。热郁阳明，土壅木郁，则邪犯足少阳胆，热迫胆汁上溢而致"口苦"。郁热蒸迫，胃气上逆则"干呕"。

【临床应用】本方以"干呕口苦而渴"为主症。此证在临床有"邪热犯胃"和"热郁肝胆"的不同。如并见寒热往来、胸胁不舒、脉弦数等邪犯胆腑的脉症，可断为"热郁肝胆"；如并见高热恶热、面赤、声重息粗、脉洪数等热在阳明的脉症，可断为"邪热犯胃"。此指出"阳明温病"，故病不在胆而是胃，应以辛苦、芳化合用，清热化浊，调畅气机。

十二、冬地三黄汤方

【原文】阳明温病，无汗，实证未剧，不可下，小便不利者，甘苦合化，冬地三黄汤主之。（中焦篇第 29 条）

大凡小便不通，有责之膀胱不开者，有责之上游结热者，有责之肺气不化者。温热之小便不通，无膀胱不开证，皆上游（指小肠而言）热结与肺气不化而然也。小肠火腑，故以三黄苦药通之。热结则液干，故以甘寒润之。金受火刑，化气维艰，故倍用麦冬以化之。

冬地三黄汤方（甘苦合化阴气法）

麦冬八钱，黄连一钱，苇根汁半酒杯（冲），元参四钱，黄柏一钱，银花露半酒杯（冲），细生地四钱，黄芩一钱，生甘草三钱。

水八杯，煮取三杯，分三次服，以小便得利为度。

【提要】本条论述温热灼津，无汗而小便不利的治法。

【释义】"阳明温病"而"实证未剧"，说明里热虽炽但并未形成有形热结，而是气分无形热盛，故"不可下"。"无汗"与"小便不利"并见，说明热邪仍炽而津伤已甚，治疗当甘寒生津与苦寒折热并施，用"甘苦合化"阴气法，"冬地三黄汤主之"。

【临床应用】方中三黄苦寒以清泄瘀热；生地黄、麦冬、元参甘寒，益阴生津；银花露、苇根汁甘凉滋润，轻清肃上，入肺导热；甘草配生地等养阴药，以化阴滋液。诸药合用，共成为"甘苦合化"、清热益阴之方。

【医案举例】刘某，39 岁，1 年前项后长癣，后向腰腹及上肢扩展，皮损肥厚浸润、色红、呈慢性苔藓样损害，瘙痒甚剧，影响睡眠，精神不振，饮食减少，大便干结，舌质红、根部苔黄，脉弦细。曾多方求治，用过多种癣药膏均不见效，证属风湿热郁久，伤血化燥。治宜滋阴清热，燥湿解毒，杀虫止痒。生地黄 30g，玄参 10g，麦冬 10g，黄芩 10g，黄柏 10g，金银花 10g，苦参 10g，白鲜皮 10g，苍耳子 10g，赤芍 10g，黄连 6g，甘草 6g。水煎服。7 剂后瘙痒基本停止，皮损变薄。继服 6 剂，皮损消退痊愈。嘱服 3 剂以巩固疗效。［王红梅，曾琳 . 冬地三黄汤临床运用及研究进展 . 贵阳中医学院学报，2010，32（1）：80-82.］

暑温　伏暑

十三、三石汤方

【原文】暑温蔓延三焦，舌滑微黄，邪在气分者，三石汤主之；邪气久留，舌绛苔少，热搏血分者，加味清宫汤主之；神识不清，热闭内窍者，先与紫雪丹，再与清宫汤。（中焦篇第 41 条）

蔓延三焦，则邪不在一经一脏矣，故以急清三焦为主。然虽云三焦，以手太阴一经为要领。盖肺主一身之气，气化则暑湿俱化，且肺脏受生于阳明，肺之藏象属金、色白，阳明之气运亦属金、色白。故肺经之药多兼走阳明，阳明之药多兼走肺也。再肺经通调水道，下达膀胱，肺痹开则膀胱亦开。是虽以肺为要领，而胃与膀胱皆在治中，则三焦俱备矣。是邪在气分而主以三石汤之奥义也。若邪气久羁，必归血络，心主血脉，故以加味清宫汤主之。内窍欲闭则热邪盛矣，紫雪丹开内窍而清热最速者也。

三石汤方

飞滑石三钱，生石膏五钱，寒水石三钱，杏仁三钱，竹茹（炒）二钱，金银花三钱（花露更妙），金汁（冲）一酒杯，白通草二钱。

水五杯，煮成二杯，分二次温服。

【提要】本条论述暑温蔓延三焦，邪从燥化，病在气分的辨别和治疗。

【释义】"暑温蔓延三焦，舌滑微黄，邪在气分者"是讲述病因、病位、症状及病程阶段。暑温病有暑热病与暑湿病之分，由舌苔滑腻微黄可看出是暑湿病。其以暑热为主，夹有湿邪，属热重于湿。病位是弥漫于上、中、下三焦。病程阶段在气分，邪气盛而正气不衰。

【临床应用】暑湿弥漫三焦，邪在气分，症见身热汗出，面赤耳聋，胸脘痞闷，下利稀水，小便短赤，咳嗽带血，不甚渴饮，舌质红，苔黄滑，脉滑数。

【医案举例】尹某，女，13 岁，2003 年 5 月 4 日就诊。双下肢紫癜，舌红，苔黄白，脉弦数。用三石汤合化斑汤加减。石膏 30g，滑石 30g，寒水石 30g，水牛角 15g，玄参 10g，云苓 20g，猪苓 20g，通草 10g，石韦 15g，黄药子 15g，牡丹皮 15g，紫草 15g。予 7 剂，日 1 剂，煎服。药后双下肢散在紫癜，舌质红，苔黄白，脉弦数。上方去水牛角、玄参，加生地黄 15g，鱼腥草 30g。7 剂，日 1 剂，水煎服。药后双下肢紫癜消失。［孙香娟，张玲 . 常克主任中医师运用三石汤经验评析 . 中医药学刊，2004，22（10）：

1792.]

十四、加味清宫汤方

【原文】邪气久留，舌绛苔少，热搏血分者，加味清宫汤主之；神识不清，热闭内窍者，先与紫雪丹，再与清宫汤。（中焦篇第41条）

加味清宫汤方

即于前清宫汤内加知母三钱、银花二钱、竹沥五茶匙冲入。

【提要】本条论述暑温蔓延三焦，邪从燥化，病在营分的辨别和治疗。

【释义】对"邪气久留，舌绛苔少，热搏血分者，加味清宫汤主之"，应综合分析。其文意是指暑热夹湿在气分留恋日久，则其暑热邪气与湿邪相煎，化燥入营而成营热阴伤之证。"舌绛"是暑热邪气已入营分，灼伤营阴，血液浓稠之确征。从其用"加味清宫汤主之"以测其证，因方中加知母、金银花、竹沥，可知其气分湿热仍未尽化，且湿聚成痰，故可见少量黄燥苔。这说明其证候属气营两燔，治疗当清气化痰与凉营养阴并施。症见舌干绛苔少、身灼热较前更重、咳痰不清是邪气稽留三焦，热聚营血，治应速清胆中之热，以加味清宫汤为主。心火清则营血热毒自除。方用清宫汤凉营养阴，加知母、金银花、竹沥清气化痰。

【临床应用】临床上如见神志昏迷，就是进一步闭塞内窍，治应先用开窍清热的紫雪丹，然后再用清心及营血分热的清宫汤。

十五、杏仁滑石汤方

【原文】暑温、伏暑，三焦均受，舌灰白，胸痞闷，潮热呕恶，烦渴自利，汗出溺短者，杏仁滑石汤主之。（中焦篇第42条）

舌白胸痞，自利呕恶，湿为之也。潮热烦渴，汗出溺短，热为之也。热处湿中，湿蕴生热，湿热交混，非偏寒偏热可治。故以杏仁、滑石、通草先宣肺气，由肺而达膀胱以利湿，厚朴苦温而泻湿满，芩、连清里而止湿热之利，郁金芳香走窍而开闭结，橘、半强胃而宣湿化痰以止呕恶。俾三焦混处之邪，各得分解矣。

杏仁滑石汤方（苦辛寒法）

杏仁三钱，滑石三钱，黄芩二钱，橘红一钱五分，黄连一钱，郁金二钱，通草一钱，厚朴二钱，半夏三钱。

水八杯，煮取三杯，分三次服。

【提要】本条论述暑湿病邪遍及三焦的证治。

【释义】"暑温、伏暑，三焦均受，舌灰白……"讲述了病因、病位、症状。由舌苔色灰白可知属暑湿病；胸痞闷、呕恶、自利说明湿邪重；潮热、烦渴、汗出、溺短说明热亦重，故病变属湿热并重之证。湿热交混，热蒸湿动，故弥漫于上、中、下三焦。弥漫于上、中焦则潮热，烦渴，汗出，胸脘痞闷，呕恶，便溏下利；弥漫于下焦则小便短少。因湿热并重，弥漫三焦，故治当清泄三焦弥漫之热与祛除三焦弥漫之湿并举。但关键在于宣通肺气以通调水道，使三焦弥漫之邪从下而祛，湿有出路，则热亦随之而解。杏仁滑石汤以杏仁、滑石为君药。杏仁降肺气以开上焦，滑石利湿热以通下窍，佐以通草，通利三焦。三药合用，使上下通达，邪有出路。再辅以辛开苦降、燥湿清热、宣畅中焦之品，则三焦弥漫之邪可分道而消。此方可称是分消走泄之剂。

【临床应用】本方以胸脘痞闷、潮热呕恶、烦渴自利、汗出溺短、舌灰白为辨证要点。

【医案举例】徐某，女，50岁，2010年6月12日初诊。冒雨后发热3天，汗出不多，周身酸楚，胸闷心烦，头昏纳呆，咳嗽不甚，小溲短赤，舌苔黄腻，脉濡数。体温39.0℃，白细胞7.65×10^9/L，中性粒细胞比例56%，淋巴细胞比例34%。西医诊断：上呼吸道感染。中医诊断：感冒。证属暑湿郁遏卫气。治宜祛湿清热，宣畅气机。方选杏仁滑石汤加减。杏仁10g，滑石10g，黄芩10g，郁金10g，厚朴10g，半夏10g，橘红6g，通草6g，豆卷10g，桔梗5g，藿香10g。每日1剂，水煎，温服。服两剂后汗出热降，余症亦减轻。续服上方3剂，体温恢复正常，咳嗽已止，唯觉身倦纳少。饮食调理，休息两日痊愈。[戴红惠.杏仁滑石汤加减治验三则.实用中医药杂志，2014，10（30）：968-969。]

湿温（疟、痢、疸、痹附秋燥）

十六、茯苓皮汤方

【原文】吸受秽湿，三焦分布，热蒸头胀，身痛呕逆，小便不通，神识昏迷，舌白，渴不多饮，先宜芳香通神利窍，安宫牛黄丸；继用淡渗分消浊湿，茯苓皮汤。（中焦篇第56条）

茯苓皮汤（淡渗兼微辛微凉法）

茯苓皮五钱，生薏仁五钱，猪苓三钱，大腹皮三钱，白通草三钱，淡竹叶二钱。

水八杯，煮取三杯，分三次服。

【提要】本条论述湿温病湿热邪气阻滞膀胱、小便不通而致神昏的证治。

【释义】"吸受秽湿，三焦分布"是指湿热弥漫三焦。"热蒸头胀"是因热蒸湿动，湿热上蒙清窍，而致头晕胀，如蒙如裹。湿热弥漫肌表，阻滞气中机，气血不通，则身重。湿阻中焦，脾胃升降失司，则胃气上逆而呕恶。湿阻膀胱，下窍闭塞，则"小便不通"。湿热上蒙心包，则"神识昏迷"。湿阻气机，气化不利，津不上承故"渴"，但因热蕴湿中，津液未伤，故虽渴而"不多饮"。"舌白"是指舌苔白腻，此为湿重于热之确征。

【临床应用】本方主要用于湿温，弥漫三焦证。症见头胀身痛、呕逆、舌质白、渴不多饮、小便不利等。热蒸头胀、神识昏迷者，为湿热余蒸，清阳受阻，故当以芳香开窍为主，通常选用苏合香丸或至宝丹与本方合用。若湿邪化热，湿热阻于下焦，见口苦、舌红苔黄腻，应加入滑石、山栀、木通等以清热利湿。现代用于治疗各种水肿，如肝硬化、心力衰竭、急性或慢性肾炎等所致水肿。

【医案举例】某，吸受秽邪，募原先病，呕逆，邪气分布，营卫皆受，遂热蒸头胀，身痛经旬，神识昏迷，小水不通，上、中、下三焦交病，舌质白，渴不多饮，是气分窒塞，当以芳香神通，淡渗宣窍。俾秽湿浊气，由此可以分消。茯苓皮15g，生薏苡仁15g，猪苓9g，大腹皮9g，白通草9g，淡竹叶6g。（叶桂.临证指南医案.北京：人民卫生出版社，2012.）

十七、一加减正气散方

【原文】三焦湿郁，升降失司，脘连腹胀，大便不爽，一加减正气散主之。（中焦篇第 58 条）

一加减正气散方

藿香梗二钱，厚朴二钱，杏仁二钱，茯苓皮二钱，广皮一钱，神曲一钱五分，麦芽一钱五分，绵茵陈二钱，大腹皮一钱。

水五杯，煮取二杯，再服。

【提要】本条论述湿滞中焦、脾胃升降失司的证治。

【释义】"三焦湿郁，升降失司"是指湿邪以中焦脾胃为中心，弥漫三焦，郁阻气机，导致脾不健运，脾胃升降失司。"脘连腹胀"是因湿邪阻滞气机所致。大便溏滞"不爽"是湿困脾胃，消磨、运化失司，湿夹食滞下注大肠，黏滞肠道所致。治当燥湿行气化滞，调理脾胃之升降，以"一加减正气散主之"。

吴氏谓正气散是"苦辛温兼甘法，今加减之，乃苦辛微寒法也"，具有祛除湿浊、宣畅气机之功。主治中焦湿郁、升降失调、脘腹胀满、大便不爽等症。此证虽言三焦俱受湿郁，但仍以湿阻中焦为主。因本证不需发表，故以藿香正气散去苏叶、白芷；又因重点在中焦，不必升提上焦，故又减白术、桔梗等。

【临床应用】本方以湿阻气机、"脘连腹胀"为辨证重点，属苦辛微寒法。治以升降肺、脾、胃、大肠之气为主，用于三焦湿郁，升降失常，脘腹胀闷，大便不爽者。

【医案举例】陈某，男，36 岁，1999 年 8 月就诊。半月来头痛如裹，右侧为重，彻夜难眠，伴脘腹胀闷，二便不爽，苔白，脉缓。治予一加减正气散化裁。藿香 10g，厚朴 10g，陈皮 10g，茯苓 15g，大腹皮 10g，茵陈蒿 10g，荷叶 10g，杏仁 10g，神曲 10g，白芷 10g，麦芽 10g。3 剂，水煎服，日 1 剂。药后症大减，再服 3 剂而愈。[赵龙.五个加减正气散证治浅析与验案举隅.中医药导报，2005，11（2）：44-45.]

十八、二加正气散方

【原文】湿郁三焦，脘闷，便溏，身痛，舌白，脉象模糊，二加减正气散主之。（中焦篇第 59 条）

上条中焦病重，故以升降中焦为要。此条脘闷便溏，中焦证也，身痛舌白，脉象模糊，则经络证矣。故加防己急走经络中湿郁；以便溏不比大便不爽，故加通草、薏仁，利小便所以实大便也；大豆黄卷从湿热蒸变而成，能化蕴酿之湿热，而蒸变脾胃之气也。

二加减正气散（苦辛淡法）

藿香梗三钱，广皮二钱，厚朴二钱，茯苓皮三钱，木防己三钱，大豆黄卷二钱，川通草一钱五分，薏苡仁三钱。

水八杯，煮取三杯，三次服。

【提要】本条论述湿郁表里的证治。

【释义】"脘闷"说明湿滞中焦，气机不畅。"便溏"乃湿浊下注大肠所致。"身痛"

因于湿邪弥漫，郁于肌肉经络，导致气机不通，不通则痛。"舌白"主湿重。"脉象模糊"即濡软缓怠之象，亦主湿。综观其证，"脘闷，便溏"主湿困中焦，"身痛"主湿邪困表，共成表里同病、弥漫三焦之势。治当燥湿利尿，宣通经络，兼顾表里，以二加减正气散主之。

【临床应用】本方有芳香化湿、舒通经络之功。主治湿邪留阻经络所致身痛。便溏、身痛、脉象模糊为二加减正气散使用要点。

【医案举例】万某，女，43 岁，1998 年 9 月就诊。诉 1 周前冒雨后起病，现发热虽退，但全身疼痛难忍，午后为重，脘腹胀闷，大便不畅，苔白腻，脉濡缓。拟予二加减正气散健脾利温，理气消闷，通利经络。藿香、厚朴、陈皮、木防己、羌活、苍术、通草各 10g，茯苓 12g，薏苡仁 30g。服药 3 剂，而告病愈。［赵龙.五个加减正气散证治浅析与验案举隅.中医药导报，2005，11（2）：44-45.］

十九、三加正气散方

【原文】秽湿着里，舌黄脘闷，气机不宣，久则酿热，三加减正气散主之。（中焦篇第 60 条）

前两法，一以升降为主，一以急宣经隧为主。此则以舌黄之故，预知其内已伏热，久必化热，而身亦热矣，故加杏仁利肺气，气化则湿热俱化，滑石辛淡而凉，清湿中之热，合藿香所以宣气机之不宣也。

三加减正气散方（苦辛寒法）

藿香（连梗叶）三钱，茯苓皮三钱，厚朴二钱，广皮一钱五分，杏仁三钱，滑石五钱。

水五杯，煮取二杯，再服。

【提要】本条论述湿浊阻滞气机、郁久湿将化热的证治。

【释义】"秽湿着里"指湿浊内蕴，滞着不去，是讲病因。"气机不宣，久则酿热"是讲病机，论述湿浊阻滞，气机不宣，阳气被郁。若人体阳气不虚，阳郁日久则化热。由此可以看出，本证是因湿生热，热蕴湿中，湿重于热之候。其主症见"舌黄，脘闷"，可知湿阻气机，邪无出路，故治当祛湿泄热，通调水道，宣畅气机，以三加减正气散主之。

【临床应用】本方为一加减正气散去神曲、大腹皮、麦芽，加滑石所得，有芳香开泄、清利湿热之功。用治秽湿之邪留着于里、阻滞气分、气机不得宣畅，郁久化热而见苔黄腻、脘腹满闷等症者。前两方一以升降中焦为主，一以宣通经络为主，此证因有伏热，故以藿香、陈皮、厚朴芳化秽浊，疏理中焦以除满；茯苓皮淡渗利湿；加杏仁宣利肺气，使气化则湿热俱化；重用滑石清利湿中之热，以治其未然；滑石配藿香又可宣利气机。诸药合用，乃苦辛寒剂。

本方有芳香开泄、清利湿热之功，用于湿邪化热，脘闷、苔黄证。现代多用于湿热型慢性胃炎等。

【医案举例】王某，女，40 岁，2003 年 7 月就诊。诉月经不调半年，前后无定期、量少质淡，精神抑郁，胸脘满闷、经来加重，甚则四肢发凉，时有白带。服调经药不效，苔腻微黄，脉沉缓。治用三加减正气散化裁。藿香、厚朴、陈皮、杏仁、佛手、竹茹各 10g，茯苓、郁金、滑石各 12g。以芳香开泄，宣利气机，使水道通调，湿热下达。共进药 6 剂而病愈。[赵龙 . 五个加减正气散证治浅析与验案举隅 . 中医药导报，2005，11（2）：44-45.]

二十、四加正气散方

【原文】秽湿着里，邪阻气分，舌白滑，脉右缓，四加减正气散主之。（中焦篇第61 条）

以右脉见缓之故，知气分之湿阻，故加草果、楂肉、神曲，急运坤阳，使足太阴之地气不上蒸手太阴之天气也。

四加减正气散方（苦辛温法）

藿香梗三钱，厚朴二钱，茯苓三钱，广皮一钱五分，草果一钱，楂肉（炒）五钱，神曲二钱。

水五杯，煮取二杯；渣再煮一杯，三次服。

【提要】本条论述湿浊留滞中焦、邪阻气分、湿重无热的脉症和治法。

【释义】"秽湿着里，邪阻气分"是指湿浊内蕴，阻滞气机。"舌白滑，脉右缓"乃湿重之征。右手脉候气分病变，因邪阻气分，故右脉濡。本条只列舌、脉，而未述其他症状，但从方中加入辛温之草果及消食导滞之楂肉、神曲可以测知其证，应是湿困脾胃，久郁伤阳，脾阳不足而从阴化寒，转化为寒湿病。寒湿困阻脾胃，则胸脘痞闷、纳呆食少、食滞不化等见症自不可少，治当辛开苦降，温脾健胃，以四加减正气散主之。

【临床应用】本方有芳香化湿、温中健脾之功。主治秽湿着里，邪阻气分之脘腹胀闷，纳呆，大便不爽或溏泄，或身重浊，舌白滑，脉缓者。

【医案举例】周某，女，42 岁，1999 年 6 月就诊。患者 3 天前因过食生冷而致腹泻，日数十次，大便水样。经当地医院输液、止泻及服香砂养胃丸等，腹泻次数虽减，但仍大便溏泄，脘腹胀闷，头身重浊。苔白滑，脉濡缓。治宜芳化秽浊，理气渗湿。方用四加减正气散。藿香 15g，厚朴 10g，茯苓 12g，陈皮 10g，神曲 10g，山楂 12g，草果10g。两剂而愈。[赵龙 . 五个加减正气散证治浅析与验案举隅 . 中医药导报，2005，11（2）：44-45.]

二一、五加正气散方

【原文】秽湿着里，脘闷便泄，五加减正气散主之。（中焦篇第 62 条）

秽湿而致脘闷，故用正气散之香开；便泄而知脾胃俱伤，故加大腹运脾气，谷芽升胃气也。以上二条，应入前寒湿类中。以同为加减正气散法，欲观者知化裁古方之妙，故列于此。

五加减正气散（苦辛温法）

藿香梗二钱，广皮一钱五分，茯苓块三钱，厚朴二钱，大腹皮一钱五分，谷芽一钱，苍术二钱。

水五杯，煮取二杯，日再服。

【提要】本条论述湿浊留滞中焦、邪阻气分、湿重无热的脉症和治法。

【释义】"秽湿着里"是指湿浊内蕴，日久不解。湿郁日久，损伤脾阳，则寒自内生而转化为寒湿病。寒湿阻滞气机，则"脘闷"。脾不健运，寒湿下注大肠，则"便泄"。寒湿阻滞气机，治当用辛温、苦温之品，辛开苦降，燥湿行气，以五加减正气散主之。

【临床应用】与前条相比，二者皆是由于"秽湿着里"，阻滞气机，邪从湿化而湿重无热。前一条详于苔的白滑、脉的右缓而症状从略；后一条则详于症状的脘闷、大便溏泻，而舌脉从略。从临床上看，二者舌、脉、症都是相合的，治疗都以温化运湿为主。

【医案举例】周某，男，36 岁，1983 年 11 月 13 日诊。夏居园圃湿地，食凉饮冷而发寒湿下利，日行十余次，昼夜登厕，大便细软伴有白黏液，肠鸣，腹隐痛，便后稍缓。病已近月，日趋加重，脉沉，舌淡红。治宜苦辛温法。苍术、白术各 12g，茯苓 30g，陈皮 10g，厚朴花 10g，干姜 6g，肉豆蔻 6g，木香 10g，藿香 12g，泽泻 12g，神曲 12g，甘草 6g，生姜 3 片，大枣 3 枚。服 6 剂后，大便日行两三次、白黏液已无，症近愈。上方去肉豆蔻、藿香，加炒白芍 18g，党参 10g，又服 6 剂，诸症消失。［孙彦章.五加减正气散管见.山东中医杂志，1987（6）：5–6.］

二二、黄芩滑石汤方

【原文】脉缓，身痛，舌淡黄而滑，渴不多饮，或竟不渴，汗出热解，继而复热，内不能运水谷之湿，外复感时令之湿，发表攻里，两不可施，误认伤寒，必转坏证。徒清热则湿不退，徒祛湿则热愈炽，黄芩滑石汤主之。（中焦篇第 63 条）

脉缓身痛，有似中风，但不浮，舌滑，不渴饮，则非中风矣。若系中风，汗出则身痛解而热不作矣；今继而复热者，乃湿热相蒸之汗，湿属阴邪，其气流连，不能因汗而退，故继而复热。内不能运水谷之湿，脾胃困于湿也；外复受时令之湿，经络亦困于湿矣。倘以伤寒发表攻里之法施之，发表则诛伐无过之表，阳伤而成痉；攻里则脾胃之阳伤，而成洞泄寒中，故必转坏证也。湿热两伤，不可偏治，故以黄芩、滑石、茯苓皮清湿中之热，蔻仁、猪苓宣湿邪之正，再加腹皮、通草，共成宣气利小便之功，气化则湿化，小便利则火腑通而热自清矣。

黄芩滑石汤方（苦辛寒法）

黄芩三钱，滑石三钱，茯苓皮三钱，大腹皮二钱，白蔻仁一钱，通草一钱，猪苓三钱。

水六杯，煮取二杯；渣再煮一杯，分温三服。

【提要】本条论述内外合邪、中焦湿热并重的证治和禁忌。

【释义】本证的特点是中焦湿热并重，裹结胶着，难解难分。"脉缓"即濡缓之脉，主湿热内蕴。"舌淡黄而滑"主湿热熏蒸。"身痛"是湿热熏蒸于肌肉、经络之间，气血运行不畅所致。湿阻气机，气化不利，津不上承，故口渴，因津液未伤，湿邪内蕴，故"渴不多饮，或竟不渴"。发热是湿热熏蒸、正邪相争所致。热蒸湿动，可见汗出，但因汗乃热邪蒸迫湿邪外出所致，故汗少而黏，气味秽浊。热邪随汗出有外达之机，故"汗出热解"。但湿浊黏腻，不可能一汗而尽泄，而热蕴湿中，湿不去则热不能除，故汗出之后继而复热。其证候特点是反复出少量黏汗，汗出之后热势稍减，但继而又增，形成汗出则热减、汗止则热增、热增则汗出、汗出热又减之状态，反复不止，缠绵不已。条文中所谓"汗出热解"之"解"字使用不确切，应为"减"字。因为汗出之后体温虽然降低，但并未恢复正常，而是稍有所减，继而又起。这种状态正说明湿热胶结，缠绵难解。究其病因乃"内不能运水谷之湿，外复感时令之湿"。"内不能运水谷之湿"，则水谷内生之湿困阻脾胃，脾不健运。脾不健运，则易遭外邪侵袭而"外复感时令之湿"。外湿侵袭，则肌肤经络受困，进而困阻脾胃。内外合邪，湿阻气滞，阳郁化热，热处湿中，遂成裹结胶着之势。

"脉缓，身痛""汗出"有似太阳中风，但脉虽缓而不浮，且舌苔淡黄而滑，虽汗出热减，但继而复热，不可误诊为伤寒的太阳中风表证而投以辛温解表之剂。因湿热阻滞中焦，其大便多见溏滞不爽、黏滞难下，更不可误诊为伤寒阳明腑实证而误用攻下之法。如果误诊为伤寒之太阳中风或阳明腑实证而误用汗、下之法，不唯邪不能去，反使正气损伤，转为坏证。

【临床应用】本方所见的脉缓、身痛、汗出等症状应与伤寒病的"太阳中风"证相鉴别。中风者脉象浮缓而舌苔薄白；本证脉不浮，舌苔是淡黄而滑。中风汗后则身痛、发热自解；本证是汗后热解，继而复热，身痛依然。以此说明它不是"太阳中风"而是"湿温病"湿热郁于中焦证。

【医案举例】林某，男，50岁，2008年1月4日就诊。诉胃脘不适数年，食后胃脘胀满，近期消瘦，余无明显不适感，欲求中医调理。3日前开始口腔溃疡，与节日饮食不慎有关，大便两日一行、偏干，小便调。舌淡红，苔黄腻，脉濡。黄芩15g，滑石20g，炒杏仁9g，炒薏苡仁15g，茅根、芦根各15g，厚朴9g，生甘草3g，瓜蒌30g，枳实15g，生麦芽30g，生白术15g，紫河车3g，藿香10g，佩兰10g。14剂，水煎服。药后症状消失。（焦扬，刘承．姜良铎内科方药心得．北京：科学出版社，2010．）

二三、薏苡竹叶散方

【原文】湿郁经脉，身热身痛，汗多自利，胸腹白疹，内外合邪。纯辛走表，纯苦清热，皆在所忌，辛凉淡法，薏苡竹叶散主之。（中焦篇第66条）

上条但痹在经脉，此则脏腑亦有邪矣，故又立一法。汗多则表阳开，身痛则表邪郁，表阳开而不解表邪，其为风湿无疑。盖汗之解者，寒邪也。风为阳邪，尚不能以汗解，况湿为重浊之阴邪，故虽有汗不解也。学人于有汗不解之证，当识其非风则湿，或为风湿相搏也。自利者，小便必短，白疹者，风湿郁于孙络毛窍。此湿停热郁之证，故主以辛凉解肌表之热，辛淡渗在里之湿，俾表邪从气化而散，里邪从小便而驱，双解表里之妙法也。与下条互斟自明。

薏苡竹叶散方（辛凉淡法，亦轻以去实法）

薏苡五钱，竹叶三钱，飞滑石五钱，白蔻仁一钱五分，连翘三钱，茯苓块五钱，白通草一钱五分。

共为细末，每服五钱，日三服。

湿郁经脉，身热身痛，汗多自利，胸腹白疹，内外合邪。纯辛走表，纯苦清热，皆在所忌，辛凉淡法，薏苡竹叶散主之。

【提要】本条论述湿热之邪内伤脾胃，外郁经络、腠理的证治。

【释义】"内外合邪"是讲病因，即第63条所云："内不能运水谷之湿，外复感时令之湿。"外感湿热与内生湿邪相合，则成湿热郁蒸之势。"湿郁经脉"说明湿热郁蒸于肌表，邪气有外达之趋势。因湿热郁蒸，正邪相争，故见身热。湿热阻滞于经脉、肌肉之间，气血不通，故身痛。热蒸湿动，湿邪从表而出，故而汗多，且汗质黏味秽。脾不健运，湿热下注大肠，则见自利，但大便虽溏却黏滞不爽。"胸腹白疹"是指胸腹部发出白痦。白痦多在湿热病一周左右出现，其形如粟米，高出皮肤，为白色疹点，故吴氏称其为"白疹"。痦内有淡黄色浆液，状如水泡，多见于胸、腹，有时延及背部，四肢很少出现，一般数目不多，几个或几十个，偶有大片出现者。白痦溃后，有浆液渗出，退后皮色如常，不留瘢痕及色素沉着，常见出 1 次汗而随之发 1 次白痦。白痦的出现说明湿热有外达之机，往往随白痦出现，发热有减，但因湿热不能尽解，故继而复热，反复缠绵。若白痦空瘪，内无浆液，则属气阴两竭，称"枯痦"。

【临床应用】本方用于湿郁经络，身热身痛，汗多自利，胸腹白疹。白痦状如水晶，故亦名晶痦，乃湿热之邪郁于气分，外透于卫所致，为湿温之轻症。恶寒发热，头重身痛，表证明显，加藿香、佩兰、香薷。

【医案举例】皮某，女，63 岁，1994 年 12 月 21 日就诊。患者湿热素盛，易发腹满、泄泻。从 12 月 7 日起觉胸脘痞满，服保和丸、木香顺气丸、香砂平胃散未效，痛渐加重，胸中痞闷，脘部胀满膨大，闷热不舒，纳少（日 2～3 两米饭），口苦，大便稀而不爽、日两次，小便色黄，舌红，苔黄滑厚，脉滑数。证属湿热蕴结，壅遏气机。治宜清化湿热，宣展气机。用薏苡竹叶散加味。薏苡仁、连翘、茯苓、厚朴、大腹皮各12g，滑石 9g，白蔻仁、通草、黄连各 3g，淡竹叶 6g，橘叶 5 片。服 6 剂，胸脘稍感痞满，饮食略增，小便黄，舌红，苔黄滑，脉滑略数。乃湿热未祛，脾运不健。治宜清利湿热，醒脾畅中。用小和中饮加味。化橘皮、厚朴、白扁豆、佩兰、茯苓各 12g，山楂、鸡内金各 6g，黄连 3g，甘草 2g。服 5 剂，诸症尽除。[彭述宪，彭巍.薏苡竹叶散治验举隅.北京中医，1998（3）：34.]

卷三 下焦篇

一、加减复脉汤方

【原文】风温、温热、温疫、温毒、冬温，邪在阳明久羁，或已下，或未下，身热面赤，口干舌燥，甚则齿黑唇裂，脉沉实者，仍可下之；脉虚大，手足心热甚于手足背者，加减复脉汤主之。（下焦篇第 1 条）

温邪久羁中焦阳明阳土，未有不克少阴癸水者，或已下而阴伤，或未下而阴竭。若实证居多，正气未至溃败，脉来沉实有力，尚可假手于一下，即《伤寒论》中急下以存津液之谓。若中无结粪，邪热少而虚热多，其人脉必虚。手足心主里，其热必甚于手足背之主表也。若再下其热，是竭其津而速之死也。故以复脉汤复其津液，阴复则阳留，庶可不至于死也。去参、桂、姜、枣之补阳，加白芍收三阴之阴，故云加减复脉汤。

加减复脉汤方（甘润存津法）

炙甘草六钱，干地黄六钱，生白芍六钱，麦冬（不去心）五钱，阿胶三钱，麻仁三钱。

水八杯，煮取八分三杯，分三次服。剧者加甘草至一两，地黄、白芍八钱，麦冬七钱，日三夜一服。

【提要】本条论述温病后期真阴耗伤的证治。

【释义】作为"下焦篇"的首条，紧接"中焦篇"，引出"下焦篇"诸症，为承上启下之文，论述温热病由中焦阳明气分传入下焦血分，导致真阴耗损的证治。风温、温热、温疫、温毒、冬温等温热类疾病，热邪在中焦阳明气分日久，气分有形热结之证持续不解，必深入下焦，吸灼真阴，而导致肝血肾精大亏的真阴耗损之证。中焦阳明气分有形热结证与下焦真阴耗损证，二者虽均有燥热与阴伤之象，但虚实却判然有别，本条以热型与脉象为鉴别标准。若属中焦阳明气分有形热结的腑实证，是以燥热为主，症见高热而"脉沉实"。无论是否用过下法，仍可用下法以急下存阴。若属下焦真阴耗损证，则见"脉虚大，手足心热甚于手足背"。其脉之"虚大"，乃轻取浮大而重按则空之谓，是因真阴耗损而致心阴虚，脉中阴津不足，阴不敛阳，阳气虚浮所致。其"手足心热甚于手足背"是指五心烦热，乃阴虚内热之征。因其证属真阴耗损，故以"加减复脉汤主之"，用甘寒之品，以滋阴复脉，兼清虚热，即或有大便不下，通过滋阴增液，即可收润下之功。

【临床应用】脉虚大或迟缓结代乃阴液大亏，血液黏稠，血行涩滞使然，重在复脉中之阴，而不可再用温阳药以伤其阴。因此本方用甘寒之品，以滋阴增液复脉。临床上不仅用于温病伤阴证，凡杂病见真阴损伤者也可用本方治之。

【医案举例】某，风温热伏，更劫其阴，日轻夜重，烦扰不宁。生地黄、阿胶、麦冬、白芍、炙甘草、蔗浆。本案证属风温伤阴，用方与加减复脉汤仅蔗浆与麻仁一味药之差，是吴瑭加减复脉汤的原始处方。治以滋阴复液，疗效甚佳。（叶天士.临证指南医案.北京：人民卫生出版社，2006.）

二、救逆汤方

【原文】温病误表，津液被劫，心中震震，舌强神昏，宜复脉法复其津液，舌上津回则生；汗自出，中无所主者，救逆汤主之。（下焦篇第 2 条）

误表动阳，心气伤则心震，心液伤则舌謇，故宜复脉复其津液也。若伤之太甚，阴阳有脱离之象，复脉亦不胜任，则非救逆不可。

救逆汤方（镇摄法）

即于加减复脉汤内去麻仁，加生龙骨四钱，生牡蛎八钱，煎如复脉法。脉虚大欲散者，加人参二钱。

【提要】本条论述温病误解表伤阴，甚则气阴耗伤的证治。

【释义】"温病误表，津液被劫"是指温病误用辛温解表药而致津液大伤。"心中震震"是因津伤阴亏，心失濡养，心肌拘挛所致。心阴亏不能濡润于舌，则舌体强硬謇涩。心阴亏而神失所养，则"神昏"。津伤阴亏，治当滋阴生津，故"宜复脉法复其津液"。若服加减复脉汤后，舌体潮润有津而不再强硬，说明津液已恢复，是有生机之兆。如果误用辛温解表药后不仅"心中震震，舌强神昏"，甚至"汗自出，中无所主"，则说明误汗不仅伤津，且耗气，竟致气阴两伤。气伤不能敛津，则汗出不止。汗出不止则更伤津耗气，使津气无所主宰，将成虚脱之势。若津气欲脱，再单纯用加减复脉汤复其阴，已力不胜任，治当滋阴潜阳，敛阴固脱，以"救逆汤主之"。救逆汤意在救逆固脱，即加减复脉汤去麻仁之润下，加龙骨、牡蛎敛汗安神。

【临床应用】本方以心中震震、舌强神昏、汗自出、中无所主、舌干乏津等为主症，有滋阴复脉、安神敛汗之功，用于汗出、心动悸。病重者加人参。

【医案举例】张某，男，63 岁。患慢性支气管炎 27 年，并有肺气肿、肺心病、右心功能不全Ⅱ级、陈旧性骨盆骨折、右髋关节创伤性关节炎等，以咽干不适，动则气促已 6 年而入院。症见自汗出，形体极度消瘦，彻夜不眠，多梦易惊，气急，微咳，偶发烧心，咽干不适，纳差，不欲多饮，小便次数多、量少、色黄，夜尿不畅。气促，桶状胸，肋间隙增宽。心率 78 次 / 分，律齐，无杂音，腹平软，肝脾未及，双下肢不肿。舌质微红，苔干燥，脉弦。证属心肺阴虚，热扰神明。用救逆汤加味。麦冬、生地黄各 15g，牡蛎、龙骨各 30g，鳖甲、龟甲各 10g，白芍、扁豆、玉竹、天花粉各 15g，枳壳、焦三仙各 10g，陈皮、甘草各 6g，水煎服，每日 1 剂。守方连续服药两月余，咽干口渴基本控制，体重增加，食纳、睡眠可，气急、心悸缓解，二便调，病情明显好转。（胡联中 . 救逆汤临证举隅 . 湖南中医杂志，1994，10（6）：35–36.）

三、一甲煎方、一甲复脉汤方

【原文】下后大便溏甚，周十二时三四行，脉仍数者，未可与复脉汤，一甲煎主之；服一二日，大便不溏者，可与一甲复脉汤。（下焦篇第 9 条）

下后法当数日不大便，今反溏而频数，非其人真阳素虚，即下之不得其道，有亡阴之虑。若以复脉滑润，是以存阴之品，反为泻阴之用。故以牡蛎一味，单用则力大，既能存阴，又涩大便，且清在里之余热，一物而三用之。

一甲煎（咸寒兼涩法）

生牡蛎（碾细）二两。

水八杯，煮取三杯，分温三服。

一甲复脉汤方

即于加减复脉汤内去麻仁，加牡蛎一两。

【提要】本条论述温病用攻下法之后大便溏而频数的证治。

【释义】"下后大便溏甚，周十二时三四行"是指温病用攻下法之后，出现便溏不止，一昼夜泄泻三四次的症状。一般来说，如果温病具有可下之征，用攻下法之后，燥屎已去，应不再大便。若攻下之后反而便溏频繁，可能有两种情况：一是患者阳气素虚，苦寒攻下更伤其阳，以致阳气失于固摄而便溏不止；二是不当下而强下，以致便溏频频。下后便溏而"脉仍数者"，说明余热未尽。便溏不止，且余热未尽，必致津液大伤而有亡阴之虞，应当滋阴与止泻并施，但滋阴之品又有滑肠之弊，故当先止其泻，以"一甲煎主之"，待泻止之后，再议复阴。服一甲煎一二日后，若"大便不溏者"，可考虑用滋补之品，以复其已伤之阴。但因其泻刚止，骤用滋阴柔润之品恐又致便溏复发，故治当滋阴与固摄并施，"可与一甲复脉汤"。

【临床应用】大便溏系由阴津损伤、阴气下溜、大肠不司固摄所致，是一种特殊的泄泻。治法当滋阴止泻。本方是临床上可用于治疗真阴耗损兼大便溏泻病证的方药。本证之形成，或因素体阳虚，本有便溏下利之症，又感温热邪气而致真阴耗损；或温病误下，而致既有真阴耗损又有便溏；或气分热邪下迫而致下利便溏，下利不止而耗损真阴。

【医案举例】祝某，男。昨起突然腹泻如注，日下二十余次。口干喑哑，皮肤干皱，舌红光滑，脉细数，宜固肠止泻益阴为治。煅牡蛎60g（先煎），诃子肉12g。一剂洞泻止，二剂不复发。[王诗雅，陈庆平.印会河教授医案选（二）.实用中医内科杂志，1994，8（3）：5-6.]

【原文】下焦温病，但大便溏者，即与一甲复脉汤。（下焦篇第10条）

温病深入下焦劫阴，必以救阴为急务。然救阴之药多滑润，但见大便溏，不必待日三四行，即以一甲复脉法，复阴之中，预防泄阴之弊。

【提要】本条论述下焦温病大便溏的治法。

【释义】"下焦温病"指热邪深入下焦，耗损真阴之虚证。"但大便溏者，即与一甲复脉汤"是指只要见到大便溏，不论是否用过下法，也不论便溏之轻重，均须用一甲复脉汤。下焦温病之见便溏，可因攻下所致；也可因热邪下迫大肠，逼津液下渗而下利不止，下利则伤阴，甚则导致真阴耗损。总之，真阴亏损而又下利便溏，则其阴更伤，故治当于滋阴中加固摄止泻之品，以防滑泄之弊。

【临床应用】本方滋阴敛涩并用，用于阴虚便溏。现临床可用于阴虚泄泻腹痛，以及阴虚耳窍失聪之耳聋。

【医案举例】张某，男，40岁，1976年5月10日初诊。下利10天后，腹常隐隐作痛20天，经常解赤色黏液便，潮热，口干，盗汗，舌红无苔、中部裂纹，脉虚大无力。诊断：胃阴亏虚腹痛（慢性结肠炎、浅表性胃炎）。治则：滋养胃阴。熟地黄30g，杭白芍30g，麦冬10g，阿胶15g，煅牡蛎30g，玉竹参15g，白头翁10g，甘草6g。水煎服，连服6剂痛减，共服20余剂，诸症消失。1年后随访，未见复发。[谢天生.加减复脉汤临床应用一得.云南中医学院报，1984（1）：24-25.]

四、黄连阿胶汤方

【原文】少阴温病，真阴欲竭，壮火复炽，心中烦，不得卧者，黄连阿胶汤主之。（下焦篇第11条）

按前复脉法为邪少虚多之治。其有阴既亏而实邪正盛，甘草即不合拍。心中烦，阳邪夹心阳独亢于上，心体之阴，无容留之地，故烦杂无奈；不得卧，阳亢不入于阴，阴虚不受阳纳，虽欲卧得乎！此证阴阳各自为道，不相交互，去死不远，故以黄芩从黄连，外泻壮火而内坚真阴；以芍药从阿胶，内护真阴而外捍亢阳。名黄连阿胶汤者，取一刚以御外侮，一柔以护内主之义也。其交关变化神明不测之妙，全在鸡子黄。前人训鸡子黄，金谓鸡为巽木，得心之母气，色赤入心，虚则补母而已，理虽至当，殆未尽其妙。盖鸡子黄有地球之象，为血肉有情，生生不已，乃奠安中焦之圣品，有甘草之功能，而灵于甘草；其正中有孔，故能上通心气，下达肾气，居中以达两头，有莲子之妙用；其性和平，能使亢者不争，弱者得振；其气焦臭，故上补心；其味甘咸，故下补肾；再释家有地水风火之喻，此证大风一起，荡然无余，鸡子黄镇定中焦，通彻上下，合阿胶能预息内风之震动也。然不知人身阴阳相抱之义，必未能识仲景用鸡子黄之妙，谨将人身阴阳生死窟宅图形，开列于后，以便学者入道有阶也。

黄连阿胶汤方（苦甘咸寒法）

黄连四钱，黄芩一钱，阿胶三钱，白芍一钱，鸡子黄二枚。

水八杯，先煮三物，取三杯，去滓，内胶烊尽，再内鸡子黄，搅令相得，日三服。

【提要】本条论述阴亏火炽、心肾不交的证治。

【释义】症状"真阴欲竭，壮火复炽，心中烦，不得卧"。温病后期，温邪入下焦，肾水被烁，真阴欲竭，上而火邪夹心阳上亢，则阴愈虚，火愈亢，则阳亢不交于阴，阴虚不能济阳，形成上下失交、阴阳不济的状态。从方的结构分析，本方寓有二法，其证主要有两个方面：一是黄连、黄芩泻火法所针对的火热证，如心烦、发热等；二是白芍、阿胶、鸡子黄咸寒滋阴法所针对的阴血虚证，如失眠、手足心热、震颤、舌红少苔等。

【临床应用】黄连阿胶汤用于治疗外感热病阳热亢盛而真阴亏竭之证，且能够治疗内伤杂病虚火旺盛而阴液损伤之证。临床上用黄连阿胶汤治疗狂躁症、血管性头痛、失眠、甲状腺功能亢进、妇人月经过多、复发性口腔溃疡等。

【医案举例】李某，男，49岁。患失眠已两年，西医按神经衰弱治疗，曾服多种镇静安眠药物，收效不显。自诉入夜则心烦神乱，辗转反侧，不能成寐。烦甚时必须立即跑到空旷无人之地大声喊叫，方觉舒畅。询问其病由，素喜深夜工作，疲劳至极时，为提神醒脑起见，常饮浓咖啡，习惯成自然，致入夜则精神兴奋不能成寐，昼则头目昏沉，萎靡不振。舌光红无苔，舌尖宛如草莓之状红艳，格外醒目，脉弦细而数。脉证合参，此乃火旺水亏、心肾不交所致。治以下滋肾水，上清心火，令坎离交济，心肾交通。黄连12g，黄芩6g，阿胶10g（烊化），白芍12g，鸡子黄2枚。此方服至3剂，便能安然入睡，心神烦乱不发。续服3剂，不寐之疾从此而愈。（刘渡舟，王庆国，刘燕华.经方临证指南.北京：人民卫生出版社，2013.）

五、青蒿鳖甲汤方

【原文】夜热早凉，热退无汗，热自阴来者，青蒿鳖甲汤主之。（下焦篇第12条）

夜行阴分而热，日行阳分而凉，邪气深伏阴分可知；热退无汗，邪不出表而仍归阴分，更可知矣，故曰热自阴分而来，非上中焦之阳热也。邪气深伏阴分，混处气血之中，不能纯用养阴，又非壮火，更不得任用苦燥。故以鳖甲蠕动之物，入肝经至阴之分，既能养阴，又能入络搜邪；以青蒿芳香透络，从少阳领邪外出；细生地清阴络之热；丹皮泻血中之伏火；知母者，知病之母也，佐鳖甲、青蒿而成搜剔之功焉。再此方有先入后出之妙，青蒿不能直入阴分，有鳖甲领之入也；鳖甲不能独出阳分，有青蒿领之出也。

青蒿鳖甲汤方（辛凉合甘寒法）

青蒿二钱，鳖甲五钱，细生地四钱，知母二钱，丹皮三钱。

水五杯，煮取二杯，日再服。

【提要】本条论述温病后期邪伏阴分的证治。

【释义】症状"夜热早凉，热退无汗，热自阴来"。"夜行阴分而热，日行阳分而凉，邪气深伏阴分可知。热退无汗，邪不出表而仍归阴分，更可知矣，故曰热自阴分而来，非上中焦之阳热也"。叶天士解释，所谓"热自阴来者"是指热自血分而发，血分阴津损伤，热伏难以透出，因此治在血分。青蒿鳖甲汤以鳖甲滋阴入络剔邪，青蒿芳香清透，两药配伍，滋阴透邪。因本方证病机深在血分，因此不能纯用养阴，又非壮火，更不得任用苦燥，故加生地黄、牡丹皮凉血散血，配鳖甲滋阴凉血透络；知母苦寒，清热泻火滋阴；配青蒿清热透泄。

【临床应用】青蒿鳖甲汤以夜热早凉、热退无汗、舌红少苔、脉细数为主症。临床上常用青蒿鳖甲汤治疗各种不明原因的发热、类风湿性关节炎、盗汗、小儿夜热、糖尿病、口腔溃疡、嗜酸性粒细胞增多症、雀斑等属阴虚内热者。

【医案举例】张某，男，40岁。自述盗汗两年，近10个月来渐加重，入夜身热，寐则汗出湿衣、浸及被褥，晨起热退身凉，汗出自止，曾服六味地黄、知柏地黄、当归六黄汤、牡蛎散及小柴胡汤等滋阴益气、敛汗固表和解之药，汗虽有减，但却见心中烦热难受。诊见形体消瘦，目光炯炯，语声清高，舌体微胖，苔薄白润，脉弦细。四诊合参，本病属阴虚而热伏于内。鳖甲15g，青蒿、生地黄各12g，知母9g，牡丹皮6g。服3剂汗减，6剂痊愈。（吴瑭.吴鞠通医案.2版.北京：中国中医药出版社，2006.）

六、二甲复脉汤方、三甲复脉汤方

【原文】热邪深入下焦，脉沉数，舌干齿黑，手指但觉蠕动，急防痉厥，二甲复脉汤主之。（下焦篇第13条）

此示人痉厥之渐也。温病七八日以后，热深不解，口中津液干涸，但觉手指掣动，即当防其痉厥，不必俟其已厥而后治也。故以复脉育阴，加入介属潜阳，使阴阳交纽，庶厥不可作也。

二甲复脉汤方（咸寒甘润法）

即于加减复脉汤内，加生牡蛎五钱，生鳖甲八钱。

【提要】本条论述下焦温病真阴耗损、虚风内动的证治。

【释义】"热邪深入下焦"必耗损肝血肾精。因其真阴耗损，正气大伤而致脉内津亏且鼓动无力，又有虚热内生，故"脉沉数"。津亏不能上润，则"口干"。"齿黑"是牙齿枯燥干焦之象，乃肾精不荣于齿所致。"手指但觉蠕动"是因真阴耗损，肝阴大亏，筋脉失养而致拘挛，乃水不涵木、虚风内动之兆。其虽为肝风初动，病情尚轻，但应急投滋阴潜阳之品以息虚风，防其深入发展而出现痉挛重症，以"二甲复脉汤主之"。该方以加减复脉汤滋阴，加生牡蛎、生鳖甲潜阳，共奏息风止痉之功。

【临床应用】加减复脉汤加生牡蛎、生鳖甲，专为阴虚动风而设，以甘润存津、咸寒潜阳之法，以防动风痉厥的发生。实热化火生风之热厥者禁用。临床上常用于治疗小儿多动症、癔病、癫痫等病。

【医案举例】患者，男，16岁。自诉阴囊部轻度疼痛伴坠胀感两年余，某医院诊为附睾结核，经抗生素治疗两个月余无效。右侧附睾有1～2cm硬结，呈椭圆形，硬如石，有压痛。胸片未见结核征象，血沉40mm/h。口干思饮，体瘦，唇焦咽燥，舌红少津，脉细数。四诊合参，证属阴虚火炎，痰凝成核。治宜滋阴潜阳，化痰软坚。炙甘草18g，干地黄18g，生白芍18g，麦冬15g，阿胶9g（烊化），火麻仁9g，生牡蛎15g，生鳖甲24g。水煎服，每日1剂，分早晚两次温服。同时配合消睾丸，两个月后痊愈。［王炳炎，郭慧芳.温病方治疗男科前阴病举隅.陕西中医函授，1995（1）：26-27.］

【原文】下焦温病，热深厥甚，脉细促，心中憺憺大动，甚则心中痛者，三甲复脉汤主之。（下焦篇第 14 条）

前二甲复脉，防痉厥之渐，即痉厥已作，亦可以二甲复脉止厥。兹又加龟甲名三甲者，以心中大动，甚则心中痛而然也。心中动者，火以水为体，肝风鸱张，立刻有吸尽西江之势，肾水本虚，不能济肝而发痉，既痉而水难猝补，心之本体欲失，故大动也。甚则痛者，"阴维为病主心痛"，此证热久伤阴，八脉丽于肝肾，肝肾虚而累及阴维故心痛，非如寒气客于心胸之心痛，可用温通。故以镇肾气补任脉通阴维之龟甲止心痛，合入肝搜邪之二甲，相济成功也。

三甲复脉汤方（同二甲汤法）

即于二甲复脉汤内，加生龟甲一两。

【提要】本条论述热入下焦、热灼阴竭、肝风内动、心失所养的证治。

【释义】此为第 13 条虚风内动之证的进一步发展，不仅已见痉厥，且见"心中憺憺大动，甚则心中痛"，故治疗除用二甲复脉汤滋阴潜阳息风外，又加潜镇养心之生龟甲，即"三甲复脉汤"。"下焦温病，热深厥甚"是指热邪深入下焦，耗损真阴，出现四肢厥冷的见症。吴瑭将其厥的病机解释为"热深厥甚"，其说法并不太准确。本证真阴耗损已甚，其正气大伤，已成邪少虚多之候，其热势并不高，而是低热，不能称为"热深"。四肢厥冷是因阴液大亏，血中津液黏稠涩滞，血行不畅，气血不达于四肢，阴阳气不相顺接所致，并非邪热炽盛，真热假寒之热厥，二者应相鉴别。"脉细促"是脉细数而时有一止。细主阴亏，数主虚热扰动，血行加速；时有一止是因血中津亏，血液黏稠，运行艰涩所致。因真阴耗损，心阴大亏，心失所养，心肌痉挛，故心中悸动不宁，即"心中憺憺大动"，甚则血脉不通，而致"心中痛"。

【临床应用】三甲复脉汤治疗阴虚肝风内动证，且能通阴维脉而治疗心痛、心悸之证。此外还可治疗奇经之病，特别是与任冲脉关系密切的妇人经带胎产病。临床使用三甲复脉汤要紧扣厥阴阴虚、风阳内动这一病理特点，其症以心悸、肢体抽搐或瘛疭、舌红绛、少苔或无苔、脉弦细或结代为主。

【医案举例】钱某，女，66 岁，1995 年 4 月 26 日初诊。患高血压型冠心病 16 年，一直用中西药治疗，曾服复方降压片、降压灵、复方丹参片等，血压不稳，旋降旋升。近 1 年来病情加重，头目眩晕，心悸，胸闷，背部酸沉，少寐，口干，手足时发震颤。最为奇者，舌麻为甚，五味不辨。测血压 160/100mmHg。舌大而偏红，苔白滑，脉沉。辨为心阳虚弱、水寒之邪上冲之证。方用苓桂术甘汤加减。茯苓 30g，桂枝 12g，白术 10g，炙甘草 10g。服 14 剂后，胸闷、心悸、背沉减轻。然舌麻反甚，血压因舌麻旋即升高，头眩，失眠，心悸，口干，手足眴动亦随舌麻而加重。再视其舌红而少苔，脉沉细无力。细辨此证，前按阳虚水气上冲反而加重，今舌红少苔，脉来沉细，呈现阴虚而有厥阴风火上燔之势，此阴虚风动也，治以滋阴潜阳息风为急。麦冬 30g，酸枣仁 30g，龟甲 12g（先煎），白芍 30g，炙甘草 14g，牡蛎 30g（先煎），鳖甲 16g（先煎），生地黄 20g，太子参 20g，阿胶 10g（烊化），桂枝 3g，五味子 10g。药后症状大为减轻。前方自进 7 剂，舌麻已愈其半，大便爽，心悸、失眠、口干、掉眩诸症皆减。舌麻多在凌晨感觉明显。"晨起而发者，阳动而阴未济也"。守上方，继服 30 余剂，舌麻一症痊愈。血压 120/80mmHg，冠心病亦得到控制。随后用羚羊钩藤汤与黄连阿胶汤交替服之，以善其后。（陈明，刘燕华，李方 . 刘渡舟临证验案精选 . 北京：学苑出版社，1996.）

七、小定风珠方

【原文】既厥且哕（俗名呃忒），脉细而劲，小定风珠主之。（下焦篇第 15 条）

温邪久踞下焦，烁肝液为厥，扰冲脉为哕，脉阴阳俱减，则细，肝木横强则劲。故以鸡子黄实土而定内风；龟甲补任（谓任脉）而镇冲脉；阿胶沉降，补液而息肝风；淡菜生于咸水之中而能淡，外偶内奇，有坎卦之象。能补阴中之真阳，其形翁阖，故又能潜真阳之上动；童便以浊液仍归浊道，用以为使也。名定风珠者，以鸡子黄宛如珠形，而能息肝风，肝为巽木，巽为风也。龟亦有珠，具真武之德而镇震木。震为雷，在人为胆，雷动未有无风者，雷静则风亦静矣。亢阳直上颠顶，龙上于天也，制龙者，龟也。古者豢龙御龙之法，失传已久，其大要不出乎此。

小定风珠方（甘寒咸法）

鸡子黄（生用）一枚，真阿胶二钱，生龟甲六钱，童便一杯，淡菜三钱。

水五杯，先煮龟甲、淡菜得二杯，去滓，入阿胶，上火烊化，纳鸡子黄，搅令相得，再冲童便，顿服之。

【提要】本条论述虚风内动兼呃逆的证治。

【释义】"既厥且哕"是指既见痉厥又见呃逆。厥本不包括痉证，且本条中也未述及痉证，但吴氏在本条分注中云"温邪久踞下焦，烁肝液为厥"。其"烁肝液"应是引起虚风内动之痉证，吴氏却称之为"厥"，可见是以厥统痉。且论药物作用又云："阿胶沉降，补液而息肝风。"由其分注所云可知，证候既有虚风内动之痉证，又见四肢厥逆之厥证，文中之"厥"字是痉厥的统称。

虚风内动是热邪耗损真阴，肝阴大亏，筋脉失养所致。四肢厥冷乃缘于阴亏血涩，气血不达四末。真阴亏则胃阴涸，肝阴亏则肝火旺，肝火旺则易横逆犯胃，胃阴本涸，又兼肝火扰动，则胃气上逆而为哕，其呃声时断时续，即"俗名呃忒"。脉"细"主阴伤，"劲"为弦急之象，乃阴亏而筋脉失养所致，为虚风内动之征。虚风内动当滋阴潜阳息风，以"小定风珠主之"，其方多用血肉有情之品，滋阴之力较强。

【临床应用】小定风珠于滋阴息风中可引阳入阴，主治阴虚动风而阳浮之证。临床上常用于治疗各种原因引起的呃逆。

【医案举例】顾某，平昔肠红，阴络久伤，左胁下宿瘕，肝家风气易结。形瘦面青，阴虚阳气易冒，血络不得宁静，诸阳一并遂为厥。冲气自下犯胃为呃，症似蓄血为狂，奈脉细劲，咽喉皆痛，真阴枯槁之象。水液无有，风木大震，此刚剂强镇，不能息其厥冒耳。生鸡子黄一枚，真阿胶二钱，淡菜五钱（泡洗），龟甲五钱，冲入热童便一杯。（叶天士 . 临证指南医案 . 北京：人民卫生出版社，2006.）

八、大定风珠方

【原文】热邪久羁，吸烁真阴，或因误表，或因妄攻，神倦，瘛疭，脉气虚弱，舌绛苔少，时时欲脱者，大定风珠主之。（下焦篇第 16 条）

此邪气已去八九，真阴仅存一二之治也。观脉虚苔少可知，故以大队浓浊填阴塞隙，介属潜阳镇定。以鸡子黄一味，从足太阴，下安足三阴，上济手三阴，使上下交合，阴得安其位，斯阳可立根基，俾阴阳有眷属一家之义，庶可不致绝脱欤！

大定风珠方（酸甘咸法）

生白芍六钱，阿胶三钱，生龟甲四钱，干地黄六钱，麻仁二钱，五味子二钱，生牡蛎四钱，麦冬（连心）六钱，炙甘草四钱，鸡子黄（生）二枚，鳖甲（生）四钱。

水八杯，煮取三杯，去滓，再入鸡子黄，搅令相得，分三次服。喘加人参，自汗者加龙骨、人参、小麦，悸者加茯神、人参、小麦。

【提要】本条论述亡阴脱液危重证候的证治。

【释义】"热邪久羁，吸烁真阴"是指热邪日久不解，消灼真阴，而致真阴大亏。"或因误表，或因妄攻"是指温热病误用辛温解表，以致大汗伤阴，或盲目攻下，下利不止而伤阴。总之，在温热病发展过程中，或因热邪持续不解，或因误汗，或因误下，均可导致真阴耗损，甚至亡阴脱液。"神倦"乃精神萎靡，时欲昏睡之谓，是真阴大亏，阴不生阳，阴阳两虚，心神失养所致。"瘛疭"是水不涵木、虚风内动之症。"脉气虚弱"是不足之脉的统称，多呈微细欲绝之象。"舌绛苔少"是热邪深入血分，消灼真阴，血中津亏，血液浓稠所致。"时时欲脱"是阴竭阳衰，将呈阴阳离决之势。其证情危重，治当滋阴潜阳，敛阴留阳，以"大定风珠主之"，求其挽危救亡。

【临床应用】大定风珠是滋补之重剂，填补之力虽强，但药多"浓浊"腥腻，故加鸡子黄之后，生牡蛎、生鳖甲、生龟甲之用量均较三甲复脉汤中减少，以防胃难受纳。临床常用大定风珠治疗支气管扩张咯血，甲状腺功能亢进，小儿暴惊夜啼，冠心病震颤，中风，不寐，晕厥，产后痉厥、郁冒等。

【医案举例】沈某，女，31岁。素体脾胃虚弱，运化无力，食少体疲，头晕而便干，月经后期而量少。入冬之时不慎外感，经治后表证已解，但遗低热（37.5℃）不退，并添舌体颤抖而齿击有声，伴心悸、失眠等症。某医按心脾两虚治疗无效，反增口舌干燥。舌红，少苔，脉弦细。此为肝阴虚而风阳内动，治当柔肝息风，养血安神。白芍 15g，生地黄 15g，石斛 15g，珍珠母 30g，钩藤 10g，白薇 10g，当归 10g，夜交藤 30g，茯神 15g，黄连 6g。另研琥珀、朱砂各 3g，分 4 次冲服。药后心悸大减，夜能安寐，但舌颤齿击未效。转用龟甲 15g，牡蛎 15g，龙骨 15g，珍珠母 15g，麦冬 24g，生地黄 18g，白芍 12g，鸡子黄 2 枚，阿胶 10g，五味子 3g，牡丹皮 10g，炙甘草 10g。服药 3 剂后，舌颤齿击均止，大便畅通而神爽。上方加玄参、酸枣仁各 15g，续服 7 剂巩固之。（刘渡舟，王庆国，刘燕华．经方临证指南．北京：人民卫生出版社，2013.）

九、桃仁承气汤

【原文】少腹坚满，小便自利，夜热昼凉，大便闭，脉沉实者，蓄血也，桃仁承气汤主之，甚则抵当汤。（下焦篇第 21 条）

少腹坚满，法当小便不利，今反自利，则非膀胱气闭可知。夜热者，阴热也；昼凉者，邪气隐伏阴分也；大便闭者，血分结也。故以桃仁承气通血分之闭结也。若闭结太甚，桃仁承气不得行，则非抵当不可，然不可轻用，不得不备一法耳。

桃仁承气汤方（苦辛咸寒法）

大黄五钱，芒硝二钱，桃仁三钱，当归三钱，芍药三钱，丹皮三钱。

水八杯，煮取三杯，先服一杯，得下止后服，不知再服。

抵当汤方（飞走攻络苦咸法）

大黄五钱，虻虫（炙干为末）二十枚，桃仁五钱，水蛭（炙干为末）五分。

水八杯，煮取三杯，先服一杯，得下止后服，不知再服。

【提要】本条论述热入血分、下焦蓄血的证治。

【释义】"少腹坚满"是指少腹硬满急结，窘急难耐，甚或胀满坚硬拒按。究其原因，或因水蓄膀胱、气闭不通而致；或因瘀血蓄积少腹、气血阻滞而成。若因于膀胱蓄水，当小便不利，今"小便自利"，可知并非蓄水，而是蓄血所致。因蓄血阻滞，气血内闭，故"脉沉实"。蓄血的形成乃热邪深入血脉，耗伤血中津液，使血液黏滞成瘀所致。热愈炽则血愈耗而瘀愈甚，瘀愈甚则热邪愈无出路，遂致瘀热互结于下焦少腹部血络之中。"夜热昼凉"说明热在血分。"夜热"是血中津伤，夜间阳入于阴，则阴不制阳而发热。"昼凉"是指白天比夜间体温低，发热程度轻，但未必不发热。"大便闭"是因津伤肠燥，又加瘀热阻滞气机，而致腑气不通。因瘀热互结，蓄于下焦少腹部血络之中，故治当凉血泄热逐瘀，以"桃仁承气汤主之"。若蓄血特甚，桃仁承气汤不胜任者，则当加重攻逐破瘀之力，故"甚则抵当汤"。

【临床应用】吴瑭是通过辑录吴有性《温疫论》中的桃仁承气汤，并改变剂量而制定出来的。作为攻逐瘀热之剂，用于治疗温病下焦蓄血较重之证。

【医案举例】谢某，男，30岁。嗜酒成癖，体丰阳旺。1941年夏赴外经商，连日饮宴，恣食肥甘，复感暑湿之邪。初起头痛寒热，身重疼痛，脘闷泛恶，治疗乏效，后至成都就医，迁延旬日，病益剧，乃归家，延医留家治之。其时每日午后发热，入夜尤甚，泻下无粪纯臭水，日十余行。神识尚清，渴不欲饮，苔白腻，脉濡滑。拟诊为"湿温"，投以三仁汤、藿朴夏苓汤及桂苓甘露饮之类，又经旬日，仍乏效。渐至日晡潮热，神昏谵语，甚至入夜狂躁，欲往外奔跑，虽青壮年三四人也无法制服。再往诊，见其怒目直视，谵妄不休，壮热面赤，口气熏人。家人告以近日大便下血。扪之小腹坚满拒按，舌苔干黑燥裂，脉沉实。诊断为湿温化燥，下焦蓄血。书《温病条辨》桃仁承气汤加减。桃仁15g，牡丹皮、大黄（后下）、芒硝（冲服）各12g，甘草3g。服1剂，频频矢气。知药已中病，犹有燥屎内结。上方加厚朴、枳实各12g。1剂尽，果下干结黑色粪块十余枚，自此热退神清，诸症悉减。其后每日解乌黑如泥之稀大便数次，颇健忘，口干不欲饮。知为热郁血分，瘀血未尽，改投生地黄24g，牡丹皮9g，茜草18g，赤芍、槐花、地榆各15g，甘草3g。3剂后大便复常。再予甘淡微凉方药，调理月余康复。（江长康，江文瑜.经方大师传教录——伤寒临床家江尔逊"杏林六十年".2版.北京：中国中医药出版社，2015.）

十、连梅汤方

【原文】暑邪深入少阴消渴者，连梅汤主之；入厥阴麻痹者，连梅汤主之；心热，烦躁，神迷甚者，先与紫雪丹，再与连梅汤。（下焦篇第36条）

肾主五液而恶燥，暑先入心，助心火独亢于上，肾液不供，故消渴也。再心与肾均为少阴，主火，暑为火邪，以火从火，二火相搏，水难为济，不消渴得乎！以黄连泻壮火，使不烁津，以乌梅之酸以生津，合黄连酸苦为阴；以色黑沉降之阿胶救肾水，麦冬、生地合乌梅酸甘化阴，庶消渴可止也。肝主筋而受液于肾，热邪伤阴，筋经无所秉受，故麻痹也。再包络与肝均为厥阴，主风木，暑先入心，包络代受，风火相搏，不麻痹得乎！以黄连泻克水之火，以乌梅得木气之先，补肝之正，阿胶增液而息肝风，冬、地补水以柔木，庶麻痹可止也。心热烦躁神迷甚，先与紫雪丹者，开暑邪之出路，俾梅、连有入路也。

连梅汤方（酸甘化阴酸苦泄热法）

云连二钱，乌梅（去核）三钱，麦冬（连心）三钱，生地三钱，阿胶二钱。

水五杯，煮取二杯，分二次服。脉虚大而芤者，加人参。

【提要】 本条论述暑邪深入下焦肝肾，消灼真阴，导致消渴、麻痹的证治。

【释义】 暑热邪气持续不解，可深入下焦，消灼真阴，导致肝肾阴虚。肾阴亏则津液不能上供，故口渴而消水不已。肝阴亏则筋脉失养，故筋脉麻痹。肝肾同源，故治亦同法，均以"连梅汤主之"。该方以酸甘化阴、滋补肝肾为主，以酸苦泄热为辅。若同时见"心热，烦躁，神迷甚者"是暑热邪气下伤肾水而上助心火，心肾不交，虚实夹杂之证。若径投连梅汤，则恐滋润敛邪，反致暑热邪气无出路，故"先与紫雪丹"，以清涤暑热，然后"再与连梅汤"，以滋阴泄热。

【临床应用】 连梅汤含有乌梅丸、加减复脉汤、黄连阿胶汤三法，临床上不论外感、杂病，只要上有心火亢盛之心胸烦躁、下有肝肾阴亏之消渴、麻痹者均可用本方化裁治之。现代常用连梅汤治疗慢性萎缩性胃炎、痢疾、小儿霉菌性肠炎、睡眠障碍等。

【医案举例】 庞某，男，28岁。1964年患腹泻，经治而愈。然维持不久，大便又出现不调，每日少则三四次、多则十数次不等。奇怪的是大便之后继下棕褐色油脂粪便，所下多寡以饮食肉菜之多少为凭，偶或矢气从肛门迸出油液。大便之色黄白而不成形，并有肛门灼热与下坠之感。虽然腹泻大便带油，但其饮啖甚佳，每日主食在半斤以上，犹不觉饱。诊见身体怯弱，舌红苔黄，脉弦大而数。刘老辨为肝胆之火下迫肠阴、劫夺肠脂之证，与古人所谓的"解㑊"之病颇为近似。乌梅6g，黄连4g，生山药10g，麦冬30g，沙参15g，玉竹15g，生石膏15g，白芍18g，炙甘草6g。连服5剂，病愈大半，效不更方。又服5剂而病痊愈。（刘渡舟，王庆国，刘燕华.经方临证指南.北京：人民卫生出版社，2013.）

十一、三才汤方

【原文】 暑邪久热，寝不安，食不甘，神识不清，阴液元气两伤者，三才汤主之。（下焦篇第39条）

凡热病久入下焦，消烁真阴，必以复阴为主。其或元气亦伤，又必兼护其阳。三才汤两复阴阳，而偏于复阴为多者也。温热、温疫末传，邪退八九之际，亦有用处。暑温末传，亦有用复脉、三甲、黄连阿胶等汤之处。彼此互参，勿得偏执。盖暑温不列于诸温之内，而另立一门者，以后夏至为病暑，湿气大动，不兼湿不得名暑温，仍归温热门矣。既兼湿，则受病之初，自不得与诸温同法，若病至末传，湿邪已化，惟余热伤之际，其大略多与诸温同法，其不同者，前后数条，已另立法矣。

三才汤方（甘凉法）

人参三钱，天冬二钱，干地黄五钱。

水五杯，浓煎两杯，分两次温服。欲复阴者，加麦冬、五味子。欲复阳者，加茯苓、炙甘草。

【提要】本条论述下焦温病后期，热邪已退而气阴两伤的证治。

【释义】"暑邪久热"是指暑热邪气留恋日久，正气大亏。"寝不安"是阴液大亏、心肾不交所致。"食不甘"说明暑热伤津耗气，脾胃气阴两虚，消磨、运化功能低下，导致纳食减少而饮食无味。"神识不清"乃因于心气、心阴大亏而心神失养。证属暑热邪气久耗而致"阴液元气两伤"，治当补益气阴，以"三才汤主之"。因方中用天冬、干地黄、人参三味，正符合天、地、人"三才"之说，故以三才名方。条文中虽云"暑邪久热"，但症状皆为虚象，乃暑邪已退而气阴两伤之后遗症。

【临床应用】三才汤方虽列于暑温、伏暑门中，但其他温热病邪耗气伤阴而见此证者，治亦同法。三才汤方益气滋阴，清热生津，用于热病后期气阴两伤、余热未清之纳差、失眠等。现代常用于久病体弱伤阴者，如糖尿病、肿瘤辅助治疗等。

【医案举例】卫某，男，21 岁，1969 年 12 月 9 日住院。两年前曾因脾大，在某市医院行脾切除术。3 天前因大口吐血数次、大便色黑住院治疗，诊为门脉性肝硬变合并食道静脉曲张破裂出血。经用保肝疗法、维生素 K 等止血剂，并配以输液、输血，病情仍未稳定，吐血未止。12 月 12 日请中医会诊。诊见患者大口呕血不止，大便呈黑泥状，面色苍白，头晕眼花，四肢无力，精神不支，舌质正红而干，脉虚大芤数，呈危重病容。证属气不统血，营阴大亏，虚热充斥，络脉损伤所致。治宜益气清热、养液固络、消瘀止血为法。方选三才汤加味。天冬 15g，细生地 30g，北沙参 60g，竹茹 30g，三七粉 9g（研末，分冲），鲜藕 240g。共两剂。以鲜藕煮水煎药，1 剂两煎，每日 1 剂。药后再未呕血，精神稍好转，且能安睡并有食欲，大便呈轻度黑泥状。原方减三七粉，加冰糖 60g，煎好药后化入。药后呕血、便血未见，饮食增进，精神转佳，舌红偏淡，舌面津回转润，脉象平和。上方去竹茹，减沙参为 30g，鲜藕为 120g，共 3 剂。药后诸症悉除，食、眠、便均正常，体力恢复，能下床活动，大便潜血检查呈阴性。嘱停服中药，除用保肝药外，以清淡饮食调养。观察数日，因疗效巩固而出院。[柴瑞霭，柴瑞霁.柴浩然老中医治吐血验案四则.山西中医，1989，5（3）：11-13.]

十二、宣清导浊汤方

【原文】湿温久羁，三焦弥漫，神昏窍阻，少腹硬满，大便不下，宣清导浊汤主之。（下焦篇第 55 条）

此湿邪久郁结下焦气分，闭塞不通之象，故用能升、能降、苦泄滞、淡渗湿之猪苓，合甘少淡多之茯苓，以渗湿利气。寒水石色白性寒，由肺直达肛门，宣湿清热，盖膀胱主气化，肺开气化之源，肺藏魄，肛门曰魄门，肺与大肠相表里之义也。晚蚕沙化浊中清气，大凡肉体未有死而不腐者，蚕则僵而不腐，得清气之纯粹者也，故其粪不臭不变色，得蚕之纯清，虽走浊道而清气独全，既能下走少腹之浊部，又能化浊湿而使之归清，以己之正，正人之不正也，用晚者，本年再生之蚕，取其生化最速也。皂荚辛咸性燥，入肺与大肠，金能退暑，燥能除湿，辛能通上下关窍，子更直达下焦，通大便之虚闭，合之前药，俾郁结之湿邪，由大便而一齐解散矣。二苓、寒石化无形之气，蚕沙、皂子逐有形之湿也。

宣清导浊汤（苦辛淡法）

猪苓五钱，茯苓六钱，寒水石六钱，晚蚕沙四钱，皂荚子（去皮）三钱。

水五杯，煮成两杯，分两次服，以大便通快为度。

【提要】本条论述湿热下注大肠、浊气上蒙心窍的证治。

【释义】"湿温久羁，三焦弥漫"是湿温病日久，湿热邪气弥漫于上、中、下三焦，其以湿邪为主，湿重于热。湿邪虽弥漫三焦，但以下焦为主，湿阻气机，腑气不通，故"少腹硬满"。湿滞大肠，黏腻滞着，故"大便不下"。因湿邪黏着，并非燥屎热结，故虽大便不下，少腹硬满，但并无潮热、汗出、腹满痛拒按、口渴、舌苔焦燥等阳明腑实症状。湿滞下焦，气机闭塞，邪无出路，则弥漫于中、上焦。湿浊上蒙心包，则见"神昏窍阻"，即神识昏蒙、心窍闭阻之症。其弥漫于中焦，脾胃升降失常，则脘痞，呕恶亦自不待言。因湿阻气机，故浊气不降，清气不升，治当祛湿清热，升清降浊，以"宣清导浊汤主之"。清气升则浊气降，浊气降则清气升，二者互为因果，故宣清与降浊相辅相成，相互为用。

【临床应用】宣清导浊汤以二便不通、舌苔黄腻为主症，具有清热利湿、通便导浊之功效，用于少腹硬满、大便不下等。现代常用于湿温发热、水肿、鼓胀、黄疸等。

【医案举例】高某，男，41岁。湿温20天，热减能食，但大便仍溏滞不爽，头胀如蒙。续因不善口腹，误食荤腥，致大便由不爽而不行、两三日一次，神昏转甚，妄行独语，不饥不食，脘腹胀满，按之脐旁有痛处，腹濡软，舌质淡，苔黄腻，脉濡。诊断为下焦湿热，湿滞大肠。投以宣清导浊汤。晚蚕沙30g（包煎），皂角刺12g（打碎，包煎），茯苓、猪苓各15g，薏苡仁30g，泽泻9g，佩兰30g，青蒿15g。服3剂后，腹胀、神昏均退，大便亦逐渐恢复正常。（印会河．中医内科新论．太原：山西科学技术出版社，1983．）

主要参考书目

［1］周安方.中医经典选读［M］.北京：中国中医药出版社，2009.

［2］苏颖，王平.内经选读［M］.上海：上海科学技术出版社，2018.

［3］王庆其.内经临证发微［M］.上海：上海科学技术出版社，2007.

［4］王庆其.杏林散叶——王庆其医话医案集［M］.北京：人民卫生出版社，2011.

［5］华佗.中藏经［M］.农汉才点校.北京：学苑出版社，2007.

［6］刘完素.素问玄机原病式［M］.丁侃校注.北京：中国医药科技出版社，2019.

［7］朱震亨.丹溪心法评注［M］.高新彦，焦俊英，冯群虎解析.西安：三秦出版社，2005.

［8］马莳.黄帝内经素问注证发微［M］.王洪图，李云点校.北京：科学技术文献出版社，1999.

［9］张介宾.类经［M］.郭洪耀，吴少祯校注.北京：中国中医药出版社，1997.

［10］王冰.黄帝内经素问［M］.鲁兆麟主校.沈阳：辽宁科学技术出版社，1997.

［11］叶天士.临证指南医案［M］.苏礼整理.北京：人民卫生出版社，2006.

［12］张锡纯.医学衷中参西录［M］.王云凯，李彬之，韩煜校.石家庄：河北科学技术出版社，2002.

［13］张元素.医学启源［M］.任应秋点校.北京：中国中医药出版社，2019.

［14］张仲景.伤寒论［M］.钱超尘，郝万山.北京：人民卫生出版社，2005.

［15］张仲景.伤寒论［M］.2版.熊曼琪整理.北京：人民卫生出版社，2011.

［16］刘渡舟，聂惠民，傅世垣.伤寒挈要［M］.北京：人民卫生出版社，2006.

［17］许慎.说文解字［M］.徐铉校.上海：上海古籍出版社，2007.

［18］许慎.说文解字注［M］.段玉裁撰.南京：凤凰出版社，2010.

［19］张琦.素问释义［M］.王洪图点校.北京：科学技术文献出版社，1998.

［20］尤在泾著，谷松主编.伤寒贯珠集白话解［M］.北京：人民军医出版社，2014.

［21］吴又可.温疫论［M］.北京：人民卫生出版社，2007.

［22］张仲景.注解伤寒论［M］.成无己注.北京：学苑出版社，2009.

［23］欧阳卫权.伤寒论六经辨证与方证新探——经方辨治皮肤病心法［M］.北京：中国中医药出版社，2013.

［24］吴瑭.温病条辨［M］.南京中医药大学温病学教研室编.北京：人民卫生出版社，2005.

［25］王孟英.温病条辨［M］.南京中医药大学温病学教研室编.北京：人民卫生出版社，2005.

［26］金寿山.温热论新编［M］.上海：上海科学技术出版社，1960.

［27］秦书礼，栗德林，段钦权.叶氏《温热论》的临床运用［M］.哈尔滨：黑龙江科学技术出版社，1986.

［28］徐成贺.金匮要略［M］.郑州：河南科学技术出版社，2019.

［29］清·尤怡.金匮要略心典［M］.李占永，岳雪莲点校.北京：中国中医药出版社，2009.

［30］陈纪藩.中医药高级丛书金匮要略［M］.北京：人民卫生出版社，2020.